普通高等教育临床医学专业 5+3 "十四五" 规划教材

供临床医学、预防医学、口腔医学
医学影像技术、医学检验技术等专业用

# 医学微生物学

## （第3版）

## Medical Microbiology

主　编　陈　廷　包丽丽

副主编　李波清　卢芳国　李秀真　钱　钧

编　委　（按汉语拼音排序）

包丽丽（内蒙古医科大学）

陈　廷（济宁医学院）

程红兵（长治医学院）

季晓飞（滨州医学院）

李　恋（内蒙古医科大学）

李波清（滨州医学院）

李秀真（济宁医学院）

刘光焱（沈阳医学院）

卢芳国（湖南中医药大学）

钱　钧（哈尔滨医科大学）

宋利华（大连医科大学中山学院）

佟　雷（华侨大学医学院）

王小敏（遵义医科大学）

乌仁塔娜（青海大学医学院）

杨海霞（济宁医学院）

于广福（山东第一医科大学）

赵　卓（陆军军医大学）

主编助理　杨海霞

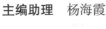江苏凤凰科学技术出版社·南京

**图书在版编目（CIP）数据**

医学微生物学 / 陈廷，包丽丽主编. -- 3 版.
南京 : 江苏凤凰科学技术出版社，2024. 12. --（普通
高等教育临床医学专业 5+3 "十四五" 规划教材）.
ISBN 978-7-5713-4757-4

Ⅰ．R37
中国国家版本馆 CIP 数据核字第 20245V6F77 号

普通高等教育临床医学专业 5＋3"十四五"规划教材

## 医学微生物学

| | | |
|---|---|---|
| 主　　　编 | 陈　廷　包丽丽 | |
| 责 任 编 辑 | 徐祝平　蒲晓田　钱新艳 | |
| 责 任 校 对 | 仲　敏 | |
| 责 任 监 制 | 刘文洋 | |
| 责 任 设 计 | 孙达铭 | |

| | |
|---|---|
| 出 版 发 行 | 江苏凤凰科学技术出版社 |
| 出版社地址 | 南京市湖南路 1 号 A 楼，邮编：210009 |
| 出版社网址 | http://www.pspress.cn |
| 照　　　排 | 南京紫藤制版印务中心 |
| 印　　　刷 | 扬州市文丰印刷制品有限公司 |

| | |
|---|---|
| 开　　　本 | 890 mm×1 240 mm　1/16 |
| 印　　　张 | 19 |
| 字　　　数 | 575 000 |
| 版　　　次 | 2013 年 1 月第 1 版　2024 年 12 月第 3 版 |
| 印　　　次 | 2024 年 12 月第 10 次印刷 |

| | |
|---|---|
| 标 准 书 号 | ISBN 978 - 7 - 5713 - 4757 - 4 |
| 定　　　价 | 56.90 元 |

图书如有印装质量问题，可随时向我社印务部调换。

# 再版说明

"普通高等教育临床医学专业5+3系列教材"自2013年第1版出版至今走过了10年的历程,在这些年的使用实践中,得到了广大地方医学院校师生的普遍认可,对推进我国医学教育的健康发展、保证教学质量发挥了重要作用。这套教材紧扣教学目标,结合教学实际,深入浅出,结构合理,贴近临床,精编、精选、实用,教师好教,学生好学;尤其突出医学职业高等教育的特点,在不增加学生学习负担的前提下,注重临床应用,帮助医学生们顺利通过国家执业医师资格考试,为规培和考研做好衔接。

教材建设是精品课程建设的重要组成部分,是提高高等教育质量的重要措施。为贯彻落实《国务院办公厅关于加快医学教育创新发展的指导意见》(国办发〔2020〕34号)、《普通高等学校教材管理办法》(教材〔2019〕3号)、《普通高等学校本科专业类教学质量国家标准》和《高等学校课程思政建设指导纲要》等文件精神,提升教育水平和培养质量,推进新医科建设,凤凰出版传媒集团江苏凤凰科学技术出版社在总结汲取上一版教材成功经验的基础上,再次组织全国从事一线教学、科研、临床工作的专家、学者、教授们,对本套教材进行了全面修订,推出这套全新版"普通高等教育临床医学专业5+3'十四五'规划教材"。

其修订和编写特点如下:

1. 突出5+3临床医学专业教材特色。本套教材紧扣5+3临床医学专业的培养目标和专业认证标准,根据"四证"(本科毕业证、执业医师资格证、住院医师规范化培训证和硕士研究生毕业证)考核要求,紧密结合教、学、临床实践工作编写,由浅入深、知识全面、结构合理、系统完整。全套教材充分突出5+3临床医学专业知识体系,渗透5+3临床医学专业人文精神,注重体现素质教育和创新能力与实践能力的培养,反映了5+3临床医学专业教学核心思想和特点。

2. 体现教材的延续性。本套教材仍然坚持"三基"(基础理论、基本知识、基本技能)、"五性"(思想性、科学性、先进性、启发性、实用性)、"三特定"(特定的对象、特定的要求、特定的限制)的原则要求。同时强调内容的合理安排,深浅适宜,适应5+3本科教学的需求。部分教材还编写了配套的实验及学习指导用书。

3. 体现当代临床医学先进发展成果的开放性。本套教材汲取国内外最新版本相关经典教材的新内容,借鉴国际先进教材的优点,结合我国现行临床实践的实际情况和要求,并加以创造性地利用,反映了当今医学科学发展的新成果。

4. 强调临床应用性。为加快专业学位教育与住院医师规范化培训的紧密衔接,教材加强了基础与临床的联系,深化学生对所学知识的理解,实现"早临床、多临床、反复临床"的理念。

5. 在教材修订工作中，全面贯彻党的二十大精神。将"立德树人"的关键要素贯彻教材编写全过程，围绕解决"培养什么人、怎样培养人、为谁培养人"这一根本问题展开修订。结合专业自身特点，本套教材内容有机融入医学人文等课程思政亮点，注重培养医学生救死扶伤的大爱情怀。

6. "纸""数"融合，实现教材立体化建设。为进一步适应"互联网＋医学教育"发展趋势，丰富数字教学资源，部分教材根据教学实际需要制作了配套的数字内容，在相应知识点处设置二维码，学生通过手机终端扫描二维码即可自学和拓展知识面。

7. 兼顾教学内容的包容性。本套教材的编者来自全国几乎所有省份，教材的编写兼顾了不同类型学校和地区的教学要求，内容涵盖了执业医师资格考试的基本理论大纲的知识点，可供全国不同地区不同层次的学校使用。

本套教材的修订出版，得到了全国各地医学院校的大力支持，编委均来自各学科教学一线教师，具有丰富的临床、教学、科研和写作经验。相信本套教材的再版，必将继续对我国临床医学专业 5＋3 教学改革和专业人才培养起到积极的推动作用。

# 前　言

为贯彻落实《国务院办公厅关于加快医学教育创新发展的指导意见》《普通高等学校教材管理办法》《普通高等学校本科专业类教学质量国家标准》《高等学校课程思政建设指导纲要》等文件精神，全面深化普通高等学校教育改革、提升教育水平和培养质量、推进新医科建设，我们启动了本教材第3版的修订工作。

本次修订进一步强调"三基"（基本理论、基本知识、基本技能）、"五性"（思想性、科学性、先进性、启发性、适用性）的教材编写思想，并结合临床医学本科教育新时代人才培养目标，突出医学本科厚基础、强技能、重人文、求创新等教育特色，同时在各章节的修订编写中呈现相关课程思政内容。

本版教材继续沿用上版教材的基本框架。全书分为五篇：第一篇细菌学总论，第二篇细菌学各论，第三篇真菌学，第四篇病毒学总论，第五篇病毒学各论。编写内容适当增加新发病原与感染性疾病，如新型冠状病毒、猴痘病毒等相关新现病毒的相关内容。随着生物安全已经纳入国家安全体系，生物安全法的出台，消毒灭菌章节特别强调了生物安全。

同时，为着力提高学生分析问题和解决问题的能力，本版教材编写模块也做了一些调整。上一版每章开头的"知识要领"，改为了"学习目标"，内容包括知识目标、能力目标和素质目标；"内容回顾"模块，改为"本章小结"；文中增加"知识拓展"模块，便于学生对知识点的学习理解和深化；删去了第2版章节中"临床案例"和"综合思考"模块，以备后期数字资源的建设。

通过全体编委一年多的艰辛努力，本次再版终于圆满完成。这次修订，不仅得到了各编委所在单位和江苏凤凰科学技术出版社的大力支持，更是得到了病原生物学界同行们的热心指导和帮助，在此致以衷心的感谢。

由于编者学识水平和编写能力有限，医学微生物学学科更是发展迅速，本书疏漏之处在所难免，敬请广大师生和同仁批评指正，以便再次修订完善。

陈　廷　包丽丽

2024 年 12 月

# 目  录

# 第三篇　真　菌　学

# 第四篇　病毒学总论

# 第五篇　病毒学各论

# 绪 论

【学习目标】

知识目标：解释微生物、微生物学、医学微生物学概念，分清微生物种类，了解医学微生物学发展简史。

能力目标：通过分析病原体的基本特征将其分类。

素质目标：培养严谨的科学态度，树立正确的价值观。

## 第一节 微 生 物

### 一、微生物的概念与特点

微生物（microorganism，microbe）是广泛存在于自然界的一群肉眼不能直接看到，必须借助光学显微镜或电子显微镜放大数百倍、数千倍，甚至数万倍才能观察到的微小生物。

微生物除具有一般生物生命活动的共性外，还有其自身的特点：① 体积微小，观察细菌必须借助光学显微镜，病毒需用电子显微镜才能看到。② 结构简单，如细菌是一种单细胞生物，真菌由单细胞或多细胞组成，病毒没有细胞结构。③ 种类繁多，目前已确定的微生物种数在十万种左右，仍以每年发现几百至上千个新种的趋势增加。④ 繁殖迅速，微生物的繁殖速度超过任何生物，一般细菌约 20分钟繁殖一代。⑤ 代谢旺盛，微生物比表面积大，如果把人的比表面积值定为 1，则大肠埃希菌的比表面积值高达 30 万，这种小体积大面积特性提供给细菌极大的营养物质吸收面、代谢废物的排泄面和环境信息的接收面。⑥ 容易变异，微生物易受环境条件的影响而发生变异。微生物的形态结构、耐药性和抗原性的变异给疾病的诊断、治疗和预防带来一定的困难。微生物的变异易识别，易筛选，因此，微生物在现代遗传学、分子生物学、基因组学和医学研究中成为良好的模式生物（model organism），其中常用的大肠埃希菌被誉为"生物界超级明星"。

### 二、微生物的种类和特性

微生物按其细胞结构、化学组成和分化程度等差异分成三型。

1. 非细胞型微生物（acellular microbe） 是体积最小的一类微生物，能通过细菌滤器，无细胞结构，亦无产生能量的酶系统，由单一核酸（DNA/RNA）和蛋白质外壳组成，必须在活细胞内增殖，如病毒。

2. 原核细胞型微生物（prokaryotic microbe） 细胞核分化程度低，仅有 DNA 盘绕而成的拟核（nucleoid），无核膜与核仁，细胞器不完善，除核糖体外，无其他细胞器。这类微生物种类众多，如细菌、螺旋体、支原体、立克次体、衣原体和放线菌等。

3. 真核细胞型微生物（eukaryotic microbe） 细胞核的分化程度较高，有核膜、核仁和染色体，能进行有丝分裂，细胞质内有完整的细胞器（如内质网、核糖体及线粒体等），如真菌。

### 三、微生物的分布和作用

微生物在自然界中的分布极为广泛，如空气、土壤、江河、湖泊、海洋等都有数量不等、种类不一的微生物存在。1 g 泥土中含有的微生物总数可达数亿至数十亿个。在人类、动物和植物的体表及其与外界相通的腔道中也有多种微生物存在。

绝大多数微生物对人类、动物和植物的生存是有益而无害的,甚至有些是必需的。

1. 参与物质循环　在自然界中,许多物质的循环依靠微生物的代谢活动来进行。如空气及环境中大量氮气通过微生物的作用后才能被植物吸收利用。土壤中的微生物能将死亡动物、植物的尸体、残骸以及人畜排泄物中的有机氮化物(蛋白质)转化为无机含氮化合物,以供植物生长的需要,而植物又为人类和动物所利用。因此,微生物的代谢活动组成的生态体系中的食物链,对于维持生态平衡、净化环境、延续人类和动物、植物的生命是不可缺少的。

2. 应用于工农业

(1) 在工业方面:微生物在食品、制革、纺织、石油、化工等领域的应用越来越广泛。微生物产生的新型生产技术日益增多,如微生物采油技术、微生物脱硫技术和工业微生物技术。微生物脱硫已成为国际上洁净煤技术的开发热点。除传统的食品、饮料、调味品和化工产品外,又生产了许多新的工业产品,如聚乳酸的上市,标志着工业微生物的巨大成就。

(2) 在医药工业方面:几乎所有的抗生素都是微生物的代谢产物,维生素、氨基酸、酶、酶抑制剂以及微生态制剂等都是利用微生物发酵制成的。利用"工程菌"作为制药工业的发酵产生菌,生产出成本低、质量高的药物。目前,全世界微生物药物的总产值占医药工业总产值的15%左右,也是我国医药工业的支柱产业之一。

(3) 在农业方面:人类广泛利用微生物的特性,开辟了微生物饲料、微生物肥料、微生物农药、微生物食物、微生物能源、微生物生态环境保护剂等农业增产新途径和新型农业产品。

3. 促进生命科学发展　在20世纪生命科学发展的四大里程碑(DNA功能的阐明、中心法则的提出、遗传工程的成功和人类基因组计划的实施)中,微生物发挥了关键的作用。目前已知的生命规律,基本上都是选用微生物作为研究对象而获得的实验结果。转基因动物、转基因植物的转化技术也源于微生物的理论和技术。微生物的重大发现导致DNA重组技术和遗传工程的出现,使整个生命科学翻开了新的篇章。基因工程的操作离不开微生物的作用,如基因工程所用的克隆载体主要是由病毒、噬菌体和质粒改造而成;基因工程所用千余种工具酶是从微生物中得到;大肠埃希菌和酵母菌等都是常用的工程菌,用以大规模表达基因产物,如将乙型肝炎病毒表面抗原(HBsAg)基因转移并整合到酵母菌的DNA中,制备HBsAg的基因工程疫苗。目前,通过基因工程已能生产出多种疫苗、生长激素、干扰素、胰岛素、人造血液和白细胞介素等。

许多寄居在人类和动物腔道中的微生物,在正常情况下,对机体是有益而无害的,称为正常菌群(normal flora)。有的正常菌可以拮抗外来细菌的侵袭和定居,以及提供宿主必需的营养物质(如多种维生素和氨基酸等)的作用。

在自然界中,仅有少数微生物能引起人类、动物或植物的病害,这些具有致病性的微生物称为病原微生物(pathogenic microbes)。如引起人类的破伤风、伤寒、痢疾、结核、麻疹、病毒性肝炎、获得性免疫缺陷综合征(AIDS)、手-足-口病、人感染高致病性禽流感(简称为禽流感)、梅毒等。病原微生物引起的食源性疾病也是全世界重要的食品安全问题。还有的微生物在正常情况下不致病,而在特定条件下可引起疾病,称为条件致病菌(conditioned pathogen)或机会致病菌(opportunistic bacterium)。

# 第二节　微生物学与医学微生物学

微生物学(microbiology)是生物学的一个分支,主要研究微生物的形态结构、生命活动规律及其与人类、动物、植物、自然界之间相互关系的一门学科。随着研究范围的日益广泛和深入,微生物学又逐渐形成了许多分支学科。按研究微生物的基本生命活动规律分为普通微生物学、微生物分类学、微生物生理学、微生物生态学、微生物遗传学、分子微生物学、细胞微生物学和微生物基因组学等。按应用领域不同分为农业微生物学、工业微生物学、医学微生物学、兽医微生物学、食品微生物学、药用微生物学和诊断微生物学等。

医学微生物学(medical microbiology)是人类在长期对传染性疾病病原性质的认识和疾病防治过程中总结出来的一门科学。它主要研究与人类疾病有关的各种病原微生物的生物学特性、致病性、免疫性、实验室特异性诊断及防治措施等。医学微生物学与分子生物学、免疫学、生物化学、病理学、传染病学、流行病学等学科具有横向和纵向联系。因此,医学微生物学既是基础课,又是重要的桥梁课和应用课。掌握了医学微生物学的基础理论、基本知识和基本技能,可为学习基础医学及临床医学的有关学科奠定基础,并有助于控制和消灭传染性疾病,达到保障和提高人类健康水平的目的。了解医学微生物学的发展过程,有利于总结规律,寻找正确的研究方向和防治方法,进一步促进医学微生物学的发展。

# 第三节 医学微生物学的发展简史

医学微生物学的发展是科学史上最富有戏剧性的历程:从列文虎克第一次观察到微生物到巴斯德首次将预防狂犬病疫苗用于人类,从弗莱明发现青霉素(penicillin)到如今控制重大传染病(结核病、病毒性肝炎、AIDS)蔓延的研究以及新型疫苗的开发,经过了漫长的历史长河。医学微生物学的发展过程大致分为以下三个时期。

## 一、微生物学的经验时期

1. 制备食品和防腐 古代人类在当时落后的条件下虽未观察到微生物,但早已将微生物学知识用于工农业生产和疾病防治中,公元前 2000 多年的夏禹时代,就有仪狄酿酒的记载。北魏(386—534)《齐民要术》一书中详细记载了制醋的方法。长期以来民间常用盐腌、糖渍、烟熏、风干等方法抑制微生物的生长,防止食物腐烂变质以保存食物。

2. 传染病与生物体 在 11 世纪初,我国北宋末年刘真人提出肺痨由小虫引起。意大利Fracastoro(1483—1553)提出传染生物学说,认为传染病通过直接、间接和空气等几种途径传播。奥地利 Plenciz(1705—1786)认为传染病的病因是活的物体,每一种传染病由独特的活物体所致。18 世纪乾隆年间,我国师道南在《天愚集》鼠死行篇中生动地描述了当时鼠疫流行的悲惨情景,指出了鼠疫的传播途径和流行方式。

3. 传染病的预防 我国自古就有水煮沸后饮用的习惯。李时珍在《本草纲目》中指出,将患者的衣服蒸过后再穿就不会传染上疾病,说明已有消毒的记载。我国在明代隆庆年间(1567—1572)用人痘预防天花,并先后传至俄国、朝鲜、日本、土耳其等国家,对预防医学做出了极大贡献。

## 二、实验微生物学时期

1. 微生物的发现 荷兰人列文虎克(Antory Van Leeuwenhoek,1632—1723)首先观察到微生物(图绪-1),被称为微生物学先驱者。1676 年,他用自磨镜片制造了世界上第一架显微镜(放大 40～270 倍),并镜下观察和描述了雨水、池塘水、齿垢等标本中各种形态的微生物,为微生物的存在提供了科学依据。这是人类第一次认识到微生物的存在,为微生物形态学的建立奠定了基础,从而使微生物学进入实验生物学阶段。

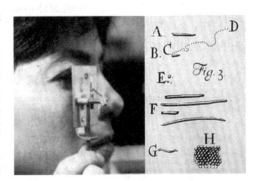

图绪－1 列文虎克用自制显微镜
发现的各种形态的微生物

2. 自然发生学说的否定 当时有人认为无生命的物质可生长出有生命的生物体,如"泥土变鱼""腐肉生蛆""水长微生物"等,据此提出了生命体是自然产生的理论(theory of spontaneous generation)。法国科学家巴斯德(Louis Pasteur,1822—1895)是微生物学的奠基人,他首先以著名的曲颈瓶实验(swan - necked flasks)证明有机物质的发酵与腐败是由微生物引起,而酒类变质是被杂菌污染,从而推翻了"自然发生说"(图绪-2)。

巴斯德的研究开创了微生物的生理学研究时代。人们认识到不同微生物间不仅有形态学上的差异,在生理学特性上亦有所不同,进一步肯定了微生物在自然界中所起的重要作用。自此,微生物学开始成为一门独立学科。巴斯德在曲颈瓶实验的基础上,创用了加温处理以防酒类变质的巴氏消毒法(pasteurization),至今仍沿用于酒类和乳类消毒与灭菌。

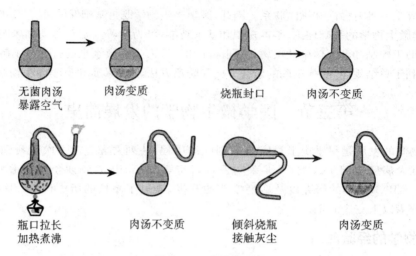

图绪－2　曲颈瓶实验

3. 消毒灭菌术的创建　英国外科医师李斯特(Joseph Lister,1827—1912)受巴斯德的启发,利用苯酚喷洒手术室和煮沸手术用具,为防腐、消毒以及无菌操作打下基础。他被认为是无菌外科之父。

4. 传染病病原体的发现　德国医师郭霍(Robert Koch,1843—1910)是伟大的微生物学创始人之一。他在他开发的固体培养基上,从环境或患者排泄物等标本中分离到了各种致病性微生物,确定微生物是许多疾病的根源。同时他还创建了细菌涂片染色和实验性动物感染方法,为发现多种传染病的病原体提供了有利条件。根据对炭疽病原菌的研究,他提出了证实微生物致病性的著名郭霍法则(Koch's postulates)。其具体内容为:①从患病动物体内可以分离到病原微生物,在健康个体中不存在;②能在体外获得该病原菌纯培养物,并能传代;③该病原菌纯培养物接种至健康易感动物,能引起相同的疾病;④能从人工感染的实验动物体内重新分离到相同的病原菌,并能获得纯培养(图绪-3)。郭霍法则提出一种传染病是由一种微生物引起的假设,再进一步确定这样的事实。这个观点在鉴定一种新病原体时有重要的指导意义,也是病原微生物理论发展中的一大进步。但应注意到一些特殊情况,如健康带菌者、麻风分枝杆菌迄今尚未能在体外人工培养,亦有病原体尚未发现有易感动物等。随着科学技术的不断发展,新病原体的确定也可以通过免疫学方法检测患者血清中的特异性抗体,以及分子生物学技术鉴定靶组织中的特异基因等。因此,1996年,Fredricks提出了包含核苷酸序列检测的郭霍法则修正案。

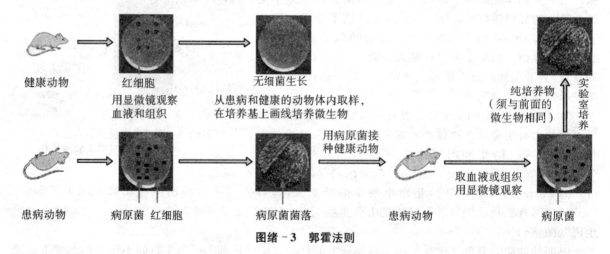

图绪－3　郭霍法则

郭霍发现结核分枝杆菌是引起肺结核的致病菌,发明了结核分枝杆菌的复染方法,反驳了关于肺结核遗传的传统观点,开发了结核菌素等。在郭霍研究方法和理论的指导下,19世纪最后的20年中,许多传染病的病原菌相继被发现并分离培养成功,成为细菌学发展的"黄金时代"。

5. **病毒的发现** 俄国学者伊凡诺夫斯基（Ивановский）于 1892 年发现了第一种病毒——烟草花叶病病毒（TMV），开创了病毒学研究的里程碑。1897 年，Loeffler 和 Frosch 发现了动物口蹄疫病毒。1901 年，美国学者 Walter-Reed 首先分离出对人类致病的黄热病病毒。1915 年，英国学者 Twort 发现了细菌病毒（噬菌体）。以后相继分离出人类、动物、植物的许多病毒。

6. **免疫学和预防医学的兴起** 4 世纪初，东晋葛洪所著《肘后方》中已有关于防治狂犬病的记载："杀所咬犬，取脑敷之，后不复发。"这是预防疫苗发展的重要依据。我国古代首创人痘预防天花，英国人琴纳（Edward Jenner，1749—1823）创用牛痘预防天花；随后巴斯德研制鸡霍乱、炭疽和狂犬病疫苗成功，为免疫学和预防医学开辟了新途径。德国学者 Behring 在 1891 年用含白喉抗毒素的动物免疫血清成功治愈一名白喉患儿，启示科学家们从血清中寻找杀菌物质，促进了血清学的发展。

7. **抗微生物药物的发明** 1910 年，德国化学家欧立希（Ehrlich，1854—1915）首先合成了治疗梅毒的砷凡纳明（编号 606），后又合成新砷凡纳明（编号 914），开创了感染性疾病的化学治疗途径。以后又有一系列磺胺类药相继合成，广泛用于治疗传染性疾病。抗生素（antibiotic）的发展始于 1917 年，当时发现某些微生物（放线菌）能阻止其他细菌的生长。1929 年，英国细菌学家弗莱明（Alexander Fleming）首先发现青霉菌产生的青霉素能抑制金黄色葡萄球菌的生长，直到 1940 年英国病理学家弗洛瑞（H. W. Florey）和生物化学家钱恩（Chain，Ernst Boris）将青霉菌培养液提纯，获得了青霉素纯品，用于治疗感染性疾病，取得惊人的效果。美国制药企业于 1942 年开始对青霉素进行大批量生产，1953 年，中国第一批国产青霉素诞生，开创了中国生产抗生素的历史。青霉素的发现与应用开创了用抗生素治疗疾病的新纪元，随后链霉素、氯霉素、金霉素、土霉素、四环素、红霉素等抗生素不断被发现并广泛用于感染性疾病的治疗，为人类的健康做出了巨大贡献。

## 三、现代微生物学时期

近几十年来，由于分子生物学、蛋白组学、基因组学等学科的发展，电子显微镜、激光共聚焦显微镜、色谱分析、免疫标记、单克隆抗体技术和分子生物学技术的建立，以及转基因鼠、基因敲除（gene knock - out）鼠的应用，极大地促进了医学微生物学的发展。

1. **新病原体的发现** 1973—2024 年相继发现了一些新的病原微生物（表绪-1），经统计已达 40 多种，如军团菌、弯曲菌、人类免疫缺陷病毒（HIV）、人感染高致病性禽流感病毒（H5N1）、SARS 冠状病毒和布尼亚病毒等。美国植物病毒学家 Diener 等于 1967—1971 年发现马铃薯纺锤形块茎病的病原是一种不具有蛋白质的 RNA，相对分子质量约为 100 000，这类致病因子被称为类病毒（viroid）。随后在研究类病毒的过程中又发现一种引起苜蓿等植物病害的拟病毒（virusoid）。1982 年发现引起羊瘙痒病的病原是一种相对分子质量为 27 000 的蛋白，称朊粒（prion）。人类的克-雅病（Creutzfeldt - Jakob disease）、库鲁病（Kuru disease）等由朊粒引起。

表绪- 1 1973 年以来发现的重要病原微生物

| 发现年代 | 病原微生物 | 疾 病 |
| --- | --- | --- |
| 1973 | 轮状病毒（rotavirus） | 婴儿腹泻 |
| 1975 | 细小病毒 B19（parvovirus） | 慢性溶血性贫血 |
| 1976 | 埃博拉病毒（Ebola virus） | 埃博拉出血热 |
| 1977 | 嗜肺军团菌（L. pneumophila） | 军团菌病 |
| 1977 | 空肠弯曲菌 （C. jejuni） | 肠炎 |
| 1978 | 汉坦病毒（hantavirus） | 肾综合征出血热 |
| 1980 | 人类嗜 T 细胞病毒Ⅰ型（HTLV－Ⅰ） | 人类 T 细胞淋巴瘤白血病 |
| 1981 | 金黄色葡萄球菌产毒株 （TSST－1） | 中毒性休克综合征 |
| 1982 | 大肠埃希菌 O157：H7（EHEC） | 出血性肠炎等 |
| 1982 | 人类嗜 T 细胞病毒Ⅱ型（HTLV－Ⅱ） | 毛细胞白血病 |
| 1982 | 伯氏疏螺旋体（B. burgdorferi） | 莱姆病 |

| 发现年代 | 病原微生物 | 疾　病 |
|---|---|---|
| 1982 | 朊粒(prion) | 疯牛病、克-雅病等 |
| 1983 | 人类免疫缺陷病毒(HIV) | 艾滋病(AIDS) |
| 1983 | 肺炎衣原体(chlamydia pneumoniae) | 肺炎衣原体病 |
| 1983 | 幽门螺杆菌(H. pylori) | 幽门螺杆菌病 |
| 1986 | 人疱疹病毒-6型(HHV-6) | 婴儿玫瑰疹 |
| 1988 | 戊型肝炎病毒(HEV) | 戊型肝炎 |
| 1989 | 丙型肝炎病毒(HCV) | 丙型肝炎 |
| 1991 | Guanarito 病毒 | 委内瑞拉出血热 |
| 1992 | O139 霍乱弧菌 | 霍乱 |
| 1992 | 汉氏巴尔通体(bartonella henselae) | 猫抓病和杆菌性血管瘤 |
| 1993 | 辛诺柏病毒(Sin number virus) | 急性呼吸窘迫综合征 |
| 1994 | Sabia 病毒(Sabia virus) | 巴西出血热 |
| 1994 | 人疱疹病毒-8(HHV-8) | 卡波西肉瘤 |
| 1995 | 庚型肝炎病毒(HGV) | 庚型肝炎 |
| 1997 | 人感染高致病性禽流感病毒(H5N1) | 人禽流感 |
| 1999 | 西尼罗病毒(West Nile virus) | 西尼罗热 |
| 1999 | 尼派病毒(Nipah virus) | 病毒性脑炎 |
| 2003 | SARS 冠状病毒(SARS coronavirus) | 严重急性呼吸综合征(SARS) |
| 2006 | 变异的猪链球菌(Ⅱ型) | 猪链球菌病 |
| 2009 | 新甲型 H1N1 流感病毒 | 甲型 H1N1 流感 |
| 2010 | 新布尼亚病毒 | 发热伴血小板减少综合征 |
| 2012 | 中东呼吸综合征冠状病毒(MERS-CoV) | 中东呼吸综合征 |
| 2019 | 新型冠状病毒 | 新型冠状病毒感染 |

2. 诊断方法快速发展　近十几年来,病原微生物检测技术发展迅速,如建立了酶联免疫吸附试验(ELISA)、免疫荧光和放射性核素三大标记技术;聚合酶链反应(polymerase chain reaction,PCR)、DNA 芯片和基因探针技术等。这些诊断技术为临床微生物学检验向快速、敏感、微量和自动化的发展方向奠定了基础。

3. 新型疫苗的研制　疫苗从发现至今经历了几次较大的变革。由巴斯德以及后来学者开创的减毒和灭活疫苗,如牛痘、炭疽菌苗、卡介苗等为第一次疫苗革命。由微生物天然成分及其产物,或将有免疫作用的成分重组而产生的疫苗(如乙肝亚单位疫苗)为第二次疫苗革命。两次疫苗革命的成果一直延续到今天,为人类防治传染病起到了重要的作用。1993 年,Ulmer 等开创了基因疫苗,是将外源基因克隆到真核质粒表达载体上,然后将重组的质粒 DNA 直接注射到动物体内,使外源基因在活体内表达,产生抗原以激活机体的免疫系统,引发免疫反应,这种基因疫苗被称为第三次疫苗革命,开创了疫苗学的新纪元。治疗性疫苗是近年发展起来的免疫治疗新概念,旨在打破机体的免疫耐受、提高机体特异性免疫应答、清除病原体,达到治愈疾病的目的。治疗性乙肝疫苗将成为本世纪对慢性乙型肝炎病毒感染尤其是乙型肝炎病毒携带者治疗研究领域的热点。另外,防龋 DNA 疫苗研制也已获重大突破。

4. 抗病原体新药不断涌现　新抗生素不断被制造出来,有效地控制了细菌性传染病的流行。近年来应用细胞因子如白细胞介素和干扰素等治疗某些病毒性疾病,已取得一定疗效。单克隆抗体及基因治疗等手段在病毒性疾病治疗中的应用研究也日益广泛和深入。

5. 微生物基因组学的研究不断深入　近几年,微生物基因组的测序更加简单,根据美国国立生物技术信息中心(NCBI)数据库的最新统计显示,已完成测序的 5 725 种生物中,病毒类为 2 248 种,细菌类为 1 262 种,类病毒为 40 种,另有一些真核微生物。2009 年,国内 20 多家科研机构的科学家共同发起"万种微生物基因组计划",预计在 3 年内完成 1 万种微生物物种全基因组序列图谱的构建,并以此为核心开展一系列基因水平上的探索和研究。"万种微生物基因组计划"将推动我国微生物基因组学深入、系统地研究,也将极大地促进发酵业、制药业、疫苗生产、环保产业等医药和工农业的发展。

在医学微生物学及其相关学科的发展中,全世界有近 60 位科学家因有突出贡献而获诺贝尔奖。据有关统计表明,20 世纪获得诺贝尔生理学和医学奖的学者中,从事微生物学研究的约占 1/3,由此可以看出微生物学举足轻重的地位。微生物学的发展对整个科学技术和社会经济起到了重大的作用。

## 四、我国医学微生物学发展史

我国学者在医学微生物学的发展过程中也做出了重大贡献。最早从事微生物学研究的学者伍连德是我国检疫、防疫事业的先驱,1910—1921 年间用近代微生物学知识对鼠疫和霍乱病原的探索和防治,在我国最早建立起卫生防疫机构。20 世纪 30 年代,王良将制备的卡介苗接种于 248 名儿童,这是我国用疫苗进行预防结核病的开始。李振翩用减毒的变异株研制成猪霍乱瘟病疫苗,建立了降低细菌毒力而又能产生免疫力的无毒力细菌培养法,称为李氏-谢菲尔培养法,是以后研究微生物变异常用的方法。谢少文在 1930—1940 年间发现了布鲁菌,在世界上首先用鸡胚培养立克次体,并改进了多种鉴别细菌用的培养基。魏曦在 1937—1939 年首创斑疹伤寒立克次体琼脂斜面组织培养法,首次用血清学方法证实昆明地区为恙虫热疫区。他在水中分离出的水生性端螺旋体亦为国际首次报道。我国第一位细菌学博士余贺 1933 年编写的《病原学》是我国第一部阐述病原微生物的论著。1929 年提出"白喉棒状杆菌抗菌免疫和抗毒免疫不同性质的学说",具世界领先水平。试制成功的麻疹疫苗填补了国内空白,1958 年用噬菌体治疗创面铜绿假单胞菌感染的烧伤患者获得显著效果。1941—1943 年,黄祯祥首创病毒体外培养技术,为现代病毒学的研究奠定了基础。1949 年分离出多株乙型脑炎病毒,其中 P3 株为国家指定用于制造灭活乙型脑炎疫苗的毒株沿用至今。1955 年,我国第一代病毒学家汤飞凡首先发现沙眼衣原体,是世界上发现重要病原体的第一位中国人。颜春晖是我国较早研究沙门菌的细菌学家,创用了噬菌体对伤寒沙门菌分型的方法。戴芳澜是我国真菌学的开山大师。病毒学家朱既明发现了甲型流行性感冒病毒丝状体,在国际上首次将流行性感冒病毒裂解为有生物活性的亚单位,提出了流行性感冒病毒的结构图像,为制备流行性感冒病毒的亚单位疫苗奠定了基础。我国医学微生物学无论在基础理论研究还是在临床应用方面都取得了重要成果,有关 EB 病毒与鼻咽癌、幽门螺杆菌与胃癌的发病机制、肾病综合征出血热的病因、肝炎病毒的发病机制与防治等均居世界先进水平。近年来,我国学者瞄准世界微生物学科发展前沿,进行微生物基因组学研究,2002 年完成了我国流行的志贺菌优势株福氏 2A 痢疾杆菌 301 株全基因组序列测定,是我国已经完成的最大生命体全基因组序列测定,也是我国第一个向国际上公布的微生物基因组研究项目。2011 年至今,我国医学研究者发现了 9 个麻风病易感基因,这是国际上规模最大的麻风病全基因组关联研究,对麻风病的预防和治疗具有重大意义。

微生物学家通过在医疗保健战线上发起的"六大战役",即病原体的发现、外科消毒术的建立、疫苗的发明和应用、化学治疗剂的普及、多种抗生素的筛选及其大规模生产和应用、利用基因工程产生各种多肽类生物药物等,使原先猖獗一时的鼠疫、霍乱等细菌性传染病得到了较好的控制,烈性传染病天花成了世界上第一个被人类消灭的传染病,脊髓灰质炎和麻疹也即将成为世界上第二、第三种被消灭的传染病。微生物学的发展虽然在控制传染病上为人类健康做出了巨大贡献,但是新现和再现的微生物感染还在不断发生;一些传染病的病因和致病机制尚不清楚;大量的病毒性疾病尚缺乏有效的防治办法;超级细菌的出现、多重耐药性的产生和抗原性的变异给临床治疗和疫苗的研制造成了很大的障碍。因此,医学微生物学今后要注重以下研究:①加强对新现和再现病原体未知的表型与基因型确定,以及流行病学趋势的研究。加强应对突发公共事件,包括生物恐怖的处理能力。②建立特异性强、灵敏度高、简便快速和标准化的微生物学诊断技术,在吸收其他学科的先进技术的基础上,向自动化、定向化和定量化发展。③加强对重要病原微生物的基因组学和重要基因功能的研究。④研制开发理想的预防和治疗性的新型疫苗,研制更有效的抗微生物药物,结合基因组学在疫苗和药物的设计上的新策略,研制以核酸(DNA 或 RNA)为靶标的新药物(如反义寡核苷酸、肽核酸等)和免疫原性强、不良反应小的新疫苗(如 DNA 疫苗),以提高防治效果。⑤ 加强感染免疫的研究,寻找或人工合成能调动和提高机体防御功能的非特异性和特异性物质。⑥ 加强基因工程学的研究,除制备供诊断、防治及研究用的制剂外,还能对一些与微生物感染有关的遗传性疾病采用基因治疗。⑦ 继续加强与其他基础和临床学科之间的联系和协作。只有这样,才能加快医学微生物学的发展,为早日控制和消灭危害人类健康的各种传染病做出贡献。

　　20 世纪的微生物学走过了辉煌的历程,展望 21 世纪微生物学将更加绚丽多彩,将出现我们目前预想不到的成就。微生物学与若干新兴学科的相互渗透、多学科的交叉融合、基因组学研究的不断深入,我们相信通过研究人员的共同努力,将进一步降低传染病的发病率,少数传染病将被消灭。而微生物将永远伴随人类而存在,还将出现新的病原微生物,表明医学微生物学的研究还任重而道远,也必将在新世纪生命科学领域中继续做出更大的贡献。

# 本 章 小 结

　　微生物是广泛存在于自然界的一群肉眼不能直接看到,必须借助光学显微镜或电子显微镜放大数百倍、数千倍,甚至数万倍才能观察到的微小生物。

　　微生物按其细胞结构、化学组成、分化程度等差异分成原核细胞型、非细胞型及真核细胞型三型。微生物在自然界的分布极为广泛,绝大多数微生物对人类、动物和植物的生存是有益而无害的,甚至有些是必需的。

　　微生物学是生物学的一个分支,主要研究微生物的形态结构、生命活动规律及其与人类、动物、植物、自然界之间相互关系的一门学科。医学微生物学主要研究与人类疾病有关的各种病原微生物的生物学特性、致病性、免疫性、实验室特异性诊断及防治措施等。

　　医学微生物学的发展过程大致经历了微生物学的经验时期、实验微生物学时期、现在微生物学时期三个时期。

(陈　廷　包丽丽)

# 第一篇

## 细菌学总论

# 第一章

## 细菌的形态与结构

【学习目标】

知识目标：理解细菌的基本形态及测量单位，细菌的基本结构和特殊结构及功能，叙述细菌的排列方式。

能力目标：归纳及比较 G$^+$ 和 G$^-$ 细菌的细胞壁结构。

素质目标：善于发现问题，深入思考，拓展创新思维。

细菌(bacterium)是一类单细胞原核细胞型微生物。有广义和狭义之分，广义上的细菌是指各类原核细胞型微生物，包括细菌、支原体、衣原体、立克次体、螺旋体和放线菌。狭义上的细菌则专指其中数量最大、种类最多、具有典型代表性的细菌，是本章所叙述的内容。其特点是形体微小、结构简单、代谢活跃、繁殖迅速、在自然界分布广泛。学习和掌握细菌的形态与结构，对于鉴别细菌、诊断疾病、防治细菌性感染以及研究细菌的生理功能、致病性、免疫性和消毒灭菌等均具有重要的意义。

## 第一节　细菌的大小与形态

### 一、细菌的大小

细菌是人类肉眼观察不到的微小生物，通常以微米(micrometer，$\mu m$，$1\ \mu m = 1/1\ 000\ mm$)为测量单位。需用光学显微镜放大数百倍至上千倍才能看到。不同种类的细菌大小不一，多数球菌的直径为 $1.0\ \mu m$ 左右；常见的中等大小的杆菌长 $2.0 \sim 3.0\ \mu m$，宽 $0.3 \sim 0.5\ \mu m$。同种细菌的大小随菌龄和环境变化而有所差异。

### 二、细菌的形态

细菌是无色半透明的，只有经过染色后才能清楚地观察到细菌的形态。在细菌学中，经典的染色方法是革兰氏染色(Gram stain)。经此法染色后，将细菌分为革兰氏阳性($G^+$)菌和革兰氏阴性($G^-$)菌两大类。按细菌的外形分为球菌、杆菌和螺形菌(图 1-1)。

1. 球菌(coccus)　球菌菌体呈球形或近似球形，直径 $0.8 \sim 1.2\ \mu m$。根据细菌繁殖时分裂平面和分裂后菌体之间的排列方式不同分为双球菌、链球菌和葡萄球菌等(图 1-2)。球菌分裂后常保持一定的排列方式，对于鉴别不同的球菌有一定意义。

（1）双球菌(diplococcus)：细菌在一个平面上分裂，分裂后两个菌体成双排列，如脑膜炎奈瑟菌、淋病奈瑟菌。

（2）链球菌(streptococcus)：细菌在一个平面上分裂，分裂后多个菌体排列成链状，如乙型溶血性链球菌。

（3）葡萄球菌(staphylococcus)：细菌在多个不规则的平面上分裂，分裂后多个菌体无规则地粘连在一起似葡萄串状，如金黄色葡萄球菌。

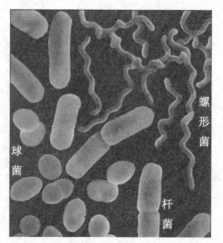

图 1-1　细菌的基本形态

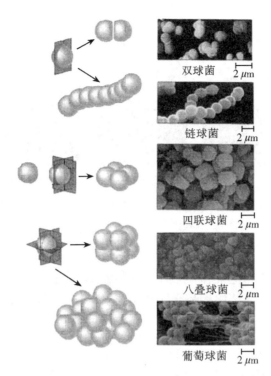

**图 1-2　球菌**

（4）四联球菌（tetrad）：球菌在两个互相垂直的平面上分裂，分裂后四个菌体黏附在一起呈正方形，如四联加夫基菌。

（5）八叠球菌（sarcina）：球菌在三个互相垂直的平面上分裂，分裂后每八个菌体黏附在一起，排列成立方体，如藤黄八叠球菌。

2. 杆菌（bacillus）　杆菌在细菌中种类最多，其大小、长短、粗细不一。多数菌体呈杆状，两端呈钝圆形；少数为平齐呈竹节状，如炭疽芽胞杆菌；有的尖细似梭状，如梭杆菌；有的菌体末端膨大呈棒状，如白喉棒状杆菌。有的菌体较短，称为球杆菌（coccobacillus）。多数杆菌分裂后无特殊的排列方式，呈分散排列，有少数排列成链状（如炭疽芽胞杆菌）、分枝状（如结核分枝杆菌）、栅栏状（如白喉棒状杆菌）（图 1-3）。

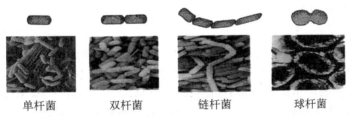

**图 1-3　杆菌**

3. 螺形菌（spiral bacterium）　螺形菌菌体呈弯曲状，根据菌体的弯曲程度分为以下三类（图1-4）。

（1）弧菌（vibrio）：菌体只有一个弯曲，呈弧形或逗点状，如霍乱弧菌。

（2）螺菌（spirillum）：菌体有数个弯曲，如鼠咬热螺菌。

（3）螺杆菌（helicobacterium）：菌体弯曲呈弧形或螺旋形，如幽门螺杆菌。

在环境条件适宜的情况下，细菌培养8～18小时后形态比较典型，当培养细菌的温度、营养条件、酸碱度、培养时间等发生改变或环境中存在不利于细菌生长繁殖的物质（如抗生素、抗体等）时，均可引起细菌形态的变化，常出现梨形、气球形和分枝形等多形性（polymorphism），称为衰退型（involution form）。因此，在观察和研究细菌的形态时须注意细菌生长繁殖的条件对细菌形态的影响。分离和鉴定临床标本中的细菌时，也应注意由于机体或环境因素（如抗生素）的影响所致细菌的形态变化。

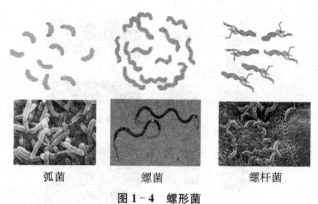

弧菌　　　　　螺菌　　　　　螺杆菌

**图1-4　螺形菌**

# 第二节　细菌的结构

细菌的结构分为基本结构和特殊结构(图1-5)。基本结构是所有细菌都具有的结构,包括细胞壁、细胞膜、细胞质和核质。特殊结构是某些细菌在一定条件下所特有的结构,包括细菌的荚膜、鞭毛、菌毛和芽胞。

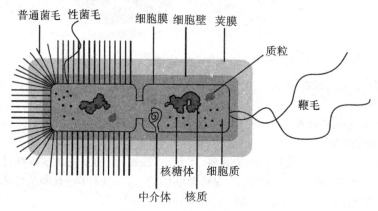

**图1-5　细菌结构模式图**

## 一、细菌的基本结构

### (一)细胞壁

细胞壁(cell wall)是位于细菌细胞的最外层、紧贴在细胞膜外的坚韧而有弹性的结构。因其折光性强,一般在光学显微镜下不易看到,可通过电子显微镜、膜壁分离法和特殊染色法进行观察。

1. **细胞壁的主要功能**　①维持外形:细菌细胞壁维持细菌的固有形态,保持菌体完整;②抗渗透压:细菌的细胞壁有较强的坚韧性,细胞壁能承受内部巨大的渗透压,使细菌能在相对低渗的环境下生存;③屏障作用:革兰氏阴性菌的外膜是一种有效的屏障结构,具有保护细菌免受机体杀菌物质的作用,并可阻止某些抗菌药物渗入和外膜主动外排抗菌药物,为细菌重要的耐药机制;④物质交换:细胞壁上有许多小孔,与细胞膜共同参与菌体内外的物质交换;⑤抗原性:菌体表面带有多个抗原决定簇,可诱发机体的免疫应答;⑥致病性:细菌可以黏附于宿主细胞表面,与细菌的致病性有关,某些细菌表面的一些特殊表面蛋白具有抗吞噬作用。

2. **细胞壁的化学组成**　细胞壁的化学组成较复杂,并随不同细菌而异。革兰氏阳性菌和革兰氏阴性菌细胞壁共有的成分为肽聚糖,但各自有其特殊组分。

(1) 肽聚糖(peptidoglycan):是一类复杂的多聚体,又称为黏肽(mucopeptide)、胞壁质(murein)和糖肽(glycopeptide),是细菌细胞壁中的主要组分,为原核细胞所特有。虽然两种细菌细胞壁中都含有肽聚糖,但含量、组成和结构不同。①革兰氏阳性菌的肽聚糖:肽聚糖的含量占细胞壁干重的50%～80%,由聚糖骨架(carbohydrate backbone)、四肽侧链(tetrapeptide side chains)和五肽交联桥

(pentapeptide cross bridge)三部分组成,约有 50 层。② 革兰氏阴性菌的肽聚糖:肽聚糖含量只占细胞壁干重的 5%～20%,由聚糖骨架和四肽侧链两部分组成,仅 2～3 层。

各种细菌细胞壁的聚糖骨架基本相同,由 $N$ -乙酰葡萄糖胺($N$ - acetylglucosamine,G)和 $N$ -乙酰胞壁酸($N$ - acetylmuramic acid,M)交替间隔排列,经 β-1,4 糖苷键连接而成。在 $N$ -乙酰胞壁酸上连接有四肽侧链。

四肽侧链的氨基酸组成和连接方式随细菌种类不同而有差异。如金黄色葡萄球菌($G^+$菌)细胞壁的四肽侧链的氨基酸依次为 L-丙氨酸、D-谷氨酸、L-赖氨酸和 D-丙氨酸,第 3 位的 L-赖氨酸与由 5 个甘氨酸组成的五肽交联桥相连,五肽交联桥的一端与四肽侧链的第 3 位上的 L-赖氨酸连接,另一端连接在相邻聚糖骨架四肽侧链末端的 D-丙氨酸上,构成了结构紧密、机械强度坚韧的三维立体结构。大肠埃希菌($G^-$菌)的四肽侧链中,第 3 位的氨基酸为二氨基庚二酸(diaminopimelic acid,DAP),DAP 直接与相邻四肽侧链上的第 4 位 D-丙氨酸连接,没有五肽交联桥,因而只形成单层平面、较疏松的二维结构(图 1-6)。

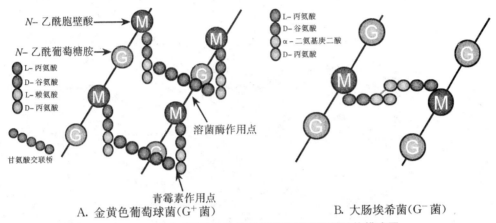

A. 金黄色葡萄球菌($G^+$菌)    B. 大肠埃希菌($G^-$菌)

图 1-6  革兰氏阳性菌和革兰氏阴性菌肽聚糖结构模式图

肽聚糖是保证细菌细胞壁有较大坚韧性的主要化学成分,凡能破坏肽聚糖结构或抑制其合成的物质,都能损伤细胞壁而使细菌变形或裂解。如溶菌酶(lysozyme)能切断 $N$ -乙酰胞壁酸与 $N$ -乙酰葡萄糖胺之间的 β-1,4 糖苷键,破坏聚糖骨架,导致细菌裂解死亡。青霉素与细菌竞争转肽酶,抑制五肽交联桥与四肽侧链上的 D-丙氨酸之间的连接影响肽聚糖形成,使细菌不能形成完整的细胞壁而导致细菌死亡。人与动物的真核细胞无细胞壁,溶菌酶和青霉素对人体细胞均无毒性作用。

(2)革兰氏阳性菌细胞壁的特殊组分:革兰氏阳性菌细胞壁的特殊组分主要有磷壁酸和特殊的表面蛋白(图 1-7)。

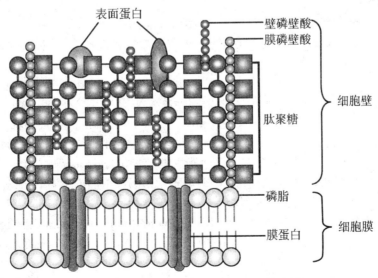

图 1-7  革兰氏阳性菌细胞壁结构模式图

1) 磷壁酸(teichoic acid)：是结合在革兰氏阳性菌细胞壁上的一种酸性多糖，主要成分为核糖醇(ribitol)或甘油(glycerol)残基经磷酸二酯键互相连接而成的多聚物。根据连接部位不同可分为壁磷壁酸(wall teichoic acid)和膜磷壁酸(membrane teichoic acid)两种。壁磷壁酸的一端通过磷脂与肽聚糖上的胞壁酸结合，另一端伸出细胞壁外。膜磷壁酸又称为脂磷壁酸(lipoteichoic acid，LTA)，一端的糖脂与细胞膜外层的糖脂共价结合，另一端穿越肽聚糖层伸出细胞壁外呈游离状态。

磷壁酸的主要功能为革兰氏阳性菌的重要表面抗原，与血清学分型有关；维持菌体离子平衡，磷壁酸带有较多负电荷，能同 $Mg^{2+}$ 等二价离子结合，起调节离子穿过黏肽层的作用；储存磷元素；噬菌体吸附的特异性受体；具有调节细胞内自溶素(autolysin)活力的作用，以阻止细胞因自溶而死亡；介导细菌黏附细胞，如 A 群链球菌的膜磷壁酸介导细菌黏附在宿主的多种细胞表面，与细菌的致病性有关。

2) 表面蛋白：某些革兰氏阳性菌细胞壁表面还有一些特殊的表面蛋白，如金黄色葡萄球菌的 A 蛋白和 A 群链球菌的 M 蛋白等，均具有致病性和抗原性。

（3）革兰氏阴性菌细胞壁的特殊组分：主要是位于细胞壁肽聚糖层外侧的外膜。外膜由脂蛋白、脂质双层和脂多糖三部分组成(图 1-8)。

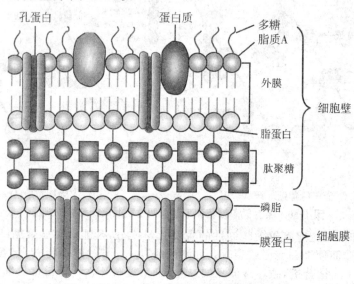

图 1-8　革兰氏阴性菌细胞壁结构模式图

1) 脂蛋白(lipoprotein)：由脂质和蛋白质组成，存在于肽聚糖层和脂质双层之间，脂蛋白的蛋白质部分连接于肽聚糖的四肽侧链上，脂质部分与外膜的脂质双层的磷脂结合。其功能是稳定外膜并将其固定于肽聚糖层。

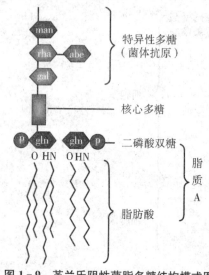

图 1-9　革兰氏阴性菌脂多糖结构模式图

2) 脂质双层(lipid bilayer)：脂质双层的结构类似细胞膜，为液态的脂质双层，双层内镶嵌有多种蛋白质，称为外膜蛋白(outer membrane protein，OMP)，具有多种功能，如转运营养物质、屏障作用、阻止多种物质透过、抵抗青霉素和溶菌酶等进入细胞，故革兰氏阴性菌对青霉素、溶菌酶、去污剂和碱性染料等比革兰氏阳性菌有较大的抵抗力。有些 OMP 还是噬菌体和性菌毛或细菌素的受体。

3) 脂多糖(lipopolysaccharide，LPS)：LPS 位于外膜的最外侧，即革兰氏阴性菌的内毒素，与致病性有关。LPS 由脂质 A、核心多糖和特异性多糖三部分组成(图 1-9)。

脂质 A(lipid A)为一种糖磷脂，不同种属细菌的脂质 A 组成和排列基本一致。脂质 A 是内毒素的毒性和生物学活性的主要成分，与细菌的致病性有关，无种属特异性，不同细菌产生的内毒素的毒性作用都大致相同。内毒素的主要生物学作用有发热反应、白细胞反应、内毒素血症、休克和弥散性血管内凝血。

核心多糖(core polysaccharide)位于脂质 A 的外层。具有属特异性,同一属细菌的核心多糖相同。

特异性多糖(specific polysaccharide)在脂多糖的最外层,是革兰氏阴性菌的菌体抗原(O 抗原),具有种特异性。不同种革兰氏阴性菌特异多糖中,单糖的种类和排列顺序不同,从而决定了细菌种或型的抗原特异性。如果特异性多糖有缺失,细菌菌落可由光滑型(smooth,S)转变为粗糙型(rough,R)。

脂多糖的主要功能:脂多糖是内毒素的物质基础;是革兰氏阴性菌细胞表面的主要抗原;所带负电荷可吸附 $Mg^{2+}$ 和 $Ca^{2+}$,以提高其浓度;为噬菌体吸附的受体;具有选择性吸收功能,能抵抗化学药物和抗生素的杀菌作用。如利福平对革兰氏阳性菌的作用比对革兰氏阴性菌敏感 1 000 倍,是因革兰氏阳性菌缺乏脂多糖。

革兰氏阴性菌的细胞膜和外膜之间的空隙,称为周浆间隙(periplasmic space),含有多种酶类,与营养物质的分解、吸收和转运有关。空隙中有 β-内酰胺酶,可迅速降解青霉素和头孢菌素,保护细菌免受破坏。

革兰氏阳性菌和革兰氏阴性菌的细胞壁结构不同,使这两类细菌在染色性、抗原性、致病性和对药物的敏感性等方面存在差异(表 1 - 1),从而对生命科学的基础理论研究和临床应用产生了一定的影响。

表 1 - 1　革兰氏阳性菌与革兰氏阴性菌细胞壁结构的比较

| 细胞壁特征 | 革兰氏阳性菌 | 革兰氏阴性菌 |
| --- | --- | --- |
| 强度 | 较坚韧 | 较疏松 |
| 厚度 | 厚,20～80 nm | 薄,5～10 nm |
| 肽聚糖层数 | 多,可达 50 层 | 少,1～2 层 |
| 肽聚糖含量 | 多,占细胞壁干重的 50%～80% | 少,占细胞壁干重的 10%～20% |
| 肽聚糖组成 | 聚糖骨架、四肽侧链、五肽交联桥 | 聚糖骨架、四肽侧链 |
| 结构 | 三维立体结构 | 单层平面二维结构 |
| 脂类含量 | 少,1%～4% | 多,11%～22% |
| 糖类含量 | 多,约 45% | 少,15%～20% |
| 磷壁酸 | ＋ | － |
| 外膜 | － | ＋ |
| 周浆间隙 | － | ＋ |
| 革兰氏染色 | 阻留结晶紫而染成紫色 | 可经乙醇脱色而复染成红色 |

(4) 抗酸菌细胞壁的结构:抗酸菌(acid - fast bacteria)是指用苯酚复红染色之后能够抵抗盐酸乙醇的脱色作用而仍保持红色的一类细菌,常见的致病抗酸菌有结核分枝杆菌和麻风分枝杆菌。抗酸菌的细胞壁中含有大量分枝菌酸(mycolic acid)等类脂,包围在肽聚糖层的外面,有拒染作用,常规染色法不易着色,但用抗酸染色延长染色时间及提高染色温度后可使菌体着色,着色后能抵抗酸性脱色作用,故称为抗酸菌。抗酸菌具有特殊的细胞结构,其最外层为由外脂(out lipids)与分枝菌酸形成的高度疏水的分枝菌酸酯层(mycolate),内层为特殊的肽聚糖层,两层之间由阿拉伯半乳聚糖形成的多糖层连接(图 1 - 10)。抗酸菌的特殊细胞壁结构使细菌具有顽固性、懒惰性和耐药性等特性。

(5) 细菌细胞壁缺陷型(细菌 L 型):当细菌细胞壁的肽聚糖结构受到某种理化或生物因素的影响时,细菌细胞壁损伤成为细胞壁缺陷型细菌。具有生长和繁殖能力的细胞壁缺陷型细菌又称为 L 型(L form)细菌或细菌 L 型(bacterial L form)。因其 1935 年在英国李斯特(Lister)研究所中被发现,故取其第一个字母"L"命名。几乎所有的革兰氏阳性菌和革兰氏阴性菌在实验室人工诱导或自然情况下,在体内或体外均能产生细菌 L 型。

细菌 L 型的形成与抗生素治疗的相关性包括:①不规范使用抗生素,如青霉素有效浓度和疗程不足,未能彻底杀菌,部分细菌细胞壁不能合成而形成细菌 L 型;②抗生素联合应用不合理,如杀菌的青霉素与抑菌的四环素、红霉素类合用,使抗生素抗菌能力下降,有效浓度不足。临床上抗生素不合理应用引起细菌形成细菌 L 型,对细菌感染的诊断及治疗产生不利影响。

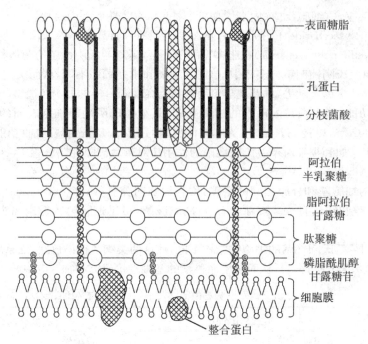

表面糖脂

孔蛋白

分枝菌酸

阿拉伯
半乳聚糖

脂阿拉伯
甘露糖

肽聚糖

磷脂酰肌醇
甘露糖苷

细胞膜

整合蛋白

**图 1-10 结核分枝杆菌细胞壁结构模式图**

用溶菌酶破坏细胞壁或用青霉素抑制细胞壁的合成,使细胞壁完全缺失。革兰氏阳性菌细胞壁缺失后,原生质仅被一层细胞膜包裹,称为原生质体(protoplast)。由于革兰氏阳性菌内渗透压很高,故原生质体只能在等渗或高渗培养基中保存或生长。原生质体比正常细菌更易导入外源性遗传物质,有利于分子遗传学的研究。革兰氏阴性菌肽聚糖层受损后有外膜保护,称为原生质球(spheroplast),其渗透压比革兰氏阳性菌低,且有外膜的保护,所以对低渗环境有一定的抵抗力。

细菌 L 型的特点:① 高度多形性,如球状、杆状和丝状等,且大小不一;② 革兰氏染色阴性,无论是革兰氏阳性菌或阴性菌,只要形成细菌 L 型后,革兰氏染色大多染成革兰氏阴性,偶见阳性;③ 难培养,在普通的培养基上不生长,在高渗低琼脂含血清的培养基中培养,生长 2~7 日后形成中间厚、四周较薄的"油煎蛋"样细小菌落,有的呈颗粒状或丝状菌落(图 1-11);④ 返祖性,当去除影响细胞壁的不利因素后,部分细菌 L 型又恢复至原来菌株的特性;⑤ 弱抗原性,细菌的主要抗原在细胞壁及其表面的附属物上,一旦细胞壁缺失,使其抗原性减弱或消失,细菌 L 型可长期存在于宿主体内,抵抗机体防御功能或逃避免疫系统的攻击。

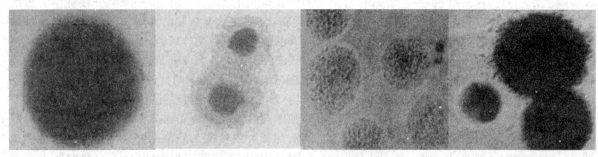

A. 细菌型菌落      B. 油煎蛋样菌落      C. 颗粒型菌落      D. 丝状菌落

**图 1-11 细菌及细菌 L 型菌落(×40)**

细菌 L 型的致病特点:某些细菌 L 型可引起多组织的慢性炎症,如尿路感染、骨髓炎、心内膜炎等,并常在使用作用于细胞壁的抗菌药物(如 β-内酰胺类抗生素等)治疗过程中发生。细菌形成 L 型后,在普通培养基中易胀裂死亡。在体内高渗环境下仍可存活而导致感染。故临床上如遇有症状明显而标本常规细菌培养阴性者,应考虑细菌 L 型感染的可能性,宜行细菌 L 型分离培养法,并更换适宜的抗菌药物。

（二）细胞膜

细胞膜（cell membrane）位于细胞壁内侧，是包绕在细胞质外的一层半渗透性生物膜。

1. 化学组成　与真核细胞的细胞膜基本相同，由磷脂和蛋白质组成，不含胆固醇。磷脂是细胞膜的主要成分，由磷酸、甘油、脂肪酸和胆碱组成；蛋白质有表面蛋白和载体蛋白，它们在磷脂表层或内层侧向运动，以执行其相应的生理功能。

2. 主要功能　①物质转运：细菌的细胞膜有许多微孔，能够选择性地控制细胞内外营养物质及代谢产物的运输，可以允许一些小分子可溶性物质通过，并向细胞外分泌水解酶，将大分子营养物质分解为简单的小分子化合物，然后摄入菌体内以提供营养物质。②生物合成：细胞膜上含有多种合成酶类，参与细胞结构的合成，如肽聚糖、磷壁酸、脂多糖、荚膜和鞭毛等。其中与肽聚糖合成有关酶类（转肽酶或转糖基酶）也是青霉素作用的主要靶点，称为青霉素结合蛋白（penicillin - binding protein，PBP），PBP 的数量、种类以及与抗生素的亲和力发生改变，可导致细菌对抗生素产生耐药性，这种现象主要发生在革兰氏阳性菌。③呼吸作用：细胞膜上含有许多呼吸酶，参与细胞的呼吸和能量代谢过程，是细菌的产能基地。④分泌系统：多种细菌的细胞膜蛋白、外膜蛋白和辅助蛋白组成细菌合成蛋白的分泌系统，至少有七种类型，即 Ⅰ～Ⅶ型。蛋白分泌系统与细菌的代谢和致病性有关。⑤形成中介体：用电子显微镜观察，可以看到细菌部分细胞膜向细胞质内陷、折叠、卷曲成囊状物，称为中介体（mesosome）（图 1 - 12）。中介体多见于 G⁺ 菌，常位于菌体侧面或靠近中部，可有一个或多个。中介体一端连在细胞膜上，另一端与核质相连，细胞分裂时中介体亦一分为二，各携一套核质进入子代细胞，有类似真核细胞纺锤丝的作用。中介体的形成，有效地扩大细胞膜面积，增加酶的含量和能量的产生，其功能类似于真核细胞的线粒体，故又称为拟线粒体（chondroid）。中介体参与细菌的分裂、呼吸和生物合成等。

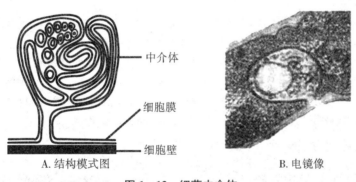

A. 结构模式图　　　　　　　　B. 电镜像

中介体
细胞膜
细胞壁

**图 1 - 12　细菌中介体**

细胞膜中还有与应答环境变化的信号传导系统有关的多种蛋白质，如双组分信号传导系统（two - component signal transduction system，TCSTS）。TCSTS 是原核细胞内最主要的感受外界信号刺激并执行跨膜信号转导的分子机制。其主要功能是感应外界环境中不同信号，调控体内相关基因表达，以适应千变万化的环境。

（三）细胞质

细胞质（cytoplasm）又称为细胞浆，是由细胞膜包绕的无色半透明的胶状体。

1. 化学组成　细胞质的基本成分是水、蛋白质、脂类、核酸及少量的糖和无机盐，其含水量约占 80%。与真核生物细胞不同，细菌的细胞质是不流动的。细胞质中的成分随菌种、菌龄和生长环境不同而异。

2. 主要功能　细胞质中含有核酸和多种酶系统，是细菌进行分解代谢和合成代谢的重要场所。

3. 重要结构　细菌细胞质中无内质网和线粒体，但有质粒、核糖体和胞质颗粒等超微结构。

（1）质粒（plasmid）：质粒是存在于细菌细胞质中染色体外的遗传物质，为共价、闭合、环状的双链 DNA 分子，携带遗传信息，控制细菌某些特定的遗传性状。按其编码产物特性，可分为致育性质粒（fertility plasmid，F 质粒）、耐药性质粒（resistance plasmid，R 质粒）以及毒力质粒（virulence plasmid，Vi 质粒）等。质粒编码的遗传性状有菌毛、细菌素、毒素和耐药性等。质粒在遗传工程中常被用作目的基因的载体。

（2）核糖体（ribosome）：核糖体是细菌合成蛋白质的场所。每个细菌细胞含 5 000～50 000 个核糖体，部分附着在细胞膜内侧，大部分游离于细胞质中。核糖体由 RNA 和蛋白质组成，细菌核糖体沉降系数为 70S，由大亚基（50S）和小亚基（30S）两部分组成。大亚基含有 23S rRNA、5S rRNA 与 30 多种蛋白质，小亚基含有 16S rRNA 与 20 多种蛋白质。真核细胞的核糖体沉降系数为 80S，由 60S 和 40S 两个亚基组成。细菌的核糖体是许多抗菌药物选择作用的靶位。如链霉素能与细菌核糖体上的 30S 小亚基结合，红霉素能与 50S 大亚基结合，均能干扰细菌蛋白质的合成而导致细菌死亡，而对人体细胞的核糖体则无影响。

（3）胞质颗粒（cytoplasmic granules）：细菌细胞质中含有多种颗粒，多数为细菌储存的营养物质，包括多糖、脂类和磷酸盐等。由 RNA 和多偏磷酸盐为主要成分的胞质颗粒，其嗜碱性强，用亚甲蓝染色着色较深，与菌体其他部分着色不同，称为异染颗粒（metachromatic granule）或迂回体（volutin）。异染颗粒常见于白喉棒状杆菌，对于鉴别细菌有一定意义。

（四）核质

核质（nuclear material）由单一细长密闭环状的 DNA 分子反复回旋卷曲盘绕组成的松散网状结构，集中于细胞质的低电子密度区，无核膜、核仁和有丝分裂器，又称为拟核（nucleoid）。由于没有核膜，因此，DNA 的复制、RNA 的转录与蛋白质的合成可同时进行。所含的遗传信息量可编码2 000～3 000 种蛋白质，编码区连续，没有内含子。每个菌体中有 1～2 团，呈球形、棒状或哑铃状。核质的化学组成除 DNA 外，还有少量 RNA 和组蛋白样的蛋白质，但不含组氨酸，也不形成核小体。核质与细胞核的功能相同，是细菌遗传变异的物质基础。

## 二、细菌的特殊结构

（一）荚膜

细菌在细胞壁的外周产生的一层疏松、透明的黏液样物质，与细胞壁结合牢固，其厚度≥0.2 μm，称为荚膜（capsule）。荚膜对碱性染料亲和力低，用普通染色法不易着色，显微镜下仅能看到在菌体周围有一层未着色、发亮的透明圈，只有用特殊染色或墨汁做负染色，可清楚看到荚膜（图 1-13）。当其厚度＜0.2 μm 时，显微镜下不能直接看到，则称为微荚膜（microcapsule），可用血清学方法证明微荚膜的存在。若黏液性物质没有明显边缘，疏松地附着在细菌细胞表面，且易被洗脱者称为黏液层（slime layer）。荚膜、微荚膜和黏液层统称为糖被（glycocalyx）。

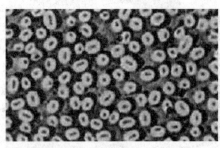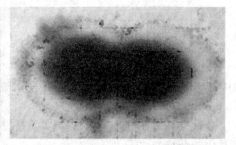

A. 光镜（×1 000）　　　　　　　　　　　　　　　　B. 电镜（×40 000）

**图 1-13　肺炎链球菌荚膜**

1. 化学组成　大多数细菌的荚膜由多糖组成，如肺炎链球菌和脑膜炎奈瑟菌。多糖的分子组成和构型多样，结构极为复杂，成为血清学分型的基础，如肺炎链球菌至少有 90 个血清型。荚膜与同型抗血清结合发生反应逐渐增大，出现荚膜肿胀反应，可确定细菌型别。

2. 形成　荚膜的形成受遗传控制和生长环境的影响，一般在动物体内或含有血清或糖等营养丰富的培养基中易形成荚膜，在普通培养基上或连续传代则易消失。失去荚膜的细菌仍可存活，但毒力减弱，菌落特征发生变化。有荚膜的细菌在固体培养基上形成光滑（S）型或黏液（M）型菌落，失去荚膜后变为粗糙（R）型菌落，细菌的免疫原性也随之发生改变。

3. 功能　①抵抗吞噬，荚膜具有抵抗吞噬细胞的吞噬作用，增强细菌的侵袭力，因此荚膜是病原菌的重要毒力因子。如数个有荚膜的肺炎链球菌就可使实验小鼠致死,而无荚膜的肺炎链球菌则需要高达上亿个才能使实验小鼠死亡。其抗吞噬的机制是荚膜多糖亲水和带负电荷,阻滞表面吞噬活性;荚膜在细菌细胞表面的空间占位和屏障作用,可阻止补体成分 C3b 的沉积及补体旁路途径的激活,从而抵抗宿主的调理吞噬作用。②抵抗损伤,荚膜在细菌细胞最外层,犹如盔甲,可保护细菌免受体内溶菌酶、补体、抗体和抗菌药物的损伤作用;也可以作为透性屏障和离子交换系统,保护细菌免受重金属离子的毒害。③抵抗干燥,荚膜能储存水分,因为荚膜多糖为高度水合分子,含水量在 95% 以上,在干燥的环境中,细菌能从荚膜中取得水分,维持菌体的代谢,延续生命。④表面黏附,荚膜多糖可使细菌彼此间粘连,黏附于组织细胞或无生命物体表面形成生物被膜(biofilm),是引起感染的重要因素。变异链球菌是口腔内重要的致龋菌,其致龋作用主要通过荚膜黏附于牙齿表面,细菌发酵糖类而产生大量的乳酸在局部发生累积,严重腐蚀牙釉质则引起龋齿。⑤储藏养料,当缺乏营养时,荚膜可被利用作碳源,有的荚膜还可作氮源。细菌荚膜的纤丝还能把细菌分泌的消化酶贮存起来,以备攻击靶细胞之用。

**(二)鞭毛**

某些细菌的菌体上附有细长并呈波状弯曲的丝状物,称为鞭毛(flagellum)。鞭毛的长度可超过菌体数倍,长 5~20 μm,直径 12~30 nm,特殊染色使鞭毛增粗后在普通光学显微镜下才能看到(图1-14)。

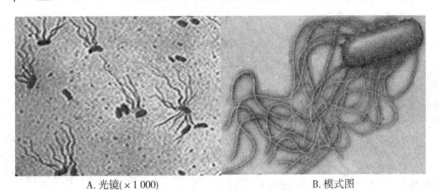

A. 光镜(×1 000)　　　　　　　　　B. 模式图

**图 1-14　细菌鞭毛**

1. **种类** 按鞭毛数量和部位的不同可将鞭毛菌分为 4 种:①单毛菌(monotrichate),菌体一端只有一根鞭毛,如霍乱弧菌;②双毛菌(amphitrichate),菌体两端各有一根鞭毛,如空肠弯曲菌;③丛毛菌(lophotrichate),菌体一端或两端有一丛鞭毛,如铜绿假单胞菌;④周毛菌(peritrichate),菌体周身遍布许多鞭毛,如伤寒沙门菌(图 1-15)。

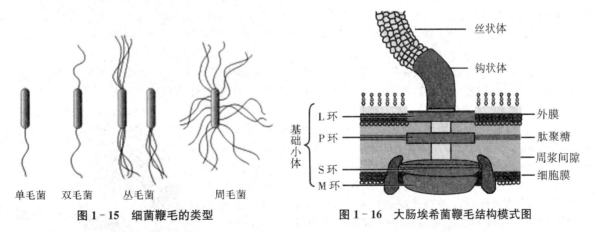

单毛菌　　双毛菌　　丛毛菌　　周毛菌

**图 1-15　细菌鞭毛的类型**　　　　　　**图 1-16　大肠埃希菌鞭毛结构模式图**

2. **化学组成** 鞭毛的化学成分为蛋白质,各菌种的鞭毛蛋白(flagellin)结构不同,具有较强的抗原性,称为鞭毛(H)抗原,可借此进行细菌的鉴定和分型。

3. **结构** 鞭毛自细胞膜长出,游离于细胞外。用电子显微镜研究鞭毛的超微结构,发现鞭毛由基础小体、钩状体和丝状体三部分组成(图 1-16)。

（1）基础小体（basal body）：位于鞭毛根部，埋在细胞壁和细胞膜中。革兰氏阴性菌鞭毛的基础小体由一根圆柱和两对同心环所组成，一对是 M（membrane）环与 S（supramembrane）环，附着在细胞膜上；另一对是 P（peptidoglycan）环与 L（lipopolysaccharide）环，连在胞壁的肽聚糖和外膜上（M、S、P、L 分别代表细胞膜、膜上、肽聚糖、外膜中的脂多糖）。革兰氏阳性菌的细胞壁无外膜，其鞭毛只有 M 环与 S 环而无 P 环和 L 环。鞭毛运动需要的能量由细胞膜中的呼吸链提供。

（2）钩状体（hook）：位于鞭毛伸出菌体的部分，呈 90°钩状弯曲，鞭毛由此转变向外伸出，成为丝状体。钩状体功能是作为分子万向铰链，在鞭毛运动时起旋轴作用。

（3）丝状体（filament）：呈纤丝状，伸出于菌体外，由鞭毛蛋白亚单位呈紧螺旋状缠绕而成的中空管状结构，其作用犹如船舶或飞机的螺旋桨推进器。鞭毛蛋白是一种弹性纤维蛋白，其氨基酸组成与骨骼肌的肌动蛋白相似，可能与鞭毛的运动性有关。

4. 功能 ①鞭毛是细菌的运动器官，带有鞭毛的细菌在液体环境中能自由移动。细菌的运动有化学趋向性（chemotaxis），可使菌体向高浓度营养物质处移动，也可改变方向，逃离有害物质。②与致病性有关：有些细菌如霍乱弧菌、空肠弯曲菌等通过活泼的鞭毛运动，使细菌穿过小肠表面的黏液层，黏附于肠黏膜上皮细胞并产生毒性物质而引起病变。③鉴定细菌：根据细菌是否有动力、鞭毛的数量、部位及抗原性等来鉴定细菌。

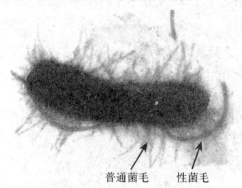

**图 1-17 大肠埃希菌普通菌毛和性菌毛（×40 000）**

普通菌毛 性菌毛

（三）菌毛

许多革兰氏阴性菌和少数革兰氏阳性菌菌体表面有比鞭毛更细、短而直的丝状物，称为菌毛（pilus）。菌毛在普通光学显微镜下看不到，必须用电子显微镜观察（图1-17）。菌毛由菌毛蛋白（pilin）组成，菌毛蛋白有抗原性。菌毛与细菌的动力无关。根据功能不同，菌毛分为普通菌毛和性菌毛两种。

1. 普通菌毛（ordinary pilus） 遍布菌体细胞表面，数目多，每个细菌可达数百根。有黏附作用，与宿主细胞表面的特异性受体结合，与致病性密切相关。细菌可通过普通菌毛黏附在呼吸道、消化道和泌尿生殖道细胞表面并定居，进而侵入黏膜细胞内，导致感染的发生。细菌一旦失去菌毛，其致病力亦随之消失。如大肠埃希菌的 I 型菌毛（type I）、肠产毒型大肠埃希菌的定植因子（CFA/ I）和淋病奈瑟菌的菌毛，在所致的肠道和泌尿生殖道感染中起到关键作用。

2. 性菌毛（sex pilus） 比普通菌毛长而粗，数量少，一个菌体只有 1～4 根，中空呈管状，与遗传物质传递有关。仅见于少数的革兰氏阴性菌。性菌毛是由称为致育因子（fertility factor，F factor）的质粒编码，故又称为 F 菌毛。有性菌毛的细菌称为雄性菌或 F⁺菌，无性菌毛的细菌称为雌性菌或 F⁻菌。F⁺菌和 F⁻菌可通过接合的方式传递细菌的毒力、耐药性等性状。

（四）芽胞

某些细菌在一定的环境条件下，细胞质脱水浓缩，在菌体内形成一个圆形或卵圆形小体，称为芽胞（spore）。产生芽胞的细菌都是革兰氏阳性细菌，主要有炭疽芽胞杆菌和破伤风梭菌等。

1. 主要特性 ①芽胞多形成于细菌代谢旺盛的末期，与营养物质消耗、毒性代谢产物堆积有关。条件适宜时，芽胞发芽形成新的菌体。②芽胞形成后，细菌即失去繁殖的能力，菌体即成为空壳，芽胞游离。③一个细菌只形成一个芽胞，一个芽胞发芽只形成一个菌体，因此，芽胞不是细菌的繁殖方式。④芽胞带有完整的核质、酶系统和合成菌体组分的结构，具有细菌的全部生命必需物质。⑤芽胞代谢缓慢，对营养物质需求降低，失去繁殖的能力，是细菌的休眠体。⑥芽胞是生命世界中抗逆性最强的一种结构，具有极强的抗热、抗辐射、抗化学药物和抗静水压的能力。

2. 结构 成熟芽胞具有多层厚膜结构，从外至内的结构为芽胞外衣、芽胞壳、外膜、皮质、芽胞壁、内膜和核心（图 1-18）。

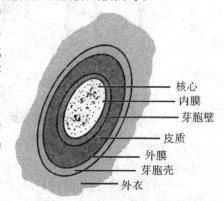

核心
内膜
芽胞壁
皮质
外膜
芽胞壳
外衣

**图 1-18 细菌芽胞的结构模式图**

每部分行使不同的功能。芽胞的结构和化学组成在芽胞的抗逆性中起到了重要的作用。

3. **化学组成** 芽胞外衣是一层疏松的膜,含有脂蛋白和糖类,存在于少数特定的芽胞外层,尤其是蜡样芽胞杆菌。芽胞壳是由超过 50 多种蛋白组成的复杂结构,以规则严密的矩阵形式组装形成,致密、无通透性,具有抵抗化学药物、溶菌酶和紫外线照射的作用。外膜和内膜由细菌细胞膜形成,外膜位于芽胞壳的内侧,是芽胞形成不可或缺的结构;内膜具有选择性的透过屏障,保护芽胞染色体DNA 免于被化学试剂破坏。皮质和核心是芽胞形成和保持较低水分的关键因素。皮质是芽胞中最厚的一层,主要由一种特殊肽聚糖组成。当芽胞开始萌发时,皮质被降解,为核心的膨胀和后续的细胞生长提供空间。芽胞壁含肽聚糖,发芽后成为细菌的细胞壁。芽胞的最内层是核心,含有细菌原有的核质、酶、核糖体和转运 RNA(tRNA)等主要的生命基质。大部分情况下,芽胞核心中的酶和核酸与繁殖体细胞中基本相同,但芽胞核心中的水分含量非常低,有一种特殊的小分子即吡啶二羧酸(dipicolinic acid,DPA),其主要作用是在芽胞形成过程中降低核心的含水量,保护芽胞染色体免受紫外光和化学物质的破坏。

4. **染色** 芽胞折光性很强,壁厚,普通染色不易着色,在普通光学显微镜下只能看到发亮的小体,芽胞必须经特殊染色后才能着色。

5. **形成与发芽** 芽胞的形成是一系列调控基因和结构基因严格按照时序性和空间性调控表达的过程。芽胞的整个形成过程需 8~10 小时。变化过程分 7 期(图 1-19):①DNA 浓缩,形成束状染色质。②细胞膜内陷,细胞发生不对称分裂,形成一个大的母细胞和一个小的前芽胞。③母细胞的质膜逐渐包裹前芽胞,使前芽胞的外部包裹两层膜结构,芽胞的耐热性提高。④在前芽胞的内外两层膜中间充填芽胞肽聚糖后合成DPA,形成一层厚的皮质。DPA 使前芽胞在后续过程中继续脱水,使折光率提高。⑤芽胞壳逐渐形成,覆盖在芽胞外。⑥皮层合成完成,芽胞成熟,抗热性出现。⑦母细胞被裂解,释放出成熟的芽胞。

芽胞形成后,若处于营养供应充足,并有热、酸等刺激物作用下,芽胞皮质肽聚糖被自溶酶溶解,水分进入,芽胞发芽,形成新的菌体。未形成芽胞而具有繁殖能力的菌体称为繁殖体(vegetative form)。细菌芽胞的许多特性与繁殖体不同。如:耐热性和抗辐射性的能力比繁殖体强大,一般细菌

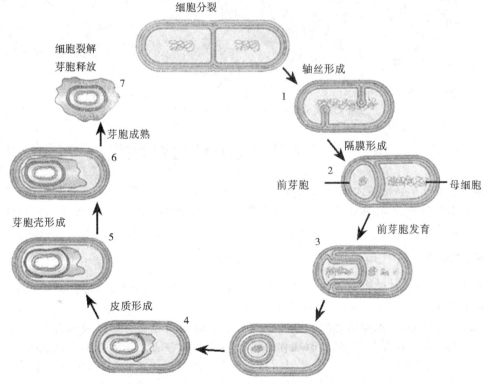

**图 1-19 细菌芽胞形成模式图**

繁殖体在 80 ℃水中迅速死亡,而肉毒梭菌的芽胞在 100 ℃水中,经 5.0～9.5 小时才被杀死,炭疽芽胞杆菌的抗辐射能力比大肠埃希菌强 36 倍。

**【知识拓展】**

**芽胞为什么具有强大的抵抗力**

芽胞对外界抵抗力强大的原因可能与下列因素有关:①芽胞含水量少,约为繁殖体的 40%,蛋白质受热后不易变性;②多层致密厚膜,理化因素不易透入;③渗透调节皮层膨胀学说(osmoregulatory expanded cortex theory),是解释芽胞耐热机制的一个较新的学说,提出芽胞壳对多价阳离子和水的透性差,皮质的离子强度很高,使皮质产生极高的渗透压夺取芽胞核心部位的水分,结果导致皮质充分膨胀,而核心部位高度失水,高度脱水的芽胞核心具有高度的耐热性;④芽胞有特殊成分,芽胞皮质中含有繁殖体所没有的 DPA,DPA 与钙结合(DPA－Ca)生成的钙盐能稳定芽胞中生物大分子,如各种酶,提高了芽胞的耐热性。芽胞发芽时,DPA 从芽胞内渗出,耐热性随之消失。

6. 医学意义　①鉴别细菌:芽胞在菌体中的位置、大小和形状随菌种不同而异,这对产芽胞的细菌有重要的鉴别价值(图 1－20)。②传染来源:芽胞具有较强的抵抗力,在自然界中可存活数年到数十年,如破伤风梭菌芽胞在土壤中存活数十年,被炭疽芽胞杆菌的芽胞污染的草原,传染性可保持 20～30 年。细菌芽胞并不直接引起疾病,发芽形成繁殖体后才具有致病性,如破伤风梭菌的芽胞,一旦深部伤口被泥土污染,进入伤口的芽胞发芽形成繁殖体,迅速大量生长繁殖后而引起破伤风。因此,芽胞成为这些传染病的重要传染来源。③灭菌指标:被芽胞污染的用具或手术器械等,用一般的方法不易将其杀死。杀灭芽胞最可靠的方法是高压蒸汽灭菌(121.3 ℃ 15～20 分钟),当进行消毒灭菌时,应以芽胞是否被杀死作为判断灭菌效果的指标。

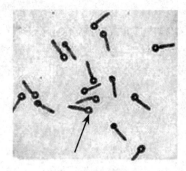 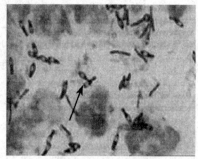 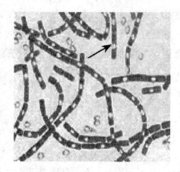

A.破伤风梭菌(顶端芽胞)　　B.肉毒梭菌(次极端芽胞)　　C.炭疽芽胞杆菌(芽胞位于菌体中央)

**图 1－20　细菌芽胞的形态与位置(×1 000)**

## 第三节　细菌形态与结构检查法

细菌重要的形态学特征有大小、形状、排列,有无芽胞、鞭毛和荚膜,以及其他的特殊结构。形态学检查是鉴定细菌的第一步,如在涂片标本中发现白喉棒状杆菌的典型形态、排列和异染颗粒,结合临床症状可作初步诊断。

### 一、显微镜放大法

细菌个体微小,肉眼不能直接看到,必须借助显微镜放大后才能观察。因此,显微镜是观察细菌最常用的基本工具。

显微镜的种类很多,根据照明光源的性质分为光学显微镜和非光学显微镜两大类。光学显微镜是利用可见光或紫外线作光源,根据其原理和结构的不同分为普通光学显微镜、倒置显微镜、暗视野显微镜、相差显微镜、荧光显微镜等不同类型。非光学显微镜是指电子显微镜,以电子束作光源,并用"电磁透镜"作透镜。还有光电结合的新型显微镜如电视显微镜。在检查细菌的形态与结构时最常用的是普通光学显微镜。

1. 普通光学显微镜 基本工作原理是用物镜和目镜的多组凸透镜将物像逐级放大并反射到视网膜上的过程。通常用可见光如日光或灯光为光源,波长 $0.4\sim0.7$ $\mu m$,平均约 $0.5$ $\mu m$。在最佳条件下普通光学显微镜的最大分辨率为 $0.25$ $\mu m$,为光波波长的一半。若用物镜为 100 倍、目镜为 10 倍的油镜观察,$0.25$ $\mu m$ 的微粒放大 1 000 倍后成 $0.25$ mm,肉眼就可以看清。一般细菌都大于 $0.25$ $\mu m$,所以用普通光学显微镜均能观察。

2. 暗视野显微镜 暗视野显微镜是根据丁达尔(Tyndall)现象原理设计的显微镜,与普通光学显微镜不同之处是使用一种特殊的暗视野聚光器,使视野变暗,而标本上的细菌能反射发光,明暗对比较清楚。暗视野显微镜具有较高的分辨率,它能观察到普通光学显微镜下所看不到的微粒,主要用于观察未染色的活体细菌、螺旋体等微生物。

3. 荧光显微镜 荧光显微镜的聚光镜汇聚高压汞灯为光源发出的激发光(通常是紫外光、蓝紫光),通过滤镜滤除比紫外光长的波长,只允许一定波长的紫外光和蓝紫光通过并到达已被荧光素染色的细菌上,从而使细菌内的荧光物质被激发辐射出比紫外光的波长长的荧光(蓝紫光激发,产生黄色光),产生的黄色光即荧光与剩余的紫外光到达阻断滤镜,剩余的紫外光被除去,只有荧光到达眼睛。通过荧光显微镜观察在暗的背景上,发出荧光的细菌放大图像。

4. 相差显微镜 用普通光学显微镜观察活细胞时,由于物体透明,不易看清内部结构和组织。相差显微镜是在普通光学显微镜中增加了两个部件,即在聚光镜上加一个环状光栏,在物镜的后焦面加一个相位板,这些特殊的相差装置,使看不到的相位差变成以明暗显现的振幅差,从而可以用来观察未染色的活细菌及其内部结构。

5. 电子显微镜 电子显微镜以电子束代替光源,以电磁圈代替放大透镜。由于电磁波较光波更短,仅为可见光波长的几万分之一,其放大倍数可高达数十万倍,分辨率可达 $0.2$ nm。可观察细菌的超微结构。根据电子显微镜工作原理,分为透射式和扫描式两种类型。透射式电子显微镜常用于观察细菌、病毒及其他物体内部的精细结构;扫描式电子显微镜主要用于观察样品的表面结构。在医学领域中应用的电子显微镜还有免疫电镜、分析电镜、超高压电镜等。

## 二、不染色标本的检查法

细菌标本不经染色直接在普通光学显微镜或暗视野显微镜下观察,可看到细菌的形态及其运动情况。常用悬滴法或压滴法制备标本,用普通光学显微镜检查细菌有无动力,以判断细菌是否有鞭毛。用相差显微镜、暗视野显微镜观察活菌标本,使标本背景为暗色,衬托出不同折光性的细菌。

## 三、染色标本检查法

细菌染色是细菌形态学检查的一项基本技术。细菌个体小,半透明,必须借助染色法使菌体着色,增加反差以便观察细菌的形态与结构。染色技术是让染色剂与细菌的细胞质结合。由于细菌的等电点 pH 在 $2\sim5$ 之间,在中性及弱碱性环境中细菌带负电,易与带正电的碱性染料结合,故染色剂常用碱性苯胺染料,如结晶紫、亚甲蓝、碱性复红等。酸性染色剂不能使细菌着色,但可使背景着色形成反差,称为负染。一般染色法分为单染色法和复染色法。

1. 单染色法 单染色法是用一种染料,如亚甲蓝、结晶紫或苯酚复红稀释液等,使细菌染成一种颜色。该法是最基本的染色方法,但这种方法只能观察细菌的形态与大小,对细菌无鉴别价值。

2. 复染色法 复染色法又称鉴别染色法,是用两种或两种以上染料染色,能将不同种类的细菌或同一细菌的不同结构染成不同的颜色,具有协助鉴别细菌的作用。常用的复染色法有革兰氏染色法和抗酸染色法,还有对细菌特殊结构染色的特殊染色法。

(1) 革兰氏染色法(Gram stain):是细菌学中广泛使用的一种鉴别染色法,由丹麦医师汉斯·克里斯蒂安·革兰氏(Hans Christian Gram,1853—1938)于 1884 年所发明,至今已逾百年,但仍是细菌学中最重要和最常用的染色技术。将标本涂片、干燥、固定,然后滴加结晶紫染液初染,再加碘液媒染,使菌体内形成结晶紫-碘复合物,此时标本中的各种细菌均被染成紫色,再用 95% 乙醇脱色,有些细菌被脱掉颜色,有些不被脱色。最后用稀释复红复染。不被乙醇脱色仍保留紫色者为革兰氏阳性菌,被乙醇脱色后复染成红色者为革兰氏阴性菌。

　　革兰氏染色的原理:有多种解释,但最主要的是与革兰氏阳性菌和革兰氏阴性菌细胞壁尤其是肽聚糖的物理性状的差异有关。如去除革兰氏阳性菌的细胞壁,细菌就被染成革兰氏阴性菌。革兰氏阳性菌的细胞壁肽聚糖层厚,交联而成的三维空间结构致密,脂质含量少,乙醇不易透入,经乙醇处理发生脱水作用,使孔径缩小,通透性降低,使结晶紫-碘复合物牢牢保留在细胞壁内,使细菌仍呈紫色。而革兰氏阴性菌外膜脂类含量高,肽聚糖层薄且交联松散,乙醇脱色不能使其结构皱缩,将以类脂为主的外膜迅速溶解,薄而松散的肽聚糖网缝隙加大,结晶紫-碘复合物溶出细胞壁,因此,乙醇脱色后呈无色的菌体,经复红复染后,革兰氏阴性菌则呈红色。

　　革兰氏染色具有重要的实际意义:① 鉴别细菌,可将细菌分为革兰氏阳性菌和革兰氏阴性菌两大类,因而可初步识别细菌、缩小范围,有助于进一步鉴别;② 选择药物参考,革兰氏阳性菌与革兰氏阴性菌在细胞壁等结构上有很大差异,对抗生素等药物的敏感性不同,临床上根据染色结果,选择有效的药物及时治疗;③ 与致病性有关,大多数革兰氏阳性菌产生外毒素,革兰氏阴性菌具有内毒素,两者致病作用不同,因此,可采取有针对性的方案进行治疗。

　　(2)抗酸染色法(acid-fast stain):是鉴别分枝杆菌属的染色法。能将细菌分为两大类,即抗酸性细菌和非抗酸性细菌。抗酸性细菌种类较少,大多数细菌均为非抗酸性细菌,故一般仅在怀疑抗酸性细菌时才用抗酸染色,不作为常规检查。抗酸染色的原理为结核分枝杆菌的细胞壁中含有大量的脂质,用普通染色法不易着色,在加热和延长着色时间的条件下可与苯酚复红牢固结合形成复合物,且用酸性乙醇处理不能使其脱色,故菌体被染成红色。非抗酸性细菌经酸性乙醇处理后被脱色,再经亚甲蓝复染后细菌呈蓝色。

　　(3)特殊染色法:细菌的结构如荚膜、鞭毛、芽胞、细胞壁和异染颗粒等,用一般染色法不易着色,必须用特殊染色法才能使这些结构着色,染成与菌体不同的颜色,利于观察和鉴别细菌。如荚膜一般采用负染色法,使背景与菌体着色,而荚膜不着色,在菌体周围形成一透明区,将菌体衬托出来便于观察分辨,故又称为衬托染色法。普通染色只能看到菌体周围有未着色的透明圈。用特殊染色法可将荚膜染成与菌体不同的颜色。鞭毛染色是需经媒染剂(鞣酸)处理,促使染料分子吸附于鞭毛上,并形成沉淀,使鞭毛直径加粗并着色。

　　芽胞染色是用着色力强的苯酚复红初染,在加热条件下染色,使染料不仅进入菌体也可进入芽胞内,进入菌体的染料经水洗后被脱色,而芽胞一经着色难以被水洗脱,当用对比度大的碱性亚甲蓝复染后,芽胞仍保留初染剂的颜色,而菌体和芽胞囊被染成复染剂的颜色,使芽胞和菌体易于区分。

## 本 章 小 结

　　细菌是一种原核细胞型微生物,根据外形分为球菌、杆菌和螺形菌,大小以微米表示。

　　细菌的结构分为基本结构和特殊结构。基本结构是所有细菌都具有的结构,包括细胞壁、细胞膜、细胞质和核质。肽聚糖是细菌细胞壁中的主要组分,为原核细胞所特有。革兰氏阳性菌的肽聚糖由聚糖骨架、四肽侧链和五肽交联桥组成,革兰氏阴性菌的肽聚糖由聚糖骨架和四肽侧链组成。革兰氏阳性菌细胞壁的特殊组分为磷壁酸,革兰氏阴性菌细胞壁的特殊组分为外膜,包括脂蛋白、脂质双层和脂多糖。脂多糖为革兰氏阴性菌的内毒素,由脂质A、核心多糖和特异多糖组成。当细菌细胞壁的肽聚糖结构受到某种理化或生物因素的影响时,使细菌细胞壁损伤而成为细胞壁缺陷型细菌(L型细菌)。特殊结构是某些细菌在一定条件下所特有的结构,包括荚膜、鞭毛、菌毛和芽胞。

　　细菌个体小、半透明,须借助染色法使其着色,在普通光学显微镜下进行观察。革兰氏染色法是广泛使用的鉴别染色法,常用油镜观察(放大1 000倍)。

(钱　钧)

# 第二章

## 细菌的生理

【学习目标】

知识目标：领会细菌分解及合成代谢产物；分析细菌生长的环境因素和生长曲线。

能力目标：归纳及比较细菌培养方法；应用无菌操作技术、细菌培养。

素质目标：提高养成"细心、认真、探究、创新"的意识和习惯；建立生物安全观念。

细菌的生理活动包括摄取营养物质，合成自身组分的原料，进行新陈代谢及生长繁殖。细菌生理活动的核心是新陈代谢，其代谢活动极其活跃并多样化，显著特点是繁殖迅速。

# 第一节　细菌的理化性状

## 一、细菌的物理性状

1. 光学性质　细菌是半透明体。光线照射至细菌时，部分被吸收，部分被折射，细菌悬液呈混浊状态。菌数越多其浊度越大，因而可以使用比浊法或分光光度计粗略估计细菌的数量。由于细菌的半透明性，可用相差显微镜观察其形态和结构。

2. 表面积　细菌个体微小，相对表面积大，可充分地同外界进行物质交换。因此，细菌代谢旺盛，繁殖迅速。

3. 带电现象　细菌固体成分中蛋白质占 $50\%\sim80\%$，蛋白质由兼性离子氨基酸组成。革兰氏阳性菌等电点(pI)为 $2\sim3$，革兰氏阴性菌 pI 为 $4\sim5$，在近中性或弱碱性环境中，细菌均带负电荷，尤以前者所带电荷更多。带电现象与细菌的染色反应、凝集反应、抑菌和杀菌作用等均有密切关系。

4. 半透性　细菌的细胞壁和细胞膜都具有半透性，允许水和部分小分子物质通过，有利于吸收营养物质和排出代谢产物。

5. 渗透压　细菌体内含有高浓度的无机盐和营养物质，故细胞内渗透压较高。一般革兰氏阳性菌细胞内渗透压高达 $20\sim25$ 个大气压，革兰氏阴性菌为 $5\sim6$ 个大气压。细菌所处环境一般相对低渗，因有坚韧细胞壁的保护，菌体不致崩裂。若处于比细菌细胞内渗透压更高的环境中，菌体内水分溢出，细胞质浓缩，细菌就无法生长繁殖。基于此原理，人们在日常生活中常用盐腌保存食物，防止腐败。

## 二、细菌的化学组成与营养类型

1. 细菌的化学组成　细菌和其他生物细胞相似，含有多种化学成分，包括水、无机盐、糖类、脂质、蛋白质和核酸等。另外，细菌尚含有一些原核细胞型微生物所特有的化学组成，如肽聚糖、磷壁酸、胞壁酸、二氨基庚二酸、D型氨基酸、吡啶二羧酸等。这些物质在真核细胞中目前还未发现。

2. 细菌的营养类型　各类细菌的酶系统不同，代谢类型各异，因而对营养物质的需要也有所差异。根据细菌所利用的能源和碳源的不同，可将细菌分为两大营养类型。

（1）自养菌(autotroph)：以简单的无机物为营养物质，所需能量来自无机物氧化的称为化能自养菌(chemotroph)，通过光合作用获得能量的则称为光能自养菌(phototroph)。

（2）异养菌(heterotroph)：该类菌必须以多种有机物为营养物质，才能合成菌体成分并获得能量，包括腐生菌(saprophyte)和寄生菌(parasite)。腐生菌以动植物尸体、腐败食物等作为营养物；寄生菌则寄生于活体内，从宿主的有机物中获得营养。所有的病原菌都是异养菌，大部分为寄生菌。

### 三、细菌的营养物质

进行细菌的人工培养时,必须提供其生长所必需的各种营养成分,包括水、碳源、氮源、无机盐和生长因子等。

1. 水  细菌所需营养物质必须先溶于水,营养的吸收与代谢均需有水才能进行,代谢废物也必须溶于水才能排出胞外。

2. 碳源  各种含碳的无机物或有机物都能被细菌吸收和利用,作为合成菌体组分和获得能量的主要来源。碳的主要来源是糖类。

3. 氮源  很多细菌可以利用有机氮化物,病原微生物主要从氨基酸、蛋白胨等有机氮化物中获得氮。

4. 无机盐  细菌需要多种无机盐以提供其生长的各种元素。有些元素与细菌的生长繁殖和致病作用密切相关,如白喉棒状杆菌在含铁 0.14 mg/L 的培养基中毒素量最高,而铁浓度达到 0.6 mg/L 时则完全不产毒素。在人体内,大部分铁均结合在铁蛋白、乳铁蛋白或转铁蛋白中,细菌必须与人体细胞竞争而获取铁才能生长繁殖。具有载铁体(siderophore)的细菌此种竞争力强,载铁体可与铁螯合并溶解铁,带入菌体内供代谢之需。如结核分枝杆菌的有毒株和无毒株的一个重要区别就是有毒株有一种称为分枝菌素(mycobactin)的载铁体,而无毒株则无。

5. 生长因子  许多细菌的生长还需一些自身不能合成,必须由外界环境提供的营养物质,即生长因子(growth factor),通常为有机化合物,包括维生素、某些氨基酸、核苷酸等。少数细菌还需要特殊的生长因子,如流感嗜血杆菌需要 X、V 两种因子,X 因子是高铁血红素,V 因子是辅酶Ⅰ或辅酶Ⅱ,两者为该细菌呼吸所必需。

### 四、细菌摄取营养物质的机制

水及小分子物质可经过具有半透膜性质的细胞壁及细胞膜进入菌体。大分子营养物质如多糖、脂类和蛋白质等必须在细菌分泌的胞外酶作用下,分解为小分子可溶性物质后才能被吸收。

营养物质进入菌体内的方式有被动扩散和主动转运。

1. 被动扩散  被动扩散指营养物质从浓度高的一侧向浓度低的一侧扩散,其驱动力是浓度梯度,不需要能量。不需要任何细菌组分的帮助,营养物质就可以进入细胞质内的过程称为简单扩散。如果需要细菌特异性蛋白来帮助以促进营养物质的跨膜转运则称为易化扩散。如甘油的转运就属于易化扩散,进入细胞内的甘油要被甘油激酶催化形成磷酸甘油才能在菌体内积累。

2. 主动转运  主动转运是细菌吸收营养物质的主要方式,其特点是营养物质从浓度低的一侧向浓度高的一侧转运,并需要提供能量。细菌有三种主动转运系统。

(1) 依赖于周浆间隙结合蛋白的转运系统(periplasmic - binding protein - dependent transport system):营养物质与革兰氏阴性菌周浆间隙内的受体蛋白结合后,引起受体蛋白构型发生改变,继而将营养物质转送给细胞膜上的 ATP 结合型载体(ATP - binding cassette - type carrier),导致 ATP 水解以提供能量,使营养物质通过细胞膜进入细胞质中。革兰氏阳性菌以膜结合脂蛋白作为该系统的受体蛋白。

(2) 化学渗透驱使转运系统(chemiosmotic - driven transport system):该系统利用膜内外两侧质子或离子浓度差产生的质子动力(proton motive force)或钠动力(sodium motive force)作为驱使营养物质越膜转移的能量。转运营养物质的载体是电化学离子梯度透性酶,这种酶是一种能够进行可逆性氧化还原反应的疏水性膜蛋白,即在氧化状态与营养物结合,而在还原状态时其构象发生变化,使营养物质释放进入胞质中。

(3) 基团转移(group transfer):营养物质在转运的过程中被磷酸化,并将营养物质的转运与代谢相结合,可更为有效地利用能量。如大肠埃希菌摄入葡萄糖需要的磷酸转移酶系统,细胞膜上的载体蛋白首先在胞质中从磷酸烯醇丙酮酸获得磷酸基团后,在细胞膜的外表面与葡萄糖相结合,将其送入细胞质中后释放出 6 -磷酸葡萄糖。经过磷酸化的葡萄糖在胞内累积,不能再溢出菌体。该系统的能量供体是磷酸烯醇丙酮酸。

# 第二节　细菌的生长繁殖

## 一、细菌生长的条件

1. 营养物质　充足的营养可为细菌的新陈代谢和生长繁殖提供必要的原料和能量。

2. 氢离子浓度(pH)　每种细菌都有一个可以生长的 pH 范围和最适宜生长的 pH。多数病原菌最适 pH 为 7.2～7.6,在宿主体内极易生存。个别细菌如结核分枝杆菌生长的最适 pH 为 6.5～6.8,霍乱弧菌则在 pH 为 8.4～9.2 时生长良好。

3. 温度　不同细菌对温度的要求不一。病原菌在长期进化过程中适应了人体环境,最适生长温度为人体的温度,即 37 ℃。当细菌突然暴露在高于其最适宜生长温度的环境中时,可临时合成热休克蛋白(heat - shock proteins)以提高对热的抵抗性,稳定菌体内对热敏感的蛋白质。

4. 气体　包括 $CO_2$ 和 $O_2$。一般细菌代谢中都需要 $CO_2$,但大多数细菌自身代谢所产生的 $CO_2$ 即可满足其需要。有些细菌,如脑膜炎奈瑟菌在初次分离培养时需要一定浓度的 $CO_2$(5%～10%),否则生长很差甚至不能生长。细菌代谢时对 $O_2$ 的需要情况比较复杂,据此可以将细菌分为四类。

(1)专性需氧菌(obligate aerobe):具有完善的呼吸酶系统,需要分子氧作为受氢体以完成需氧呼吸,仅能在有氧环境下生长。如结核分枝杆菌、铜绿假单胞菌。

(2)微需氧菌(microaerophilic bacterium):在低氧压(5%～6%)条件下生长最好,当氧浓度＞10%时对其有抑制作用。如空肠弯曲菌、幽门螺杆菌。

(3)兼性厌氧菌(facultative anaerobe):兼有需氧呼吸和无氧发酵两种功能,不论在有氧或无氧环境中都能生长,但以有氧时生长较好。大多数病原菌属于此类。

(4)专性厌氧菌(obligate anaerobe):缺乏完善的呼吸酶系统,利用氧以外的其他物质作为受氢体,只能在无氧环境中进行发酵。有游离氧存在时,不但不能利用分子氧,且还将受其毒害,甚至死亡。其原因可能有:①厌氧菌缺乏过氧化氢酶、过氧化物酶和超氧化物歧化酶(superoxide dismutase)等,不能清除有氧环境下产生的具有强烈杀菌作用的超氧阴离子($O_2^-$)和过氧化氢($H_2O_2$),因而难以存活;②厌氧菌缺乏细胞色素与细胞色素氧化酶,不能氧化那些氧化还原电势较高的营养物质。如破伤风梭菌、脆弱类杆菌。

5. 渗透压　一般培养基的盐浓度(0.5% NaCl)和渗透压对大多数细菌是适合的,少数细菌如嗜盐菌(halophilic bacterium)则需要在高盐(3% NaCl)环境中才生长良好。

## 二、细菌的生长繁殖

细菌的生长繁殖表现为细菌的组分和数量的增加。

1. 细菌个体的生长繁殖　细菌一般以二分裂方式(binary fission)进行无性繁殖。当细菌的各种结构复制完成后,开始进入分裂期,此时在细菌长度的中间位置,通过细胞膜由外向内陷入,并伴随新合成的肽聚糖插入,形成横隔,将细菌分隔为二,最后细胞壁向内生长,成为两个子代细菌的细胞壁,即完成一次分裂,此时一个细菌分裂成两个大小相等的子代菌细胞(图 2 - 1)。在适宜条件下,多数细菌繁殖速度很快,细菌分裂数量倍增所需要的时间称为代时(generation time),多数细菌为 20～30 分钟。个别细菌繁殖速度较慢,如结核分枝杆菌的代时为 18～20 小时。

2. 细菌群体的生长繁殖　细菌在繁殖过程中由于营养物质逐渐耗竭,有害的代谢产物逐渐积累,因此,细菌不可能始终保持高速度的繁殖过程。经过一定时间后,细菌繁殖速度渐慢,而

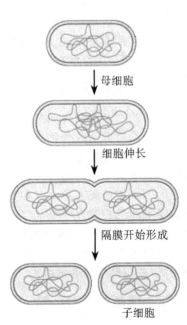

母细胞

细胞伸长

隔膜开始形成

子细胞

图 2 - 1　细菌二分裂模式图

死亡菌数增多,故活菌增长率随之下降并趋于停滞。如将一定量的细菌接种于一定量的液体培养基中,连续定时取样计数每毫升液体中的活菌数,以培养时间为横坐标,以活菌数的对数值为纵坐标,绘制出的曲线即为其生长曲线(growth curve)。细菌的生长曲线表示了细菌群体生长繁殖的规律,可分为四期。

(1)迟缓期(lag phase):细菌进入新环境后的短暂适应时期。该期菌体增大,代谢活跃,为细菌的分裂繁殖合成和积累充足的酶、辅酶和中间代谢产物;但分裂迟缓,繁殖极少。细菌迟缓期长短不一,因菌种、菌龄和菌量,以及营养物等不同而异,一般为1~4小时。

(2)对数期(logarithmic phase):又称为指数期(exponential phase)。细菌在该期生长迅速,活菌数以恒定的几何级数增长,在生长曲线图上细菌数的对数呈直线上升,达到顶峰状态。此期细菌的形态、染色性、生理活性等都较典型,对外界环境因素的作用敏感。因此,研究细菌的生物学性状(形态染色、生化反应、药物敏感试验等)应选用该期的细菌。一般细菌对数期在培养后的8~18小时。个别细菌对数期时间较长,如布鲁菌为28~32小时。对数期的细菌生命力旺盛,因此,应取此期的细菌保存菌种。

(3)稳定期(stationary phase):由于培养基中营养物质的消耗,有害代谢产物的积聚,该期细菌繁殖速度渐减,而死亡数逐渐增加,增殖数与死亡数渐趋平衡,细菌形态、染色性和生理性状开始改变。一些细菌的芽胞、外毒素和抗生素等代谢产物大多在稳定期产生。

(4)衰亡期(decline phase):稳定期后细菌繁殖越来越慢,死亡菌数越来越多,并超过活菌数。该期细菌形态显著改变,出现衰退型或菌体自溶,甚至难以辨认,其生理代谢活动也趋于停滞。因此,不宜用陈旧培养物鉴定细菌。

细菌的生长曲线在研究工作和生产实践中都有指导意义。掌握细菌的生长规律,可以人为地改变培养条件,调整细菌的生长繁殖阶段,更有效地利用对人类有益的细菌。例如在培养过程中,不断更新培养液和对需氧菌进行通气,使细菌长期处于生长旺盛的对数期,这种培养称为连续培养。

# 第三节  细菌的新陈代谢

细菌的新陈代谢包括分解代谢与合成代谢,其显著特点是代谢旺盛和代谢类型的多样化。

细菌的代谢过程以胞外酶水解外环境中的大分子营养物质为小分子(葡萄糖、氨基酸、脂肪酸)物质开始,经主动或被动转运机制进入细胞质内。这些小分子物质在一系列酶的催化作用下,进一步分解产生能量或合成新的碳水化合物、氨基酸、脂类和核酸。在此过程中,底物分解和转化为能量的过程称为分解代谢;所产生的能量和少数简单的前体用于细胞组分的合成称为合成代谢。伴随代谢过程,细菌还将产生许多在医学上有重要意义的代谢产物。

## 一、细菌的能量代谢

细菌的能量代谢活动主要涉及ATP形式的化学能。细菌的有机物分解或无机物氧化过程中释放的能量通过底物磷酸化或氧化磷酸化合成ATP。

生物体能量代谢的基本生化反应是生物氧化。生物氧化的方式包括加氧、脱氢和脱电子反应,细菌则以脱氢或氢的传递更为常见。在有氧或无氧环境中,各种细菌的生物氧化过程、代谢产物和产生能量的多少均有所不同。以有机物为受氢体的称为发酵;以无机物为受氢体的称为呼吸,其中以分子氧为受氢体的是需氧呼吸,以其他无机物(硝酸盐、硫酸盐等)为受氢体的是厌氧呼吸。需氧呼吸在有氧条件下进行,厌氧呼吸和发酵必须在无氧条件下进行。

病原菌合成细胞组分和获得能量的基质(生物氧化的底物)主要为糖类,通过糖的氧化或酵解释放能量,并以高能磷酸键的形式(ADP、ATP)储存能量。

## 二、细菌的代谢产物

1. 分解代谢产物和细菌的生化反应  各种细菌所具有的酶不完全相同,对营养物质的分解能力亦不一致,因而其代谢产物有别。根据此特点,利用生物化学方法来鉴别不同细菌称为细菌的生化反应。

（1）糖发酵试验：不同细菌分解糖类的能力和代谢产物不同。例如大肠埃希菌能发酵葡萄糖和乳糖；而伤寒沙门菌可发酵葡萄糖，但不能发酵乳糖。即使两种细菌均可发酵同一糖类，其结果也不尽相同，如大肠埃希菌有甲酸脱氢酶，能将葡萄糖发酵生成的甲酸进一步分解为 $CO_2$ 和 $H_2$，故产酸并产气；而伤寒沙门菌缺乏该酶，发酵葡萄糖仅产酸不产气。

（2）VP(Voges - Proskauer)试验：大肠埃希菌和产气肠杆菌均能发酵葡萄糖，产酸产气，两者不易区别。产气肠杆菌能使丙酮酸脱羧生成中性的乙酰甲基甲醇，后者在碱性溶液中被氧化生成二乙酰，二乙酰与含胍基化合物反应可生成红色化合物，是为 VP 试验阳性。大肠埃希菌不能生成乙酰甲基甲醇，故 VP 试验阴性。

（3）甲基红(methyl red)试验：产气肠杆菌分解葡萄糖产生丙酮酸，后者经脱羧后生成中性的乙酰甲基甲醇，故培养液 pH>5.4，甲基红指示剂呈橘黄色，为甲基红试验阴性。大肠埃希菌分解葡萄糖产生丙酮酸，不转变为乙酰甲基甲醇，培养液 pH≤4.5，甲基红指示剂呈红色，则为甲基红试验阳性。

（4）枸橼酸盐利用(citrate utilization)试验：当某些细菌（如产气肠杆菌）能利用铵盐作为唯一氮源，并利用枸橼酸盐作为唯一碳源时，可在枸橼酸盐培养基上生长，分解枸橼酸盐生成碳酸盐，并分解铵盐生成氨，使培养基变为碱性，使指示剂溴麝香草酚蓝（BTB）由淡绿转为深蓝，为该试验阳性。大肠埃希菌不能利用枸橼酸盐为唯一碳源，故在该培养基上不能生长，为枸橼酸盐利用试验阴性。

（5）吲哚(indole)试验：有些细菌如大肠埃希菌、变形杆菌、霍乱弧菌等能分解培养基中的色氨酸生成吲哚（靛基质），后者与试剂中的对二甲基氨基苯甲醛作用，生成玫瑰吲哚而呈红色，为吲哚试验阳性。

（6）硫化氢试验：有些细菌如沙门菌、变形杆菌等能分解培养基中的含硫氨基酸（如胱氨酸、甲硫氨酸）生成硫化氢，硫化氢遇铅离子或铁离子则生成黑色的硫化物。

（7）尿素酶试验：变形杆菌、幽门螺杆菌等有尿素酶，能分解培养基中的尿素产生氨，使培养基 pH 升高，以酚红为指示剂检测为红色，是为尿素酶试验阳性。

细菌的生化反应用于鉴别细菌，尤其对形态、革兰氏染色反应和培养特性相同或相似的细菌更为重要。吲哚(I)、甲基红(M)、VP(V)、枸橼酸盐利用(C)四种试验常用于鉴定肠道杆菌，合称为 IMViC 试验。例如大肠埃希菌对这四种试验的结果是"＋＋－－"，产气肠杆菌则为"－－＋＋"。

现代临床细菌学已普遍采用微量、快速的生化鉴定方法。根据鉴定的细菌不同，选择系列生化指标。依反应的阳性或阴性选取数值，组成鉴定码，形成以细菌生化反应为基础的各种数值编码鉴定系统。同时，也可用细菌鉴定软件分析细菌的生化反应谱。更为先进的如全自动细菌鉴定及药敏分析系统完成了细菌生化鉴定的自动化。此外，应用气相、液相色谱法鉴定细菌分解代谢产物中挥发性或非挥发性有机酸和醇类，能够快速确定细菌的种类。

2. 合成代谢产物及其医学上的意义　细菌利用分解代谢中的产物和能量不断合成菌体自身成分，如细胞壁、多糖、蛋白质、脂肪酸、核酸等，同时还合成一些在医学上具有重要意义的代谢产物。

（1）热原质(pyrogen)：又称为致热原，是细菌合成的一种注入人体或动物体内能引起发热反应的物质，故称为热原质。产生热原质的细菌大多是革兰氏阴性菌，热原质即其细胞壁的脂多糖。热原质耐高热，高压蒸汽灭菌（121 ℃，20 分钟）不能使其破坏，加热（180 ℃，4 小时；250 ℃，45 分钟；650 ℃，1 分钟）才使热原质失去作用。热原质可通过一般细菌滤器，但没有挥发性。药液、水等被细菌污染后，即使高压灭菌或经滤过除菌仍可有热原质存在，输注机体后可引起严重发热反应。生物制品或注射液制成后除去热原质比较困难，所以，必须使用无热原质水制备。

（2）毒素与侵袭性酶：细菌产生外毒素和内毒素两种毒素，在细菌致病作用中甚为重要。外毒素(exotoxin)是多数革兰氏阳性菌和少数革兰氏阴性菌在生长繁殖过程中释放到菌体外的蛋白质；内毒素(endotoxin)是革兰氏阴性菌细胞壁的脂多糖，当菌体死亡崩解后游离出来，其毒性成分为脂质 A。外毒素的毒性强于内毒素。某些细菌可产生侵袭性酶，能损伤机体组织，促进细菌的侵袭、扩散，是细菌重要的致病因素，如链球菌的透明质酸酶等。

（3）色素（pigment）：某些细菌能产生不同颜色的色素，有助于鉴别细菌。细菌的色素有两类，一类为水溶性，能弥散到培养基或周围组织，如铜绿假单胞菌产生的色素使培养基或感染的脓汁呈绿色。另一类为脂溶性，不溶于水，只存在于菌体，使菌落显色而培养基颜色不变，如金黄色葡萄球菌的色素。细菌色素产生需要一定的条件，如营养丰富、氧气充足、温度适宜。细菌色素不能进行光合作用，其功能尚不清楚。

（4）抗生素（antibiotic）：某些微生物代谢过程中产生的一类能抑制或杀死某些其他微生物或肿瘤细胞的物质，称为抗生素。抗生素大多由放线菌和真菌产生，细菌产生的比较少，只有多黏菌素（polymyxin）、杆菌肽（bacitracin）等。

（5）细菌素（bacteriocin）：某些菌株产生的一类具有抗菌作用的蛋白质称为细菌素。细菌素与抗生素不同的是作用范围狭窄，仅对与产生菌有亲缘关系的细菌有杀伤作用。例如大肠埃希菌产生的细菌素称为大肠菌素（colicin），其编码基因位于 Col 质粒上。细菌素在治疗上的应用价值不大，但可用于细菌分型和流行病学调查。

（6）维生素（vitamin）：有些细菌能合成维生素，除供自身需要外，还能分泌至周围环境中。例如人体肠道内的大肠埃希菌合成的 B 族维生素和维生素 K 也可被人体吸收利用。

【知识拓展】

### 细菌的免疫系统

细菌在生存过程中，常受到外来 DNA 的侵袭（如噬菌体、质粒等），其在进化过程中逐渐形成了多种防御机制。目前主要有限制修饰系统（restriction - modification，RM）、流产感染系统（abortive infection，Abi）、毒素-抗毒素系统（toxin - antitoxin，TA）和 CRISPR - Cas 系统（clustered regularly interspaced short palindromic repeats，CRISPR）四种免疫类型。CRISPR 是细菌基因组中长度为 25～50 bp 的被间隔序列所间隔的重复序列，其上游有一小簇与 CRISPR 相关的基因（CRISPR - associated genes，Cas），合称为 CRISPR - Cas 系统。外来 DNA 入侵时，细菌将其特征序列记录在 CRISPR 区。当外来 DNA 再次入侵时，CRISPR - Cas 系统以间隔序列为模板，转录带有外来 DNA 特征序列的 RNA，CRISPR - RNA 和 Cas 编码的酶共同作用，靶向破坏外来 DNA。目前发现的 CRISPR - Cas9 已被广泛用于包括人类等多种系细胞的基因编辑研究中。

# 第四节　细菌的人工培养

了解细菌的生理需要，掌握细菌生长繁殖的规律，可用人工方法提供细菌所需的条件来培养细菌，以满足不同的需求。

## 一、培养细菌的方法

人工培养细菌，除需要提供充足的营养物质使细菌获得生长繁殖所需要的原料和能量外，尚要有适宜的环境条件，如酸碱度、渗透压、温度和必要的气体等。

根据不同标本及不同培养目的，可选用不同的接种和培养方法。常用的有细菌的分离培养和纯培养两种方法。已接种标本或细菌的培养基置于合适的温度及气体环境，需氧和兼性厌氧菌置于空气中即可，专性厌氧菌须在无游离氧的环境中培养。多数细菌在代谢过程中需要 $CO_2$，但分解糖类时产生的 $CO_2$ 已足够其所需，且空气中还有微量 $CO_2$，不必额外补充。只有少数菌如布鲁菌、脑膜炎奈瑟菌、淋病奈瑟菌等，初次分离培养时必须在 5%～10% $CO_2$ 环境中才能生长。

病原菌的人工培养一般采用 35～37 ℃，培养时间多数为 18～24 小时，但有时需根据菌种及培养目的做最佳选择，如细菌的药物敏感试验则应选用对数期的培养物。

## 二、培养基

培养基（culture medium）是由人工方法配制而成的，专供微生物生长繁殖使用的混合营养物制品。培养基一般 pH 为 7.2～7.6,少数的细菌按生长要求调整 pH 偏酸或偏碱。许多细菌在代谢过程中分解糖类产酸,故常在培养基中加入缓冲剂,以保持稳定的 pH。培养基制成后必须经灭菌处理。

培养基按其营养组成和用途不同,分为基础培养基(basic medium)、增菌培养基(enrichment medium)、选择培养基(selective medium)、鉴别培养基(differential medium)、厌氧培养基(anaerobic medium)等。还可根据培养基的物理状态的不同分为液体、固体和半固体培养基三大类。

### 三、细菌在培养基中的生长情况

1. 在液体培养基中生长情况　大多数细菌在液体培养基中生长繁殖后呈现均匀混浊状态;少数链状的细菌则呈沉淀生长;枯草芽胞杆菌、结核分枝杆菌等专性需氧菌呈表面生长,常形成菌膜。

2. 在固体培养基中生长情况　将标本或培养物画线接种在固体培养基的表面,因画线的分散作用,使许多原混杂的细菌在固体培养基表面上散开,称为分离培养。一般经过 18～24 小时培养后,单个细菌分裂繁殖成一堆肉眼可见的细菌集团,称为菌落(colony)。挑取一个菌落,移种到另一培养基中,生长出来的细菌均为纯种,称为纯培养(pure culture)。这是从临床标本中检查鉴定细菌很重要的第一步。各种细菌在固体培养基上形成的菌落,其大小、形状、颜色、气味、透明度、表面光滑或粗糙、湿润或干燥、边缘整齐与否,以及在血琼脂平板上的溶血情况等均有所不同,这些有助于识别和鉴定细菌。此外,取一定量的液体标本或培养液均匀接种于琼脂平板上,可计数菌落,推算标本中的活菌数。这种菌落计数法常用于检测自来水、饮料、污水和临床标本的活菌含量。

细菌的菌落一般分为三型:①光滑型菌落(smooth colony,S 型菌落),新分离的细菌大多呈光滑型菌落,表面光滑、湿润、边缘整齐。②粗糙型菌落(rough colony,R 型菌落),菌落表面粗糙、干燥,呈皱纹或颗粒状,边缘大多不整齐。R 型细菌多由 S 型细菌变异失去菌体表面多糖或蛋白质形成。R 型细菌抗原不完整,毒力和抗吞噬能力都比 S 型菌弱。但也有少数细菌新分离的毒力株就是 R 型,如炭疽芽胞杆菌、结核分枝杆菌等。③黏液型菌落(mucoid colony,M 型菌落),黏稠、有光泽,似水珠样。多见于有厚荚膜或丰富黏液层的细菌,如肺炎克雷伯菌等。

3. 在半固体培养基中生长情况　半固体培养基黏度低,有鞭毛的细菌在其中仍可游动,沿穿刺线呈羽毛状或云雾状混浊生长。无鞭毛细菌只能沿穿刺线呈明显的线状生长。

### 四、人工培养细菌的用途

1. 在医学中的应用　细菌培养对疾病的诊断、预防、治疗和科学研究等均具有重要的作用。

(1)感染性疾病的病原学诊断:明确感染性疾病的病原菌必须取患者有关标本进行细菌分离培养、鉴定,其药物敏感试验结果还可指导临床用药。

(2)细菌学的研究:有关细菌生理、遗传变异、致病性和耐药性等研究,都离不开细菌的培养和菌种的保存等。

(3)生物制品的制备:供防治用的疫苗、类毒素、抗毒素、免疫血清及供诊断用的菌液、抗血清等均来自培养的细菌或其代谢产物。

2. 在工农业生产中的应用　细菌培养和发酵过程中的多种代谢产物在工农业生产中有广泛用途,可制成抗生素、维生素、氨基酸、有机溶剂、酒、酱油、味精等产品。细菌培养物还可生产酶制剂,处理废水和垃圾,制造菌肥和农药等。

3. 在基因工程中的应用　将带有外源性基因的重组 DNA 转化给受体菌,使其在菌体内能获得表达。由于细菌操作方便,容易培养,繁殖快,基因表达产物易于提取纯化,故可以大大地降低成本。如应用基因工程技术已成功地制备了胰岛素、干扰素、乙型肝炎疫苗等。

# 第五节　细菌的分类与命名

细菌的分类(classification)是根据特征相似性或系统发育相关性为基础,对细菌进行分群归类。细菌的命名(nomenclature)是依据公认的细菌命名法则,给每个细菌分类单元一个专门的反映其所属位置的名称。

## 一、细菌的分类原则与层次

细菌分类学既是一个古老的、传统的学科，又是一个现代化的、发展的学科。细菌的分类原则上分为传统分类和种系分类（phylogenetic classification）两种。传统分类以细菌的生物学性状为依据，由于对分类性状的选择和重视程度带有一定的主观性，故又称为人为分类；种系分类以细菌的发育进化关系为基础，故又称为自然分类。具体到细菌鉴定（identification）和分类（classification）的方法包括表型分类、分析分类和基因型分类。

1. 表型分类　以细菌的形态和生理特征为依据的分类方法，即选择一些较为稳定的生物学性状，如菌体形态与结构、染色性、培养特性、生化反应、抗原性等作为分类的标记，它奠定了传统分类的基础。20 世纪 60 年代开始借助计算机将拟分类的细菌按其性状的相似程度进行归类（一般种的水平相似度＞80％），以此划分种和属，称为数值分类。

2. 分析分类　应用电泳、色谱、质谱等方法，对菌体组分、代谢产物组成与图谱等特征进行分析，例如细胞壁脂肪酸分析、全细胞脂类和蛋白质的分析、多点酶电泳等，为揭示细菌表型差异提供了有力的手段。

3. 基因型分类　分析细菌的遗传物质，揭示了细菌进化的信息，是最精确的分类方法。基因型分类包括 DNA 碱基组成（G＋C mol%）、分子杂交（DNA‑DNA 同源性、DNA‑rRNA 同源性）和 16S rRNA 同源性分析，比较细菌大分子（核酸、蛋白质）结构的同源程度等，其中 16S rRNA 更为重要，因其在进化过程中保守、稳定，很少发生变异，是种系分类的重要依据。

随着方法学的发展，细菌的分类不断完善而且更加科学。1987 年，Woese 在大量 16S rRNA 序列分析的基础上，描绘出生物系统发育树，由古细菌（archaebacteria）、真细菌（eubacteria）和真核细胞（eukaryotes）共同构成生物三原界。后来演变为古生菌（archaea）、细菌和真核生物三个域。古生菌和细菌同为原核生物，核糖体均为 70S。古生菌在地球上出现最早，生存在极端环境（高温、高盐、低pH），细胞壁无肽聚糖，蛋白质合成起始甲硫氨酸不需甲酰化，tRNA 基因中有内含子，含有多种 RNA多聚酶。蛋白质合成对白喉毒素的抑制敏感，而对氯霉素的抑制不敏感。这些特性与真核生物相同，而与细菌不同。

国际上最具权威性的细菌分类系统专著《伯杰系统细菌学手册》（1984）和《伯杰鉴定细菌学手册》（第 9 版，1994），都已反映了细菌种系分类的研究进展，但在具体编排上仍保留了许多传统分类的安排。最新出版的《伯杰系统细菌学手册》（第 2 版，2004）已收集了 4 000 余种模式菌株的 16S rRNA 序列，力求细菌分类学模式（taxonomic model）和种系发育模式（phylogenetic model）的一致性，将原核生物分为两个域，即古生菌域和细菌域，古生菌域分为 2 个门，细菌域分为 24 个门，依次再分为纲（class）、目（order）、科（family）、属（genus）、种（species）。自 2015 年上线《伯杰氏古菌与细菌系统学手册》（Bergey's Manual of Systematic of Archaea and Bacteria，BMSAB），截止到 2017 年共记载了已培养的细菌有 27 个门。目前，尚未在古生菌中发现病原菌。

临床细菌检验常用的分类单位是科、属、种。种是细菌分类的基本单位。细菌及其他微生物的种应是具有高度的表型相似性的生物单位，即生物学性状基本相同的细菌群体构成一个菌种；特性相近，关系密切的若干菌种组成一个属；相近的属归为科，以此类推。同一菌种的各个细菌，虽特性基本相同，但在某些方面仍有一定差异，差异较明显的称亚种（subspecies，subsp.）或变种（variety，var.），差异小的则为型（type）。例如按抗原结构不同而分血清型（serotype）；对噬菌体和细菌素的敏感性不同而分噬菌体型（phage‑type）和细菌素型（bacteriocin‑type）；生化反应和其他某些生物学性状不同而分为生物型（biotype）。变种因易与亚种混淆，已不再单独使用，与其他词复合构成代替"型"的术语，如 biovar 就是生物型（biotype）。按此原则，大肠埃希菌（种）则属于原核生物界、细菌域、变形菌门、γ‑变形菌纲、肠杆菌目、肠杆菌科、埃希菌属中的一个种，全称为大肠埃希菌。

对不同来源的同一菌种的细菌称为该菌的不同菌株（strain）。具有某种细菌典型特征的菌株称为该菌的标准菌株(standard strain)或模式菌株(type strain)。

## 二、细菌的命名法

细菌的命名采用拉丁双名法,每个菌名由两个拉丁字组成,并一律采用斜体形式,前一字为属名,用名词,首字母大写;后一字为种名,用形容词,小写。一般属名表示细菌的形态或发现者或有贡献者,种名表明细菌的性状特征、寄居部位或所致疾病等。中文的命名次序与拉丁文相反,是种名在前,属名在后。例如 *Staphylococcus aureus*,金黄色葡萄球菌;*Escherichia coli*,大肠埃希菌;*Neisseria meningitidis*,脑膜炎奈瑟菌。属名亦可不将全文写出,只用第一个字母代表,如 *M. tuberculosis*,*S. typhi* 等。有些常见菌有其习惯通用的俗名,如 tuberclebacillus,结核杆菌;typhoid bacillus,伤寒杆菌;meningococcus,脑膜炎球菌。有时泛指某一属细菌,不特指其中某个菌种,则可在属名后加 *sp.*(单数)或 *spp.*(复数),如 *Salmonella sp.* 表示为沙门菌属中的细菌。

# 本 章 小 结

细菌的生理活动包括摄取营养物质、合成自身组分的原料,进行新陈代谢及生长繁殖。

细菌的物理性状包括光学性质、表面积、带电现象、半透性和渗透压。根据细菌所利用的能源和碳源的不同,分为自养菌和异养菌两大营养类型。

细菌的生长需要营养物质、氢离子浓度、温度、气体和渗透压等条件,细菌个体以二分裂方式进行无性繁殖,细菌群体于液体培养基中生长,其生长曲线包括迟缓期、对数期、稳定期和衰亡期。

细菌所具有的酶不完全相同,对营养物质的分解能力也有差异,因而其代谢产物有一定的特异性,利用生物化学方法就可鉴别不同细菌。细菌利用分解代谢产物和能量合成自身成分和一些在医学上具有重要意义的代谢产物,如热原质、毒素与侵袭性酶、色素、抗生素、细菌素和维生素。

人工培养细菌的方法主要有分离培养和纯培养。根据不同细菌的营养要求及实验目的,选择不同的培养基。

细菌鉴定和分类的方法包括表型分类、分析分类和基因型分类。

(钱　钧)

# 第三章

## 消毒灭菌与生物安全

【学习目标】
　　知识目标:能列举常用的物理及化学消毒灭菌法;能区分消毒、灭菌、无菌、防腐等重要微生物学名词概念。
　　能力目标:认识消毒灭菌对于传染病防控的重要意义。
　　素质目标:建立"有菌意识、无菌操作"观念,具备一定的生物安全保障能力。

## 第一节　消毒灭菌的常用术语

　　微生物广泛存在于自然界,易受外界环境因素的影响。当环境适宜时,可大量生长繁殖,当环境改变剧烈时,则引起细菌的代谢和其他性状发生变异可抑制生长甚至死亡。临床上常采用物理、化学或生物学等方法进行消毒和灭菌,抑制或杀死环境中的微生物,切断传播途径,控制或消灭传染源。消毒、灭菌是微生物学与临床医学的基本知识。

　　为了了解和掌握常用的消毒灭菌技术,并在实际工作中科学灵活运用,对常用术语做如下介绍:

　　1. 消毒(disinfection)　指杀死物体上或环境中病原微生物,但不一定能杀死细菌芽胞或非病原微生物的方法。用于消毒的药品称为消毒剂(disinfectant)。一般消毒剂在常用浓度下,对细菌的繁殖体有效,但对细菌芽胞无效。

　　2. 灭菌(sterilization)　指杀灭物体上所有微生物(包括细菌芽胞在内的所有病原微生物和非病原微生物)的方法,因此灭菌比消毒要求高。

　　3. 防腐(antisepsis)　指防止或抑制微生物生长繁殖的方法。用于防腐的化学药物称为防腐剂,防腐剂在低浓度时只有抑菌作用,浓度增高或延长作用时间,则有杀菌作用。

　　4. 无菌(asepsis)　指物体上没有活的微生物存在。无菌操作(antiseptic technique)指防止微生物进入机体或其他物品的操作技术。例如进行外科手术、医疗操作、注射液的配制及微生物学实验过程等,均需进行严格的无菌操作,注意防止污染和感染等。

　　消毒与灭菌方法的选择,取决于多种因素,在实际工作中应根据消毒灭菌的对象和目的要求及条件的不同,选择合适的方法。

## 第二节　物理消毒灭菌法

　　物理消毒灭菌法包括热力、紫外线、辐射、超声波、滤过、干燥和低温等杀菌或抑菌方法。

### 一、热力灭菌法

　　高温对细菌具有明显的致死作用,因此是最常用于消毒和灭菌的方法。细菌芽胞对高温有很强的抵抗力,例如炭疽杆菌的芽胞,可耐受 5～10 分钟煮沸,肉毒梭菌的芽胞则需煮沸 3～5 小时才死亡。热力灭菌法分为干热(dry heat)灭菌和湿热(moist heat)灭菌两大类。在同一温度下,湿热灭菌法的效力强于干热灭菌法。这是因为湿热能更有效地使细菌蛋白质凝固,而且湿热的穿透力比干热强。湿热的蒸汽还有潜热存在,水由气态变为液态时放出潜热,可迅速提高被灭菌物体的温度。湿热灭菌为最常用的灭菌法。

　　1. 干热灭菌法　干热的杀菌作用是通过脱水、干燥而使大分子变性。干热灭菌比湿热灭菌需要更高的温度与较长的时间。一般细菌繁殖体在干燥状态下,80～100 ℃经 1 小时可能死亡,芽胞则需要 160～170 ℃ 2 小时才死亡。其方法如下。

(1) 焚烧(incineration):直接点燃或在焚烧炉内焚烧,仅适用于废弃物品或动物尸体等,是一种彻底的灭菌方法。

(2) 烧灼(flame):直接用火焰灭菌,适用于微生物学实验室的接种环、试管管口等的灭菌。

(3) 干烤(hot air sterilization):利用干烤箱灭菌,一般加热 160～170 ℃持续 2 小时才杀死细菌。适用于耐热(高温下不变质、不损坏、不蒸发)和怕潮湿的物品,如玻璃器皿、瓷器、玻璃注射器等的灭菌。

(4) 红外线(infared):是一种能产生高热而发挥灭菌作用的电磁波(又称为热射线),其波长为 0.77～1 000 $\mu m$,以 1～10 $\mu m$ 波长的热效应最强。红外线灭菌与干烤相似,利用红外线烤箱灭菌所需的温度和时间与干烤法相似,电磁波照射到物体表面产生热效应,但不能使物体均匀加热。此法多用于医疗器械和食具的灭菌。

2. 湿热消毒灭菌法(disinfection and sterilization by moist heat) 湿热消毒灭菌法通常以加热煮沸或产生蒸汽的热量进行消毒灭菌。常用方法如下。

(1) 巴氏消毒法(pasteurization):利用热力杀死液体中的病原菌或特定微生物,同时不致严重损害其质量的消毒法。由法国科学家巴斯德创建,故名巴氏消毒法。巴氏消毒法常用于消毒牛乳、酒类。采用的温度与时间有两种:一种是加热至 61.1～62.8 ℃,持续 30 分钟,另一种是 71.7 ℃持续 15～30 秒。现广泛采用后一种方法。

(2) 煮沸消毒法(boiling water):在 1 个大气压(101.325 kPa)下,水的煮沸温度为 100 ℃,一般细菌的繁殖体 5 分钟能被杀死,细菌芽胞则需要煮沸 1～2 小时才被杀灭。此法常用于消毒食具、刀剪等。水中加入 2%碳酸氢钠,可提高沸点达 105 ℃,可促进对细菌芽胞的杀灭,又可防止金属器皿生锈。海拔高度影响水的沸点,高海拔地区用此方法消毒时,可按海拔每升高 300 m 增加 2 分钟的消毒时间。

(3) 流通蒸汽消毒法(free - flowing steam):用蒸笼在 1 个大气压下,用水煮沸时产生的蒸汽进行消毒,称为流通蒸汽消毒法。细菌繁殖体经 100 ℃的蒸汽15～30 分钟可被杀灭。

(4) 间歇蒸汽灭菌法(fractional sterilization):利用反复多次的流通蒸汽,以达到灭菌的目的,一般用流通蒸汽灭菌器,100 ℃加热 15～30 分钟,可杀死其中的细菌繁殖体,但尚有残存的芽胞。取出后放 37 ℃孵箱过夜,使芽胞发育成繁殖体,次日再蒸 1 次,如此连续 3 次以上,即可杀死所有芽胞,达到彻底灭菌的目的。本法适用于不耐高温的含糖、血清、牛乳等培养基的灭菌。

(5) 高压蒸汽灭菌法(autoclaving sterilization):是目前最有效最常用的灭菌方法。高压蒸汽灭菌器(autoclave)是一个密闭、耐高压的容器,蒸汽在密闭的容器中,随着压力升高,温度也相应升高。在 103.4 kPa(1.05 kg/cm²)蒸汽压下,容器内温度达到 121.3 ℃,维持 15～20 分钟,可杀灭包括细菌芽胞在内的所有微生物。朊粒有高度抗性,必须长时间和超高温蒸汽灭菌处理(134 ℃,2 小时)。高压蒸汽灭菌器常用于一般培养基、生理盐水、手术器械、手术敷料、试剂、金属、橡胶、玻璃制品等耐高温、耐湿物品的灭菌。

## 二、辐射杀菌法

1. 紫外线(ultraviolet ray,UV) 波长 240～300 nm 的紫外线具有杀菌作用,其中以 265～266 nm 波长的紫外线杀菌力最强,这与 DNA 的吸收光谱范围一致。紫外线主要作用于 DNA,使同一条 DNA 链上两个相邻的嘧啶以共价键结合,形成二聚体,干扰 DNA 的复制与转录,导致细菌的变异或死亡。需要注意的是,紫外线不仅可以杀死细菌,也能杀灭病毒,如对 SARS - CoV 有灭活作用。紫外线穿透力较弱,普通玻璃、纸张、尘埃、水蒸气等均能阻挡紫外线的穿透,一般只用于手术室、传染病病房、无菌实验室等的空气消毒,或用于不耐热物品的表面消毒。杀菌波长的紫外线对人体皮肤、眼睛有损伤作用,使用时应注意防护。

2. 电离辐射(ionizing radiation) 电离射线具有较高的能量和穿透力,对微生物有致死作用,包括高速电子、X 射线和 γ 射线等。在足够剂量时,对各种微生物均有致死作用。其灭菌机制如下:

①干扰 DNA 合成；②破坏细胞膜，引起酶系统紊乱；③水分子经辐射产生游离基和新分子，如过氧化氢可作用于微生物，促进死亡。

3. 微波（microwave）　是波长为 1～1 000 mm 的超高频电磁波，可穿透玻璃、陶瓷和薄塑料等物质，但不能穿透金属表面。常用的微波炉有 2 450 MHz 和 915 MHz 两种。微波主要靠其热效应灭菌。微波主要用于食品、非金属器械、检验室用品、无菌室和病室中食品用具、药杯及其他用品的消毒。

### 三、滤过除菌法

滤过除菌法（filtration）通过物理阻留的方法将液体或空气中的细菌除去，以达到无菌目的。所用的器具为滤菌器（filter），滤菌器含有微细小孔，只允许液体或气体通过，而大于孔径的微生物等颗粒则不能通过。滤过除菌法主要用于一些不耐高温灭菌的血清、毒素、抗生素、细胞因子以及空气等的除菌（但不能除去更小的病毒、支原体、衣原体和某些细菌 L 型）。滤菌器的种类很多，目前常用的有：①薄膜滤菌器（membrane filter），由硝基纤维素膜制成，依孔径大小分为多种规格，用于除菌的滤膜孔径为 0.22 $\mu$m。②玻璃滤菌器（glass filter），采用玻璃细砂加热，压成圆板后将其固定在玻璃漏斗中，根据孔径大小分为 $G_1$～$G_6$ 六种，除菌时可选用 $G_5$、$G_6$ 两种规格。③石棉滤菌器（asbestos filter），又称为 Seitz 滤菌器，金属漏斗中含有石棉除菌滤板，按石棉滤板孔径大小分为 K、EK 和 EK－S 三种。K 型滤孔最大，用于澄清液体；EK 型滤孔较小，用于除去一般细菌；EK－S 滤孔更小，能阻止一部分较大病毒通过。④陶瓷滤菌器（ceramic filter），陶瓷漏斗中含有除菌滤板。

### 四、超声波消毒法

超声波（uitrasonic vibration）是不被人耳感受的高于 20 kHz/s 的声波，对微生物有一定的杀灭作用。超声波可裂解多数细菌，尤其是革兰氏阴性菌对其更为敏感。其杀菌机制是高频声波通过水时产生许多直径在 10 $\mu$m 的小空腔，这些空腔逐渐增大，最后崩破而产生巨大压力，崩破时的压力高达 101 325 kPa（1 000 个大气压），可破坏微生物的结构而导致其死亡。超声波杀菌不彻底，但能明显减少微生物的数量，常用于餐具消毒。目前，超声波主要用于粉碎细胞，以提取细胞组分或制备抗原等。

### 五、低温法和干燥法

1. 干燥法（desiccation）　干燥可使微生物菌体脱水、浓缩，新陈代谢减慢，甚至引起死亡。不同病原体对干燥的抵抗力不同，如脑膜炎奈瑟菌、淋病奈瑟菌、霍乱弧菌等对干燥敏感。有些病原体抗干燥能力较强，如结核分枝杆菌、溶血性链球菌、炭疽芽胞杆菌等。干燥法主要用于保存食物，防止食物变质。

2. 低温法（low temperature）　低温可降低微生物的新陈代谢，抑制其生长繁殖，但不能杀死微生物，当温度回升至适宜范围时，能够恢复其生长繁殖。因此，常利用低温保存微生物。也可利用低温储存食物和药品等，使其不易发生变质。

低温保存微生物时，常使温度迅速降低，否则可致微生物死亡。冷冻时加入甘油、血清等保护剂可增加微生物存活数量。

3. 冷冻真空干燥法（lyophilization）　指在低温状态下真空抽取水分，既可使微生物脱水、新陈代谢减慢，又可避免冷冻保存的微生物在解冻时菌体内的水分结晶对细菌的损伤。该法是目前保存菌种的最好方法，一般可保存微生物数年至数十年。

## 第三节　化学消毒灭菌法

化学消毒剂能影响细菌的化学组成、物理结构和生理活性，从而发挥防腐、消毒，甚至灭菌的作用。化学消毒剂的主要特点是消毒效果快速，也是医院消毒中常用的消毒方法，尤其是在环境消毒时。消毒剂对人体组织有害，不能内用，只能外用或用于环境的消毒与灭菌。

### 一、化学消毒剂的种类和用途

化学消毒剂的种类很多,各类消毒剂的用途不同,应根据不同的情况选择使用。常用化学消毒剂及防腐剂的种类、性质与用途如表 3-1 所示。

表 3-1 常用化学消毒剂的种类、特点与用途

| 类别 | 常用消毒剂 | 作用特点 | 用 途 |
|---|---|---|---|
| 醇类 | 70%~75%乙醇 | 蛋白质变性与凝固 | 皮肤及体温计消毒 |
| 酚类 | 3%~5%苯酚 | 蛋白质变性,损伤细胞膜,灭活酶类。杀菌力强,对皮肤有刺激性 | 地面、家具、器具表面的消毒,皮肤消毒、术前洗手、阴道冲洗等 |
| | 2%甲酚皂(来苏水) | | |
| | 0.01%~0.05%氯己定 | | |
| 烷化剂 | 10%甲醛 | 使菌体蛋白质及核酸烷基化,抑制生物酶活性。毒性强,有致癌作用 | 物品表面消毒,空气消毒,手术器械、敷料等消毒,精密仪器、内镜等消毒 |
| | 50 mg/L 环氧乙烷 | | |
| | 2%戊二醛 | | |
| 重金属盐类 | 2%氧化汞锑(红汞) | 氧化作用,使蛋白质变性与沉淀,灭活酶类 | 杀菌力弱,无刺激性,用于皮肤、黏膜、小创伤消毒 |
| | 0.1%乙汞硫代水杨酸钠(硫柳汞) | | 皮肤消毒、手术部位消毒 |
| | 1%硝酸银、1%~5%蛋白银 | | 新生儿滴眼,预防淋病奈瑟菌感染 |
| 氧化剂 | 0.1%高锰酸钾 | 氧化作用,沉淀蛋白质 | 皮肤、尿道、蔬菜、水果消毒,除虫 |
| | 3%过氧化氢 | | 创口、皮肤、黏膜消毒 |
| | 0.2%~0.3%过氧乙酸 | | 塑料、玻璃器皿消毒 |
| | 2.0%~2.5%碘酊 | | 皮肤消毒 |
| | 0.2~0.5 ppm氯 | | 饮水及游泳池消毒 |
| | 10%~20%次氯酸钙(漂白粉) | | 地面、厕所与排泄物消毒 |
| 表面活性剂 | 0.05%~0.1%苯扎溴铵 | 损伤细胞膜、灭活氧化酶,对球菌、肠道杆菌有较强杀灭作用,刺激性小,稳定 | 外科手术洗手,皮肤、黏膜消毒,浸泡手术器械及食品生产用具 |
| | 0.05%~0.1%杜灭芬 | 抑制酶活性,沉淀蛋白质 | 皮肤创伤冲洗,金属器械、塑料、橡胶类消毒 |
| 染料 | 2%~4%甲紫 | 有抑制细菌繁殖、干扰氧化作用,对葡萄球菌作用强 | 浅表创伤消毒 |
| 酸碱类 | 5~10 ml/m³醋酸加等量水蒸发生石灰[按 1:(4~8)比例加水配成糊状] | 破坏细胞膜和细胞壁,凝固蛋白质 | 有浓烈醋味,空气消毒 |
| | | | 杀菌力强,腐蚀性大,地面、排泄物消毒 |

化学消毒剂依据其消毒性能强弱分为三类:① 高效消毒剂,可杀灭包括细菌芽胞在内的各种微生物的消毒剂,主要包括含氯消毒剂、过氧乙酸、过氧化氢、甲醛、戊二醛和环氧乙烷等。② 中效消毒剂,可杀灭细菌繁殖体(包括结核分枝杆菌)、真菌与大多数病毒的消毒剂。主要包括乙醇、酚类(如苯酚、甲酚皂溶液)和含碘消毒剂等。③ 低效消毒剂,可杀灭多数细菌繁殖体、真菌和病毒,不能杀灭结核分枝杆菌以及某些抵抗力较强的真菌和病毒的消毒剂,主要包括氯己定(洗必泰)和季铵盐类消毒剂(如苯扎溴铵)等。

### 二、化学消毒剂的作用机制

不同的化学消毒剂其作用机制也不完全相同,主要为三个方面。

1. 促进菌体蛋白质变性或凝固 例如酚类(高浓度)、醇类、大多数重金属盐类(高浓度)、酸碱类、

染料和醛类等化学消毒剂作用细菌后,可扰乱多肽链的折叠而改变蛋白构型,迅速使菌体蛋白质变性或凝固,导致细菌死亡。

2. 影响细菌的酶系统和代谢 例如某些氧化剂、重金属盐类(低浓度)与细菌代谢酶分子的—SH基结合,使有关酶失去活性,影响细菌的代谢,导致细菌死亡。

3. 改变细胞膜通透性 例如酚类(低浓度)、苯扎溴铵、肥皂、脂溶剂等,能降低细菌细胞的表面张力,增加其通透性,使胞外液体内渗,甚至引起细胞破裂。

# 第四节 实验室生物安全

生物安全(biosafety)是指避免危险生物因子造成实验室人员伤害或避免这些因子污染环境、危害公众的综合措施。生物安全主要包括病原微生物实验室生物安全及对突发性公共卫生事件的正确处理。目的是要保护实验室内人员的生命健康,更重要的是保护人群和社会的公共卫生安全。

病原微生物可引起感染性疾病和传染病,有的甚至引起烈性传染病。其传染源可来自患者或病原体携带者、患病动物或带病原体动物,也可来源于自然界,甚至来源于实验室的泄漏。因此,加强传染病患者(或动物)和病原微生物实验室的管理和控制,对预防感染性疾病和传染病发生具有十分重要的意义。

## 一、病原微生物的传染性及危害程度分级

世界卫生组织(WHO)根据感染性微生物的相对危害程度将其危险度分为四个等级(表3-2)。

表3-2 病原性微生物的相对危害程度等级分级(WHO)

| 危害程度等级 | 危害程度 | 感染性微生物的分级 |
|---|---|---|
| Ⅰ级 | 无或极低的个体和群体危害 | 通常不引起人或动物致病的微生物 |
| Ⅱ级 | 个体危险中等,群体危险低 | 能引起人或动物致病的微生物,但对实验室工作人员、社区、牲畜或环境不易构成严重危害。实验室暴露也许会引起严重感染,但对感染已有有效的预防和治疗措施,并且疾病传播的危险有限 |
| Ⅲ级 | 个体危险高,群体危险低 | 通常引起人或动物的严重疾病,但一般不会发生感染个体向其他个体传播的微生物,并且对感染有有效的预防和治疗措施 |
| Ⅳ级 | 个体和群体的危险均高 | 通常引起人或动物的严重疾病,并且很容易发生个体之间的直接、间接传播的微生物,对感染一般没有有效的预防和治疗措施 |

我国卫生部于2006年1月11日发布了《人间传染的病原微生物名录》,将病原微生物分为四类。其中第一类病原微生物致病性最高,第四类病原微生物致病性最低。第一类和第二类病原微生物统称为高致病性病原微生物。

## 二、病原微生物的控制与管理

1. 传染病患者或传染动物的管理与控制 对传染性较强的传染病患者,必须及时采取合适有效的隔离措施,进行有效的治疗;对与患者有关用品、排泄物以及可能被污染的环境进行处理,达到消灭传染源的标准。另外,对带有传染源的动物,有经济价值的可隔离治疗;一般动物则应进行捕杀。

2. 病原生物实验室的管理与控制

(1)病原生物实验室的分级:根据病原微生物的传染性、感染后对个体或者群体的危害程度及实验室生物安全国家标准,将实验室生物安全防护水平(biosafety level,BSL)分为4级(表3-3,表3-4),1级防护水平最低,4级防护水平最高。以 BSL-1、BSL-2、BSL-3、BSL-4 表示实验室的相应生物安全防护水平。生物安全实验室也可以用 P1、P2、P3、P4 表示其相应的生物安全防护水平,目前常使用 P 级名称。

表3-3　病原微生物实验室分级

| 级别 | 可从事的实验活动 | 不可从事的实验活动 |
|---|---|---|
| 1级 | 对人体、动植物或环境危害较低,不太可能引起人或动物致病的微生物 | 高致病性病原微生物的实验活动 |
| 2级 | 病原体能够对人或动物致病,但对实验室工作人员、社区、牲畜或环境不易导致严重危害。实验室暴露也许会引起严重感染,但对感染有有效的预防和治疗措施,并且疾病传播的危险有限 | |
| 3级 | 对人体、动植物或环境具有高度危险性,通常能引起人或动物的严重疾病,或对动植物和环境具有高度的致病性,但对感染有有效的预防和治疗措施 | 对我国尚未发现或者已经宣布消灭的病原微生物,应经批准后,才能从事相关实验活动 |
| 4级 | 对人体、动植物或环境具有高度危险性,通常能引起人或动物的严重疾病,通过气溶胶途径传播或传播途径不明或未知的危险的致病因子,对感染一般没有有效的预防和治疗措施 | |

表3-4　与病原微生物危险度等级相对应的生物安全水平、操作和设备

| 危险度等级 | 生物安全水平 | 实验室类型 | 实验室操作 | 安全设施 |
|---|---|---|---|---|
| 1级 | 基础实验室—一级生物安全水平 | 基础的教学、研究 | GMT | 不需要;开放实验台 |
| 2级 | 基础实验室—二级生物安全水平 | 初级卫生服务;诊断、研究 | GMT 加防护服、生物危害标志 | 开放实验台,此外需 BSC 用于防护可能生成的气溶胶 |
| 3级 | 防护实验室—三级生物安全水平 | 特殊的诊断、研究 | 在二级生物安全防护水平上增加特殊防护服、进入制度、定向气流 | BSC 和(或)其他所有实验室工作所需要的基本设备 |
| 4级 | 最高防护实验室—四级生物安全水平 | 危险病原体研究 | 在三级生物安全防护水平上增加气锁入口、出口淋浴、污染物品的特殊处理 | Ⅲ级 BSC 或Ⅱ级 BSC 并穿正压服、双开门高压灭菌器(穿过墙体)、经过滤的空气 |

注:BSC,生物安全柜;GMT,微生物学操作技术规范

应依据国家相关主管部门发布的生物危害分类名录,在风险评估的基础上,确定实验室的生物安全防护水平。

(2)病原生物实验室的风险评估:实验室生物安全防护水平确定的基础是病原微生物分类名录和风险评估。根据《病原微生物实验室生物安全管理条例》对病原微生物分类的规定,我国卫生部、农业部发布了人间传染的病原微生物名录、动物病原微生物分类名录。确定实验室生物安全防护水平时,风险评估的内容应包括病原微生物的危险度等级分类、所操作病原微生物的量、操作病原微生物所需的实验室设计特点、建筑构造、防护设施、仪器、操作及操作程序等。对于未列入国家相关主管部门发布的病原微生物分类名录的致病性生物因子或采用基因重组技术制备的致病性生物因子,其风险评估报告应通过国家生物安全专家委员会组织的论证。常规量通常是指科研、教学、检测用量。对致病性生物因子操作量显著大于常规量的实验室,如从事大规模微生物培养的实验室,相对操作常规量致病性生物因子的实验室更加危险,因此需要进一步的风险评估,还应对化学、辐射、电气、火灾、自然灾害、恶意使用等风险进行评估,以确定该类实验室的生物安全防护措施。

(3)病原生物实验室的管理:从事高致病性病原微生物的实验活动,应当由两名以上工作人员共同进行。在同一个实验室的同一个独立安全区域内,只能同时从事一种高致病性病原微生物的相关实验活动。应有健全的安全保卫制度,严防高致病性病原微生物被盗、被抢、丢失、泄漏,保障实验室及其病原微生物的安全。

实验室工作人员应掌握实验室技术规范、操作规程、生物安全防护知识及实际操作技能。应有符合要求的防护用品,并建立健康档案,进行适当的预防接种。

实验室应有科学、严格的管理制度,定期对实验室的设备、实验材料等进行检查、维护和更新。对废水、废气等各种废物进行合理处理,防止污染环境。

(4)实验室污染的控制、监督和法律责任:实验室感染控制包括定期检查实验室的生物安全防护、病原生物菌(毒)株和样品的保存与使用、安全操作、实验室废水和废气等各种废物的处置等实施情况。若实验室发生高致病性病原微生物泄漏,工作人员应当立即采取以下控制措施防止扩散:① 封闭被病原微生物污染的实验室和可能造成病原微生物扩散的场所;② 对密切接触者和相关人员进行隔离、医学观察,对患者进行隔离治疗;③ 进行现场消毒;④ 开展流行病学调查;⑤ 对疫源或疑似疫源动物进行隔离、捕杀灭菌等处理。监督的主要内容包括监督病原生物实验室执行国家有关法律、行政法规、国家标准和要求的记录、档案及相关报告等。法律责任的核心是承担造成传染病传播、流行或其他严重后果的责任。

## 【知识拓展】

1. 灭菌与消毒技术的前沿发展　随着科技的发展与进步,新型灭菌与消毒技术不断涌现,如低温等离子灭菌、紫外线 LED 和超高压灭菌等。这些新技术不仅提高了灭菌效率,还拓展到了传统方法无法处理的温度敏感设备。近年来,使用纳米技术开发的抗菌涂层在医疗器械消毒中展现出广阔的应用前景。

2. 生物膜与消毒的挑战　细菌在医疗设备表面形成的生物膜具有强大的抗消毒能力。生物膜中的细菌通过聚集形成复杂的结构,使它们对抗生素和消毒剂具有显著的耐受性。如何有效破坏生物膜,增强消毒效果,是当前微生物学研究的重要方向。

3. 空气消毒与疫情防控　空气中的病毒传播引发了对空气消毒技术的高度关注。空气净化系统结合 HEPA(high efficiency particulate air)滤网和紫外线消毒技术,已被广泛应用于医院、实验室等场所,以减少空气中的病原体。此类技术的进一步优化和普及将对未来疫情防控具有重要意义。

4. 多重耐药菌的生物安全挑战　多重耐药菌如耐甲氧西林金黄色葡萄球菌和多重耐药性结核分枝杆菌的出现,使得医院内感染成为全球公共卫生的重大挑战。针对多重耐药菌的消毒与灭菌策略仍在不断优化中,如何应对其生物安全风险将是未来研究的重点。

## 本 章 小 结

消毒是指使用物理或化学方法杀灭或抑制病原微生物的过程,但不一定能杀灭所有微生物和孢子。灭菌是指使用物理或化学方法彻底杀灭所有形式的微生物,包括细菌孢子在内。常用于医疗器械、实验室设备和某些食品的处理,确保无菌状态。湿热灭菌包括巴氏消毒、沸水、流动蒸汽、间歇灭菌和高压蒸汽灭菌。高压蒸汽灭菌是最有效和最常用的灭菌方法。过滤主要用于去除热敏性血清、抗生素、毒素、细胞培养液和层流工作台空气中的细菌。化学灭菌主要使用消毒剂和防腐剂来杀死病原微生物或抑制其生长和繁殖。

生物安全是一项综合措施,旨在避免危险的生物因素对实验室人员的伤害或通过环境污染对公众的危害。

(赵　卓)

# 第四章
## 细菌的遗传与变异

【学习目标】

知识目标：列表细菌遗传物质；解释细菌遗传的基本过程；描述细菌基因的转移与重组方式及细菌耐药的生化机制。

能力目标：能推理出细菌变异在医学上的应用，具备识别和分析细菌遗传变异的基本技能。

素质目标：理解细菌变异在公共卫生和临床医学中的重要性，增强责任感和伦理意识。

遗传与变异是包括细菌在内的所有生物的共同生命特征。细菌的形态结构、代谢繁殖、致病性、耐药性、抗原性等性状都取决于细菌的遗传物质。遗传（heredity）使细菌的性状保持相对稳定，子代与亲代的生物学性状基本相同，且代代相传。在一定条件下，如果子代与亲代之间以及子代与子代之间的生物学特性出现差异，则称为变异（variation）。变异可使细菌产生新的变种，新获得的性状又依靠遗传得以巩固。

细菌的变异分为遗传性变异与非遗传性变异。遗传性变异是指细菌的基因结构发生了改变，如基因突变或基因转移与重组，故又称为基因型变异（genotypic variation）。基因型变异常发生于细菌群体中的极少数个体，其变异通常不受环境因素的影响，而且变异发生后是不可逆的，产生的新性状可稳定地遗传给子代。非遗传性变异是指细菌在一定的环境条件影响下产生的变异，其基因结构并未改变，又称为表型变异（phenotypic variation）。基因型变异常发生于细菌群体中的极少数个体，其变异通常不受环境因素的影响，而且变异发生后是不可逆的，产生的新性状可稳定地遗传给子代。相反，表型变异易受环境因素的影响，凡在此环境因素作用下的细菌群体大多数个体均会出现同样的变异，而且当起作用的环境因素去除后，变异的性状又可复原，因此，表型变异不能遗传。

# 第一节　细菌的变异现象

## 一、形态结构变异

细菌的大小和形态在不同的生长时期可出现差异，而且在生长过程中受外界环境因素的影响后也可发生变异。如鼠疫耶尔森菌在陈旧的培养物上，形态可从典型的两极浓染的椭圆形小杆菌变为多形态，如球形、酵母样形、哑铃形等。此外，许多细菌在青霉素、免疫血清、补体和溶菌酶等外界因素影响下，细胞壁损伤或合成受阻，成为细胞壁缺陷型细菌（细菌 L 型）。细菌 L 型的革兰氏染色多为阴性，且呈不规则的多形态。

细菌的荚膜、芽胞、鞭毛等特殊结构也可发生变异。例如，肺炎链球菌在体内或在含有血清的培养基中初分离时可形成荚膜，致病性强，经多次传代培养后荚膜逐渐消失，其致病性也随之减弱。有芽胞的炭疽芽胞杆菌在 42 ℃培养 10～20 日后，可失去形成芽胞的能力，毒力也会相应减弱。普通变形杆菌，由于鞭毛的动力使细菌在平板上弥散生长，即迁徙现象，菌落形似薄膜，称为 H 菌落（德语 hauch 意为薄膜）；细菌失去鞭毛，只能在点种处形成不向外扩展的单个菌落，称为 O 菌落（德语 Ohne hauch 意为无薄膜），因此，通常将细菌失去鞭毛的变异称为 H－O 变异。细菌形态结构变异多为非遗传性变异。

## 二、毒力变异

细菌的毒力变异包括毒力增强和毒力减弱。无毒力的白喉棒状杆菌常寄居在人咽喉部，一般不致病,当它感染了 β-棒状杆菌噬菌体后成为溶原性细菌,则获得产生白喉毒素的能力,由无毒株变为有毒株,而引起白喉。有毒株长期在人工培养基上传代培养,可使细菌的毒力减弱或消失。卡介苗(bacillus of Calmette Güerin,BCG)即通过将有毒力的牛型分枝杆菌接种在含有胆汁、甘油、马铃薯的培养基上,经过 13 年传 230 代,最终获得一株毒力减弱但仍保持免疫原性的变异株。

### 三、耐药性变异

细菌对某种抗菌药物由敏感变为耐药的变异称为耐药性变异。自抗生素广泛应用以来,抗生素耐药菌株的不断出现是全球普遍趋势。耐甲氧西林金黄色葡萄球菌(methicillin resistant Staphylococcus aureus,MRSA)逐年上升,我国于 1980 年前仅为 5%,1992 年以后已达 70%;耐青霉素的肺炎链球菌也已达 50% 以上;1998 年首次报道了耐万古霉素的粪肠球菌。某些细菌还表现为同时耐受多种抗菌药物,即多重耐药性(multiple-drug resistance,MDR),甚至个别细菌变异后产生对药物的依赖性,如痢疾志贺菌依赖链霉素株离开链霉素则不能生长,成为链霉素依赖株(streptomycin dependent strain,SD)。

### 四、菌落变异

细菌菌落主要有光滑型(smooth type,S 型)和粗糙型(rough type,R 型)两种。S 型菌落表面光滑、湿润、边缘整齐。S 型菌落的细菌经人工培养多次传代后菌落表面变为粗糙、干燥,边缘不整齐,即菌落从光滑型变为粗糙型,称为 S-R 变异。S-R 变异常见于肠道杆菌,变异是由于细菌失去 LPS 的特异性寡糖重复单位而引起的。变异时不仅菌落的特征发生改变,而且细菌的抗原性、生化反应及毒力等也发生改变。一般而言,S 型菌落的细菌致病性强,但少数 R 型菌落的细菌致病性也很强,如结核分枝杆菌、炭疽芽胞杆菌和鼠疫耶尔森菌等。革兰氏阴性菌如果失去 LPS,则细菌将失去特异性 O 抗原,出现抗原性改变。宋内志贺菌具有两个变异相,Ⅰ 相为 S 型菌落,多从急性痢疾患者中分离得到;而 Ⅱ 相为 R 型菌落,常由慢性患者或带菌者中分离得到。

# 第二节 细菌遗传变异的物质基础

细菌的遗传物质是 DNA。细菌依靠 DNA 上特定的编码基因来传递遗传信息。细菌的基因组包括细菌染色体以及染色体以外的遗传物质所携带的全部基因。染色体外的遗传物质包括质粒、转座因子、前噬菌体和整合子。

### 一、细菌染色体

以 K12 大肠埃希菌为例,染色体长为 1 300～2 000 μm,约为菌体长度的 1 000 倍,在菌体内呈超螺旋形式,相对分子质量为 $3 \times 10^9$ 左右,约含 $4.64 \times 10^6$ bp,整个染色体约含 4 288 个基因(人类基因数为 65 000～80 000),现已知编码了 2 000 多种酶类及其他结构蛋白。细菌染色体 DNA 的复制,已在大肠埃希菌中证明是双向复制,即双链 DNA 解链后从复制起点开始,在一条模板上按顺时针方向连续复制大片段的互补链,另一条模板上按逆时针方向复制若干断续的小片段,然后再连接成长的互补链。整个复制过程约需 20 分钟。

全基因组序列分析结果表明,细菌的种内和种间存在着广泛的遗传物质交换,如耐药性基因和致病岛的获得。致病菌染色体上编码一系列特有的毒力基因,包括外毒素、黏附素、侵袭性酶以及某些可转移成分,长达数十至数百碱基对,G+C mol% 和密码子使用明显不同于宿主染色体,常聚集成簇位于细菌基因组的某些特定区域,称为致病岛(pathogenicity island,PAI)或毒力岛。目前人们已在多种病原菌中发现了多个致病岛,在肠道致病菌中尤为突出。在不同菌株的尿路致病性和肠道致病性大肠埃希菌中,已发现多个与毒素、菌毛及其他毒力因子有关的致病岛;在沙门菌中也获得了多个与侵袭及抗巨噬细胞消化作用相关的致病岛。另外,在志贺菌、耶尔森菌、金黄色葡萄球菌、霍乱弧菌、幽门螺杆菌等致病菌中均已发现与毒力相关的致病岛。有时整个致病岛可被特殊的剪切酶切下并转移至质粒,然后传递到其他细菌,重新整合至一个新的基因组中。对致病岛的研究是一条揭示病原菌致病机制的捷径，也是后基因组时代病原菌功能基因组研究的关键方法之一。

## 二、质粒

质粒（plasmid）是细菌染色体外的遗传物质，是环状闭合的双链 DNA 分子，经人工抽提后可变成开环状或线状。质粒有大小两类，大质粒可含几百个基因，占染色体的 1%～10%，小质粒仅含 20～30 个基因，约为染色体的 0.5%（图 4-1）。

质粒 DNA 的特征包括几点。① 质粒具有自我复制能力。② 编码特定基因：质粒所编码的基因产物赋予细菌特定性状，如致育性、耐药性、致病性和特定的生化特性。这些性状大多数有益于细菌，对细菌有一定保护作用。③ 自行丢失与消除：质粒并非细菌生命活动中不可缺少的结构，可自行丢失（频率为 $10^{-8}$～

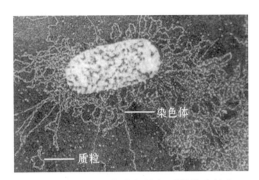

**图 4-1　大肠埃希菌染色体与质粒的电镜像**

（图中标注：染色体、质粒）

$10^{-2}$）或经人工处理而消除。利用高温、紫外线、吖啶橙、溴化乙啶等理化因素处理后，可使质粒丢失的频率提高 100～100 000 倍。随着质粒的丢失与消除，质粒赋予细菌的性状亦随之消失，但细菌仍旧存活。④ 可通过接合、转化或转导等方式在细菌间转移。质粒的转移并不局限在同种属细菌之间，也可发生在不同种属的细菌之间。根据质粒是否能通过细菌间的接合方式进行传递，将质粒分为接合性质粒（conjugative plasmid）与非接合性质粒（nonconjugative plasmid）两类。非接合性质粒虽然不能通过性菌毛接合转移，但它可通过以噬菌体为载体或细菌转化的方式而转移，非接合性质粒也可以与接合性质粒结合并随后者转移。⑤ 相容性与不相容性：质粒的相容性是指多种质粒能否稳定共存于同一宿主菌体内。质粒之间竞争同一复制位点或复制酶时表现为不相容性。质粒的复制必须先黏附在细菌细胞膜上的某个位点，以后进入细菌的质粒如果与原先质粒争夺同一黏附位点或竞争相同的复制酶，则质粒不相容，否则几种质粒可共存于同一细菌中。

与医学有关的质粒主要有以下五种。① 致育质粒（fertility plasmid，F 质粒）：编码有性菌毛功能，使细菌具有致育性；② 耐药性质粒：编码细菌对抗菌药物的耐药性，分为接合性耐药质粒（如 R 质粒，resistance plasmid）和非接合性耐药质粒；③ 毒力质粒（Vi 质粒，virulence plasmid）：编码与病原菌致病性相关的毒力因子，如某些大肠埃希菌的耐热肠毒素（ST 质粒）和不耐热肠毒素（LT 质粒）；④ 细菌素质粒：编码细菌素，如 Col 质粒编码大肠埃希菌产生大肠菌素；⑤ 代谢质粒：编码与细菌代谢相关的酶类，如沙门菌的乳糖发酵能力。

质粒的种类决定了细菌的功能特性，有些质粒同时具备多种功能，如 F 质粒除了赋予细菌致育性外，还能辅助质粒转移。某些耐药性质粒上可能同时带有毒力基因，使得带有这些质粒的细菌不仅具有耐药性，还可能具有增强的致病性。

## 三、转座因子

转座因子（transposable element）是存在于细菌染色体或质粒上的一段特异的具有转位特性的独立的 DNA 序列，能够在 DNA 分子中移动，不断改变它们在基因组的位置，并且可从一个基因组转移到另一个基因组中。

根据转座因子的基因大小与所携带基因的性质，将转座因子分为插入序列和转座子。

1. 插入序列　插入序列（insertion sequence，IS）是结构最简单的转座子，长度不超过 2 000 bp，除携带编码产生自身转位所需酶的基因外，不携带任何其他已知功能的基因区域，往往是 IS 插入后与插入点附近的序列共同起作用。IS 存在于多种细菌的染色体或质粒中，可能是原核细胞正常代谢的调节开关之一，能够介导高频重组菌株的形成。

2. 转座子　转座子（transposon，Tn）结构比较复杂（图 4-2），序列长度为 2 000～8 000 bp，Tn 两端为 IS 序列或类 IS 序列，其中心序列携带其他特殊功能的基因，包括耐药性基因、重金属抗性基因、毒素基因及其他结构基因等，这些基因可随 Tn 的移动而转位。

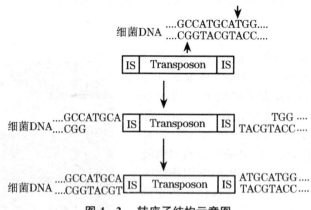

图 4-2　转座子结构示意图

## 四、前噬菌体

前噬菌体(prophage)是指整合于细菌基因组中的噬菌体基因组。前噬菌体可导致某些细菌的基因型和性状发生改变,称为溶原性转换(lysogenic conversion)。例如白喉棒状杆菌产生白喉毒素,是因其前噬菌体带有毒素的结构基因;A 群溶血性链球菌被温和噬菌体感染后发生溶原性转换,能产生致热外毒素;肉毒梭菌产生的肉毒毒素、金黄色葡萄球菌产生的葡萄球菌溶素,以及沙门菌、志贺菌等抗原结构和血清型别均与溶原性转换有关。当此类细菌失去其前噬菌体,则有关性状亦随之消失。

## 五、整合子

整合子(integron,In)是一种可移动性的基因元件,具有通过特定位点的重组捕获并表达外源性基因的独特结构。整合子的基本结构由两端的保守片段和中间的可变区构成(图 4-3),可变区含有一个或多个基因盒(gene cassette),但其并非是整合子的必需组成部分。基因盒由一个结构基因(多为耐药基因)和 57～141 bp 组成。5′保守片段(5′ conserved segment)包括整合酶编码基因(int)、整合子重组位点(attI)和可变区启动子(pant)。整合酶基因属于酪氨酸整合酶家族,催化基因盒在整合子重组位点和基因盒重组位点(attC)之间的整合与剪切。整合酶基因含有自己的启动子。可变区启动子指导下游自身不带有启动子的基因盒中外源性基因的表达。3′保守片段(3′ conserved segment)因整合子种类不同而异。整合子存在于很多细菌中,定位于染色体、质粒和转座子上,是细菌固有的一种遗传单位,通过捕获外源性基因来增强细菌生存适应性。整合子与细菌耐药性密切相关,一个整合子可含有多个耐药基因盒,使细菌产生多重耐药性。整合子一方面通过对基因盒的捕获与剪切使基因盒发生移动,另一方面整合子可位于转座子、质粒上使自身发生移动,有助于耐药基因在细菌间进行水平传播。

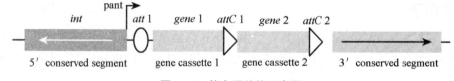

图 4-3　整合子结构示意图

# 第三节　噬菌体及其对细菌遗传变异的影响

噬菌体(bacteriophage,phage)是感染细菌、真菌、放线菌或螺旋体等微生物的病毒。噬菌体具有病毒的基本特性:① 个体微小,可以通过细菌滤器;② 无细胞结构,主要由蛋白质构成的衣壳和包含于其中的核酸组成;③ 只能在活的微生物细胞内复制增殖,是一种专性胞内寄生的微生物。噬菌体的遗传物质不仅随着它的感染在宿主菌之间及宿主菌与噬菌体之间传递,而且还能赋予宿主菌某些生物学性状。

噬菌体分布极广,凡是有细菌的场所,就可能有相应噬菌体存在。在人和动物的排泄物或其污染的井水、河水中,常含有肠道细菌的噬菌体。在土壤中也可找到土壤细菌的噬菌体。

噬菌体有严格的宿主特异性,只寄居在易感宿主菌体内,故流行病学可利用噬菌体进行细菌的鉴定与分型,以追查感染源。由于噬菌体结构简单、基因少,是分子生物学与基因工程的良好实验工具。

### 一、噬菌体的生物学性状

1. **形态结构** 噬菌体在光学显微镜下看不见,需用电子显微镜观察。噬菌体在电子显微镜下有三种基本形态,即蝌蚪形、微球形和细杆形。大多数噬菌体呈蝌蚪形,由头部和尾部两部分组成(图4-4)。头部呈二十面体立体对称,由蛋白质衣壳包绕核酸组成;尾部是一管状结构,由一个中空的尾髓和外面包裹的尾鞘组成,尾鞘具有收缩功能,可将头部的核酸注入宿主菌;尾部末端尚有尾板、尾刺和尾丝,尾板内含有溶菌酶;尾丝为噬菌体的吸附器官,能识别宿主菌体表面的特异性受体。

2. **化学组成** 噬菌体主要由核酸和蛋白质组成。核酸是噬菌体的遗传物质,噬菌体的基因组大小为 2～200 kb。蛋白质构成噬菌体的头部衣壳与尾部,包括尾髓、尾鞘、尾板、尾刺和尾丝,起着保护核酸的作用,并决定噬菌体外形和表面特征。

噬菌体的核酸类型为 DNA 或 RNA,并因此可将噬菌体分成DNA 噬菌体和 RNA 噬菌体两大类。大多数 DNA 噬菌体的 DNA为线状双链,但某些微小 DNA 噬菌体的 DNA 为环状单链。多数RNA 噬菌体的 RNA 为线状单链,少数为分节段的线状双链。有尾噬菌体的核酸均为线状双链 DNA,无尾噬菌体的核酸为环状单链 DNA 或线状单链 RNA。某些噬菌体的基因组中含有异常碱

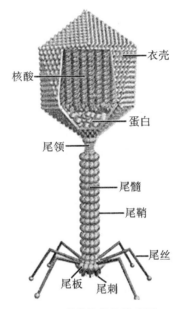

衣壳
核酸
蛋白
尾领
尾髓
尾鞘
尾丝
尾板 尾刺

**图 4-4 噬菌体结构模式图**

基,如大肠埃希菌 T 偶数噬菌体无胞嘧啶,而代之以 5-羟甲基胞嘧啶与糖基化的 5-羟甲基胞嘧啶;某些枯草芽胞杆菌噬菌体的 DNA 无胸腺嘧啶,而代之以尿嘧啶或 5-羟甲基尿嘧啶。由于这些异常碱基不会出现在宿主菌基因组中,因此,可作为噬菌体 DNA 的天然标记。

3. **抗原性** 噬菌体具有抗原性,能够刺激机体产生特异性抗体。该抗体能抑制相应噬菌体侵袭宿主菌,但对已吸附或已进入宿主菌的噬菌体不起作用。

4. **抵抗力** 噬菌体对理化因素的抵抗力比一般细菌繁殖体强。噬菌体能耐受低温和冰冻,多数噬菌体经反复冻融后并不减弱其裂解细菌的能力,但对紫外线和 X 射线敏感,一般经紫外线照射10～15 分钟即失去活性。大多数噬菌体能抵抗乙醚、氯仿和乙醇。在 0.5%升汞(氧化汞)、0.5%苯酚中,经 3～7 日不丧失活性,在过饱和氯化钙溶液中,保持数年不丧失活性。

### 二、毒性噬菌体

根据与宿主菌的相互关系,噬菌体可分为两种类型:一种是能在宿主菌细胞内复制增殖,产生许多子代噬菌体,并最终裂解细菌,称为毒性噬菌体(virulent phage);另一种是噬菌体基因组整合于宿主菌染色体中,不产生子代噬菌体,也不引起细菌裂解,但噬菌体 DNA 随细菌基因组的复制而复制,并随细菌的分裂而分配至子代细菌的基因组中,称为温和噬菌体(temperate phage)或溶原性噬菌体(lysogenic phage)。

毒性噬菌体在宿主菌内以复制方式进行增殖,增殖过程包括吸附、穿入、生物合成、成熟与释放 4个阶段,称为噬菌体的复制周期或溶菌周期。

1. **吸附** 吸附是指噬菌体表面蛋白与其宿主菌表面受体发生特异性结合的过程,其特异性取决于两者分子结构的互补性。不同噬菌体的吸附方式不同,细杆形噬菌体以其末端吸附,蝌蚪形噬菌体

以尾丝、尾刺吸附;某些细杆形噬菌体及微球形噬菌体可吸附于细菌的性菌毛上。所以这些噬菌体仅感染有性菌毛的雄性菌(F⁺菌)。

2. 穿入 穿入是指有尾噬菌体吸附于宿主菌后,借助尾部末端的溶菌酶在宿主菌细胞壁上溶一小孔,然后通过尾鞘的收缩,将头部的核酸注入菌体内,而蛋白质衣壳留在菌体外。无尾噬菌体与细杆形噬菌体可以脱壳的方式进入宿主菌内。

3. 生物合成 噬菌体核酸进入菌细胞后,一方面通过转录生成 mRNA,再由此翻译成噬菌体所需的与其生物合成有关的酶、调节蛋白和结构蛋白;另一方面以噬菌体核酸为模板,大量复制子代噬菌体的核酸。

4. 成熟与释放 当子代噬菌体达到一定数目时,裂解菌细胞并释放出子代噬菌体,后者又可感染新的宿主菌。某些细杆形噬菌体是以出芽方式逐个释放子代噬菌体的。

在液体培养基中,噬菌体裂解宿主菌可使混浊菌液变澄清;在固体培养基上,将适量的噬菌体和宿主菌液混合后接种培养,在培养基表面可出现透亮的溶菌空斑,每个空斑系由一个噬菌体复制增殖并裂解宿主菌后形成的,称为噬斑(plaque),不同噬菌体噬斑的形态与大小不尽相同。如果事先将噬菌体按一定倍数稀释,通过噬斑计数,可测知一定体积内的噬斑形成单位(plaque forming units,pfu)数目,即噬菌体的数量。

### 三、温和噬菌体

温和噬菌体的基因组整合于宿主菌基因组中称为前噬菌体,可随细菌的分裂而传代,不引起宿主菌裂解,这种带有前噬菌体基因组的细菌称为溶原性细菌(lysogenic bacterium)。前噬菌体偶尔可自发地或在某些理化和生物因素的诱导下脱离宿主菌基因组而进入溶菌性周期,产生成熟的子代噬菌体,导致细菌裂解。温和噬菌体具有的这种产生成熟子代噬菌体和裂解宿主菌的潜在能力,称为溶原性(lysogeny)。由此可知,温和噬菌体有三种存在状态:① 游离的具有感染性的噬菌体颗粒;② 宿主菌细胞质内类似质粒形式的噬菌体核酸;③ 前噬菌体。温和噬菌体具有溶原性周期和溶菌性周期(图 4-5),而毒性噬菌体只有溶菌性周期。

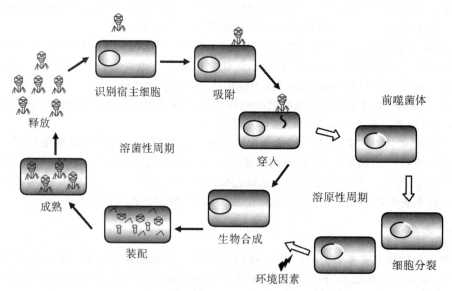

**图 4-5 温和噬菌体的溶原性周期和溶菌性周期**

温和噬菌体基因组编码产生一种抑制蛋白,使其大多数基因处于抑制状态,因此,溶原状态通常十分稳定,能经历许多代。在某些因素如紫外线、X 射线、致癌剂、突变剂等作用下,可中断溶原状态而进入溶菌性周期,发生率为 $10^{-5}\sim10^{-2}$,但有极少数溶原性细菌中的前噬菌体离开细菌基因组后,并不进入溶菌性周期。

溶原性细菌具有抵抗同种或有亲缘关系噬菌体重复感染的能力,使宿主菌处在一种噬菌体免疫状态。这种免疫性不同于细菌对噬菌体的抗性突变,这种抗性可使噬菌体不能吸附于细菌表面的特异性受体。

# 第四节　细菌变异的机制

细菌的遗传性变异是细菌基因结构发生改变所致,而非遗传性变异则是细菌在环境因素影响下引起的表型变异,这种变异是由于环境因素影响了细菌基因表达而并非其基因结构的改变。细菌基因结构的改变主要包括基因的转移与重组和基因突变。

## 一、基因的转移与重组

细菌是单细胞的原核生物,以无性二分裂方式进行繁殖,只从一个亲代获得遗传物质,但细菌也可以发生与基因突变不同的情况。外源性遗传物质由供体菌转移至受体菌的过程称为基因转移(gene transfer)。但仅有基因转移尚不够,受体菌必须能容纳外源性基因。转移的外源性 DNA 整合于受体菌 DNA 中称为基因重组(gene recombination),使受体菌获得供体菌的某些特性。外源性遗传物质包括供体菌染色体 DNA 片段、质粒 DNA 及噬菌体基因等。细菌的基因转移和重组可通过转化、接合、转导、溶原性转换和原生质体融合等方式进行。

（一）转化

转化(transformation)是指供体菌被裂解后,游离的 DNA 片段被受体菌直接摄取,使受体菌获得新的性状。转化现象是 Griffith 于 1928 年在研究肺炎链球菌时首先发现的。有荚膜的肺炎链球菌为Ⅲ型,菌落为光滑型(S 型),ⅢS 型菌有毒力;无荚膜的肺炎链球菌为Ⅱ型,菌落为粗糙型(R 型),ⅡR型菌无毒力。Griffith 分别用ⅡR 型菌和ⅢS 型菌注射给小鼠,结果是注射ⅡR 型菌小鼠存活而注射ⅢS 型小鼠死亡,并且从死鼠心血中分离得到ⅢS 型菌;将ⅢS 型菌杀死后再注射小鼠,则小鼠存活;将杀死的ⅢS 型菌与活的ⅡR 型菌混合在一起注射给小鼠,则小鼠死亡,并且从死鼠心血中分离得到活的ⅢS 型菌(图 4-6),这表明活的ⅡR 型菌从死的ⅢS 型菌中获得了产生ⅢS 型菌荚膜的遗传物质,使活的ⅡR 型菌转化为ⅢS 型菌。后来,Avery 在 1944 年用活的ⅡR 型菌与提取的ⅢS 型菌 DNA片段混合在一起注射给小鼠,同样导致小鼠死亡,并且从死鼠中也分离得到活的ⅢS 型菌,则进一步证实引起转化的物质是 DNA。

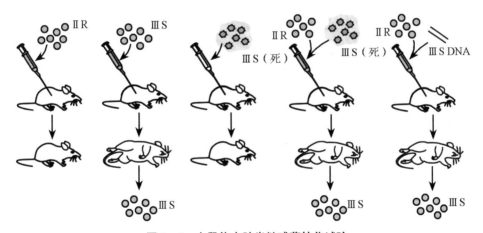

**图 4-6　小鼠体内肺炎链球菌转化试验**

在转化过程中,转化的 DNA 片段称为转化因子(transforming principle),相对分子质量$<10^7$,是一段双股 DNA,最多不超过 20 个基因。受体菌只有处于感受态(competence)时才能摄取转化因子,此时细菌表面的正电荷显著增多,有利于细菌表面的 DNA 受体稳定吸附 DNA,同时细菌细胞壁的通透性与细菌表面的 DNA 分解能力也增强,进一步促进细菌对 DNA 分子的吸附与吸收。感受态一般出现在细菌对数生长期的后期,保持时间短,只有数分钟至 3～4 小时。细菌的感受态可以人工诱导

产生,抑制核酸但不抑制蛋白质合成的适当处理可使 100% 的流感嗜血杆菌处于感受态;将进入对数生长期的大肠埃希菌在低温下转移至 0.1 mol/L $CaCl_2$ 溶液中,加入的转化因子吸附于细菌表面形成一种抗 DNA 酶的复合物,经 42 ℃ 短暂的热激活大肠埃希菌,该复合物便会被菌体吸收。在转化环境中加入 $Mg^{2+}$,对维持 DNA 的稳定性起重要作用。人工诱导感受态的细菌转化系统最适用于质粒和噬菌体 DNA,而不是染色体 DNA,但稍加修改这种转化程序就可以成功应用于在正常状况下不能吸收外源性 DNA 的其他细菌。

在转化过程中,转化因子首先吸附于受体菌表面的 DNA 受体上,在被摄入前,供体菌的双链 DNA 片段被受体菌表面的核酸内切酶切开,其中一条链进入受体菌,另一条链被核酸外切酶降解,为进入提供能量。供体菌 DNA 片段与受体菌相应的 DNA 序列进行重组,重组后的受体菌的两股 DNA 序列不完全一样。当受体菌 DNA 复制时,两股链各自复制形成两条不同的 DNA 双链,受体菌分裂后,一个子代菌带有与原受体菌一样的 DNA 序列,仍保持原来的性状;另一个子代菌的 DNA 序列中带有一段供体菌的 DNA 片段,获得新的性状。

（二）接合

接合（conjugation）是指细菌通过性菌毛相互连接沟通,将遗传物质（主要是质粒 DNA）从供体菌转移给受体菌。能通过接合方式转移的质粒称为接合性质粒,主要包括 F 质粒、R 质粒、Col 质粒和 Vi 质粒等;不能通过性菌毛在细菌间转移的质粒称为非接合性质粒。接合不是细菌的一种固有功能,而是由各种质粒决定的,F 质粒就是最主要的一种,因为只有带有 F 质粒的细菌才能产生性菌毛,后者用于沟通供体菌与受体菌,当 F 质粒丢失后细菌间就不能发生接合。过去普遍认为接合只是革兰氏阴性菌的质粒特征,近年来发现革兰氏阳性菌也存在类似的接合系统。

1. F 质粒的接合　带有 F 质粒的细菌有性菌毛,相当于雄性菌（$F^+$）;无 F 质粒的细菌无性菌毛,相当于雌性菌（$F^-$）。如同有性生殖一样,当 $F^+$ 菌与 $F^-$ 菌杂交时,$F^+$ 菌性菌毛末端与 $F^-$ 菌表面的性菌毛受体发生接合时,性菌毛逐渐缩短使两菌靠近并形成通道,$F^+$ 菌的质粒 DNA 中的一条链断开并通过性菌毛通道进入 $F^-$ 菌内,两菌细胞内的单股 DNA 链均以滚环方式进行复制,各自形成完整的 F 质粒。因此,供体菌虽然转移 F 质粒但本身并未失去,而受体菌获得 F 质粒后即长出性菌毛,成为 $F^+$ 菌（图 4-7）。通过接合方式转移 F 质粒的频率可达 70%。

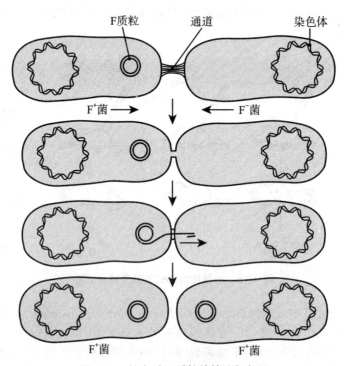

图 4-7　接合时 F 质粒的转移与复制

　　F质粒进入受体菌后,能单独存在和复制,但有少数F质粒可整合到受体菌的染色体中,并与染色体一同复制传代。整合后的细菌能高效地转移染色体上的基因,故称此菌为高频重组株(high frequency recombinant,Hfr)。Hfr株的F质粒结合在染色体的末端,当Hfr株与F⁻菌杂交时,F质粒具有发动转移的作用。首先从Hfr株染色体的转移起始位点断开一条DNA链,引导染色体DNA通过性菌毛进入F⁻菌,在37℃时Hfr株的基因组完全转移进入F⁻菌需要100分钟。实际上细菌间的性菌毛接合桥并不稳定,因此,在转移过程中,接合可随时自发解离或受外界因素(如振动)影响使转移中的DNA链断裂而终止。故在Hfr株接合转移中,可以有不同长度的供体菌DNA片段进入受体菌,Hfr株染色体很少被完全转移,而F⁻菌获得F质粒的机会就更少了,原因在于F质粒位于细菌染色体末端,最后才能进入F⁻菌。

　　Hfr株的F质粒有时会从染色体上脱离下来,终止其Hfr状态。从染色体上脱离下来的F质粒有时可携带染色体上几个相邻的基因,称为F'质粒。当F'质粒转移进入F⁻菌时,F⁻菌即可获得与F质粒不完全相同的新基因及其编码的新性状,所以F'质粒有类似转导中的温和噬菌体的基因载体作用。这种通过F'质粒转移基因的方式称为性导(sexduction)。F⁺、Hfr、F'三种菌都有性菌毛,也都是雄性菌,均可通过接合方式转移基因。

　　2.R质粒的接合　细菌的耐药性与染色体基因突变和R质粒的接合转移等有关。日本在1959年首先分离到具有多重耐药性的宋内志贺菌,而且发现其耐药性传播迅速,至1964年已发现约40%的菌株对链霉素、氯霉素,四环素、青霉素等多种抗菌药物产生了耐药性。这种多重耐药性很难用基因突变解释。细菌对一种抗菌药物产生耐药性基因突变的频率按$10^{-6}$计算,则双重耐药性的突变率应为$10^{-12}$。如此计算,对三种以上抗菌药物同时耐药的机会则更少,突变不可能如此容易产生多重耐药性。同样在1959年,日本学者将具有多重耐药性的大肠埃希菌与敏感的志贺菌混合培养,发现多重耐药性可由大肠埃希菌传递给志贺菌,首次证明了R质粒的接合传递。从健康人中分离的大肠埃希菌30%～50%有R质粒,而致病性大肠埃希菌90%有R质粒,提示耐药性与R质粒有关,尤其与细菌的多重耐药性关系密切。耐药性质粒可从一个细菌转移至另一个细菌中,如果有足够的潜在受体菌,质粒就可转移至各个菌中达到饱和为止。

　　R质粒由耐药传递因子(resistance transfer factor,RTF)和耐药决定子(resistance determinant,r决定子)两部分组成,这两部分可以单独存在,也可结合在一起,但单独存在时无接合传递R质粒的功能。RTF的功能与F质粒相似,可编码产生性菌毛和通过接合转移;r决定子编码细菌对抗菌药物的耐药性,可由多个转座子连接不同的耐药性基因相邻排列,如$Tn_9$携带氯霉素耐药基因,$Tn_4$携带氨苄西林、磺胺和链霉素的耐药基因,$Tn_5$携带卡那霉素、博来霉素和链霉素的耐药基因(图4-8)。RTF与r决定子之间结合与分离是因为两端带有IS,每个Tn两端也带有IS,同样可自由结合与分离。

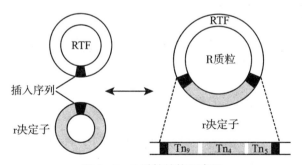

图4-8　R质粒结构示意图

　　R质粒已在革兰氏阳性菌(如链球菌属、梭杆菌属)中发现,但革兰氏阳性菌之间的接合与革兰氏阴性菌不同。两者接合依赖于供体菌表面的黏附素。粪肠球菌受体菌能分泌产生一种被称为性信息素的多肽,可诱导供体菌与受体菌之间的接触反应并导致供体菌表达黏附素,使两者聚集形成交合聚集体,最终完成R质粒的传递。

### （三）转导

转导（transduction）是指以温和噬菌体为载体，将供体菌的一段 DNA 转移至受体菌内，使受体菌获得新的性状。根据转导的基因片段其性质和范围的不同可分为普遍性转导（generalized transduction）与局限性转导（restricted transduction）。普遍性转导与温和噬菌体的溶菌性周期有关，而局限性转导则与温和噬菌体的溶原性周期有关。转导在革兰氏阳性菌和革兰氏阴性菌中均可发生，由于噬菌体感染有宿主特异性，所以转导仅发生在同种细菌之间。

1. 普遍性转导　毒性噬菌体和温和噬菌体均可介导普遍性转导，在噬菌体成熟与装配过程中，每 $10^5 \sim 10^7$ 次装配中会发生一次装配错误，误将供体菌残留的 DNA 片段装入子代噬菌体的头部，成为一个转导噬菌体（transducing phage）。转导噬菌体能以正常方式感染其他宿主菌，并将其头部的细菌 DNA 片段注入受体菌内。因被包装的 DNA 片段可以是供体菌染色体或质粒上的任何部分，故称为普遍性转导。

转导比转化可转移更大的 DNA 片段，由于包装在噬菌体的头部受到保护，可避免被 DNA 酶降解，故效率比转化高。供体菌 DNA 片段进入受体菌后可发生两种结果，一种是外源性 DNA 片段与受体菌染色体重组，并随染色体而稳定传代，称为完全转导（complete transduction）；另一种是外源性 DNA 片段游离在细胞质中，既不能与受体菌染色体重组，自身也不能独立复制，只能沿单个细菌传递下去，称为流产转导（abortive transduction），大多数结果为流产转导（图 4 - 9）。编码色氨酸合成的外源性基因（$trp^+$）转导至 $trp^-$ 的受体菌中，虽然未与细菌染色体重组而呈游离状态，但可使细菌产生色氨酸合成酶，故此受体菌仍能在无色氨酸的培养基中生长。由于 $trp^+$ 基因不能自身复制，故始终只有一个细菌有 $trp^+$ 基因，因为环境中暂时还有一定量残留的色氨酸合成酶，所以在细菌分裂中未获得 $trp^+$ 基因的细菌仍能在无色氨酸的培养基中生长，但随着细菌不断分裂，色氨酸合成酶被持续稀释，生长速度逐渐缓慢下来直至停止。流产转导的细菌菌落比正常菌落小得多，易于识别。

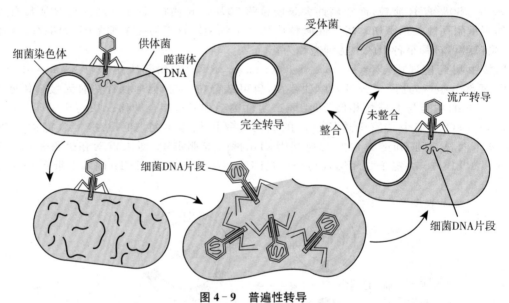

图 4 - 9　普遍性转导

2. 局限性转导　前噬菌体从宿主菌染色体上脱离时发生偏差，转导至受体菌的只限于前噬菌体两侧的供体菌染色体上的特定基因。λ 噬菌体感染大肠埃希菌 K12 后处于溶原性周期时，λ 噬菌体 DNA 整合在大肠埃希菌染色体的半乳糖基因（$gal$）和生物素基因（$bio$）之间。当噬菌体 DNA 从细菌染色体上脱离时，将有 $10^{-6}$ 的几率发生偏差，将其自身 DNA 上的一段留在细菌染色体上，却带走了其两侧的细菌染色体上的 $gal$ 或 $bio$ 基因。这种噬菌体感染受体菌后将供体菌染色体上的 $gal$ 或 $bio$ 基因转移并整合至受体菌染色体中，使之获得供体菌的某些性状。由于所转导的只限于供体菌染色体上个别的特定基因（如 $gal$ 或 $bio$），故称为局限性转导（图 4 - 10）。局限性转导中的噬菌体由于缺少某些自身基因，因而影响其相应功能，属于缺陷性噬菌体。

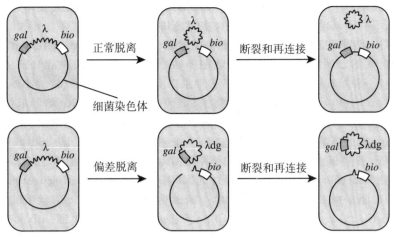

图 4-10 局限性转导

（四）溶原性转换

溶原性转换是指温和噬菌体感染宿主菌后,使之成为溶原性细菌,由于其基因组整合到细菌基因组中,导致细菌基因型发生改变并获得新的性状。如 β-棒状杆菌噬菌体感染白喉棒状杆菌后,由于噬菌体 DNA 携带编码白喉毒素的基因,使无毒的白喉棒状杆菌获得了产生白喉毒素的能力。同样,金黄色葡萄球菌、A 群链球菌、产气荚膜梭菌、肉毒梭菌等均可因溶原性转换而产生相应的肠毒素、红疹毒素、α 毒素、肉毒毒素等。某些沙门菌属的细菌也可因溶原性转换而获得新的表面抗原。

（五）原生质体融合

原生质体融合(protopast fusion)是指将两种不同的细菌经溶菌酶或青霉素等处理,失去细胞壁成为原生质体后而进行彼此融合的过程。聚乙二醇可促使两种原生质体间的融合,两个菌细胞间形成的细胞质桥允许融合细胞的细胞质混合及遗传物质交换。原生质体融合可发生于两个不相关的细胞之间,甚至不同种类的细胞之间。

原生质体融合是一种人工的基因转移系统,本质上它与基因转移无关或关系很小,然而原生质体融合仍被认为是一种非常有价值的实验工具。

## 二、基因突变

突变(mutation)是细菌遗传物质的结构发生突然而稳定的改变。这种变化虽然导致细菌 DNA 序列发生永久性变化,但突变本身并不考虑细菌表型是否出现可察觉的改变。事实上大多数突变都是由于产生了细菌表型变化才被发现,并导致细菌性状的遗传性变异。

根据细菌 DNA 上改变的核苷酸序列大小,基因突变可分为小突变与大突变。由于个别碱基的置换、插入或缺失,出现的突变影响到一个或几个基因,引起较少的表型变异,称为小突变或点突变(point mutation);如果涉及大段的 DNA 序列发生改变,称为大突变或染色体畸变(chromosome aberration)。DNA 序列的改变包括碱基的置换和移码。碱基置换可分为转换(transition)和颠换(transversion)两种类型,不同嘌呤之间或不同嘧啶之间的替代称为转换,而嘌呤与嘧啶之间的相互交换则称为颠换。由于遗传信息是以三联密码子的形式表达,所以当 DNA 序列中个别碱基的插入或缺失,使 DNA 序列发生移位时,必将导致密码子的意义发生错误,称为移码突变(transhift mutation)。这一读码变化通常导致无功能肽或蛋白质的产生。

基因突变的规律如下:

1. 自发突变与诱发突变　在细菌生长繁殖过程中,突变经常自发发生,但自然突变率极低（$10^{-9}$～$10^{-6}$）,即细菌每分裂 $10^6$～$10^9$ 次发生一次突变。利用高温、紫外线、X 射线、烷化剂、亚硝酸盐等理化因素诱导细菌突变,可使突变率提高 10～1 000 倍,达到 $10^{-6}$～$10^{-4}$。而自发突变也被认为可能是细菌自身代谢产物诱导的突变。

2. 突变与选择　突变是随机的,不定向的。外界因素不能决定细菌的性状如何改变,发生突变的细菌事实上只是细菌群体中的个别细菌。要从大量细菌中找出某一类型突变菌,必须将菌群置于一个有利于突变菌而不利于其他菌生长的环境中,才能将其筛选出来。

有两个实验可以证明突变的随机性。第一个实验是 Luria 与 Delbruck 在 1943 年通过彷徨试验(fluctuation test)证实的。他们先将对特异性噬菌体敏感的大肠埃希菌菌液分别接种于相同容积的两种肉汤培养基中,一种是在一个大试管内,另一种是在 50 支被等体积分装的小试管中,每种培养基约容纳 $10^9$ 个菌。经 24～36 小时培养后,分别将大试管和小试管内的细菌培养液涂布于含有特异性噬菌体的平板上,培养后计算噬菌体抗性菌的菌落数。结果发现,从同一大试管中取出的菌液分别涂布的 50 个平板,各平板上噬菌体抗性菌菌落数(3～7 个)相差不大;而从 50 支小试管内取出的菌液相应涂布的 50 个平板,各平板上噬菌体抗性菌菌落数相差悬殊,有的达上百个,有的甚至为 0(图 4-11)。第二个实验是 Lederberg 等在 1952 年设计的影印试验(replica plating test)。先将敏感菌点种在不含有抗生素的琼脂平板上,待长出分散的单个菌落后,取一块包有无菌丝绒的压模,在琼脂平板表面轻轻按印,使压模丝绒表面粘有细菌菌落印迹,再将此菌落印迹按印到一个含有抗生素的琼脂平板上,经培养后敏感菌完全被抑制,但平板上可见个别耐药菌的菌落,在原来无抗生素琼脂平板上找出与耐药菌相对应的菌落,将此菌落接种至含有抗生素的肉汤中培养,可见肉汤变混浊。无抗生素琼脂平板上的细菌从未接触过抗生素,但对该抗生素已具有抗性(图 4-12)。上述两个实验证明,突变是自发的、随机的,突变是细菌在接触噬菌体或抗生素之前就已经发生,而不是诱导的结果,并且突变发生越早,产生抗性突变株的比例就越高。

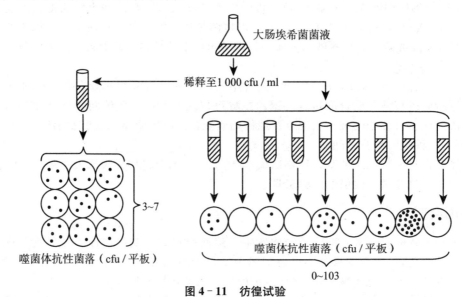

图 4-11　彷徨试验

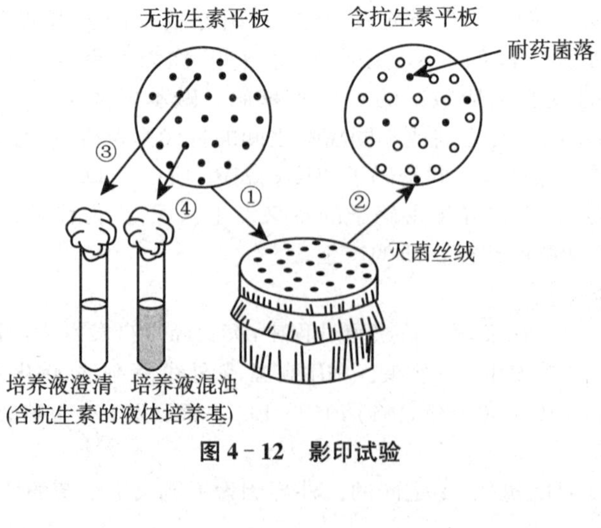

图 4-12　影印试验

3. 回复突变　某种细菌在自然环境下具有的表现型称为野生型(wild type),突变后的菌株称为突变型(mutant)。细菌由野生型变为突变型是正向突变,有时突变株经再次突变可恢复野生型的性状,称为回复突变(backward mutation)。回复突变是性状的回复,并不意味着基因型的回复,再次突变可以是一个抑制基因突变代偿了第一次突变在性状上的改变。如果回复突变发生在同一基因的不同部分,称为基因内抑制;如果回复突变发生在不同基因,则称为基因间抑制。

# 第五节　细菌遗传变异在医学上的应用

## 一、在疾病诊断与防治中的应用

1. 病原学诊断　由于病原微生物的变异可发生在形态结构、染色性、生化特性、抗原性以及毒力等方面,导致其生物学性状不典型,对病原学鉴定造成困难。大多数耐药性金黄色葡萄球菌所产生的色素由金黄色变为灰白色,许多血浆凝固酶阴性的葡萄球菌也成为致病菌,这甚至改变了致病性葡萄球菌的判断指标。伤寒沙门菌中约有 10% 的菌株不产生鞭毛,检查时无动力,患者也不产生抗鞭毛(H)抗体,进行血清学检查(肥达试验)时,不出现 H 凝集现象。人类免疫缺陷病毒的变异使特异性疫苗的研制困难重重。因此,在病原学检查中不仅要熟悉病原微生物的典型性状,还要了解病原微生物的变异现象和变异规律,以便对感染性疾病作出正确的病原学诊断并实施有效的防治。

2. 特异性防治　随着治疗感染性疾病的药物广泛应用,临床上病原微生物耐药株日益增多,特别是发现了多重耐药菌株,使得新药研究开发的速度跟不上病原微生物的耐药性变异。某些病原菌的耐药性质粒同时还带有编码毒力的基因,使其致病性得到增强,这些变异给感染性疾病的治疗带来很大的困难。因此,对临床分离的病原菌,必须在药物敏感试验的指导下正确选择用药,尤其不能滥用抗生素。在治疗慢性感染性疾病时需长期用药,为提高抗生素的疗效,防止耐药性菌株的扩散,应考虑联合用药原则,并可使用免疫调节剂。

## 二、在检测致癌物质中的应用

肿瘤被认为是正常细胞的遗传物质发生改变,导致细胞转化所致。凡能诱导细菌发生基因突变的物质均有可能诱发细胞的基因突变,从而成为致癌物质。Ames 试验就是根据这一原理设计的。选择几株鼠伤寒沙门菌的组氨酸营养缺陷型(his⁻)作为试验菌,用被检测的可疑化学物质作为诱变剂。因为 his⁻ 菌在组氨酸缺乏的培养基上不能生长,若在被检物作用下发生突变而成为 his⁺ 菌则能长出菌落。比较含被检物的试验平板与无被检物的对照平板,计数培养基上的菌落数,凡能提高突变率、诱导菌落生长较多,即证明其可能是致癌物质。

## 三、在流行病学中的应用

近年来,分子生物学的分析方法已被应用于流行病学研究,在基因水平上追踪病原微生物的转移与播散,从而构成分子流行病学资料。如用质粒指纹图谱法(plasmid fingerprinting,PFP)将不同来源细菌所携带的质粒 DNA 或毒力基因经同一种限制性内切酶酶切后进行核酸电泳,比较所产生片段的数目、大小和位置,判读这些酶切指纹图谱是否相同或相近,以确定引起某一暴发流行疾病的流行菌株与非流行菌株或致病相关基因的来源,也可用于调查医院内感染的各种细菌的某种耐药质粒的传播与扩散情况。

## 四、在基因工程中的应用

细菌可通过基因转移和重组而获得新性状,这种变异机制被认为是基因工程技术的理论基础。基因工程的工作原理是:① 从供体(细菌或其他生物)细胞的 DNA 上切取需要表达的基因,即目的基因;② 将目的基因连接到适合的载体(质粒或噬菌体)上;③ 将带有目的基因的载体转移至基因工程菌(受体细胞)内并与之重组,伴随着细菌的大量繁殖而表达出大量目的基因产物。目前,应用基因工程技术已大量生产用传统方法极难获得的胰岛素、干扰素、生长激素、白细胞介素(白介素)等生物制品,基因工程疫苗的研制也取得了一定的进展,并探索利用基因工程技术制备带有遗传缺陷的基因载体或细胞治疗遗传缺陷性疾病。

### 五、在基因组学中的应用

借助于 DNA 测序技术,目前已完成了 1 000 多种微生物的基因组测序工作,其中病原菌约占 1/5。在了解细菌遗传变异规律及病原菌全基因组结构的基础上,研究各个基因或各个基因与宿主细胞之间的相互作用,即从全基因组水平研究病原菌的生命活动规律以及致病机制。病原菌基因组测序工作同样有助于从基因水平上研发新的诊断方法、治疗药物和疫苗,为预防和控制传染病提供重要基础。

### 【知识拓展】

1. 质粒与细菌适应性进化:质粒是细菌遗传变异的重要来源。近年来的研究发现,质粒不仅携带抗生素耐药基因,还能够携带促进细菌代谢、毒力及环境适应的基因。在医院环境中,质粒的快速传播使得多重耐药性菌株的出现大幅增加,质粒的研究对于控制耐药性传播具有重要意义。

2. 细菌群体感应与基因表达调控:细菌通过群体感应(quorum sensing)机制,根据环境中信号分子的浓度调控群体行为。这种机制通过调节基因表达,控制细菌的生物膜形成、毒力因子分泌和抗生素耐药性。深入研究群体感应机制不仅有助于理解细菌的群体行为,还为开发新型抗菌策略提供了新思路。

3. 抗性基因的全球传播:抗性基因不仅通过质粒在个体细菌间传播,还能够通过水平基因转移跨越物种。抗性基因库(Resistome)的概念已成为全球抗生素耐药性监控的重要参考标准。各国在农牧业、医疗废弃物处理等方面的政策将影响抗性基因的扩散,全球协同防治成为应对耐药性扩散的关键。

4. 基因编辑与细菌基因组工程:CRISPR-Cas 系统已广泛应用于细菌基因组编辑,它能够实现对细菌遗传物质的精准操控。利用 CRISPR 技术对细菌进行改造,不仅可以研究细菌的基础遗传功能,还能够应用于合成生物学,开发基于细菌的生物传感器、药物生产平台等创新技术。

## 本 章 小 结

细菌的主要遗传物质是染色体,由双链 DNA 组成,通常是环状结构。染色体包含细菌生长、繁殖和功能的基本基因信息。

质粒是细菌细胞内的额外遗传元件,也是环状双链 DNA。质粒携带的基因可以赋予细菌抗生素抗性、毒力等特殊功能,且可以在细菌间转移。

转化是指细菌通过环境中游离的 DNA 片段获取新基因,使自身遗传信息发生变化。接合是指通过接合菌毛,细菌与另一细菌细胞直接接触并传递质粒 DNA。

转导是指由噬菌体(病毒)介导,噬菌体将其感染细菌中的部分 DNA 携带到另一个细菌中,导致遗传信息转移。基因突变通常由 DNA 复制错误或外界因素(如辐射、化学物质)引起。突变可以导致细菌产生新的表型特征,如耐药性、毒力变化等。基因重组使细菌通过转化、接合或转导获得新的基因组合,导致遗传多样性。

细菌的变异会影响其生物学性状,给病原学鉴定带来困难,但了解变异规律有助于准确诊断和有效防治感染性疾病。通过细菌基因突变测试(如 Ames 试验),检测化学物质的致癌性。利用分子生物学技术追踪病原微生物的转移与传播,构建分子流行病学资料。细菌基因组测序有助于研究细菌的生命活动规律及致病机制,为传染病防控提供基础。

（赵　卓）

# 第五章
## 细菌感染与免疫

【学习目标】

知识目标：能够正确解释构成细菌致病性的相关因素是如何发挥致病作用的，明确区分细菌内外毒素的主要特性与差异。

能力目标：能够运用细菌感染与免疫的辩证关系，分析常见细菌感染性疾病的致病特点与免疫特点。

素质目标：树立用辩证思维的方法分析和解决问题的科学观。

细菌感染（bacterial infection）是指细菌侵入宿主体内后，在生长繁殖的过程中释放毒性物质等导致宿主出现不同程度的病理过程。能够引起宿主感染的细菌称为致病菌或病原菌（pathogenic bacterium，pathogen），不能引起宿主感染的细菌称为非致病菌或非病原菌（nonpathogenic bacterium，nonpathogen）。有些细菌在正常情况下不致病，但在某些特殊情况下可以致病，这类细菌称为机会致病菌（opportunistic pathogen）或条件致病菌（conditioned pathogen）。

致病菌进入体内引起感染的同时，宿主的免疫系统会产生一系列免疫应答，以抑制或清除致病菌的破坏作用。感染的结局与细菌的毒力、侵入机体的数量、侵入门户以及机体的免疫力、环境因素等密切相关，可出现隐性感染、显性感染和带菌状态等不同感染类型。

## 第一节　细菌的致病作用

致病性或病原性（pathogenicity）是指细菌能引起宿主感染致病的性能。细菌的致病性是对特定宿主而言，有的仅对人类有致病性，有的只对某些动物有致病性，有的则对人类和动物都有致病性。各种致病菌的致病性强弱程度不同，同一致病菌不同菌株的致病性也有差异。不同致病菌对宿主可引起不同的病理过程，如结核分枝杆菌引起结核，伤寒沙门菌引起伤寒。

### 一、细菌的毒力

毒力（virulence）是指致病菌致病能力的强弱程度。毒力是量的概念，各种致病菌的毒力不同，同一种致病菌也有强毒株、弱毒株与无毒株的区别。毒力常用半数致死量（median lethal dose，$LD_{50}$）或半数感染量（median infective dose，$ID_{50}$）表示，即按一定注入途径，在规定的时间内，使一定体重的实验动物半数死亡或半数感染所需的最小的细菌数或毒素量。以此可作为判断细菌或毒素毒力的参考。

构成致病菌毒力的物质基础主要包括侵袭力（invasiveness）和毒素（toxin）。

（一）侵袭力

侵袭力是指致病菌能突破宿主皮肤、黏膜等生理屏障，进入机体并在体内定植、繁殖和扩散的能力。侵袭力包括荚膜（capsule）、黏附素（adhensin）、侵袭性物质和细菌生物被膜等，与细菌黏附与定植、侵袭和免疫逃逸等密切相关。侵袭力在感染早期发挥关键作用。

1. 荚膜　细菌的荚膜本身没有毒性，但具有抵抗宿主吞噬细胞的吞噬和抵抗体液中杀菌物质的作用，使致病菌能在宿主体内大量繁殖和扩散。如将无荚膜的肺炎链球菌注射到小鼠体内，细菌易被吞噬细胞吞噬和杀灭，但若注射有荚膜的菌株，则细菌会大量繁殖，常于注射后24小时内引起小鼠死亡。

有些细菌表面有其他表面物质或类似荚膜的物质，如A群链球菌的M蛋白、伤寒沙门菌的Vi抗原、大肠埃希菌的K抗原等都是位于这些细菌细胞壁外层的结构，通称为微荚膜，具有与荚膜相同的作用。

2. 黏附素　细菌引起感染一般需要先黏附于宿主的呼吸道、消化道或泌尿生殖道等黏膜上皮细胞,以免被呼吸道的纤毛运动、肠蠕动、黏液分泌、尿液冲洗等活动所清除,然后才能在局部繁殖,产生毒性物质或继续侵入细胞和组织,直至形成感染。细菌黏附至宿主靶细胞需由细菌表面的与黏附有关的分子即黏附素(adehesin)介导。根据其来源可将黏附素分为两大类:一类为菌毛黏附素;另一类为非菌毛黏附素。菌毛黏附素由细菌菌毛分泌并存在于菌毛顶端,革兰氏阴性菌的黏附素通常为菌毛黏附素,不同种或型的细菌可产生不同类型的菌毛黏附素。非菌毛黏附素是细菌的表面组分,革兰氏阳性菌的黏附素是菌体表面毛发样突出物。

细菌黏附素与宿主上皮细胞表面黏附素受体特异性结合,黏附素受体一般是靶细胞表面的糖蛋白或糖脂。如致泻性大肠埃希菌可借助于菌毛黏附素与小肠黏膜上皮细胞的 D-甘露糖受体结合。淋病奈瑟菌可借助于菌毛黏附素与靶细胞表面的 GD1-神经节苷脂结合。

细菌黏附素与宿主上皮细胞表面黏附素受体结合的特异性决定了感染的组织特异性。如淋病奈瑟菌黏附于泌尿生殖道引起尿道炎、宫颈炎等;志贺菌黏附于结肠黏膜引起腹泻等。有些致病菌可表达多种黏附素,识别不同的宿主细胞,引起多种感染。如大肠埃希菌有多种黏附素,能引起胃肠炎、脑膜炎和泌尿道感染等。细菌的黏附作用与其致病性密切相关。如从临床标本中分离出的肠产毒素性大肠埃希菌大多具有菌毛,泌尿道感染的奇异变形杆菌亦如此。志愿者口服肠产毒素性大肠埃希菌的无菌毛菌株,不引起腹泻。

3. 侵袭性物质　由致病菌产生的能协助细菌定植、繁殖和扩散的一类物质。侵袭性物质包括侵袭素(invasin)和侵袭性酶类。

(1) 侵袭素:由侵袭基因(invasive gene,inv)编码产生的蛋白质。细菌黏附后,除少数定植在宿主细胞表面引起局部感染外,大部分会受侵袭素介导而侵入细胞内并扩散到其他的细胞、组织或全身,引起侵袭性感染。具有侵袭力的致病菌常见的有肠侵袭性大肠埃希菌、福氏志贺菌、空肠弯曲菌、假结核耶尔森菌、淋病奈瑟菌等。如肠侵袭性大肠埃希菌的 *inv* 基因编码侵袭素,使细菌能入侵上皮细胞。福氏志贺菌的 *virG* 基因编码的 Ipa、Ipb、Ipc 等侵袭性蛋白,能使该菌向邻近细胞扩散。

(2) 侵袭性酶类:某些细菌在代谢过程中常可产生侵袭性胞外酶,其本身一般不具有毒性,但能在感染过程中协助致病菌抗吞噬或扩散。如大多数致病性金黄色葡萄球菌产生的血浆凝固酶,能使血浆中可溶性纤维蛋白原变成固态的纤维蛋白而围绕在细菌表面,A 群链球菌产生的透明质酸酶、链激酶、链道酶,能降解细胞间质的透明质酸、溶解纤维蛋白、液化脓液中的 DNA 等,利于细菌在组织中扩散。脑膜炎奈瑟菌、淋病奈瑟菌、流感嗜血杆菌等产生 IgA 蛋白酶,能水解宿主黏膜表面的分泌型 IgA(SIgA),降低机体的特异性防御功能,增强致病菌在黏膜表面的生存能力。某些致病菌被吞噬细胞摄入后,可产生一些酶类物质而抵抗对其杀灭作用,如结核分枝杆菌和麻风分枝杆菌产生过氧化氢酶和超氧化物歧化酶,可有效地清除 $H_2O_2$、$OH^-$ 和 $O_2^-$,使其在吞噬溶酶体中存活。另外,产气荚膜梭菌产生的胶原酶是一种蛋白分解酶,在气性坏疽中起致病作用。许多细菌有神经氨酸酶,能分解细胞表面的黏蛋白,使之易于感染。

4. 细菌生物被膜(bacterial biofilm,BF)　由细菌及其分泌的胞外多聚物吸附于生物材料或机体腔道表面而形成的膜样复合物(图 5-1)。生物被膜(BF)是 BF 细菌适应生存环境而形成的与游走细胞相对应的存在形式,也是细菌的一种保护性生长方式。BF 发挥着屏障和占位保护作用,使外来病菌不能定植和通过侵入门户侵袭机体,比单个黏附的或混悬的细菌更易于抵抗免疫细胞、免疫分子及药物的攻击。BF 在临床上形成难治性感染。

细菌生物被膜病的临床意义:① 致病菌主要来自机体皮肤和内外环境,以金黄色葡萄球菌、表皮葡萄球菌、肠球菌、大肠埃希菌和铜绿假单胞菌多见;② 发病与临床治疗生物材料和 BF 有关;③ 病程有相互转化的静止期和发作期,导致迁延不愈;④ 抗生

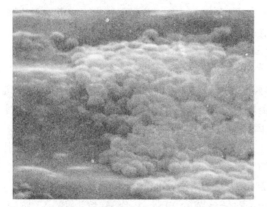

图 5-1　细菌生物被膜(×6 000)

素治疗早期有效,以后出现耐药性,如医疗性植入物继发感染、慢性前列腺炎等疾病。

(二)毒素

细菌毒素(bacterial toxin)按其来源、性质和作用的不同,分为外毒素(exotoxin)和内毒素(endotoxin)两大类。

1. 外毒素 主要是由革兰氏阳性菌和少数革兰氏阴性菌产生并释放到菌体外的毒性蛋白质。产生外毒素的革兰氏阳性菌有破伤风梭菌、肉毒梭菌、白喉棒状杆菌、产气荚膜梭菌、A群链球菌、金黄色葡萄球菌等。某些革兰氏阴性菌如痢疾志贺菌、霍乱弧菌、鼠疫耶尔森菌、铜绿假单胞菌等也能产生外毒素。大多数外毒素是在菌细胞内合成后分泌至细胞外,少数外毒素存在于菌体内,在菌细胞破坏后才释放出来,如肠产毒素性大肠埃希菌、痢疾志贺菌等。

外毒素的主要特性有:① 多数外毒素化学成分是蛋白质,易被蛋白酶分解破坏,一般不耐热,如破伤风外毒素在60 ℃经20分钟可被破坏,但个别例外,如葡萄球菌肠毒素能耐100 ℃ 30分钟。② 抗原性强,可刺激机体产生抗毒素(antitoxin)。外毒素在0.3%~0.4%甲醛作用下,可以脱去毒性而保留其免疫原性,成为类毒素(toxoid)。类毒素(如破伤风类毒素)注入机体后,可刺激机体产生具有中和外毒素作用的抗毒素(如破伤风抗毒素)。类毒素主要用于人工主动免疫,抗毒素常用于治疗和紧急预防。③ 毒性强,对宿主组织器官具有选择性毒性作用。如肉毒梭菌外毒素(肉毒毒素)毒性比氰化钾强1万倍,是目前已知的最剧毒物。1 mg肉毒毒素纯品可杀死2亿只小白鼠,对人的致死量为0.1 μg。许多外毒素通过与特定靶组织器官的受体结合后引起特殊的临床症状。如肉毒毒素能阻断胆碱能神经末梢释放乙酰胆碱,使眼肌和咽肌等麻痹,引起眼睑下垂、复视、斜视、吞咽困难等,严重者可因呼吸麻痹而死亡。白喉毒素对外周神经末梢、心肌等有亲和性,通过抑制靶细胞蛋白质的合成而导致外周神经麻痹和心肌炎等。

多数外毒素的分子结构由A和B两种亚单位组成。A亚单位是毒性活性成分,即毒性中心,决定其毒性效应。B亚单位无毒性,能与宿主细胞表面的特异受体结合,介导A亚单位进入靶细胞。AB亚单位单独存在时对宿主无致病作用,因而外毒素分子结构的完整性是致病的必要条件。少数外毒素只有一条肽链,称为单肽链毒素。这类毒素主要有膜穿孔毒素(如金黄色葡萄球菌溶素)和脂酶类毒素(如产气荚膜梭菌毒素)。

外毒素按其作用机制和所致临床病理特征,可分成神经毒素、细胞毒素和肠毒素三大类(表5-1)。

表5-1 外毒素的种类和作用

| 类型 | 细菌 | 外毒素 | 作用机制 | 疾病:症状和体征 |
|---|---|---|---|---|
| 神经毒素 | 破伤风梭菌 | 痉挛毒素 | 阻断抑制性神经递质甘氨酸的释放 | 破伤风:骨骼肌强直性痉挛 |
| | 肉毒梭菌 | 肉毒毒素 | 抑制胆碱能运动神经释放乙酰胆碱 | 肉毒中毒:肌肉松弛性麻痹 |
| 细胞毒素 | 白喉棒状杆菌 | 白喉毒素 | 抑制细胞蛋白质合成 | 白喉:肾上腺出血、心肌损伤、外周神经麻痹 |
| | 金黄色葡萄球菌 | 毒性休克综合征毒素-1 | 增强对内毒素作用的敏感性 | 毒性休克综合征:发热、皮疹、休克 |
| | | 表皮剥脱毒素 | 表皮与真皮脱离 | 烫伤样皮肤综合征:表皮剥脱性病变 |
| | A群链球菌 | 致热外毒素 | 破坏毛细血管内皮细胞 | 猩红热:发热、皮疹 |
| | 百日咳鲍特菌 | 百日咳毒素 | 激活腺苷酸环化酶 | 百日咳:支气管痉挛、阵发性咳嗽 |
| | 葡萄球菌 | 葡萄球菌溶素 | 细胞膜穿孔,细胞裂解 | 化脓性炎症:组织损伤 |
| | 链球菌溶素O | A群链球菌 | 细胞膜穿孔,细胞裂解 | 化脓性炎症:组织损伤 |
| 肠毒素 | 霍乱弧菌 | 肠毒素 | 激活肠黏膜腺苷环化酶,增高细胞内环腺苷酸(cAMP)水平 | 霍乱:小肠上皮细胞内水分和钠离子大量丢失、腹泻、呕吐 |

| 类型 | 细菌 | 外毒素 | 作用机制 | 疾病:症状和体征 |
|------|------|--------|----------|-----------------|
| 肠毒素 | 肠产毒素性大肠<br>埃希菌 | 肠毒素 | 不耐热肠毒素同霍乱肠<br>毒素,耐热肠毒素使细<br>胞内 cGMP 增高 | 腹泻:同霍乱肠毒素 |
| | 产气荚膜梭菌 | 肠毒素 | 同霍乱肠毒素 | 食物中毒:呕吐、腹泻 |
| | 金黄色葡萄球菌 | 肠毒素 | 作用于呕吐中枢 | 食物中毒:呕吐为主、腹泻 |

（1）神经毒素（neurotoxin）：主要作用于神经组织,引起神经传导功能紊乱,导致神经肌肉麻痹（如肉毒毒素）或持续性兴奋（如破伤风痉挛毒素）。神经毒素毒力强,致死率高。

（2）细胞毒素（cytotoxin）：作用于靶细胞,使其细胞功能异常,引起相应组织器官的炎症和坏死等。如白喉毒素作用于呼吸道上皮细胞、心肌细胞,并抑制其蛋白质合成。

（3）肠毒素（enterotoxin）：作用于肠上皮细胞,引起胃肠道各种炎症、呕吐、腹泻等症状。如霍乱肠毒素作用靶细胞后引起腹泻,葡萄球菌肠毒素导致以呕吐为主要症状的食物中毒。

在细菌外毒素中,有一类具有超抗原（superantigen,SAg）作用的外毒素。这些超抗原性外毒素不需抗原提呈细胞加工处理,能直接结合 MHC Ⅱ 类分子、激活大量的 T 细胞和 MHC 表达的细胞,使其产生和释放大量的 IL-1、IL-2、TNF-α 和 IFN-γ 等细胞因子,导致免疫系统功能严重紊乱,对机体产生毒性效应。如葡萄球菌肠毒素 A-E、毒性休克综合征毒素-1、链球菌致热外毒素 A-C 等。

2. 内毒素　是革兰氏阴性菌细胞壁中的脂多糖（lipopolysaccharide,LPS）组分,只有当细菌死亡裂解或用人工方法破坏菌体后才释放出来。螺旋体、衣原体、支原体、立克次体等亦有类似的 LPS,有内毒素样活性。内毒素是革兰氏阴性菌的主要毒力因子。

内毒素的主要特性有:① 化学性质是脂多糖（LPS）。② 耐热,加热 100 ℃经 1 小时不被破坏;加热至 160 ℃经 2～4 小时,或 250 ℃经 30～45 分钟或用强碱、强酸、强氧化剂煮沸 30 分钟才被灭活。可见,如内毒素污染了注射液或药品,虽经高压蒸汽灭菌法杀灭了细菌,但内毒素不被破坏,仍可引起临床不良后果。③ 抗原性很弱,不能用甲醛脱毒成类毒素。将内毒素注射于机体可产生相应抗体,但其抗体中和作用较弱。

内毒素的分子结构由 O 特异性多糖、非特异核心多糖和脂质 A（lipid A）三部分组成。脂质 A 是内毒素的主要毒性组分。不同革兰氏阴性菌的脂质 A 结构虽有差异,但基本相似。因此,不同革兰氏阴性菌内毒素引起的毒性作用基本相似,主要临床症状有:① 发热反应,极微量（1～5 ng/kg）的内毒素就能引起人体体温上升,维持约 4 小时后恢复。其机制是内毒素作用于巨噬细胞、血管内皮细胞等,使其释放 IL-1、IL-6 和 TNF-α 等具有内源性致热原（endogenous pyrogens）作用的细胞因子,它们再作用于宿主下丘脑体温调节中枢而导致体温升高。② 白细胞反应,内毒素作用于中性粒细胞,使其在外周血中的数量骤减,与其移行并黏附至感染部位的毛细血管壁有关。1～2 小时后,LPS 诱生的中性粒细胞释放因子（neutrophil releasing factor）刺激骨髓释放中性粒细胞进入血液循环,使血中白细胞数量显著增加。但伤寒沙门菌内毒素例外,始终使血循环中的白细胞计数减少,其机制尚不清楚。③ 内毒素血症与内毒素休克,当血液中细菌或病灶内细菌释放出大量内毒素至血液,或输入大量内毒素污染的液体时,可导致内毒素血症（endotoxemia）。内毒素作用于巨噬细胞、中性粒细胞、血小板、补体系统、凝血系统等,可诱导释放 TNF-α、IL-1、IL-6、IL-8、组胺、5-羟色胺、前列腺素、激肽等生物活性物质,使小血管舒缩紊乱而造成微循环障碍,表现为微循环衰竭、低血压、组织器官毛细血管灌注不足、缺氧等。严重时可发生以微循环衰竭和低血压为特征的内毒素休克（endotoxic shock）,甚至死亡。④ 弥散性血管内凝血（disseminated intravascular coagulation,DIC）,指微血栓广泛沉着于毛细血管、小动脉、小静脉中,是革兰氏阴性菌感染的严重表现。大量的内毒素可直接活化补体的替代途径,活化凝血系统,也可通过损伤血管内皮细胞而间接活化凝血系统,亦可通过激活血小板和白细胞而释放大量组织因子,后者进入血液,促进凝血。DIC 表现为出血、栓塞、溶血、休克等。细菌外毒素与内毒素的主要区别见表 5-2。

表 5-2　细菌外毒素与内毒素的主要区别

| 区别要点 | 外毒素 | 内毒素 |
|---|---|---|
| 来　源 | 革兰氏阳性菌与部分革兰氏阴性菌 | 革兰氏阴性菌 |
| 存在部位 | 从活菌分泌出,少数为细菌崩解后释出 | 细胞壁组分,细菌死亡裂解后释出 |
| 化学成分 | 蛋白质 | 脂多糖 |
| 稳定性 | 多数不耐热,60~80 ℃ 30 分钟被破坏 | 耐热,160 ℃ 2~4 小时被破坏 |
| 毒性作用 | 强,对组织器官有选择性毒性效应,引起特殊的临床表现 | 较弱,各种细菌内毒素的毒性作用大致相同,引起发热、白细胞数量改变、微循环障碍、休克、DIC 等 |
| 抗原性 | 强,刺激机体产生抗毒素;甲醛液处理脱毒后可形成类毒素 | 弱,刺激机体产生的中和抗体作用弱;不形成抗毒素,不能经甲醛液处理成为类毒素 |
| 编码基因 | 质粒、噬菌体等染色体外基因 | 染色体基因 |
| 举　例 | 破伤风、白喉、葡萄球菌食物中毒、霍乱、肉毒素中毒、鼠疫 | 内毒素性休克、沙门菌感染 |

## 二、细菌侵入的数量

致病菌侵入机体造成感染,除必须具有一定的毒力物质外,还需有足够的数量。所需细菌数量的多少,一方面与该菌毒力强弱有关,另一方面取决于宿主免疫力的高低。一般是细菌毒力愈强,引起感染所需的菌量愈小;反之则菌量愈大。如在无特异性免疫力的机体中,数个毒力强的鼠疫耶尔森菌,侵入就可发生感染;经呼吸道吸入,只要 1~10 个结核分枝杆菌就可以引起疾病,而毒力弱的沙门菌,常需摄入数亿个细菌才能引起急性胃肠炎。

## 三、细菌侵入的部位

致病菌的致病作用,除了需要一定的毒力物质和足够的数量外,还需要通过合适的侵入部位才能引起感染。如伤寒沙门菌必须经口进入消化道;脑膜炎奈瑟菌应通过呼吸道吸入;破伤风梭菌的芽胞必须进入深部伤口,在厌氧环境中才能发芽和生长繁殖等。也有一些致病菌可以从多个途径侵入,如结核分枝杆菌与炭疽芽胞杆菌经呼吸道、消化道、皮肤创伤黏膜等都可以造成感染。各种致病菌具有特定的侵入部位,这与其生长繁殖所需特定的微环境有关。

# 第二节　感染的发生与发展

## 一、感染的来源

在细菌感染中,根据致病菌来源分为外源性感染(exogenous infection)和内源性感染(endogenous infection)。

（一）外源性感染

外源性感染是指来源于宿主体外的细菌所引起的感染,多为有毒力的致病菌所引起。

1. 传染源

（1）患者:是传染病流行的主要传染源。患者在疾病潜伏期一直到病后一段恢复期内,都有可能将致病菌传播给周围他人。对患者及早作出诊断并采取必要的防治措施对控制和消灭传染病具有重要意义。

（2）带菌者:带有致病菌,但不产生临床症状,却能向体外排出致病菌者称为带菌者(carrier),包括携带有致病菌的健康人(健康带菌者)、显性感染后临床症状出现前排菌者(潜伏期带菌者)和显性感染、临床症状消失后仍排菌者(恢复期带菌者)。带菌者是很重要的传染源,因其不出现临床症状,而不易被人们察觉,故危害很大。

(3)病畜和带菌动物:有些细菌是人兽共患病的致病菌,因而病畜或带菌动物体内的致病菌也可传播给人类。如鼠疫耶尔森菌、炭疽芽胞杆菌、布鲁菌、牛分枝杆菌、大肠埃希菌 O157:H7、沙门菌、疏螺旋体等。

2. 传播途径

(1)呼吸道:致病菌通过患者或带菌者咳嗽、打喷嚏、大声说话时喷出的飞沫等散布至周围空气中,经呼吸道途径感染他人。如结核分枝杆菌、白喉棒状杆菌、百日咳鲍特菌、嗜肺军团菌、链球菌等。此外,亦可通过吸入沾有致病菌的尘埃而引起感染。雾化吸入治疗装置内的液体若被致病菌污染也可通过吸入感染。

(2)消化道:消化道途径又称粪-口途径。某些致病菌从消化道进入,又从消化道排出,污染食品、饮水等,再经口食入而发生感染。常见的有伤寒沙门菌、志贺菌、霍乱弧菌等。食物、水、手指和苍蝇等昆虫是消化道传染病传播的重要媒介。

(3)皮肤创伤:完整的皮肤黏膜是宿主抗感染的第一道防线。皮肤黏膜出现损伤、烧伤、动物咬伤等可导致致病菌入侵而引起感染。如致病性葡萄球菌、链球菌、大肠埃希菌、铜绿假单胞菌等常引起化脓性感染。泥土、人类和动物粪便中可能存在破伤风梭菌、产气荚膜梭菌等芽胞,若进入深部伤口,当微环境适宜时就会发芽、繁殖,产生外毒素而致病。许多介入性诊治操作也可导致感染。

(4)接触:通过人-人或动物-人的密切接触而感染,如性接触、直接接触,或通过公共用具间接接触而感染。常见的致病菌有淋病奈瑟菌、苍白密螺旋体、麻风分枝杆菌、钩端螺旋体、沙眼衣原体等。

(5)节肢动物叮咬:有些传染病是通过吸血昆虫传播的。如人类鼠疫和地方性斑疹伤寒由鼠蚤传播,恙虫病由恙螨幼虫传播,莱姆病由硬蜱传播等。

(6)多途径感染:有些致病菌的传播可有呼吸道、消化道、皮肤创伤等多种途径。如结核分枝杆菌、炭疽芽胞杆菌等。

(二)内源性感染

内源性感染是指致病菌来自患者自身体内或体表的感染。这类感染的致病菌大多来源于体内或体表的正常菌群,少数来源于体内潜伏的致病菌(如结核分枝杆菌)。正常菌群在特定条件下转变为机会致病菌,或潜伏的致病菌活化而致病。临床治疗中大量使用抗生素可导致微生态平衡失调以及各种原发疾病而致免疫功能低下的患者,在接受侵入性操作、放疗、化疗、免疫抑制治疗等均易引起内源性感染。

## 二、感染的类型

感染的发生、发展和结局是宿主和致病菌相互作用的复杂过程。根据两者力量对比和增减,临床上感染的类型包括隐性感染(inapparent infection)、潜伏感染(latent infection)、显性感染(apparent infection)、带菌状态(carrier state)等不同临床表现。这几种类型可以移行、转化或交替出现。

(一)隐性感染

当机体抗感染免疫力较强或侵入的致病菌毒力较弱、数量较少时,感染后对机体损害较轻,不出现或仅出现不明显的临床症状,称为隐性感染或亚临床感染(subclinical infection)。在大多数传染病流行中,隐性感染者一般约占人群的 90% 或更多,如流行性脑脊髓膜炎、结核、白喉、伤寒等。隐性感染后,机体常可获得足够的特异性免疫力,能抗御相同致病菌的再次感染。隐性感染的宿主可向体外排出致病菌而成为传染源,在传染病的流行中具有重要意义。

(二)潜伏感染

当机体与致病菌在相互作用过程中暂时处于平衡状态时,致病菌潜伏在病灶内或某些特殊组织中一般不排出体外。一旦机体免疫力下降,潜伏的致病菌则大量繁殖而致病,如结核分枝杆菌。

(三)显性感染

当机体抗感染的免疫力较弱或侵入的致病菌毒力较强、数量较多时,其感染可造成机体不同程度的病理损伤,导致一系列的临床症状和体征,称为显性感染。由于致病菌毒力和机体的免疫力存在差异,临床上显性感染分为轻、重、缓、急等不同类型。

1. 分类

（1）临床上按病情缓急不同分类：可分为急性感染（acute infection）和慢性感染（chronic infection）。①急性感染：发病急，病程短，一般是数日至数周。病愈后，致病菌从宿主体内消失，如脑膜炎奈瑟菌、霍乱弧菌、痢疾志贺菌、鼠疫耶尔森菌等。②慢性感染：病情较急性感染轻，病程缓慢，常持续数月至数年。胞内菌多引起慢性感染，如结核分枝杆菌、麻风分枝杆菌等。

（2）临床上按感染的部位不同分类：可分为局部感染（local infection）和全身感染（generalized infection）。①局部感染：致病菌局限在一定部位生长繁殖，仅引起局部病变，如化脓性球菌所致的疖、痈等。②全身感染：感染后致病菌或其毒性代谢产物向全身扩散，引起全身症状，多由胞外菌引起。

2. 分型　临床上全身感染常见类型如下。

（1）毒血症（toxemia）：致病菌侵入机体后，只在局部生长繁殖，不进入血液循环，但其产生的外毒素入血，损害特定的靶器官和组织，引起特殊的临床症状。如白喉、破伤风等。

（2）内毒素血症（endotoxemia）：革兰氏阴性菌侵入血液并大量繁殖，死亡崩解后释放内毒素；或感染病灶中大量革兰氏阴性菌死亡、释放内毒素进入血液，引起全身相应症状。如小儿急性中毒性菌痢。

（3）菌血症（bacteremia）：致病菌由局部侵入血流，但未在血流中生长繁殖，只是短暂地、一过性地通过血循环到达适宜部位后再进行繁殖而致病。常见于某些细菌在体内的播散过程，如伤寒沙门菌、脑膜炎奈瑟菌第一次一过性地进入血液循环。

（4）败血症（septicemia）：致病菌侵入血流后，在其中大量繁殖并产生毒性产物，引起全身严重中毒症状，如高热、皮肤和黏膜瘀斑、肝脾肿大、肾功能衰竭等。革兰氏阳性菌和革兰氏阴性菌均可引起，如鼠疫耶尔森菌、炭疽芽胞杆菌、铜绿假单胞菌等感染可引起败血症。

（5）脓毒血症（pyemia）：指化脓性细菌侵入血流后，在其中大量繁殖，并通过血流扩散至其他组织或器官，产生新的化脓性病灶。如金黄色葡萄球菌引起的脓毒血症，常导致多发性肝脓肿、皮下脓肿和肾脓肿等。

（四）带菌状态

有时致病菌在显性或隐性感染后并未立即消除，仍在体内继续存留一定时间，并不断被排出体外，与机体免疫力处于相对平衡状态，称为带菌状态。该宿主称为带菌者。健康带菌者、潜伏期带菌者和恢复期带菌者等都没有临床症状，但经常或间歇排出致病菌，是重要的传染源之一。如伤寒、白喉等病后常可出现带菌状态。因此，带菌者的早发现、早治疗对于控制和消灭传染病具有重要意义。

# 第三节　抗细菌免疫

致病菌入侵机体的同时，机体可通过免疫系统发挥抗感染免疫的作用，以抵抗致病菌及其有害产物，维持其机体生理功能的稳定。机体的免疫系统由免疫器官和组织（胸腺、骨髓、脾、淋巴结、黏膜相关淋巴组织、皮肤相关淋巴组织）、免疫细胞（T淋巴细胞、B淋巴细胞、单核吞噬细胞、树突状细胞、中性粒细胞、嗜碱性粒细胞、嗜酸性粒细胞、肥大细胞等）以及免疫分子（抗体、补体、细胞因子等）组成。机体抗细菌感染免疫包括固有免疫和适应性免疫两大类。致病菌侵入机体后，首先由固有免疫（innate immunity）发挥作用，一般经 7～10 日后，才产生适应性免疫（adaptive immunity），两者协同消灭致病菌。

## 一、固有免疫

固有免疫又称为先天性免疫或非特异性免疫（nonspecific immunity），是人类在长期的种系发育和进化过程中，逐渐建立起来的一系列防御功能。其主要特点是：①作用范围比较广泛，不针对某一特定致病菌；②个体出生时就存在，能稳定遗传；③作为机体免疫防御的"第一道防线"，应答迅速，并可启动特异性免疫应答。

固有免疫包括组织屏障结构、吞噬细胞和正常组织及体液中的抗菌物质。

（一）屏障结构

屏障结构包括皮肤与黏膜屏障、血-脑脊液屏障和胎盘屏障。

1. 皮肤、黏膜

（1）机械性阻挡与排除作用：健康和完整的皮肤与黏膜能有效地阻挡致病菌的穿入。呼吸道黏膜上皮细胞的纤毛摆动、口腔唾液的吞咽、肠道蠕动、尿液冲刷和生殖道的分泌液等均可使致病菌难以定居而被及时清除。当皮肤与黏膜损伤时，细菌容易侵入而引起感染。如受到外伤、接受侵入性检查与治疗等或黏膜屏障有破损时，许多致病菌可侵入机体，易引起气管炎、支气管炎、肺炎、阴道炎等。

（2）分泌杀菌物质：皮肤、黏膜和腺体可分泌多种抑菌和杀菌物质。如皮肤的汗腺分泌乳酸，可抑制大多数致病菌的生长。皮脂腺分泌的脂肪酸，有杀细菌和真菌的作用。泪液、唾液和乳汁中的溶菌酶、胃液中的胃酸、肠道中的蛋白酶等均具有杀菌作用。

（3）正常菌群的拮抗作用：皮肤、黏膜及与外界相通的腔道中的正常菌群通过与致病菌竞争受体、营养和空间及产生有害代谢产物等方式，使外来致病菌不能定植或被杀死。如肠道中的大肠埃希菌产生的大肠菌素和酸性代谢产物，能抑制志贺菌、金黄色葡萄球菌、白假丝酵母菌的生长；阴道内的乳酸杆菌能抑制白假丝酵母菌、大肠埃希菌、淋病奈瑟菌的生长等。

2. 血-脑脊液屏障 由软脑膜、脉络丛、脑毛细血管和星状胶质细胞等组成，能阻挡致病菌及其毒性代谢产物从血液进入脑组织或脑脊液。婴幼儿的血-脑脊液屏障发育尚未完善，故易发生脑膜炎、脑膜脑炎等中枢神经系统感染。

3. 胎盘屏障 由母体子宫内膜的基蜕膜和胎儿绒毛膜组成，能阻止母体内的致病菌及其毒性代谢产物进入胎儿体内。但在妊娠 3 个月内，因胎盘屏障尚不完善，此时母体若发生感染，致病菌则有可能通过胎盘屏障侵犯胎儿，干扰其正常发育，造成畸形、流产，甚至死亡。药物也可以通过胎盘影响胎儿。因此，在妊娠期间尤其是早期，应尽量防止发生感染并尽可能不用或少用不良反应大的药物。

（二）吞噬细胞

机体内具有吞噬功能的细胞统称为吞噬细胞（phagocytes），包括外周血中的中性粒细胞（neutrophil）、单核细胞（monocyte）和多种组织的巨噬细胞（macrophage）。当致病菌突破宿主皮肤或黏膜屏障到达体内后，首先被吞噬细胞非特异性吞噬、杀伤。吞噬细胞是固有免疫中最有效的防御成分。

1. 吞噬细胞的类型

（1）中性粒细胞：为小吞噬细胞，是白细胞中数量最多的一种细胞。

中性粒细胞具有很强的趋化作用和吞噬功能。致病菌在局部引发感染时，中性粒细胞能首先迅速穿越血管内皮细胞，聚集到致病菌所在部位，对入侵的致病菌发挥吞噬、杀伤和清除作用。在多数情况下，致病菌被吞噬消灭，中性粒细胞在机体抗感染免疫中具有重要作用。

（2）单核吞噬细胞：为大吞噬细胞，包括血液中的单核细胞和组织中的巨噬细胞，两者构成单核-吞噬细胞系统（mononuclear-phagocyte system）。单核细胞在血液中停留数日后迁移至组织，并分化为游走或定居的巨噬细胞。定居的巨噬细胞因所处部位不同其形态和名称各异。如肝中的枯否细胞（kupffer cells）、肺中的尘细胞（alveolar macrophage）、骨内的破骨细胞（osteoclast）、皮肤中的朗格汉斯细胞（langerhans cell）、中枢神经组织中的小胶质细胞（microglia）等。

2. 吞噬和杀菌过程 一般分为趋化、接触识别、吞入、杀灭四个阶段。

（1）趋化阶段：致病菌侵入机体后，可刺激吞噬细胞、内皮细胞、皮肤角质细胞、成纤维细胞等产生趋化因子（chemokine），趋化中性粒细胞和单核吞噬细胞穿过毛细血管壁定向聚集到炎症部位。

（2）接触识别阶段：吞噬细胞主要通过其细胞表面的受体与致病菌接触识别。中性粒细胞上的CD14 分子可直接结合致病菌的脂多糖或间接结合革兰氏阴性菌脂多糖与血清中的脂多糖结合蛋白（lipopolysaccharide binding protein，LBP），而形成 LPS-LBP 复合物。

（3）吞入阶段：吞噬细胞接触致病菌后，细胞膜内陷同时伸出伪足将致病菌包围并摄入细胞质内，形成由部分胞膜包绕成的吞噬体（phagosome），此为吞噬（phagocytosis）。

（4）杀灭阶段：当吞噬体形成后，吞噬细胞中的溶酶体（lysosome）便与之靠近、接触，两者融合为吞噬溶酶体（phagolysome）。吞噬细胞在吞噬的过程中产生大量乳酸，使吞噬溶酶体酸化，从而抑制致病菌的生长，并增强多种溶酶体酶的活性。

3. 吞噬作用的后果　吞噬细胞吞噬致病菌后,根据致病菌种类、毒力和宿主免疫力的不同,其后果包括完全吞噬和不完全吞噬。

(1) 完全吞噬:正常情况下,大多数细菌会被吞噬、杀灭。如化脓性球菌被吞噬后,一般5~10分钟死亡,30~60分钟被裂解。

(2) 不完全吞噬:某些胞内寄生菌(如结核分枝杆菌、麻风分枝杆菌、布鲁菌、伤寒沙门菌、嗜肺军团菌等)虽被吞噬细胞吞噬却未被杀死,反而在吞噬细胞内得到保护,免受机体体液中非特异性抗菌物质、特异性抗体或抗菌药物等的作用。有的致病菌甚至能在吞噬细胞内生长繁殖,导致吞噬细胞死亡或随游走的吞噬细胞经淋巴液或血液扩散到机体其他部位,引起感染的扩散。

## 【知识拓展】

### 自噬(autophagy)

1962年,Ashford和Porter发现细胞存在不同于细胞凋亡的自噬性细胞死亡的现象,并提出"自噬"的新定义。自噬指从粗面内质网的无核糖体附着区脱落的双层膜包裹部分细胞质和细胞内需降解的细胞器、蛋白质等成分形成自噬体(autophagosome),并与溶酶体融合形成自噬溶酶体,降解其所包裹的内容物,以实现细胞本身的代谢需要和某些细胞器的更新。在发生细菌感染时,自噬表现为"双刃剑"作用。一方面宿主通过自噬清除细菌,另一方面某些细菌(如胞内菌结核分枝杆菌)通过诱导宿主细胞的自噬而促进自身存活。

细胞也可以通过自噬/溶酶体途径发挥固有免疫应答效应,并通过自噬及其形成的自噬体参与抗原提呈过程。

(三) 体液因素

正常体液和组织中含有多种杀伤或抑制致病菌的物质,常配合其他杀菌因素发挥作用。

1. 溶菌酶(lysozyme)　主要来源于吞噬细胞,广泛分布于血清、唾液、泪液、鼻涕等体液和分泌液中。可以直接作用于革兰氏阳性菌的胞壁肽聚糖,使之裂解而溶菌。因革兰氏阴性菌的肽聚糖外尚有外膜层包围而对溶菌酶不敏感,若同时存在相应抗体,则溶菌酶也可破坏革兰氏阴性菌。

2. 补体(complement)　是存在于正常血清、组织液中的一组蛋白质,由巨噬细胞、肠上皮细胞、肝细胞和脾细胞等产生。补体通过酶促反应激活后才能发挥其生物学活性。

3. 防御素　主要存在于中性粒细胞的嗜天青颗粒中,人的肠细胞中亦有。防御素是一类重要的内源性抗菌肽,具有稳定的分子结构和多种生物活性,是机体固有免疫的重要组成部分。

## 二、适应性免疫

适应性免疫又称为获得性免疫(acquired immunity)或特异性免疫(specific immunity),是个体出生后,在生活过程中与致病菌及其毒性代谢产物等抗原物质接触后产生的一系列免疫防御功能。其主要特点是:①后天获得,不是生来就有,不能遗传给后代,需个体自身接触抗原(感染或接种疫苗)后形成,产生需一定时间,一般是10~14日;②有明显的特异性,即机体接受某一抗原刺激后产生的免疫力,只能对该抗原起作用,而对其他抗原不起作用;③具有免疫记忆,再次接触相同抗原刺激,其免疫强度可明显增加,反应更为迅速。适应性免疫是在固有免疫的基础上建立起来的。

固有免疫只能识别为数不多的具有病原相关分子模式的致病菌,而适应性免疫能识别不同种类的致病菌。根据参与的细胞类型和效应机制不同,适应性免疫分为体液免疫(humoral immunity)、细胞免疫(celluar immunity)和黏膜免疫(mucosal immunity)。

(一) 体液免疫

体液免疫是指当B细胞受某些致病菌和(或)其毒性产物刺激后,在抗原提呈细胞和$CD4^+$ Th2细胞的辅助下,活化、增殖、分化为浆细胞并合成和分泌特异性抗体,由抗体发挥免疫效应的应答,主要作用于胞外菌及其毒素。根据致病菌的性质、进入途径、应答过程等不同,浆细胞可合成和分泌IgG、IgM、IgA、IgE和IgD五类免疫球蛋白(抗体)。其中IgG含量最高,是抗感染的主力军。根据它们在抗菌免疫中的作用,可分为抗外毒素抗体(抗毒素)和抗菌抗体(调理素)。

（二）细胞免疫

细胞免疫是指 T 细胞受致病菌等抗原刺激后，可分化增殖为致敏的 CD4$^+$ Th1 细胞和细胞毒性 T 细胞（cytotoxic T cell，CTL），并由其发挥免疫效应的应答，主要抵御胞内菌感染。

（三）黏膜免疫

黏膜是致病菌入侵机体的主要途径之一，黏膜免疫对于清除通过黏膜感染的致病菌非常关键。黏膜免疫系统（mucosal immune system，MIS）又称为黏膜相关淋巴组织（mucosal - associated lymphoid tissue，MALT）。机体近 50％的淋巴组织分布于黏膜免疫系统，MALT 不仅是机体重要的防御屏障，而且是发生局部特异性免疫应答的主要部位。

### 三、抗细菌免疫的特点

根据致病菌与宿主细胞的关系，致病菌可分为胞外菌（extracellular bacteria）和胞内菌（intracellular bacteria）。

（一）抗胞外菌感染的免疫

胞外菌指寄居在宿主细胞外的血液、淋巴液、组织液等体液中的细菌。人类的多数致病菌属于胞外菌。胞外菌主要通过产生外毒素、内毒素等毒性物质和引起炎症反应而致病。在抗胞外菌感染的免疫中固有免疫有一定的防御作用，而体液免疫起主要作用，通过抗体和补体的调理作用发挥杀菌作用及抗毒素中和外毒素作用，从而达到抗胞外菌感染的目的。

1. 吞噬细胞的作用 中性粒细胞在对胞外菌尤其是化脓性细菌的吞噬、杀灭中起重要作用。其杀菌机制主要为：① 在无氧条件下，通过乳酸、溶菌酶、乳铁蛋白等杀灭细菌；② 在有氧条件下，通过 $H_2O_2$ 和髓过氧化物酶杀菌。

2. 抗体和补体的作用

（1）阻止致病菌黏附：黏膜免疫系统分泌的 SIgA 可与黏膜表面的致病菌、毒素等抗原物质结合，可阻止致病菌在其黏膜表面黏附与定植而避免发生感染。

（2）调理吞噬：IgG 抗体的 Fab 段与致病菌抗原结合，通过 Fc 段与吞噬细胞表面的 Fc 受体结合，促使吞噬细胞对致病菌的吞噬和杀灭。补体活化产物 C3b 等能非特异性地覆盖于致病菌表面，与吞噬细胞表面的 C3b 受体结合起到调理作用。

3. 细胞免疫的作用 参与抗胞外菌免疫的 T 细胞主要是 CD4$^+$ Th2 细胞，除辅助 B 细胞产生特异性抗体外，还可分泌多种细胞因子而引起局部炎症，促进吞噬细胞的吞噬和杀伤，招募活化中性粒细胞等。

（二）抗胞内菌感染的免疫

胞内菌指侵入机体后，进入并在宿主细胞内繁殖的细菌。胞内菌分兼性胞内菌和专性胞内菌两类。兼性胞内菌主要在宿主细胞内生长繁殖，在细胞外适宜环境中也可生存和繁殖，如结核分枝杆菌、麻风分枝杆菌、伤寒沙门菌、布鲁菌、嗜肺军团菌和李斯特菌等，它们主要寄居在人体单核吞噬细胞中。专性胞内菌则不论在宿主体内或体外，都只能在活细胞内生长繁殖，如衣原体和立克次体等，它们主要寄居在人体的血管内皮细胞和上皮细胞内，有时亦存在于单核吞噬细胞内。

由于特异性抗体不能进入细胞内发挥作用，故抗胞内菌感染主要依靠细胞免疫。

## 本 章 小 结

细菌的致病力构成包括毒力、侵入数量和侵入门户，其中毒力包括侵袭力和毒素。毒素分为外、内毒素。外毒素对组织器官有严格的选择性。据此分为神经毒素、细胞毒素、肠毒素，外毒可以制备类毒素。内毒素（LPS）为革兰氏阴性菌细胞壁组分，各种菌 LPS 毒性效应基本相同，不能制成类毒素。细菌侵入机体能否引起感染性疾病，主要取决于细菌致病力与宿主免疫力的对比，形成不同的感染类型，即隐性感染、潜伏感染、显性感染、带菌状态。显性感染，临床上表现出典型症状，根据病情缓急分为急性感染和慢性感染；按感染部位可分为局部感染和全身感染。

（李秀真）

# 第六章

## 医学微生态学与医院内感染

【学习目标】

知识目标：能够列举微生态失调的主要原因和防范措施；总结归纳医院内感染的危险因素与控制策略。

能力目标：能够具体分析判断微生物失调症、医院内感染的病因，采取正确治疗策略。

素质目标：树立医疗行为规范和无菌操作的理念。建立宏观与微观相统一的辩证唯物观。

微生态学（microecology）是一门研究微生物与微生物、微生物与宿主、微生物和宿主与外界环境之间相互依存、相互制约的学科；也是一门研究微观生态平衡（eubiosis）、生态失调（dysbiosis）与生态调整（ecological adjustment）的学科。医学微生态学（medical microecology）是研究寄居于人体的正常微生物群（normal microbiota）与人体及周围环境之间相互关系的学科。正常微生物群在正常情况下对人体无害，但在特定条件下，可成为条件致病菌（conditioned pathogen）或机会致病菌（opportunistic pathogen）从而引起机会性感染（opportunistic infection）。机会性感染多见于医院内感染（nosocomial infection）。

## 第一节　正　常　菌　群

### 一、正常菌群及其分布

自然界中存在着大量各种各样的微生物。人类与自然界接触密切，正常人体的体表及其与外界相通的口腔、鼻咽腔、肠道、泌尿生殖道等各类腔道中存在着一定数量及不同种类的微生物，这些在正常情况下对机体非但无害，而且有益的微生物，称为正常微生物群，通称为正常菌群（normal flora）。一个健康成人约由 $10^{13}$ 个组织细胞组成，而体表和各类腔道内定植的细菌高达 $10^{14}$ 个，相当于人体自身细胞的 10 倍。人体携带的微生物主要在肠道，占人体微生物总量的 75%～80%，而粪便干重的 1/3 是微生物。正常菌群分为原籍菌群（autochthonous flora）与外籍菌群（allochthonous flora），原籍菌群又称为固有菌群（indigenous flora）或常住菌，外籍菌群又称为过路菌。原籍菌群与宿主细胞接触愈密切，其生理作用愈明显，对宿主愈有保护作用；反之，外籍菌群对宿主细胞接触愈密切，其致病作用愈明显，对宿主愈有损伤和侵袭作用。人体各部位的正常菌群种类和数量存在较大差异（表 6-1），而且某些组织器官在正常情况下是无菌（微生物）的，即使细菌偶尔侵入血流和组织器官，也可由非特异性免疫功能如 NK 细胞将其清除。

表 6-1　人体各部位常见的正常菌群种类

| 部位 | 正常菌群种类 |
| --- | --- |
| 皮肤 | 葡萄球菌、类白喉棒状杆菌、铜绿假单胞菌、丙酸杆菌、白假丝酵母菌、非致病性分枝杆菌 |
| 口腔 | 葡萄球菌、甲型和丙型链球菌、肺炎链球菌、非致病性奈瑟菌、卡他布兰汉菌、乳杆菌、类白喉棒状杆菌、放线菌、螺旋体、白假丝酵母菌、梭杆菌 |
| 鼻咽腔 | 葡萄球菌、甲型和丙型链球菌、肺炎链球菌、非致病性奈瑟菌、卡他布兰汉菌、类杆菌、流感嗜血杆菌、铜绿假单胞菌 |
| 外耳道 | 葡萄球菌、类白喉棒状杆菌、铜绿假单胞菌、非致病性分枝杆菌 |

续 表

| 部位 | 正常菌群种类 |
|---|---|
| 眼结膜 | 葡萄球菌、干燥棒状杆菌、非致病性奈瑟菌 |
| 胃 | 一般无菌 |
| 肠道 | 大肠埃希菌、产气肠杆菌、变形杆菌、铜绿假单胞菌、葡萄球菌、肠球菌、类杆菌、产气荚膜梭菌、破伤风梭菌、双歧杆菌、真杆菌、乳杆菌、白假丝酵母菌 |
| 尿道 | 葡萄球菌、类白喉棒状杆菌、非致病性分枝杆菌 |
| 阴道 | 乳杆菌、大肠埃希菌、阴道棒状杆菌、表皮葡萄球菌、白假丝酵母菌 |

## 二、正常菌群的生理作用

正常菌群对维持微生态平衡起重要作用,其生理作用有生物拮抗、营养、免疫、抗衰老及抗肿瘤等作用。

1. 生物拮抗　病原菌侵犯人体,首先需突破皮肤和黏膜的生理屏障作用(第一道防线)。正常菌群不仅能阻止病原菌突破皮肤和黏膜的生理屏障侵袭机体,而且能维持正常菌群内部的平衡,以保护机体免受病原菌感染。如用鼠伤寒沙门菌攻击小鼠,约需 10 万个活菌才能致其死亡,若预先口服链霉素以杀死或抑制正常菌群,则口饲 10 个活菌就能致死。人体肠道内专性厌氧菌占正常菌群总量的99%,包括双歧杆菌在内的内源性专性厌氧菌(原籍菌群)具有限制肠道中潜在致病菌(外籍菌群)数量的能力,即对潜在致病菌在肠道内定植的阻抗力,简称为定植抗力(colonization resistance force)。

2. 营养作用　正常菌群参与宿主的物质代谢、营养转化和合成,主要表现在氮的利用、糖的代谢以及维生素的合成上。如肠道中的大肠埃希菌能合成维生素 K 和 B 族维生素,除供其自需外,尚有多余可为人体所吸收利用,若患者选用的抗生素能杀伤大肠埃希菌,则患者将发生此类维生素的缺乏;双歧杆菌(Bifidobacterium)和乳杆菌(Lactobacillus)则能合成尼克酸、叶酸、烟酸与 B 族维生素供人体利用。

3. 免疫作用　正常菌群作为抗原既能促进机体免疫器官的发育,亦可刺激机体免疫系统发生免疫应答,产生的免疫效应物质如 SIgA、效应 T 细胞对具有交叉抗原组分的病原菌有一定程度的抑制或杀灭作用。双歧杆菌和乳杆菌对机体具有免疫调节作用,它们可不同程度地增强机体天然免疫和获得性免疫功能。双歧杆菌能诱导肠道淋巴结产生 SIgA,阻断潜在致病菌对肠黏膜上皮细胞的黏附和穿透作用;双歧杆菌还能激活固有层 CD4$^+$T 细胞,使其活化产生 IFN-γ,然后激活巨噬细胞。

4. 抗衰老作用　正常菌群中的双歧杆菌和乳杆菌均具有抗衰老作用。健康母乳喂养的小儿肠道中,双歧杆菌约占肠道菌群的 98%;成年后双歧杆菌数量大减,代之以其他菌群;进入老年后,产生 $H_2S$ 和吲哚的芽胞杆菌、产气杆菌数量增多,吸收这些有害物质后,可加速机体的衰老过程。

5. 抗肿瘤作用　正常菌群具有一定的抗肿瘤作用,但其作用机制尚未完全阐明。双歧杆菌和乳杆菌均可抑制肿瘤,其可能的作用机制为:①通过自身产生的多种酶类将某些致癌物或前致癌物转化成无害物质;②通过激活巨噬细胞等发挥细胞免疫功能而抑制肿瘤。

## 三、条件致病菌与菌群失调

通常情况下,正常菌群具有相对稳定性,但在特定条件下,正常菌群与宿主间的生态平衡可被打破,形成生态失调而导致疾病,这类微生物称为条件致病菌或机会致病菌。通常情况下原本不致病的正常菌群转变为条件致病菌的特定条件有:① 寄居部位的改变,如大肠埃希菌从原来寄居的肠道进入泌尿生殖道,或手术时通过切口进入腹腔、血流等。② 宿主免疫功能低下,应用大剂量皮质激素、抗肿瘤药物或放射治疗时,可造成机体局部或全身性免疫功能降低,从而使某些正常菌群在寄居部位可以穿透黏膜屏障,进入组织或血流,出现各种病症,严重时可导致败血症甚至死亡。③ 菌群失调,菌群失调(dysbacteriosis)是指宿主某部位正常菌群中各种微生物的数量与比例发生较大幅度变化而出现的微生态不平衡状态。由此产生的一系列临床表现,称为菌群失调症或菌群交替症(microbial selection and substitution)。

菌群失调往往可引起二重感染(superinfection),即在使用抗菌药物治疗原有感染性疾病过程中,因发生菌群失调而诱发另一种病原菌感染称为二重感染。二重感染主要是由于长期或大量应用广谱抗生素后,大多数正常菌群被杀死或抑制,而原来处于劣势的少数条件致病菌或外源性耐药菌趁机大量繁殖而致病。引起二重感染的常见菌有金黄色葡萄球菌、白假丝酵母菌和某些革兰氏阴性杆菌,临床表现为假膜性肠炎、肺炎、鹅口疮、尿路感染或败血症等。若发生二重感染,除停用原来的抗菌药物外,应分离培养检材中的优势菌,并进行药物敏感试验,以选用合适的抗菌药物,同时使用微生态调节剂(microecological modulator)用于调整正常菌群的种类和数量,加快恢复微生态平衡。

# 第二节 微生态平衡与失调

正常微生物群与宿主之间相互依存、相互制约,这种状态处于动态变化中,并保持平衡状态,称为微生态平衡。当这种平衡状态被打破时,即由微生态平衡转化为微生态失调。微生态平衡与失调是可以互相转化的,若处于微生态平衡状态时,对人体有益;反之,若处于微生态失调状态时,则对人体有害。微生态平衡是微生态学中的核心问题,只有对微生态平衡有了正确的认识,才能正确地了解微生态失调,并采取合理的防治微生态失调的措施,使微生态失调重新恢复平衡。

## 一、微生态失调的主要原因

导致微生态失调的原因很多,包括使正常菌群转变为机会致病菌的特定条件,但主要是放射线、抗生素及宿主解剖结构改变的作用。

（一）放射线

1. 宿主方面　人或动物在接受一定量的放射线后,自然防御机制遭到破坏,呼吸道、肠道的微生物增加,吞噬细胞的功能与数量以及淋巴屏障的功能均降低,血清中非特异性杀菌机制的作用减弱或消失,免疫应答能力遭到明显破坏。放射线照射后对动物组织、器官和血液进行检查,结果均发现微生物,表明宿主已失去维持微生态平衡的能力。

2. 微生物方面　放射线照射后,微生物有耐药性增强及毒力增强之表现。

（二）抗生素

抗生素对微生态失调的促进作用主要表现在以下三个方面:① 长期或大量应用广谱抗生素后,可引起菌群失调;② 在广谱抗生素作用下,通过突变与选择,可促进某些正常菌群对抗生素耐药性的增加;③ 内源性感染转变为外源性感染。如医院内感染中,许多内源性感染的病因菌已显示出外源性感染的特征,而且呈现流行趋势。

（三）宿主解剖结构改变

一切破坏宿主正常解剖或生理结构的措施都可引起微观生态环境的变化或破坏,从而引起微生态失调。在消化外科,对各种器官的手术干预或截除都可导致微生态失调,如消化不良、吸收障碍、贫血、低蛋白血症等。

## 二、微生态失调的防治措施

人体微生态失调的防治措施应从环境、宿主和正常菌群等三方面因素的相互关系进行考虑。

（一）保护生态环境

1. 保护宏观生态环境　主要是防止空气、水及土壤的污染。

2. 保护微观生态环境　在微生态失调的防治过程中,应尽量找出来自宿主的影响正常菌群生长繁殖的微观生态环境因素。

（二）增强机体免疫力

营养失调或营养不良是造成机体免疫力下降的重要原因之一,也是破坏微生态平衡的因素之一。因此,应该合理调配饮食,养成科学的膳食习惯,以增强机体的免疫力。

（三）合理使用抗生素

随着抗生素的广泛应用,抗生素的弊端亦越来越明显,由于抗生素的筛选作用,杀死了大量的敏感菌,使耐药性菌株不断增加并泛滥成灾;破坏了微生态平衡,引起微生态失调而导致二重感染。

（四）应用微生态调节剂

微生态调节剂对提高机体免疫功能以及改善微观生态环境,具有良好的预防及治疗作用。最常见的是活菌制剂,利用对宿主无害甚至有益的活菌来拮抗潜在致病菌,纠正菌群失调,具有部分取代抗生素的作用,一般不与抗生素合用。

## 【知识拓展】

### 菌群移植技术

菌群移植技术是指将健康人粪便中的功能菌群,移植到患者的肠道,通过重建肠道菌群治疗或改善诸如抗生素相关性腹泻、炎症性肠病、某些肿瘤、自闭症、糖尿病、脂肪肝等肠道菌群相关性疾病。菌群移植技术是近年出现的新理念和新技术,也是转化医学领域的热点。

# 第三节　医院内感染

医院内感染又称为医院感染(hospital infection)或医院内获得性感染(hospital acquired infection),是指任何人群在医院活动期间发生的感染或疾病。住院前获得的感染或住院时正处于疾病的潜伏期,在住院后始发病者不能视为医院内感染,除非病原菌有所改变;反之,住院期间获得的感染,在出院后才发病者仍为医院内感染。

医院内感染严重威胁住院患者的身心健康和预后,因此,控制医院内感染是现代化医院管理质量的重要目标之一。此外,随着医疗高新技术的出现,如器官移植及某些高难度外科手术,往往由于难以控制的医院内感染而失败。因此,医院内感染已成为现代医学发展的重大障碍。

## 一、医院内感染的分类

医院内感染可按病原体来源、感染部位及微生物种类等进行分类,一般采用前两种方法分类。

1. 按病原体来源分类　医院内感染可分为内源性医院内感染和外源性医院内感染两大类。

（1）内源性医院内感染:内源性医院内感染(endogenous nosocomial infection)又称为自身医院内感染(autogenous nosocomial infection)或自身感染(self - infection),是指患者在医院内由于某种原因使自身寄居的正常菌群转变为机会致病菌而发生的感染。

（2）外源性医院内感染:外源性医院内感染(exogenous nosocomial infection)又称为交叉感染(cross infection),是指患者遭受医院内非自身存在的各种病原体侵袭而发生的感染。这种感染包括从患者到患者、从患者到医护人员和从医护人员到患者的直接感染,或通过污染的生活物品、医护用品及诊疗设备等对人体的间接感染,或通过外环境(如空气)获得的感染,即所谓的环境感染(enviromental infection)。

外源性医院内感染的病原体主要来自其他患者或带菌者,其次来自周围环境。① 大部分外源性医院内感染是通过人与人之间传播的。患者在疾病的潜伏期一直到病愈后的恢复期内,都有可能将病原体传播给其他人。② 某些健康带菌者或恢复期带菌者是很重要的感染源,因其不出现临床症状,故不易被人们察觉,其危害性有时甚至超过患者。脑膜炎奈瑟菌、白喉棒状杆菌等感染可出现健康带菌者;伤寒沙门菌、痢疾志贺菌等感染可出现恢复期带菌者。

2. 按感染部位分类　医院内感染广泛分布于身体各部位及组织器官,而不同医院其医院内感染发生部位分布不同。根据医院内感染发生的部位可分为呼吸系统、泌尿系统、消化系统等,有 13 个大类。

## 二、医院内感染的危险因素与控制措施

导致医院内感染的决定因素称为医院内感染的危险因素。从一定意义上讲,控制医院内感染的危险因素就是控制感染最有力和最有效的措施。

1. 抗生素　抗生素的不合理使用是引起医院内感染的主要危险因素。抗生素应用时间越长、种类越多,尤其是广谱抗生素,就越容易出现医院内感染,甚至导致深部真菌感染。病原学诊断及药物敏感试验是合理使用抗生素的前提,也是保障患者尽快康复的条件。在使用抗生素的同时,要考虑到

患者住院时间的长短、身体状况、感染部位、已用过的抗生素种类,以及医院内病原菌的耐药性和流行趋势等。

2. 侵袭性操作 临床上各种侵袭性操作中以使用呼吸机的患者发生医院内感染率最高(与空气中微生物数量有关);其次是气管切开、气管插管,气管插管可引起咽喉部的微生物沿气管插管侵入其前部的无菌气管内;再次是泌尿系统感染,泌尿道、尿路感染与导尿管的留置有关。医护人员的无菌操作不严格或器械消毒不彻底,往往可导致交叉感染。

3. 易感人群 近年来,随着社会老龄化,老年患者发生医院内感染的几率也逐年增高,老年人已成为医院内感染的高危人群。因为老年患者的主要器官功能退化,生理防御能力衰退,免疫力下降,即使是少量的病原体亦可导致感染发生。临床上常见免疫功能低下者易并发感染,尤其是恶性肿瘤、糖尿病、脑昏迷等危重症患者更为普遍,因此,在治疗原发疾病的同时,必须加强支持疗法,以增强患者机体的免疫力。

4. 患者住院时间 因为医院是各种病原微生物较为集中和较易流行的场所,所以住院时间越长,受感染机会则越多。医院内感染的病原菌多为耐药菌,不仅症状严重,而且治疗上困难重重。病房中感染患者与非感染患者共居一室,共用盥洗室,也可造成交叉感染。

5. 消毒隔离措施 医院的消毒隔离措施不严格是造成医院内感染的重要原因。医护人员接触患者的污染物品机会多,易将病原体通过手传递给其他患者,造成间接污染。医院应定期对门诊、各科室及病区进行消毒,采取适当的隔离措施。并通过检查能及时了解消毒不合格的项目,查找原因,重新消毒,合格后再使用。医院应加强培训,提高全体医护人员的无菌观念和消毒隔离的操作水平。

# 本 章 小 结

微生态平衡与微生态失调是医学微生态学主要研究内容之一,从细胞水平或分子水平上研究了微生物、宿主、环境三者之间相互依存、相互制约的关系。医院内感染是全球医院面对的一个公共卫生问题,在抗生素、激素等药物应用广泛、介入性医疗技术发展迅速的背景下,医院内感染的预防与控制具有非常重要的临床意义。

(李秀真)

# 第七章

## 细菌感染的诊断与防治

【学习目标】

  知识目标:能够回忆细菌感染性疾病标本的采集与送检原则。

  能力目标:运用细菌感染的检测方法以明确标本中致病菌的种属及其型别,应用人工主动免疫和被动免疫进行细菌感染性疾病的预防和治疗。

  素质目标:培养学生对细菌感染性疾病防治的良好职业精神与素养。

  进行细菌感染诊断的目的是明确标本中致病菌的种属及其型别,必要时进行动物试验和药物敏感试验等对感染性疾病进行病因诊断,以指导合理用药或开展感染性疾病的流行病学调查。细菌感染的诊断主要包括细菌学诊断(bacteriolgical diagnosis)、病原菌成分的检测和血清学诊断(serological diagnosis)。

  细菌感染性疾病的特异性预防可使用疫苗、类毒素等生物制品。细菌感染的治疗主要采用抗菌药物。

## 第一节　细菌感染的诊断

### 一、细菌学诊断

（一）标本的采集与送检

标本(specimens)的采集与送检是细菌学诊断的第一步,标本的质量直接关系到诊断结果的准确性。因此,应遵循以下原则:

1. 无菌操作　严格无菌操作,避免周围组织、器官或分泌物中的杂菌污染标本。盛放标本的容器和培养基应预先进行无菌处理。

2. 早期采集　尽量在使用抗菌药物之前和疾病早期采集标本。

3. 区别取材　应根据不同感染性疾病及感染性疾病的不同时期采集适宜的标本,如疑似性流行性脑脊髓膜炎的患者,可采取脑脊液、血液或出血瘀斑作为标本;疑似性伤寒患者在病程的 1～2 周内取血液,2～3 周时取粪便或尿液。应选择感染部位或病变明显的部位采集标本,如疑似性细菌性痢疾患者,应采集有脓血或黏液的粪便标本。

4. 尽快送检　采集的标本应尽快送检,若不能立即送检,应将标本置于特殊的转运培养基中,低温保存,以减缓致病菌死亡,阻止杂菌的过度生长。对脑膜炎奈瑟菌和淋病奈瑟菌等不耐寒冷的细菌标本应注意保温,条件允许时尽量床边接种。

5. 做好标记　详细填写化验单,写明患者姓名、标本名称、采集部位、检验项目等。

（二）直接涂片镜检

某些在形态、染色和排列上具有特征的病原菌,采集标本后可直接涂片染色后进行显微观察,具有初步诊断意义。如在脓液中发现呈葡萄串状排列的革兰氏阳性球菌可初步确定为葡萄球菌感染;在痰标本中检出细长略弯曲、有时呈分枝状的抗酸杆菌可初步诊断为结核分枝杆菌感染。但大多数病原菌不能通过直接涂片镜检作出诊断,需分离培养,得到可疑致病菌的纯培养物后再进行生化反应和血清学鉴定。

（三）病原菌的分离培养与鉴定

1. 分离培养　大多数病原性细菌不能依靠形态、排列方式和染色特性进行区分，需进行分离培养，即将标本在相应固体平板上进行画线接种，培养后分离出单菌落，获得病原菌的纯培养物，然后进行生化反应、血清学鉴定、药物敏感试验以及致病性检测等。由于各种细菌的生物学特性不同，所选用的培养基和培养方法等也不尽相同。

无菌部位的标本如血液、脑脊液等可直接接种于培养基；来自正常菌群部位的标本，应接种于选择或鉴别培养基。大多数病原菌接种后置 37 ℃孵育，经 18～24 小时即可形成肉眼可见菌落，幽门螺杆菌等通常需 2～3 日才形成菌落。结核分枝杆菌、布鲁菌等生长缓慢，需 3～4 周或 4～8 周才形成可见菌落。根据细菌所需要的营养、生长条件、菌落特征（形状、大小、颜色、质地、透明度及溶血情况等）可作初步鉴别，明确鉴定还需对纯培养物进行形态学染色特征、生化反应和血清学试验等分析。

2. 生化反应　不同细菌具有的酶系不同，故对营养物质的分解能力及其代谢产物也不尽相同。检测细菌对糖或蛋白质等的代谢作用和代谢产物的差异，借以区别和鉴定细菌，称为细菌的生化反应（biochemical reaction），如常用的单糖发酵试验、吲哚试验、甲基红试验等。生化反应对菌体形态、革兰氏染色特性和菌落特征相同或相似的细菌（如肠杆菌科的病原菌）的鉴定尤为重要。目前，微量、快速、半自动化或全自动化的细菌生化鉴定和药物敏感分析系统已应用于临床。如 VITEK - AMS 系统可鉴定细菌和真菌 200～300 种及近 100 种不同抗菌药物的敏感性测试。

3. 血清学试验　用含有已知特异性抗体的免疫血清，如霍乱弧菌、沙门菌等的特异性单价、多价诊断血清，可快速、准确地检测临床标本中微量的致病菌特异性抗原，并可进一步确定致病菌的血清群和血清型，是细菌学检验的常规方法。常用方法有酶联免疫吸附试验（enzyme - linked immunosorbent assay，ELISA）、凝集试验、免疫荧光技术等。

4. 动物实验　主要用于致病菌的分离与鉴定、细菌毒力检测等，但应注意选择对实验菌敏感的动物，常用实验动物有小鼠、豚鼠和家兔等。应根据细菌致病性及实验动物的特点选用不同的接种途径，常用接种途径有注射（皮内、皮下、腹腔、肌内、静脉、脑内）和灌胃等。如对可疑的葡萄球菌引起的食物中毒，可用残留食物等标本经肉汤培养后的滤液接种幼猫肠腔，观察其发病情况。动物实验一般不作为常规细菌学诊断。

5. 毒力检测　主要以动物实验测定其半数感染量（median infective dose，$ID_{50}$）或半数致死量（median lethal dose，$LD_{50}$），可经灌胃、注射（皮下、腹腔、静脉）等在实验动物体内进行，例如常用豚鼠体内中和实验测定白喉棒状杆菌是否产生白喉毒素。也可进行体外实验，如用 Elek 平板法测定白喉毒素或家兔结扎肠段测定肠产毒素性大肠埃希菌的不耐热肠毒素。

6. 药物敏感试验（antimicrobial susceptibility testing）　进行药物敏感试验的目的是了解病原菌对各种抗菌药物的敏感（或耐受）程度，以指导临床合理选用抗菌药物的微生物学试验。常用的药物敏感试验方法有扩散法、稀释法、E 试验等。扩散法是将受试菌接种在适当的培养基上，于一定条件下培养；同时将含有定量各种抗菌药物的纸片贴在培养基表面（或用不锈钢圈，内放定量抗菌药物溶液），培养一定时间后观察结果。由于致病菌对各种抗菌药物的敏感程度不同，在药物纸片周围便出现不同大小的抑制病原菌生长而形成的"空圈"，称为抑菌圈。抑菌圈大小与病原菌对各种抗菌药物的敏感程度成正比关系。稀释法包括液体稀释法和琼脂稀释法，是将抗菌药物稀释为不同浓度，作用于被检菌株，定量测定药物对细菌的最低抑菌浓度（minimal inhibitory concentration，MIC）及最低杀菌浓度（minimal bactericidal concentration，MBC）。E 试验是一种结合稀释法和扩散法的原理与特点测定微生物对抗菌药物的敏感度的定量检测技术。已有自动化药物敏感应用于临床。

## 二、病原菌成分的检测

1. 病原菌抗原的检测　利用已知的特异抗体测定有无相应的细菌抗原可以确定菌种或菌型。抗原检测的优点是特异性高、快速、敏感，且可检测标本中的微量抗原。即使患者应用抗生素治疗后，细菌生长被抑制，利用培养方法不能检出的细菌，因尚有特异抗原存在，在短期内仍可被检出，从而有助于明确病因。常用的方法有凝集试验（玻片凝集、协同凝集、间接血凝、乳胶凝集）、对流免疫电泳、酶免疫、放射免疫、荧光免疫技术等。例如,利用对流免疫电泳可检测细菌性脑膜炎患者脑脊液中的肺炎链球菌、脑膜炎奈瑟菌及流感嗜血杆菌等。

2. 病原菌核酸的检测 不同病原菌的基因组结构不同,可以通过测定细菌的特异性基因序列对病原菌作出鉴定。常用的方法主要有核酸分子杂交(nucleic acid molecular hybridization)技术、PCR(polymerase chain reaction)技术、基因芯片(gene chips)技术、DNA 指纹(finger printing)或图谱(profile)、16S rRNA 基因序列分析等。

### 三、血清学诊断

用已知的细菌或其特异性抗原,检测患者血清或其他体液中有无相应特异性抗体及其效价(titer)的动态变化,可作为某些感染性疾病的辅助诊断。由于多采取患者的血清进行试验,故这类方法通常称为血清学诊断。血清学诊断主要适用于抗原性较强、生化试验不易区别、难以培养或不能培养的致病菌,以及病程较长的感染性疾病。也可用于调查疫苗接种后的效果。

患者血清中抗体的出现,除与相应致病菌感染有关,亦可因受过该菌隐性感染或近期预防接种所致。因此,血清学诊断中,最好采取患者急性期和恢复期双份血清,若抗体效价明显高于健康人群的水平或随病程而递增才有诊断价值。当恢复期的抗体效价比急性期升高 4 倍或 4 倍以上时,可区别既往感染或现症感染。若患者在疾病早期应用抗菌药物或患者免疫功能低下等情况,感染后抗体效价可无明显升高。

常用于细菌感染的血清学诊断方法有玻片或试管凝集试验(诊断肠热症的肥达试验、诊断立克次体的外斐试验等)、乳胶凝集试验(诊断脑膜炎奈瑟菌、流感嗜血杆菌等)、中和试验(辅助诊断链球菌感染后风湿热的抗链球菌溶血素 O 试验等)、补体结合试验(诊断 Q 热柯克斯体等)和 ELISA。

### 四、其他检测法

随着现代科学与技术的发展,出现了一些新型的细菌检测技术。如气相色谱法鉴别厌氧性细菌;$^{13}$C 或 $^{14}$C 呼气试验检查幽门螺杆菌感染;质谱分析法鉴定临床培养物中的细菌和真菌,并可对药物敏感性和耐药机制进行分析。

## 第二节 细菌感染的防治

细菌感染的防治主要包括特异性防治和药物防治两个方面。特异性防治是通过人工免疫方法(人工主动免疫和人工被动免疫)使机体获得特异性免疫力,具有针对性地防治某些细菌的感染;药物防治则是选用一些抗菌药物治疗细菌感染。

### 一、人工主动免疫

人工主动免疫(artificial active immunization)是将疫苗(vaccine)或类毒素(toxoid,anatoxin)接种于人体,使之产生获得性免疫力的一种防治微生物感染的措施,主要用于预防。

类毒素是细菌的外毒素经甲醛处理后,失去毒性而仍保留其免疫原性,能刺激机体产生保护性免疫的生物制剂。

疫苗是利用各种微生物制备的用于预防相应传染病的抗原性生物制品。常用的疫苗有以下几种:

1. 灭活疫苗(inactivated vaccine) 又称为死疫苗,是将病原菌经人工大量培养后,用理化方法将其杀死,但仍保留其抗原性而制成的生物制品。常用的灭活疫苗有伤寒、百日咳、钩端螺旋体病、斑疹伤寒、Q 热、鼠疫等疫苗。

2. 减毒活疫苗(attenuated vaccine) 是通过毒力变异或人工选择法(如温度敏感突变株)而获得的减毒或无毒株。例如,将牛结核分枝杆菌在人工培养基上经 13 年 230 次传代后获得的卡介苗(Bacillus Calmette - Guerin vaccine,BCG)。

灭活疫苗与减毒活疫苗的区别如表 7-1 所示。

表 7-1 灭活疫苗与减毒活疫苗的区别

| 区别点 | 灭活疫苗 | 减毒活疫苗 |
| --- | --- | --- |
| 制备方法 | 用理化方法杀死病原菌 | 毒力变异或人工选择法 |
| 疫苗稳定性 | 相对稳定 | 相对不稳定 |
| 保存 | 易保存,4 ℃条件下 1 年 | 不易保存,4 ℃存活 2 周,真空冻干可长期保存 |
| 接种量及次数 | 量较大,2～3 次 | 量较小,1 次 |
| 免疫维持时间 | 0.5～1 年 | 2～5 年,甚至更长 |
| 体液免疫 | IgG | IgG、IgA |
| 细胞免疫 | 差 | 良好 |
| 毒力恢复 | 无 | 可能(但少见) |

3. 亚单位疫苗(subunit vaccine) 是指不含核酸,仅含能诱发机体产生免疫应答的微生物蛋白或表面抗原的疫苗。如肺炎链球菌、脑膜炎奈瑟菌、流感嗜血杆菌的荚膜多糖,钩端螺旋体和疏螺旋体的外膜蛋白等。

4. 基因工程疫苗(engineering vaccine) 利用基因重组技术把编码病原菌保护性抗原表位的基因导入原核或真核细胞表达系统后,所表达的保护性抗原。如含有宋内志贺菌表面抗原质粒的伤寒沙门菌Ty21a 重组疫苗。

近年来出现了核酸疫苗(nucleic acid vaccine)、转基因植物疫苗(plant vaccine)和治疗性疫苗(therapeutic vaccine)等,但大多处于实验研究阶段。

## 二、人工被动免疫

人工被动免疫(artificial passive immunization)是注射含有特异性抗体的免疫血清、纯化免疫球蛋白、细胞因子或致敏的免疫细胞等,使机体立即获得特异性免疫的一种措施,主要用于治疗或紧急预防。

1. 抗毒素(antitoxin) 一般用细菌类毒素多次免疫马,使之产生高效价抗毒素后采血,提取其免疫球蛋白,精制成抗毒素制剂。抗毒素能中和相应的外毒素,但注射前必须先做皮肤试验,必要时可采用脱敏疗法。抗毒素只能中和游离的外毒素,用抗毒素做人工被动免疫时,应坚持早期、足量原则。

2. 免疫球蛋白(immunoglobulin) 有胎盘丙种球蛋白(placetal gamma globulin)和血清丙种球蛋白(serum gamma globulin)。免疫球蛋白主要用于某些疾病的紧急预防及烧伤患者细菌感染的预防,也可用于长期化疗或放疗的肿瘤患者,以预防常见致病菌的感染。

## 三、细菌感染的治疗

主要采用抗菌药物治疗细菌感染。抗菌药物主要包括人工合成的磺胺、喹诺酮类化学药物和微生物合成的抗生素。但自从 20 世纪 80 年代,越来越多的细菌对抗生素产生耐药性甚至多重耐药性,抗菌治疗面临严重问题。因此,合理使用抗菌药物至关重要。

## 本 章 小 结

细菌性感染疾病的标本采集与送检的原则是无菌操作、早期采集、区别取材、尽快送检并做好标记。细菌感染的诊断方法主要包括细菌学诊断、病原体成分检测和血清学诊断。细菌感染的特异性预防方法包括人工主动免疫和人工被动免疫。

(李波清)

# 第二篇

细菌学各论

# 第八章
## 化脓性球菌

【学习目标】

    知识目标:区分葡萄球菌和链球菌的致病物质,并据此分析其所致疾病;识别葡萄球菌、链球菌和奈瑟菌的生物学性状。

    能力目标:正确实施淋病奈瑟菌的标本采集和分离鉴定;应用正确的防治措施对葡萄球菌、链球菌、奈瑟菌引起的化脓性感染进行控制。

    素质目标:引起对细菌耐药问题重视,建立合理用药理念。

    球菌(coccus)是细菌中的一个大类。根据革兰氏染色特性结果的不同,分为革兰氏阳性和革兰氏阴性两类。革兰氏阳性球菌有葡萄球菌属、链球菌属和肠球菌属;革兰氏阴性球菌有奈瑟菌属。对人类有致病性的病原性球菌(pathogenic coccus)主要引起化脓性炎症,常导致皮肤、皮下软组织、深部组织的化脓性感染乃至内脏器官的脓肿,也能引起脓毒血症,故又称为化脓性球菌(pyogenic coccus)。

# 第一节　葡萄球菌属

    葡萄球菌属(Staphylococcus)细菌为一群革兰氏阳性球菌,常堆聚成葡萄串状,故名葡萄球菌。其广泛分布于自然界,如空气、水、土壤、物品、人和动物的皮肤及与外界相通的腔道中。大部分是不致病的腐生菌和人体正常菌群。有些人的皮肤和鼻咽部可能携带致病性葡萄球菌,鼻咽部带菌率一般为20%～50%,医务人员的带菌率更高,可达70%,且多为耐药菌株,是医院内感染的重要传染源。金黄色葡萄球菌(S. aureus)是最常见的化脓性球菌,可引起皮肤黏膜及多种组织器官的化脓性炎症,由该菌所致的败血症或脓毒血症仍居首位。此外,金黄色葡萄球菌对青霉素 G 的耐药菌株高达90%以上。

## 一、生物学性状

### (一)形态与染色

葡萄球菌呈球形或略呈椭圆形。直径为 0.5～1.5 μm,平均为 1 μm。典型的葡萄球菌排列呈葡萄串状(图 8-1),是因为葡萄球菌繁殖时向多个平面不规则分裂所致。固体培养基上生长的细菌一般呈典型排列;在脓汁和液体培养基中可见到单个、成双、四联体或短链状排列的葡萄球菌。无鞭毛,无芽胞,体外培养一般不形成荚膜。革兰氏染色为阳性,但衰老、死亡、被中性粒细胞吞噬或在抗菌药物作用下也可表现为革兰氏阴性。

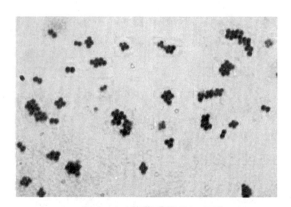

**图 8-1　葡萄球菌(×1 000)**

### (二)培养特性

葡萄球菌兼性厌氧或需氧。营养要求不高,在普通基础培养基上生长良好。最适生长温度为 37 ℃。最适 pH 为 7.4。在肉汤培养基中呈均匀混浊生长,管底稍有沉淀。在普通琼脂平板上形成圆形、隆起、表面光滑、湿润、边缘整齐、不透明的菌落,其直径在 2 mm 左右。可产生脂溶性色素,菌落因菌种不同而出现金黄色、白色或柠檬色等色素,培养基不着色。厌氧或肉汤培养基中培养的葡萄球菌不产生色素。在血琼脂平板上,致病性菌株菌落周围形成明显的完全透明溶血环(β溶血)。

（三）生化反应

葡萄球菌可产生过氧化氢酶,因而触酶试验阳性。多数菌株能分解葡萄糖、麦芽糖和蔗糖,产酸不产气。致病株能分解甘露醇。

（四）抗原构造

葡萄球菌抗原成分复杂,已发现的抗原有 30 种以上,其中以葡萄球菌 A 蛋白较为重要,此外还有荚膜多糖抗原和多糖抗原。

1. 葡萄球菌 A 蛋白(staphylococcal protein A,SPA)　是存在于细菌细胞壁的一种单链多肽,与胞壁肽聚糖呈共价结合。动物来源的菌株一般无 SPA,而来源于人的菌株多产生此抗原,但不同菌株间含量相差悬殊。90％以上的金黄色葡萄球菌菌株有此抗原。SPA 可与人类 IgG1,IgG2 和 IgG4 的 Fc 段非特异性结合,而 IgG 分子的 Fab 段仍能与相应抗原分子发生特异性结合。采用含 SPA 的葡萄球菌作为载体,结合特异性抗体后,可进行简易、快速的协同凝集试验,用于多种微生物抗原的检测。SPA 可与吞噬细胞竞争 IgG 的 Fc 段而降低抗体的调理吞噬功能。SPA 与 IgG 结合后的复合物具有激活补体、促细胞分裂、引起超敏反应、损伤血小板等多种生物学活性。

【知识拓展】

### SPA 在医学上的应用

1. 抗体的提纯和分析　近年来单克隆抗体药物成为了癌症等疾病治疗市场的新宠。其生产过程中的分离纯化步骤至关重要。SPA 具有和 IgG 的 Fc 段结合的活性,可被作为配基结合在琼脂糖凝胶上用于分离 IgG（非 IgG3）抗体。

2. 免疫细胞化学　SPA 具有双价结合力,可作为桥抗体或标记抗体,具有不受种属限制、染色时间短、灵敏度高等优点。

3. 病原体的快速诊断　以表达 SPA 的菌体作为载体,使之吸附已知的抗体,再以此去诊断相应的未知抗原。此法谓之协同凝集试验。目前已用于许多细菌和病毒的检测及分型。

4. 其他免疫学研究　SPA 还可用于免疫复合物的检测、体外激活补体功能试验、细胞表面标记以及肿瘤表面抗原的检测等。

2. 荚膜　宿主体内的大多数金黄色葡萄球菌表面存在荚膜多糖,有利于细菌黏附到细胞或生物合成材料表面（如生物性瓣膜、导管、人工关节等）,与侵袭力有关。表皮葡萄球菌仅个别菌株有此抗原。

3. 多糖抗原　存在于细胞壁,具有群特异性。A 群多糖抗原可从金黄色葡萄球菌中提取,其化学组成为磷壁酸中的 N-乙酰葡糖胺核糖醇残基。B 群多糖抗原可分离自表皮葡萄球菌,其化学组成为磷壁酸中的 N-乙酰葡糖胺甘油残基。

（五）分类

临床上常根据色素、生化反应等不同将葡萄球菌分为金黄色葡萄球菌(*S. aureus*)、表皮葡萄球菌(*S. epidermidis*)和腐生葡萄球菌(*S. sarophyticus*)三种。此外,根据有无凝固酶,也可将葡萄球菌分为凝固酶阳性菌株和凝固酶阴性菌株两大类。过去认为只有凝固酶阳性株有致病性,阴性株不致病;但近年来发现凝固酶阴性株亦可致病。三种葡萄球菌的主要性状如表 8-1 所示。

表 8-1　三种葡萄球菌的主要性状

| 性状 | 金黄色葡萄球菌 | 表皮葡萄球菌 | 腐生葡萄球菌 |
| --- | --- | --- | --- |
| 菌落色素 | 金黄色 | 白色 | 白色或柠檬色 |
| 凝固酶 | ＋ | － | － |
| 溶血性 | 完全溶血 | 不溶血 | 不溶血 |

续　表

| 性状 | 金黄色葡萄球菌 | 表皮葡萄球菌 | 腐生葡萄球菌 |
|---|---|---|---|
| SPA | ＋ | － | － |
| 分解葡萄糖 | ＋ | ＋ | － |
| 分解甘露醇 | ＋ | － | － |
| 触酶 | ＋ | ＋ | ＋ |
| 致病性 | 强 | 条件致病菌 | 无 |

　　凝固酶阳性葡萄球菌可被相应噬菌体裂解,目前可分为 5 个噬菌体群和 26 个噬菌体型。Ⅰ群中 52、52A、80、81 型常是医院中严重败血症的流行菌株;Ⅱ群菌株耐药性出现较慢;产生表皮剥脱毒素 的菌株主要属于Ⅱ群 71 型;葡萄球菌肠毒素食物中毒主要由Ⅲ群菌株引起。因此,噬菌体分型在流 行病学调查时追溯葡萄球菌传染源和研究菌型与疾病类型间的关系中均有重要作用。金黄色葡萄球 菌的传统分类方法已逐步被 DNA 基因型方法取代,如随意引物 PCR 法、染色体 DNA 脉冲电泳分型 法等,其特异性比表型分类法更高。

　　(六) 抵抗力

　　葡萄球菌的抵抗力强于其他无芽胞菌。对干燥、热及一般消毒剂有一定的抗性,耐盐性强。在干 燥脓汁、痰液中可存活 2～3 个月;加热 60 ℃ 1 小时或 80 ℃ 30 分钟才被杀死;在 2％苯酚中 15 分钟 死亡或 1％氯化汞中 10 分钟死亡;耐盐性强,在含 10％～15％ NaCl 的培养基中仍能生长。但对碱性 染料敏感,1:10 万～1:20 万的甲紫溶液可抑制其生长。近年来由于广泛应用抗生素,耐药菌株迅速 增多,尤其是耐甲氧西林金黄色葡萄球菌(methicillin - resistant *S. aureus*,MRSA)成为医院内感染 常见的致病菌。

## 二、致病性

　　(一) 致病物质

　　金黄色葡萄球菌可产生多种毒素及侵袭性酶,故毒力强。而表皮葡萄球菌产生的致病物质则较 少、毒力较弱,一般不致病,在特殊情况下可成为机会致病菌。

　　葡萄球菌的毒力因子包括:① 侵袭性酶,有凝固酶、纤维蛋白溶酶、耐热核酸酶、透明质酸酶、脂酶 等;② 毒素,包括细胞毒素(α 溶素、β 溶素、γ 溶素、δ 溶素、杀白细胞素)、表皮剥脱毒素、毒性休克综合 征毒素-1、肠毒素等;③ 表面结构,如黏附素、荚膜、胞壁肽聚糖等。

　　1. 侵袭性酶

　　(1) 凝固酶(coagulase):是能使含有枸橼酸钠或肝素等抗凝剂的人或兔血浆发生凝固的酶类物 质。耐热,粗制品加热至 100 ℃经 30 分钟或高压灭菌后仍保持部分活性;但易被蛋白酶分解破坏。

　　凝固酶分为两种:一种分泌至菌体外,称为游离凝固酶(free coagulase),作用类似凝血酶原,可被 人或兔血浆中协同因子(cofactor)激活为凝血酶样物质,使液态纤维蛋白原变成固态纤维蛋白,从而 使血浆凝固,检测该酶常采用试管法。另一种则结合于菌体表面并不释放,称为结合凝固酶(bound coagulase)或凝聚因子(clumping factor),作用类似于该菌株表面的纤维蛋白原受体,当菌混悬于人或 兔血浆时,纤维蛋白原与菌表面的受体交联而使细菌凝聚,结合凝固酶则以玻片法测定。

　　凝固酶和葡萄球菌的致病力关系密切,致病株大多数能产生,故凝固酶是鉴别葡萄球菌有无致病 性的重要指标。凝固酶阳性菌株进入机体后,可使周围血液或血浆中的纤维蛋白等沉积于菌体表面, 阻碍吞噬细胞的吞噬,或抑制吞噬后被消化,保护致病菌不受血清中杀菌物质的破坏。凝固酶也可易 使葡萄球菌引起的感染局限化和形成血栓。

　　(2) 纤维蛋白溶酶(fibrinolysin):又称为葡激酶(staphylokinase),可激活血浆中纤维蛋白酶原为 纤维蛋白酶,导致纤维蛋白的溶解,便于病菌扩散。

　　(3) 耐热核酸酶(heat - stable nuclease):具有较强的降解 DNA 和 RNA 的作用。耐热,100 ℃ 15 分 钟或 60 ℃ 2 小时不被破坏;目前临床上已将耐热核酸酶作为确定葡萄球菌有无致病性的重要指标之一。

（4）透明质酸酶（hyaluronidase）：又称为扩散因子（spreading factor），可溶解细胞间质中的透明质酸，利于病菌扩散。金黄色葡萄球菌中 90％以上能产生该酶。

（5）脂酶（lipase）：凝固酶阳性和部分凝固酶阴性葡萄球菌菌株可产生多种脂酶，脂酶能分解血浆和机体各部位表面的脂肪和油类，使病菌获得必需营养从而可定植于分泌脂质的部位，故产生脂酶对细菌入侵皮肤和皮下组织很重要。

2. 毒素

（1）葡萄球菌溶素（staphylolysin）：致病性葡萄球菌能产生多种溶素，损伤宿主细胞的细胞膜，包括 α、β、γ、δ 溶素等，对人类有致病作用的主要是 α 溶素。

α 溶素是一类分子量为 21 000～50 000 Da 的不均一蛋白质，具有良好的抗原性，经甲醛脱毒后可制成类毒素。不耐热，65 ℃ 30 分钟可灭活。生物学活性广泛，对多种哺乳动物的红细胞有溶血作用。还可损伤白细胞、血小板、肝细胞、成纤维细胞、血管平滑肌细胞等。皮下注射可引起兔皮肤坏死，静脉注射则可导致其死亡。

（2）杀白细胞素（leukocidin）：多数致病性葡萄球菌能产生另一种破坏白细胞的蛋白质，称为 Panton-Valentine（PV）杀白细胞素。PV 杀白细胞素只攻击中性粒细胞和巨噬细胞，主要作用部位为白细胞的细胞膜，使细胞膜中三磷酸肌醇发生构型变化，膜穿孔后其通透性增高，$K^+$ 丢失。表现为白细胞运动能力丧失，胞内颗粒排出，细胞死亡。PV 杀白细胞素按其在羧甲基纤维素柱上相对移动速度不同，分为快（F）和慢（S）两种组分，当两者各自单独存在时，并无杀伤活性，两者必须协同才有作用。

（3）肠毒素（enterotoxin）：是一组单纯蛋白质，分子量为 26 000～30 000 Da，可耐热 100 ℃ 30 分钟；能抵抗胃肠液中蛋白酶的水解作用。关于人对葡萄球菌肠毒素的中毒剂量报道不一，一般认为约 1 μg/kg。其作用机制可能是到达中枢神经系统后可刺激呕吐中枢而导致以呕吐为主要症状的食物中毒。约 1/3 临床分离的金黄色葡萄球菌可产生肠毒素，与产毒菌株污染牛奶、肉类等食物有关。按抗原性和等电点不同，分 A、B、$C_1$、$C_2$、$C_3$、D、E、G 和 H 共 9 个血清型，均能引起急性胃肠炎，即食物中毒。以 A 型、D 型多见，B 型、C 型次之。同一菌株能产生两型或两型以上的肠毒素，但常以一种类型的毒素为主。产肠毒素菌株常为凝固酶阳性株，耐热核酸酶和肠毒素也常同时存在。葡萄球菌肠毒素还具有超抗原作用。

（4）表皮剥脱毒素（exfoliative toxin，exfoliatin）：又称为表皮溶解毒素（epidemolytic toxin），主要由噬菌体Ⅱ群金黄色葡萄球菌产生。其性质为蛋白质，分子量为 24 000～33 000 Da，等电点为 7.0。具有抗原性，可被甲醛脱毒成类毒素。有两个血清型：A 型耐热，100 ℃ 20 分钟不被破坏，40 分钟始灭活；B 型不耐热，60 ℃ 30 分钟即破坏。

表皮剥脱毒素引起的烫伤样皮肤综合征（staphylococcal scalded skin syndrome，SSSS），又称为剥脱性皮炎，多见于新生儿、幼儿或免疫功能低下的成人。患者皮肤呈弥漫性红斑和水疱形成，继以表皮上层大片脱落，但受损部位的炎症反应轻微。

（5）毒性休克综合征毒素-1（toxic shock syndrome toxin 1，TSST-1）：由噬菌体Ⅰ群金黄色葡萄球菌产生的一类蛋白质，分子量为 22 000 Da。经木瓜蛋白酶分解后可产生分子量分别为 16 300 Da、12 400 Da 和 9 700 Da 的三个片段。前两个片段具有血清学和生物学活性，后一个片段无活性。

从临床分离的金黄色葡萄球菌菌株，仅 20％左右能产生 TSST-1。后者可引起机体发热，增加对内毒素的敏感性。感染产毒菌株后可引起机体多个器官或系统的功能紊乱或毒性休克综合征（TSS）。过去认为 TSS 皆为 TSST-1 所致，但近年来发现，由 TSST-1 引起的 TSS 病例只占 75％左右，革兰氏阴性杆菌内毒素、葡萄球菌肠毒素和溶血素等与 TSS 的发病也有密切的关系。

（二）所致疾病

金黄色葡萄球菌致病性较强，可引起侵袭性感染和毒素性疾病。抗生素的广泛使用产生了大量耐药菌株，耐甲氧西林金黄色葡萄球菌（MRSA）的感染已成为最难解决的感染性疾患之一。凝固酶阴性葡萄球菌的致病性也越来越受到重视。

1. 金黄色葡萄球菌

（1）侵袭性疾病：主要引起化脓性炎症。葡萄球菌可通过多种途径侵入机体，引起局部感染和全身感染。局部感染主要表现为疖、痈、毛囊炎、蜂窝织炎、伤口化脓等软组织感染；还可引起气管炎、肺炎、化脓性胸膜炎、中耳炎等内脏器官感染。全身感染表现为败血症、脓毒血症等，多由金黄色葡萄球菌引起，新生儿或少数免疫功能低下者可由表皮葡萄球菌引起。

（2）毒素性疾病：由葡萄球菌产生的有关外毒素引起。

1）食物中毒：进食含葡萄球菌肠毒素食物后，经 1～6 小时的潜伏期，可出现恶心、呕吐、上腹痛、腹泻等。其中以呕吐最为突出。大多数患者于 1～2 日内恢复。

2）假膜性肠炎：正常人肠道内可有少量金黄色葡萄球菌寄居。当大肠埃希菌、脆弱类杆菌等优势菌因抗菌药物的应用而被抑制或杀灭后，引起菌群失调，耐药的葡萄球菌则可大量繁殖并产生肠毒素，引起以腹泻为主的临床症状。病理特点是肠黏膜被一层炎性假膜所覆盖，该假膜系由炎性渗出物、肠黏膜坏死块和细菌组成。

3）烫伤样皮肤综合征：由表皮剥脱毒素引起。开始皮肤有红斑，1～2 日表皮起皱继而出现大疱，最后表皮脱落。

4）毒性休克综合征：主要由 TSST-1 引起。主要表现为高热、低血压、呕吐、腹泻、猩红热样皮疹伴脱屑，有些患者还可出现呕吐、腹泻、肌痛等症状，严重时出现休克。

2. 凝固酶阴性葡萄球菌　以往认为凝固酶阴性葡萄球菌（coagulase negative staphylococcus，CNS）一般不致病，但近年来的临床和实验室检测结果证实 CNS 已经成为医源性感染的常见病原菌，而且其耐药菌株也日益增多，给临床诊治造成困难，引起了临床微生物学工作者的关注。

CNS 除表皮葡萄球菌和腐生葡萄球菌外，还包括人葡萄球菌（*S. huminis*）、溶血葡萄球菌（*S. hemolyticus*）、头葡萄球菌（*S. capitis*）等 10 余种。某些凝固酶阳性葡萄球菌在人体免疫功能或抗生素作用下，也可转变为 CNS 或凝固酶弱阳性的葡萄球菌，但在体外放置数日后，又可回复为凝固酶阳性。

当机体免疫功能低下或进入非正常寄居部位时，CNS 可引起多种感染，以表皮葡萄球菌感染最为常见，其致病机制主要与细菌胞壁外的黏性物质和溶血素（β溶血素、δ溶血素）有关，黏性物质在细菌黏附、抗吞噬和抵抗宿主的免疫防御功能等方面具有重要的作用。CNS 主要引起以下几种感染。

（1）泌尿系统感染：为年轻妇女急性膀胱炎的主要致病菌，CNS 所致尿道感染仅次于大肠埃希菌。常由表皮葡萄球菌、人葡萄球菌和溶血葡萄球菌引起。

（2）细菌性心内膜炎：常因心瓣膜修复术而感染，主要由表皮葡萄球菌引起。

（3）败血症：CNS 引起的败血症仅次于大肠埃希菌和金黄色葡萄球菌，常由溶血葡萄球菌和人葡萄球菌引起。

此外，心脏起搏器安装、置换人工心瓣膜、长期腹膜透析、器官移植、静脉滴注等亦可造成 CNS 感染。目前，医院内耐甲氧西林的表皮葡萄球菌感染已成为瓣膜修复术或胸外科手术中的严重问题。

### 三、免疫性

人对葡萄球菌有一定的天然免疫力。只有当皮肤黏膜受损或宿主免疫力低下时，如患有结核、糖尿病、肿瘤等慢性消耗性疾病，或者有其他病原体感染，才易引起葡萄球菌感染。患病恢复后能获得一定的免疫力，但难以防止再次感染葡萄球菌。

### 四、微生物学检查法

1. 标本　根据病变的部位采取不同的标本。化脓性病灶取脓汁、渗出液；疑为败血症时取血液；脑膜炎采取脑脊液；食物中毒则分别采集剩余食物、患者呕吐物和粪便等。

2. 直接涂片镜检　取标本涂片，革兰氏染色后镜检。一般根据细菌形态、排列和染色特性可作出初步诊断。

3. 分离培养和鉴定　将标本接种至血琼脂平板，培养后取可疑菌落行涂片、染色、镜检。血液标本需先经肉汤培养基增菌后再接种血琼脂平板。致病性葡萄球菌的鉴定主要根据菌落颜色、菌落周围溶血环、凝固酶和耐热核酸酶试验等结果判断，发酵甘露醇等作为参考指标。由于凝固酶阴性株有时亦能致病,在最后判定时应结合临床病症。

**4. 葡萄球菌肠毒素检查** 近年来较多采用免疫学方法检测葡萄球菌肠毒素,其中以 ELISA 法较为常用,可检出 ng 水平的肠毒素,且简便快速。也可用特异性 DNA 基因探针进行杂交检测葡萄球菌是否为产肠毒素菌株。

### 五、防治原则

注意个人卫生,皮肤有创伤时应及时使用消毒剂,杀死或抑制侵入的致病菌繁殖。皮肤尤其是手部有化脓性感染者,未治愈前不宜从事食品制作和饮食服务行业。由于医务人员带菌率较高,医院内应做好消毒隔离,以防止医源性感染。

目前葡萄球菌耐药菌株日益增多,耐青霉素者高达 90% 以上,因此,治疗时必须根据药物敏感试验结果选用适当的抗生素和相应的剂量。反复发作的顽固性疖病患者,可试用自身菌苗或类毒素进行人工主动免疫,有一定的疗效。

# 第二节 链球菌属

链球菌属(*Streptococcus*)是另一类常见的化脓性球菌,多为链状排列,个别可成双排列,为革兰氏阳性球菌。广泛分布于自然界、人及动物粪便和健康人鼻咽部,大多数不致病。少数为致病性链球菌,主要为 A 群链球菌和肺炎链球菌。链球菌引起的人类疾病主要包括各种化脓性炎症、毒素性疾病以及超敏反应性疾病。

## 一、生物学性状

### (一)形态与染色

链球菌呈球形或椭球形,直径为0.6～1.0 μm。呈链状排列,链长短不一,从数个至数十个菌细胞组成不等(图 8-2)。链的长短与菌种及生长环境有关,在液体培养基中形成的链状排列常比固体培养基上的长。无芽胞和鞭毛。多数菌株在培养早期(2～4 小时)可形成荚膜,其化学成分为透明质酸;培养时间延长后因细菌自身产生透明质酸酶而使荚膜分解消失。有菌毛样结构,含型特异性 M 蛋白。革兰氏染色阳性,老龄菌或被中性粒细胞吞噬后可转为革兰氏阴性。

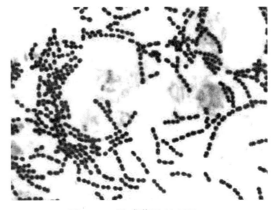

**图 8-2 链球菌(×1 000)**

### (二)培养特性

多数为兼性厌氧,少数专性厌氧。最适生长温度为 37 ℃,最适 pH 为 7.4～7.6。营养要求较高,培养时需补充血液、血清、葡萄糖等。在血清肉汤中易形成长链,在管底呈絮状沉淀。在血琼脂平板上形成灰白色、表面光滑、边缘整齐、直径为 0.50～0.75 mm 的细小菌落。不同菌株溶血现象不同。肺炎链球菌可产生自溶酶,培养过程中菌体逐渐溶解,菌落中央下陷呈脐状;若在血清肉汤中培养,初期呈混浊生长,稍后因菌体自溶而使培养液逐渐变澄清。自溶酶是一种 L-丙氨酸-N-乙酰胞壁酰胺酶,可切断肽聚糖中 L-丙氨酸与 N-乙酰胞壁酸之间的连接键,使细胞壁破坏,菌体溶解。自溶酶在细菌处于稳定期时被激活,也可被胆汁或胆盐等物质激活,从而促进菌体溶解。

### (三)生化反应

分解葡萄糖,产酸不产气。除肺炎链球菌外,一般不分解菊糖,不被胆汁溶解,这两特性可用来鉴别甲型溶血性链球菌和肺炎链球菌。与葡萄球菌不同,链球菌不产生过氧化氢酶,触酶试验阴性。

### (四)抗原构造

链球菌抗原构造较复杂,主要有四种。

1. 表面蛋白质抗原　位于 C 抗原外层,具有型特异性,A 群链球菌有 M、T、R 和 S 四种不同性质的蛋白质抗原,与致病性有关的是 M 抗原。但肺炎链球菌的 M 蛋白与其毒力无关。

2. 多糖抗原　又称为 C 抗原,是细胞壁的多糖组分,系群特异性抗原,是链球菌分群的依据。可用稀盐酸等提取。肺炎链球菌 C 多糖在 $Ca^{2+}$ 存在的条件下可与血清中的 C 反应蛋白(C reactive protein,CRP)结合而发生沉淀。CRP 不是抗体,正常人血清中含量极低,但在急性炎症患者体内含量剧增,用 C 多糖来测定 CRP 对活动性风湿热等有一定诊断意义。

3. 核蛋白抗原　又称为 P 抗原。无特异性,各种链球菌均相同,并与葡萄球菌有交叉。

4. 荚膜多糖抗原　为肺炎链球菌荚膜。根据荚膜抗原不同,可将肺炎链球菌分为 84 个血清型,分别以 1、2、3、4……表示;个别型还可进一步分为不同的亚型,如 7A、7B、7C 和 7D 等。其中有 20 多个型可引起疾病。肺炎链球菌某些血清型之间或个别型与其他细菌间存在交叉反应。例如,肺炎链球菌 3 型与 8 型之间,3 型、8 型与大肠埃希菌 K87 抗原间都存在共同抗原。肺炎链球菌 14 型与人类 A 血型抗原间亦有交叉反应。

（五）分类

链球菌的分类,常用下列几种方法:

1. 根据溶血现象分类　根据链球菌在血琼脂平板上生长繁殖后产生不同的溶血现象可分为三类(表 8 - 2)。

表 8 - 2　链球菌根据溶血现象分类

| 链球菌类型 | 溶血现象 | 致病性 |
| --- | --- | --- |
| 甲型溶血性链球菌 | 草绿色溶血,甲型或 α 溶血 | 多为机会致病菌 |
| 乙型溶血性链球菌 | 完全溶血,乙型或 β 溶血 | 致病力强 |
| 丙型链球菌 | 无溶血 | 一般不致病 |

（1）甲型溶血性链球菌（$\alpha - hemolytic\ Streptococcus$）:菌落周围的红细胞并未完全溶解,溶血环较窄,直径为 1~2 mm,呈草绿色,称为甲型溶血或 α 溶血,这类菌又称为草绿色链球菌（$streptococcus\ viridans$）,多为机会致病菌。

（2）乙型溶血性链球菌（$\beta - hemolytic\ Streptococcus$）:菌落周围形成完全透明的无色溶血环,直径为 2~4 mm,界限分明,称为乙型溶血或 β 溶血。β 溶血环中红细胞完全溶解,因而这类菌又称为溶血性链球菌（$Streptococcus\ hemolyticus$）,其致病力强,可引起人类和动物的多种疾病。

（3）丙型链球菌（$\gamma - Streptococcus$）:不产生溶血素,菌落周围无溶血环,又称为不溶血性链球菌（$Streptococcus\ non - hemolyticus$）。一般不致病,常存在于乳类或粪便中。

2. 根据抗原结构分类　按多糖抗原不同,链球菌可分成 A~H、K~T 群,近年又增加 U 群和 V 群,共 20 群。对人致病的链球菌菌株中 90% 左右为 A 群,B 群、C 群、D 群、G 群偶见。因表面蛋白质抗原不同,同群链球菌间又分若干型。如根据 M 抗原不同,A 群约可分为 80 个型,B 群分为 4 个型,C 群分为 13 个型。链球菌的群别与溶血性间无平行关系,但对人类致病的 A 群链球菌多为乙型溶血。

（六）抵抗力

该菌抵抗力不强。除 D 群和某些 N 群能耐 60 ℃ 30 分钟外,一般链球菌均可被 55 ℃杀死。对常用消毒剂敏感;对青霉素、红霉素、四环素和磺胺药等都很敏感,青霉素是治疗链球菌感染的首选药物。近年来肺炎链球菌的耐药性有增强趋势。

## 二、致病性

（一）化脓性链球菌

化脓性链球菌（$pyogenic\ Streptococcus$）又称为 A 群链球菌或溶血性链球菌,是人类链球菌感染的最常见病原菌,也是人类细菌感染常见的病原菌之一。其侵袭力较强,能产生多种外毒素,可造成机体的多种病变。

1. 致病物质

（1）胞壁成分：指能使链球菌定植在机体皮肤和呼吸道黏膜等表面的一些侵袭性因素。

①脂磷壁酸（lipoteichoic acid，LTA）为化脓性链球菌的一种黏附因子，与生物膜有高度亲和力，可使链球菌黏附于人口腔黏膜上皮细胞、红细胞和白细胞等。②M 蛋白是 A 群链球菌细胞壁中的一种蛋白质组分，有近 100 种血清型。M 蛋白使链球菌具有抗吞噬及抵抗吞噬细胞内的杀菌作用。③F 蛋白位于化脓性链球菌细胞壁内，是上皮细胞表面纤维粘连蛋白（fibronectin）的受体，利于链球菌在上皮细胞表面的黏附、定植和繁殖。

（2）侵袭性酶类：链球菌可产生多种侵袭性酶，通过不同方式促进致病菌在机体内的扩散。

①透明质酸酶（hyaluronidase）又名扩散因子。能分解细胞间质的透明质酸，使致病菌易在组织内扩散。②链激酶（streptokinase，SK）又称为链球菌溶纤维蛋白酶（streptococcal fibrinolysin），可使血液中纤维蛋白酶原变为纤维蛋白酶，溶解血块，阻止血浆凝固，利于致病菌扩散。国内研制的重组链激酶（r-sk），可用于治疗急性心肌梗死。③链道酶（streptodornase，SD）又称为链球菌 DNA 酶（streptococcal deoxyribonuclease），能降解脓液中高度黏稠的 DNA，使脓液稀薄，利于致病菌扩散。临床上已将 SK、SD 制成酶制剂，用以液化脓性渗出液，使脓汁变稀，有利于脓液引流及抗菌药物发挥治疗作用。

（3）毒素：

1）链球菌溶素（streptolysin）：根据对氧的稳定性不同分为对氧敏感的链球菌溶素 O（streptolysin O，SLO）和对氧稳定的链球菌溶素 S（streptolysin S，SLS）两种。

SLO 是含-SH 基的蛋白质，遇氧时-SH 基被氧化为-S-S-基，使 SLO 失去溶血活性；但加入 0.5%亚硫酸钠或半胱氨酸等还原剂后可使其溶血作用逆转恢复。SLO 对真核细胞的细胞膜、细胞质和细胞器都有毒性作用，又称为溶细胞毒素。除可溶解红细胞外，还可引起中性粒细胞死亡，对血小板、巨噬细胞、神经细胞等也有毒性作用。SLO 抗原性强，85%～90%的链球菌感染者于感染后 2～3 周可检出抗 SLO 抗体（ASO）。ASO 水平可作为检测链球菌新近感染的指标之一，也可作为风湿热及其活动性的辅助诊断。

SLS 为小分子糖肽，不因氧的存在而失去活性。对白细胞和多种组织有毒性作用。血平板上链球菌菌落周围的溶血环由该毒素引起。

2）致热外毒素（pyrogenic exotoxin）：又称为红疹毒素（erythrogenic toxin）或猩红热毒素（scarlet fever toxin），为外毒素，有 A、B、C 三个血清型，可使患者产生红疹，是引起人类猩红热的主要致病物质。该毒素还有内毒素样的致热作用，对细胞或组织有损害作用。

2. 所致疾病　A 群链球菌引起的疾病约占人类链球菌病的 90%，传染源为患者和带菌者，传播方式有空气飞沫传播、经皮肤伤口感染和经污染食品传播等途径。引起人类多种疾患，大致可分成化脓性、中毒性和超敏反应性疾病三类。

（1）化脓性炎症：由皮肤伤口侵入机体，可引起皮肤及皮下组织的化脓性炎症，如疖、痈、蜂窝织炎、丹毒等。沿淋巴管扩散可引起淋巴管炎、淋巴腺炎等。经呼吸道侵入常导致急性扁桃腺炎、咽峡炎，并可蔓延至周围引起中耳炎、乳突炎、气管炎、肺炎等。不卫生接生，经产道感染可造成"产褥热"。严重者可引起败血症。

（2）中毒性疾病：即猩红热，是由产生致热外毒素的 A 群链球菌引起的急性呼吸道传染病，致病菌侵入机体后增殖并产生红疹毒素，临床特征为高热、咽峡炎、全身弥漫性皮疹等。

（3）超敏反应性疾病：化脓性链球菌感染后 1～4 周，机体因产生Ⅱ型和Ⅲ型超敏反应而发生风湿热或急性肾小球肾炎。链球菌的某些抗原和心瓣膜、关节组织糖蛋白以及肾小球基底膜间存在共同抗原，机体针对链球菌所产生的抗体可与相应组织发生交叉反应，产生Ⅱ型超敏反应。另外，链球菌 M 蛋白与其抗体形成抗原抗体复合物，沉积于心瓣膜、关节滑膜和肾小球基底膜，激活补体，造成损伤，产生Ⅲ型超敏反应。风湿热可由 A 群链球菌的多种型别引起，多在咽炎后发生，临床表现主要为关节炎、心肌炎等。急性肾小球肾炎多见于儿童和少年，大多数由 A 群 12 型链球菌引起，常发生于腭扁桃体炎和咽炎后，主要表现为蛋白尿、水肿和高血压。

## （二）肺炎链球菌

肺炎链球菌（S. pneumoniae），简称为肺炎球菌（pneumococcus）。革兰氏染色阳性，菌体似矛头状，成双或成短链状排列，有毒株菌体外有多糖荚膜（图8-3）。根据抗原性不同可分为90多个血清型。常寄居于正常人的鼻咽腔中，多数不致病，当机体抵抗力下降时可引起大叶性肺炎等疾病。

肺炎链球菌的致病物质如下：

1. 荚膜　有抗吞噬及抵抗体液中的杀菌物质的作用，是肺炎链球菌的主要毒力因子。当有荚膜的光滑（S）型菌株失去荚膜成为粗糙（R）型时，其毒力减低或消失。

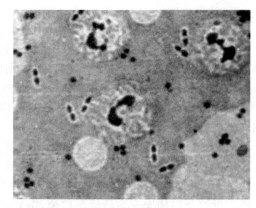

图8-3　肺炎链球菌痰涂片（×1 000）

2. 肺炎链球菌溶素O（pneumolysin O）　对 $O_2$ 敏感，性质类似A群链球菌的SLO。能溶解人和多种动物的红细胞。还能抑制淋巴细胞的增殖，抑制中性粒细胞的趋化作用及吞噬作用，可引起发热、炎症等。

3. 磷壁酸　存在于细胞壁表面，分子量为37 kDa。对肺炎链球菌黏附到肺上皮细胞或血管内皮细胞表面起重要作用，并可刺激机体产生炎症。

4. 神经氨酸酶　常在新分离菌株中发现，能分解细胞膜糖蛋白和糖脂的N-乙酰神经氨酸，可使细胞表面受体暴露，可能与肺炎链球菌在鼻咽部和支气管黏膜上的定植、繁殖和扩散有关。

肺炎链球菌主要引起人类的大叶性肺炎，其次为支气管炎。成人肺炎大多由1、2、3型引起。儿童的大叶性肺炎以14型感染最常见。患肺炎后可继发胸膜炎、化脓性胸膜炎，也可引起中耳炎、乳突炎、副鼻窦炎、脑膜炎和败血症等。

## （三）草绿色链球菌

草绿色链球菌又称为甲型溶血性链球菌，在血平板上呈α溶血，常成双或短链状排列。草绿色链球菌是寄居于鼻咽、口腔、龈隙、消化道、女性生殖道的正常菌群，属于机会致病菌。主要包括变异链球菌（S. mutans）、唾液链球菌（S. salivarius）、米勒链球菌（S. milleri）、轻型链球菌（S. mitis）和血链球菌（S. sanguis）等，可引起以下疾病：

1. 感染性心内膜炎　甲型溶血性链球菌是感染性心内膜炎最常见的致病菌。拔牙或摘除扁桃体时，寄居在口腔、龈隙中的细菌可以侵入血液循环而引起菌血症。一般情况下血中少量细菌很快被肝、脾、淋巴结和骨髓中的吞噬细胞清除。若心瓣膜有病损或使用人工瓣膜时，细菌可停留繁殖，引起心内膜炎。

2. 龋齿　与厌氧的变异链球菌密切相关。该菌产生的葡糖基转移酶（glucosyl transferase，GTF）可分解蔗糖产生黏性较大且不溶性葡聚糖，将口腔中数量众多的菌群黏附于牙面。这些菌群，尤其是其中的乳杆菌可发酵多种糖类，产生大量酸性物质，导致局部牙釉质脱钙而造成龋损。

## （四）无乳链球菌

无乳链球菌（S. agalactiae）又称为B群链球菌（group B streptococcus，GBS），最初从患乳房炎的奶牛中分离出来，对畜牧业危害严重。后发现该菌也能感染人，尤其是新生儿。可引起败血症、脑膜炎、肺炎等，甚至引起神经系统后遗症，且病死率极高。鉴于该菌细胞壁中多糖物质属抗原构造分类中的B群，目前一般称其为B群链球菌。

GBS正常寄居于直肠和阴道，带菌率达30%左右。分娩时胎儿经过带菌产道时被感染，也可由医护人员呼吸道所带病菌而传染。新生儿GBS感染可有两种类型：

1. 早发型暴发性败血症　常见于1周内婴儿，具有败血症的一般表现，伴呼吸窘迫，又称为新生儿呼吸窘迫综合征或新生儿休克综合征。约1/3病儿有脑膜炎。病情凶险，病死率高达50%～70%。传染源主要来自带菌产妇，GBS细菌血清型可为Ⅰ、Ⅱ或Ⅲ型。

2. 晚发型化脓性脑膜炎　发病年龄为1周至3个月，平均4周。呼吸道症状一般不多见，多伴有败血症。病死率约15%，存活者可有痴呆、脑积水等后遗症。多为医院内感染，GBS细菌血清型主要为

Ⅲ型。

（五）D群链球菌

D群链球菌主要有牛链球菌（*S. bovis*）和马肠链球菌（*S. equimus*）。呈球形或椭圆形，成双或短链状排列。少数菌株有荚膜。和大多数链球菌不同，该类菌营养要求不高，在普通琼脂平板上生长良好，菌落直径为1～2 mm。血琼脂平板上多数呈α溶血或不溶血。

皮肤、上呼吸道、消化道和泌尿生殖道常有D群链球菌的分布，其感染大多是因为这些正常菌群的异位侵袭，可引起尿路感染、化脓性腹部感染、败血症和心内膜炎。患者多为老年人或中青年女性。

### 三、免疫性

化脓性链球菌感染后，机体可获得一定的免疫力，血清中出现多种抗体。抗M蛋白抗体于感染数周至数月内产生，一般维持1～2年，长者可达10～30年。动物实验和流行病学调查均证实，抗特异蛋白抗体仅能抵抗同型链球菌的再感染。由于链球菌型别多，且各型间无交叉免疫力，故常反复感染。猩红热患者可产生致热外毒素抗体，能建立牢固的同型免疫。

肺炎链球菌感染后，可产生较牢固的型特异性免疫力，同型致病菌二次感染少见。免疫机制主要是产生了荚膜多糖型特异性抗体，该类抗体在发病后5～6日即可产生。抗体可发挥调理作用，增强吞噬细胞的吞噬功能。1、4和25型荚膜多糖还能直接激活补体旁路途径，在特异性抗体未产生前，对入侵细菌的杀灭更具重要意义。

### 四、微生物学检查法

1. 标本　根据发病情况采集不同标本，如脓汁、鼻咽拭子、痰液、血液或脑脊液等。疑为风湿热或急性肾小球肾炎时可取血清做抗链球菌溶血素O抗体的测定。

2. 直接涂片镜检　标本直接涂片，革兰氏染色后镜检，发现有典型的链状排列球菌时，可初步诊断。如发现典型的革兰氏阳性且具有荚膜的双球菌存在，可初步诊断为肺炎链球菌感染。

3. 分离培养与鉴定　脓汁或棉拭子可直接接种于血琼脂平板上，血液标本需先增菌后再用血平板进行分离培养。37 ℃孵育24小时，然后根据菌落特征、溶血现象以及形态与染色特性进行鉴别。β溶血的菌落应与葡萄球菌区别。α溶血菌落，要进行甲型溶血性链球菌和肺炎链球菌的鉴别。常用的鉴别试验有胆汁溶菌试验、菊糖发酵试验和奥普托辛（optochin）试验。这些试验中，甲型溶血性链球菌为阴性，而肺炎链球菌均为阳性。

4. 血清学试验　抗链球菌溶血素O试验（antistreptolysin O test，ASO test），简称为抗O试验，常用于风湿热的辅助诊断。风湿热患者血清中ASO比正常人显著增高，大多在250 U左右；活动性风湿热患者一般超过400 U。

### 五、防治原则

链球菌感染主要通过飞沫传播，对患者和带菌者及时治疗可减少传染源。医院内应注意对空气、器械和敷料等的消毒以控制医源性感染传播。对急性咽峡炎和扁桃体炎患者，尤其是儿童，须彻底治疗以防止急性肾小球肾炎、风湿热以及亚急性细菌性心内膜炎的发生。国外研制多价荚膜多糖疫苗，对预防儿童、老人和慢性病患者等的肺炎链球菌肺炎、败血症、脑膜炎等有较好效果。

治疗以青霉素为首选药物。近年来，人群感染的肺炎链球菌菌型不断变迁，耐药菌株也日益增多，应加强肺炎链球菌菌型的监测，治疗前做常规药物敏感试验，根据其结果选用敏感药物。

## 第三节　奈瑟菌属

奈瑟菌属（*Neisseria*）是一群革兰氏阴性双球菌。无鞭毛，无芽胞，有荚膜和菌毛。需氧，具有氧化酶和过氧化氢酶。奈瑟菌属有23个种和亚种，除淋病奈瑟菌寄居于泌尿生殖道黏膜外，其他奈瑟菌均存在于鼻咽腔黏膜。奈瑟菌属中对人致病的只有脑膜炎奈瑟菌（*N. meningitidis*）和淋病奈瑟菌（*N. gonorrhoeae*）。

## 一、脑膜炎奈瑟菌

脑膜炎奈瑟菌俗称为脑膜炎球菌(meningococcus),是流行性脑脊髓膜炎(流脑)的病原菌。

### (一)生物学性状

1. 形态与染色 为肾形或豆形、革兰氏阴性双球菌,直径为 $0.6 \sim 0.8$ μm,两菌相对面平坦或略向内陷。人工培养后可呈卵圆形或球状,排列较不规则,可单个、成双或 4 个相联等。在陈旧培养物中,常呈现衰退形态,菌体大小不一致,着色深浅不匀。在患者脑脊液中,多位于中性粒细胞内,形态典型(图8-4)。新分离菌株大多有荚膜和菌毛。

2. 培养特性 营养要求高,需在含有血清、血液等培养基中才能生长。常用经 80 ℃以上加温的血琼脂平板,因血液受热变色,似巧克力,故名巧克力(色)培养基。专性需氧,在 5% $CO_2$ 条件下生长更好。最适生长温度为 37 ℃,低于 30 ℃不能生

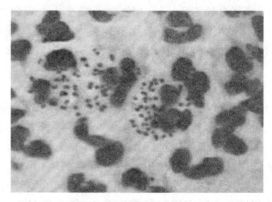

**图 8-4 脑膜炎奈瑟菌脑脊液涂片(×1 000)**

长。最适 pH 为 $7.4 \sim 7.6$。37 ℃孵育 24 小时后,形成直径 $1.0 \sim 1.5$ mm 的圆形、光滑、无色透明、似露滴状的菌落。在血琼脂平板上不溶血。能产自溶酶,人工培养物超过 48 小时不转种时易死亡。

3. 生化反应 大多数脑膜炎奈瑟菌分解葡萄糖和麦芽糖,产酸不产气。不发酵乳糖和甘露醇。氧化酶和触酶试验均阳性。

4. 抗原构造与分类 脑膜炎奈瑟菌的主要抗原组分有 4 种。

(1) 荚膜多糖抗原:具有群特异性,根据此抗原不同将脑膜炎奈瑟菌分成 A、B、C、D、H、I、K、X、Y、Z、29E、W135 和 L 等共 13 个血清群。对人致病的主要有 A 群、B 群、C 群。我国 95% 以上病例由 A 群引起;B 群呈散发流行;C 群致病力最强,但病例数极少。

(2) 外膜蛋白抗原:根据外膜蛋白组分不同,脑膜炎奈瑟菌各血清群又可分为若干血清型。但 A 群所有菌株的外膜蛋白均相同。

(3) 脂寡糖抗原:脂寡糖(lipooligosaccharide,LOS)是脑膜炎奈瑟菌外膜上的糖脂,结构上与其他革兰氏阴性菌的脂多糖(LPS)相似,生物学功能也相同。两者的主要区别在于 LOS 缺少"O"抗原成分,糖链结构也较短,一般少于 10 个单糖残基。根据 LOS 不同将脑膜炎奈瑟菌分成 $L1 \sim L12$ 共 12 型。

(4) 核蛋白抗原:无特异性,与肺炎链球菌的相同。

5. 抵抗力 对理化因素的抵抗力很弱。对寒冷、干燥、阳光、热、消毒剂等均敏感。室温中 3 小时内,55 ℃ 5 分钟内死亡。75%乙醇、1%苯酚或 0.1%苯扎溴铵均可迅速使之死亡。

### (二)致病性

1. 致病物质 主要致病物质有荚膜、菌毛和 LOS。脑膜炎奈瑟菌新分离株有荚膜和菌毛。荚膜具有抗吞噬作用,菌毛可使细菌黏附至咽部黏膜上皮细胞表面。致病菌侵入机体繁殖后,因自溶或死亡而释放出 LOS,作用于小血管和毛细血管,导致坏死、出血、皮肤瘀斑和微循环障碍。严重败血症时,因大量 LOS 释放可引起 DIC 及中毒性休克。

2. 所致疾病 致病菌主要通过飞沫经空气传播。带菌者和患者均可作为传染源,引起流行性脑脊髓膜炎。按致病菌毒力、数量和机体免疫力高低不同,流行性脑脊髓膜炎病情复杂多变、轻重不一。根据临床症状可分为普通型、暴发型和慢性败血症型。潜伏期多为 $2 \sim 3$ 日,长者可达 10 日。

普通型占 90% 左右,先有上呼吸道感染,继而致病菌从鼻咽部黏膜进入血液循环,到达脑脊髓膜,产生化脓性炎症。患者可出现发热、皮肤出血性皮疹、瘀斑、头痛、呕吐、颈强直等症状和体征。暴发型只见于少数患者,起病急剧凶险,若不及时抢救,常于 24 小时内危及生命。慢性败血症不多见。普通型和暴发型主要见于儿童。

（三）免疫性

机体对脑膜炎奈瑟菌的免疫性以体液免疫为主。群特异多糖抗体和型特异外膜蛋白抗体具有保护作用，通过调理吞噬作用或在补体存在下能杀伤脑膜炎奈瑟菌。脑膜炎奈瑟菌特异性抗体的来源除患病和免疫接种外，也可能因带菌状态、正常寄居于鼻咽部的不致病脑膜炎奈瑟菌间的交叉抗原而获得一定的免疫性。黏膜局部 SIgA 可阻止致病菌对呼吸道的侵袭。儿童免疫力弱，故发病率较高。

（四）微生物学检查法

1. 标本　采取患者的脑脊液、血液或刺破出血瘀斑取其渗出物。带菌者检查可取鼻咽拭子。

2. 直接涂片镜检　脑脊液需离心沉淀后取沉淀物涂片；出血瘀斑先用碘酊或乙醇消毒病变皮肤，再用无菌针头挑破瘀斑，挤出少量血液或组织液制成印片。干燥后革兰氏染色或亚甲蓝染色、镜检。如在中性粒细胞内外有大量革兰氏阴性双球菌，可作出初步诊断。

3. 分离培养与鉴定　脑膜炎奈瑟菌对低温和干燥极敏感且可产生自溶酶，故标本采取后应注意保暖、保湿并立即送检。接种的培养基宜预温，最好是床边接种。血液或脑脊液先接种至血清肉汤培养基增菌后，在巧克力（色）平板上行画线分离。平板置于含 5% $CO_2$ 的 37 ℃环境中孵育。挑取可疑菌落涂片染色检查，并做生化反应和玻片凝集试验鉴定。

4. 快速诊断法　脑膜炎奈瑟菌易自溶，可利用群特异性抗体以对流免疫电泳、SPA 协同凝集试验或 ELISA 等方法快速检测患者脑脊液和血清中可溶性抗原的存在。

（五）防治原则

注意隔离治疗流脑患者，控制传染源。对儿童注射流脑荚膜多糖疫苗进行特异性预防，常用 A、C 二价或 A、C、Y 和 W135 四价混合多糖菌苗。流行期间儿童可口服磺胺药物等预防。治疗药物首选青霉素，需足量。青霉素过敏者可选用红霉素。

## 二、淋病奈瑟菌

淋病奈瑟菌俗称为淋球菌（gonococcus），是淋病的病原菌。人是淋病奈瑟菌的唯一宿主，成人淋病主要经性交接触传播，多侵袭泌尿生殖道黏膜，也可感染直肠、咽部和眼结膜等部位。淋病在全世界范围内流行广泛，世界卫生组织（WHO）统计显示全球每年新发病例约 6 200 万。近年来对青霉素及其他多种抗生素耐药性淋病奈瑟菌菌株逐渐增多，并已广泛播散流行，为淋病的治疗带来巨大挑战。

（一）生物学性状

1. 形态与染色　形态与脑膜炎奈瑟菌相似，常成双排列，似一对咖啡豆。革兰氏染色呈阴性。脓汁标本中，大多数淋病奈瑟菌常位于中性粒细胞内。但慢性淋病患者的淋病奈瑟菌多分布在细胞外。无芽胞，无鞭毛，有荚膜和菌毛（图 8-5）。

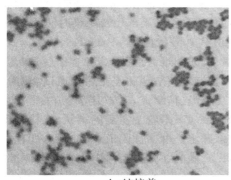
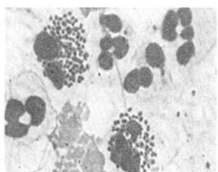

A. 纯培养　　　　　　　　　　　B. 患者标本

**图 8-5　淋病奈瑟菌（×1 000）**

2. 培养特性　营养要求高，巧克力（色）血琼脂平板是适宜培养基。专性需氧，初次分离培养时须供给 5%～10% $CO_2$，最适生长温度为 35～36 ℃，低于 30 ℃或高于 38.5 ℃时停止生长。最适 pH 为7.5。孵育 48 小时后形成灰白色、凸起、圆形、直径为 0.5～1.0 mm 的光滑型菌落。根据菌落大小、色泽等可分为 T1~T5 五种类型。新分离株属 T1、T2 型,菌落小,有菌毛。人工培养基转种后可逐渐转变为 T3~T5 型,失去菌毛,菌落略大。

3. 生化反应 只分解葡萄糖,产酸不产气,不分解其他糖类。氧化酶试验阳性。脑膜炎奈瑟菌发酵麦芽糖,借此可与淋病奈瑟菌相区别。

4. 抗原构造与分类 淋病奈瑟菌的表层抗原至少可以分为三类,分别为菌毛蛋白抗原、脂寡糖抗原和外膜蛋白抗原。

(1) 菌毛蛋白抗原:是存在于淋病奈瑟菌表面的丝状蛋白结构,由分子量为 17 000~20 000 Da 的菌毛素重复亚单位组成。淋病奈瑟菌菌毛呈高度变异,由不同菌株提取的菌毛其抗原性不同。

(2) 脂寡糖抗原:与脑膜炎奈瑟菌相似,淋病奈瑟菌 LPS 缺少重复 O 抗原,又称为脂寡糖(lipooligo - Saccharide,LOS)。淋病奈瑟菌 LOS 和宿主碳水化物有部分相似性。

(3) 外膜蛋白抗原:包括孔蛋白、Opa 蛋白和还原性修饰蛋白。

1) 孔蛋白:又称为 PI,为主要外膜蛋白,占外膜总重量的 60% 以上,分子量为 32 000~40 000 Da,是淋病奈瑟菌分型的主要基础。按血清学分型可分为两个主要型别,即 P I A 和 P I B。

2) Opa 蛋白(opacity proteins):又称为 P II,是一组易变异外膜蛋白,因为可使淋病奈瑟菌自凝而导致其菌落变得不透明而得名。一个淋病奈瑟菌菌株含有 11~12 个 opa 基因,但是由于基于翻译水平的相变,一个淋病奈瑟菌细胞可产生 0 个、1 个或多个 Opa 蛋白。

3) 还原性修饰蛋白(reduction modifiable protein,Rmp):又称为 P III,为结构高度保守的外膜蛋白,见于全部淋病奈瑟菌菌株。

5. 抵抗力 与脑膜炎奈瑟菌相似,淋病奈瑟菌对热、冷、干燥和消毒剂均极度敏感。

(二) 致病性

1. 致病物质 主要有菌毛、外膜蛋白、内毒素和 IgA 蛋白酶。

(1) 菌毛:菌毛在淋病奈瑟菌感染过程中的作用极为重要,通过与其受体的结合而使淋病奈瑟菌黏附于黏膜上皮细胞,启动对人体的感染。

(2) 外膜蛋白:Opa 蛋白、孔蛋白和 Rmp 在淋病奈瑟菌致病过程中均发挥一定作用。① Opa 蛋白:在淋病奈瑟菌的定植、扩散和致病过程中 Opa 蛋白也发挥着重要作用。Opa 蛋白与其受体的结合使得由菌毛启动的黏附作用更加紧密,淋病奈瑟菌进而穿过上皮细胞,进入黏膜下层产生炎症。② 孔蛋白:除参与淋病奈瑟菌的黏附过程外,还与该菌抵抗宿主补体系统的杀伤作用有关。③ Rmp:免疫原性很强,但其抗体不仅没有抗菌作用,而且可阻抑抗孔蛋白抗体的杀菌活性。

(3) 内毒素:淋病奈瑟菌 LOS 可与补体、IgM 等共同作用,在局部形成炎症反应。

(4) IgA1 蛋白酶:淋病奈瑟菌能产生 IgA1 蛋白酶,可分解黏膜表面存在的特异性 SIgA1 抗体,使该菌易于保护黏附在黏膜表面的细菌。

2. 所致疾病 淋病奈瑟菌只感染人类,主要通过性接触传播,淋病奈瑟菌侵入尿道和生殖道而感染。临床表现取决于感染的细菌数量和毒力、机体的敏感性、感染部位及感染时间的长短。

男性患者主要表现为急性淋菌性尿道炎(急性淋病),潜伏期为 1~14 日,常为 2~5 日。尿道口红肿溢脓,脓液呈深黄色或黄绿色,尿频、尿急、尿痛、排尿困难,夜间阴茎常有痛性勃起。可有腹股沟淋巴结增大,红肿疼痛,亦可化脓。50%~70% 的患者有淋病奈瑟菌侵犯后尿道,表现为尿意窘迫、尿频、急性尿潴留等。男性淋病奈瑟菌尿道炎可有前列腺炎、精囊炎、附睾炎等合并症。

女性原发性淋病奈瑟菌感染主要部位为子宫颈,致病菌附着于宫颈的鳞状-柱状上皮交界处。淋病性宫颈炎患者早期常无自觉症状,因此潜伏期难以确定。淋菌性阴道炎较少见,病程长,症状轻微。感染者往往不去就诊治疗,因而成为主要的传染源。致病菌在感染者体内也容易向深部播散,可导致急性输卵管炎、子宫内膜炎、腹膜炎等合并症。

若孕妇患有淋菌性阴道炎或子宫颈炎,婴儿出生时可得淋菌性结膜炎。新生儿多在出生后 2~3 日出现症状,多为双侧眼睑红肿,有脓性分泌物。成人也可能自我感染淋菌性结膜炎,表现同新生儿。

淋病奈瑟菌还可能感染其他部位,如淋菌性咽炎或扁桃体炎,偶伴发热和颈部淋巴结增大;淋病奈瑟菌肛门直肠炎,主要见于男性同性恋,妇女多由阴道自身感染所致,表现有里急后重、脓血便、肛管黏膜充血、有脓性分泌物;播散性淋病奈瑟菌感染,致病菌通过血行播散到全身,出现较严重的全身感染,其发病率为淋病患者的 1% 左右。

（三）免疫性

人类对淋病奈瑟菌的感染无天然抵抗力。多数患者可以自愈,并出现特异性 IgM、IgG 和 SIgA 抗体,但免疫力不持久,再感染和慢性患者普遍存在。

（四）微生物学检查法

1. 标本 用无菌棉拭子沾取泌尿生殖道脓性分泌物或子宫颈口表面分泌物,其他部位感染采取相应病变部位的分泌物或血液标本。

2. 直接涂片镜检 将脓性分泌物涂片,革兰氏染色后镜检。在中性粒细胞内外如发现有革兰氏阴性双球菌,结合临床症状可初步诊断。

3. 分离培养与鉴定 对症状不典型的患者进行细菌培养,可为淋病的诊断提供重要佐证。淋病奈瑟菌抵抗力弱,标本采集后应注意保暖保湿,并立即接种送检。国外推荐有改良 Thayer－Martin(TM)培养基和 New York City(NYC)等选择培养基,国内主要采用巧克力(色)琼脂或血琼脂培养基,均含有多黏菌素 B 和万古霉素等抗生素,可选择地抑制多种杂菌生长,提高检出率。培养后还需进行菌落形态、革兰氏染色、氧化酶试验和糖发酵试验等鉴定。男性培养阳性率为 80%～95%,女性为 80%～90%。

此外,可采用核酸杂交技术或基因扩增技术检测淋病奈瑟菌感染,但对设备条件和操作技术要求高,且难以确定淋病奈瑟菌对抗生素的敏感性,故推广尚有困难。

（五）防治原则

淋病是一种性传播疾病,成人淋病主要通过性接触传染。污染的衣裤、被褥、毛巾等也具有一定传播作用。防止不正当的性关系以及开展防治性病的宣传教育是控制淋病非常重要的环节。近年来淋病奈瑟菌耐药菌株不断增加,特别是多重耐药菌株的产生和传播给淋病防治带来很大困难。因此,临床治疗还应做药物敏感试验以指导合理选择用药。

目前尚无有效疫苗特异性预防淋病。

婴儿出生时,不论其母亲有无淋病奈瑟菌感染,都应以 1% 硝酸银或氯霉素、链霉素合剂滴入两眼,以预防新生儿淋菌性结膜炎的发生。

# 本 章 小 结

常见的化脓性球菌包括革兰氏阳性的葡萄球菌属、链球菌属和革兰氏阴性的奈瑟菌属。

葡萄球菌属主要致病菌为金黄色葡萄球菌,致病物质多样,凝固酶是鉴别葡萄球菌有无致病性的重要依据,可使葡萄球菌感染局限化和形成血栓。多种毒素可引起食物中毒、烫伤样皮肤综合征、毒性休克综合征等。凝固酶阴性菌株也可引起感染。葡萄球菌 A 蛋白因其能与 IgG 类抗体 Fc 段结合,在医学方面有广泛应用。

链球菌属主要致病种为 A 群链球菌和肺炎链球菌。前者主要致病物质为侵袭性酶类和外毒素,引起的化脓性感染脓液稀薄,界限不明显,还可引起猩红热及超敏反应性疾病。其中风湿热可用抗链球菌溶血素 O 试验进行辅助诊断。肺炎链球菌致病物质为荚膜,引起大叶性肺炎。肺炎链球菌和甲型溶血性链球菌均表现为 α 溶血,可通过胆汁溶菌试验、菊糖发酵试验和奥普托辛试验进行鉴别。

奈瑟菌属致病种为脑膜炎奈瑟菌和淋病奈瑟菌。营养要求较高,常用巧克力色血琼脂平板培养,专性需氧。抵抗力弱,故标本采集后需保温保湿,立即送检。前者由呼吸道传播,引起流行性脑脊髓膜炎(流脑)。后者通过性接触传播,导致淋病。

近年来,葡萄球菌、肺炎链球菌、淋病奈瑟菌均面临严峻的耐药问题,临床治疗应结合药物敏感试验试验,合理选择药物。

（季晓飞）

# 第九章

## 消化道感染细菌

【学习目标】

知识目标：能够复述肠杆菌科共同生物学特性、列举肠道致病菌与肠道非致病菌鉴别方法。阐述细菌性痢疾、肠热症、霍乱等常见消化道感染疾病的致病机制。

能力目标：能够举一反三、运用致病物质与临床表现之间的密切关联，解释常见肠道感染性疾病的致病性与免疫性。

素质目标：树立感染性疾病科学防治观，善于运用综合措施制订防控策略或方案。

消化道感染细菌是指通过粪-口途径传播的细菌，细菌经粪便排出体外，分布于水、土壤和腐物中，通过多种媒介如受到污染的水、食品、食具、手等经口进入机体，导致消化道感染性疾病的发生。重要的消化道感染细菌包括肠杆菌科、弧菌属、螺杆菌属及弯曲菌属细菌等。

肠杆菌科(Enterobacteriaceae)细菌是一大群生物学性状相似的革兰氏阴性杆菌，常寄居在人和动物的肠道内，多数是肠道正常菌群的重要成员。根据其生化反应、抗原构造、核酸序列分析等将肠杆菌科细菌分为44个菌属，包括170余种，其中与医学有关的菌属有埃希菌属、志贺菌属、沙门菌属、耶尔森菌属等。

肠杆菌科细菌共同的生物学性状如下：

1. 形态结构相似 为中等大小革兰氏阴性杆菌，无芽胞，除志贺菌属外均有周鞭毛，致病菌多有菌毛，少数有荚膜。

2. 营养要求不高 兼性厌氧或需氧，在普通琼脂培养基上生长良好，形成中等大小S型菌落，在液体培养基中呈均匀混浊生长。

3. 生化反应活泼 能分解多种糖类和蛋白质，形成不同代谢产物，可用以鉴别菌属或菌种。乳糖发酵试验可初步鉴别肠道杆菌有无致病性，非致病菌多能分解乳糖，致病菌一般不能分解乳糖。

4. 抗原构造复杂 主要有菌体抗原(O抗原)、鞭毛抗原(H抗原)、荚膜或荚膜样抗原(K抗原、Vi抗原)及菌毛抗原等。

(1) O抗原：是细菌细胞壁脂多糖最外层的成分，由重复的低聚糖组成特异多糖链，决定O抗原的特异性。O抗原耐热，100℃不被破坏。细菌衰老或失去O特异性多糖链，可表现为菌落由S型变为R型，称为S-R变异，同时伴有细菌毒力减弱。O抗原诱导免疫应答产生IgM抗体。

(2) H抗原：又称为鞭毛抗原，由鞭毛蛋白多肽链上的氨基酸序列和空间构型决定H抗原的特异性。不耐热，60℃ 30分钟或用乙醇处理可以破坏。细菌失去H抗原后可暴露O抗原，称为H-O变异，同时细菌失去动力。H抗原诱导免疫应答产生IgG抗体。

(3) 表面抗原：是包绕在O抗原外侧的不耐热多糖抗原，由荚膜多糖的结构决定表面抗原的特异性。具有抗吞噬等作用，与细菌毒力有关。重要的表面抗原，如伤寒沙门菌Vi抗原可诱导免疫应答产生Vi抗体。

表面抗原存在时可阻断O抗原与相应抗体之间的反应，但60℃ 30分钟处理可去除该阻抑作用。

5. 抵抗力不强 肠杆菌科细菌无芽胞，抵抗力弱。加热60℃ 30分钟可杀死。在自然界中的生存力强，在水、粪便中可生存较长时间。胆盐、煌绿等染料对非致病肠道杆菌有选择性抑制作用，但对肠道致病菌无抑制作用，故常加入选择培养基中，以利于选择性分离粪便中的致病菌。

6. 易发生变异 肠杆菌科细菌易变异，除自发突变外，因寄居同一个肠道微环境，易通过转导、接合等方式发生遗传性变异，最常见的是耐药性变异。

# 第一节 埃希菌属

埃希菌属(*Escherichia*)有 6 个种,大多不致病,为人和动物肠道中的正常菌群,其中大肠埃希菌 Escherichia Coli,*E. Coli*,是临床最常见、最重要的一个菌种。该菌在肠道能合成维生素供人体吸收利用;其分解代谢产物如大肠菌素及优势生长等因素能抑制志贺菌等病原菌的生长。当宿主免疫力下降或该菌侵入肠道外组织或器官时可成为机会致病菌,引起内源性肠外感染,其中以泌尿系统感染最常见,某些血清型菌株毒力强,也可引起肠内感染,称为致病性大肠埃希菌。大肠埃希菌在环境卫生和食品卫生中,常作为检测样本是否被粪便污染的指标。在分子生物学和基因工程研究中也是重要的实验材料。

## 一、生物学性状

### (一)形态与染色

革兰氏阴性杆菌,大小为(0.4~0.7)μm×(1.0~3.0)μm,有菌毛,无芽胞。大多数菌株有周身鞭毛,能运动。有些菌株有荚膜。

### (二)培养特性

兼性厌氧,营养要求不高,在普通琼脂培养基培养 37 ℃ 24 小时后,形成直径为 2~3 mm,呈凸起的灰白色 S 型菌落。有些菌株在血平板上呈 β 溶血。在液体培养基中呈均匀混浊生长。能发酵葡萄糖等多种糖类,产酸并产气。绝大多数菌株发酵乳糖,可与志贺菌、沙门菌等相区别。在克氏双糖培养管中,斜面和底层均产酸产气。典型大肠埃希菌的吲哚、甲基红、VP、枸橼酸盐利用试验(即 IMViC)结果为"++--"。

### (三)抗原构造

大肠埃希菌有 O、H、K 三种抗原,是血清学分型的基础,血清型表示方式是按 O:K:H 排列,例如,O111:K58:H2。

### (四)抵抗力

该菌对热的抵抗力较其他肠道杆菌强,55 ℃经 60 分钟或 60 ℃经 15 分钟仍有部分细菌存活。在自然界的水中可存活数周至数月,在温度较低的粪便中存活更久。

## 二、致病性和免疫性

### (一)致病物质

1. 定植因子(colonization factor,CF) 又称为黏附素(adhesin),即大肠埃希菌的菌毛。致病大肠埃希菌的定植因子能使细菌紧密黏附于宿主肠道和泌尿道的细胞表面,以免被肠蠕动作用和肠分泌液及尿液的冲刷而清除。对人致泻的定植因子包括 CFA Ⅰ、CFA Ⅱ和 CFA Ⅲ(colonization factor antigen Ⅰ、Ⅱ、Ⅲ);集聚黏附菌毛Ⅰ、Ⅱ、Ⅲ(aggregative adherence fimbriae AAF/Ⅰ、Ⅱ、Ⅲ);束形成菌毛(bundle forming pili,Bfp)、Ⅰ型菌毛、侵袭质粒抗原(invasion plasmid antigen,Ⅰpa)等。定植因子的特异性高,能刺激机体产生特异性抗体。

2. 外毒素 大肠埃希菌能产生多种类型外毒素,包括志贺毒素Ⅰ和Ⅱ(Shiga toxins,stx-Ⅰ,stx-Ⅱ);耐热肠毒素 a 和 b(heat stable enterotoxin,STa,STb);不耐热肠毒素Ⅰ和Ⅱ(heat 1abile enterotoxin,LT-Ⅰ,LT-Ⅱ)。此外,溶血素 A(hemolysin A,HlyA)能溶解红细胞和其他细胞,导致细胞因子的释放和炎症反应,在尿路致病性大肠埃希菌(uropathogenic *E.coli*,UPEC)致病中起重要作用。

LT-Ⅰ型和 STa 型由人源株产生,而 LT-Ⅱ型、STb 型则源自动物菌株。

肠产毒素性大肠埃希菌的有些菌株只产生一种肠毒素,即 LT 或 ST;有些则两种均可产生。

3. 其他 大肠埃希菌的 K 抗原有抗吞噬作用。脂多糖的类脂 A 具有内毒素毒性,O 特异多糖有抵抗宿主防御屏障的作用。载铁蛋白通过与宿主争夺铁离子而发挥致病作用。Ⅲ型分泌系统(type Ⅲ secretion systems)是一个由多组分蛋白复合体组成的跨膜孔状通道,犹如分子注射器,在细菌与宿主细胞接触后,能向宿主细胞内输送毒性基因产物,增强细菌的侵袭力。

(二)所致疾病

1. **肠道外感染** 属于机会致病,大肠埃希菌来源于患者肠道,多为内源性感染。以化脓性感染和泌尿系统感染最为常见。化脓性感染如腹膜炎、阑尾炎、胆囊炎、手术创口感染等;婴儿、年老体弱、慢性消耗性疾病、大面积烧伤等免疫力低下者,大肠埃希菌可侵入血液循环,引起败血症。早产儿,尤其是出生后 30 日内的新生儿,易患大肠埃希菌性脑膜炎。在泌尿系统感染中以尿道炎、膀胱炎、肾盂肾炎多见。

(1)败血症:从败血症患者体内分离到的最常见革兰氏阴性菌是大肠埃希菌(占 45%),常由尿道和胃肠道感染引起,如肠穿孔导致伴有败血症的腹腔内感染。大肠埃希菌败血症病死率很高,尤其对免疫功能低下者或原发感染为腹腔或中枢神经系统的患者。

(2)新生儿脑膜炎:大肠埃希菌和 B 群链球菌是 1 岁内婴儿中枢神经系统感染的主要致病因子。约 75% 大肠埃希菌新生儿脑膜炎分离株具有 K 抗原,该血清型在孕妇和新生儿胃肠道普遍存在,易引起新生儿感染的原因尚不清楚。

(3)泌尿系统感染:引起泌尿系统感染的大肠埃希菌大多来源于结肠,为逆行性感染。年轻女性首发尿道感染,90% 以上是由本菌引起。女性泌尿系统感染率比男性高。性行为、妊娠等增加了女性患病危险性,在男性,前列腺增生是最常见的诱因。此外,因尿道阻塞、结石、先天泌尿系统畸形、神经功能紊乱等引起的尿潴留在两性均易继发该菌尿道感染。尿道插管和膀胱镜检查有可能带进细菌造成感染。尿道感染的临床症状主要有尿频、排尿困难、血尿和脓尿等。这些能引起泌尿系统感染的特殊血清型统称为尿路致病性大肠埃希菌(UPEC),常见的血清型有 O1、O2、O4、O6、O7、O16 等,这些血清型能产生特别的毒力物质,如 P 菌毛、AAF/Ⅰ、AAF/Ⅱ、AAF/Ⅲ 和 Dr 菌毛等黏附素和溶血素 HlyA。

2. **肠道内感染(胃肠炎)** 由致病性大肠埃希菌引起,为外源性感染,引起人类肠道内感染,主要表现为腹泻。通常与食入污染的食品和饮水有关。根据其致病机制不同,主要有 5 种类型(表 9-1)。

表 9-1 引起胃肠炎的大肠埃希菌

| 菌株 | 作用部位 | 疾病与症状 | 致病机制 | 常见 O 血清型 |
|---|---|---|---|---|
| ETEC | 小肠 | 旅游者腹泻;婴幼儿腹泻;水样便,恶心呕吐,腹痛,低热 | 质粒介导 LT 和 ST,分泌液体和电解质;黏附素 | 6,8,15,25,27,63,119,125,126,127,128,142 |
| EIEC | 大肠 | 水样便,继以少量血便,腹痛,发热 | 质粒介导侵袭和破坏结肠黏膜上皮细胞 | 78,115,148,153,159,167 |
| EPEC | 小肠 | 婴儿腹泻,水样便,恶心呕吐,发热 | 质粒介导 A/E 组织病理变化,伴上皮细胞绒毛结构破坏,吸收受损和腹泻 | 26,55,86,111,114,125,126,127,128,142 |
| EHEC | 大肠 | 水样便,继以血便,剧烈腹痛,低热或无,可并发 HUS,血小板减少性紫癜 | 溶原性噬菌体编码 Stx,阻断蛋白质合成;A/E 损伤,伴肠绒毛结构破坏 | 157,26,28ac,111,112ac,124,136,143,144,152,164 |
| EAEC | 小肠 | 婴儿腹泻,持续性水样便,呕吐,脱水,低热 | 质粒介导集聚性黏附上皮细胞伴绒毛变短,单核细胞浸润和出血,液体吸收下降 | 42,44,3,86 |

(1)**肠产毒素性大肠埃希菌**(enterotoxigenic *E.coli*,ETEC):是引起 5 岁以下婴幼儿和旅游者腹泻的重要病原菌。污染的水源和食物在疾病传播中起重要作用,人与人之间不传播。临床症状可表现为轻度水泻,也可呈严重的霍乱样症状。腹泻常为自限性,一般 2～3 日即自愈。营养不良者可达数周,也可反复发作。致病物质主要是肠毒素和定植因子。

ETEC的肠毒素有LT和ST,均由质粒编码,单独或两者协同致病。

1) 不耐热肠毒素(heat labile enterotoxin,LT):对热不稳定,65 ℃经30分钟即失活。为蛋白质,属于A-B型毒素,由1个A亚单位和5个B亚单位组成。A亚单位是毒素的活性部位,B亚单位与肠黏膜上皮细胞表面GM1神经节苷脂结合,促使A亚单位穿越细胞膜与腺苷环化酶作用,使胞内ATP转化为cAMP,胞质中cAMP水平增高后,导致肠黏膜细胞内水、氯离子和碳酸氢钾等过度分泌到肠腔,同时钠离子的再吸收减少,导致腹泻。毒素还可刺激前列腺素的释放和炎症因子的产生,进一步加重了水和电解质的丧失。LT一般不引起肠黏膜的炎症或组织病变。

大肠埃希菌LT与霍乱肠毒素的结构和功能相似,两者氨基酸组成同源性达75%左右,抗原性高度交叉,两者B亚单位的肠黏膜结合受体都是同一个GM1神经节苷脂。

LT分为Ⅰ和Ⅱ型,LT-Ⅰ型是引起人类胃肠炎的致病物质,LT-Ⅱ型与人类疾病无关。

2) 耐热肠毒素(heat stable enterotoxin,ST):对热稳定,100 ℃经20分钟仍不被破坏。ST的作用机制与LT不同,是通过激活肠黏膜细胞上的鸟苷环化酶,使细胞内cGMP增多而导致腹泻。

大肠埃希菌ST与霍乱肠毒素的氨基酸组成无同源性。

菌毛是ETEC致病的另一重要因素。能产生肠毒素而无菌毛的菌株不引起腹泻。在动物实验中已证实,大肠埃希菌失去定植因子K88可丧失致幼猪腹泻能力。ETEC菌毛的黏附作用具有高度专一性,并将这类黏附素称为定植因子抗原(colonization factor antigen,CFA)。CFA由质粒介导,这些质粒同时编码LT和(或)ST。与ETEC致病有关的物质尚有其内毒素LPS,以及具有抗吞噬作用的K抗原等。

(2) 肠致病性大肠埃希菌(enteropathogenic *E.coli*,EPEC):EPEC是最早发现的致泻大肠埃希菌,是婴幼儿腹泻的主要病原菌,有高度传染性。较大儿童和成人感染少见,可能与机体产生保护性免疫有关。

EPEC不产生肠毒素或其他外毒素,无侵袭力。细菌侵入肠道后,主要在十二指肠、空肠和回肠上段大量繁殖。细菌黏附于微绒毛,导致刷状缘破坏、微绒毛萎缩变平,这种组织病理损伤称为黏附与擦拭性损伤,即A/E(attaching and effacing lessions)组织病理损伤,造成严重水样腹泻,常为自限性,但可转为慢性。

EPEC黏附和破坏肠黏膜结构的过程是通过束形成菌毛Bfp(bundle forming pili)介导菌与细胞的疏松黏附,继而启动细菌的Ⅲ型分泌系统主动分泌转位紧密素受体(translocated intimin receptor,Tir)插入到上皮细胞膜中,作为细菌的一种外膜蛋白紧密黏附素(intimin)的受体,介导菌与细胞的紧密结合。最后,细胞内肌动蛋白重排,导致微绒毛的破坏,严重影响对肠腔液体的吸收。

(3) 肠侵袭性大肠埃希菌(enteroinvasive *E.coli*,EIEC):EIEC在表型和致病性方面与志贺菌相似,临床表现有发热、腹痛、黏液脓血便、里急后重等症状,故曾称为志贺样大肠埃希菌(shigelloid *E.coli*)。EIEC主要侵犯较大儿童和成人。EIEC不产生肠毒素,能侵袭结肠黏膜上皮细胞,以丛状或微菌落样局灶性黏附于宿主细胞微绒毛上,细菌染色体基因编码的紧密素与宿主细胞膜上的相应受体结合,激活复杂的信号传导系统引起宿主细胞骨架重排,肌动蛋白垫形成,上皮细胞膜内陷包绕细菌,内吞入细胞空泡中,细菌破坏空泡后进入胞质中增殖,被感染的肠上皮细胞刷状缘脱落并失去微绒毛,最终感染细胞死亡,细菌再扩散到邻近正常细胞,导致组织破坏和炎症的发生。

(4) 肠出血性大肠埃希菌(enterohemorrhagic *E.coli*,EHEC):该菌引起散发性或暴发性出血性结肠炎和溶血性尿毒综合征(hemolytic uremic syndrome,HUS)。1975年首次分离,1982年确定为致病菌,已分离到50多个血清型,主要血清型为O157:H7、O26:H11、O111:H8、O104:H4等,不同国家的流行株不一定相同。5岁以下儿童易感染,致病力较强,感染菌量可低于100个。夏季多见,症状轻重不一,从轻度水泻至伴剧烈腹痛的血便。约10% 10岁及以下患儿可并发有急性肾功能衰竭、血小板减少、溶血性尿毒综合征,病死率达3%~5%。污染的食品是EHEC感染的重要传染源,如未煮透的牛排和其他肉类制品、水、未经杀菌处理的牛奶、果汁和生的蔬菜及水果。牛可能是O157:H7的主要储存宿主。

EHEC的致病物质主要有菌毛和毒素。病原菌由紧密黏附素介导与宿主回肠末端、盲肠和结肠上皮细胞结合,然后释放毒素,引起出血性结肠炎。该毒素能使Vero细胞(非洲绿猴肾细胞)产生病变。故称为 Vero 毒素(VT);又因同志贺菌的毒素相似,又称为志贺样毒素(shiga - like toxin,SLT)。EHEC 的 VT 分两型,VT-Ⅰ型与痢疾志贺菌的 ST 基本相同,VT-Ⅱ型则与 ST 有 60% 的同源。两型毒素均由溶原性噬菌体介导。VT 由 1 个 A 亚单位和 5 个 B 亚单位组成,B 亚单位与宿主细胞表面特异性 Gb3 糖脂受体结合,A 亚单位被引入胞内可裂解 60S 核糖体亚单位的 28Sr RNA,阻止其与氨酰 tRNA 结合,干扰蛋白质合成。肠绒毛和肾上皮细胞有高浓度糖脂受体。肠绒毛结构破坏引起吸收减少和液体分泌增加,毒素还可刺激炎症细胞因子表达释放,造成结肠壁炎症反应和损伤。HUS 中产生 VT-Ⅱ的 EHEC 较多,实验表明 VT-Ⅱ能选择性地破坏肾内皮细胞,引起肾小球滤过减少和急性肾衰竭。与 EHEC 致病有关的尚有内毒素和溶血素。

(5)肠集聚性大肠埃希菌(enteroaggregative *E.coli*,EAEC):引起婴儿和旅游者持续性腹泻,伴脱水,偶有血便,不侵袭细胞。这类细菌有四种不同形态的菌毛黏附素,其中集聚性黏附菌毛Ⅰ(aggregative adherence fimbriae Ⅰ,AAF/Ⅰ)与 EPEC 中 *bfp* 基因编码的菌毛很相似。EAEC 能在细胞表面自动聚集,形成砖状排列,细菌感染可导致微绒毛变短,单核细胞浸润和出血。EAEC 还能刺激黏液的分泌,促使细菌形成生物被膜覆盖在小肠的黏膜上皮上。

### 三、微生物学检查

(一)标本采集

肠外感染根据感染情况取中段尿、血液、脓液、脑脊液等。胃肠炎取粪便。

(二)病原学检查

1. 肠外感染

(1)涂片染色:除血液标本外,均需做涂片染色镜检。脓、痰、分泌物可直接涂片染色。尿液和其他液体先低速离心,再取沉渣做涂片染色。

(2)分离培养:血液接种于肉汤增菌,待有细菌生长后再移种血琼脂平板。体液标本的离心沉淀渣和其他标本可直接接种于血琼脂平板。37 ℃孵育 18~24 小时后观察菌落形态。

(3)鉴定:初步鉴定根据 IMViC(++--)试验,最后鉴定靠系列生化反应。尿路感染需细菌计数,每毫升尿液细菌数≥10 万有诊断价值。

2. 肠内感染 将粪便标本接种于鉴别培养基培养,挑选可疑菌落并鉴定为大肠埃希菌后,再分别用 ELISA、核酸杂交、PCR 等方法检测不同类型致病性大肠埃希菌的肠毒素、毒力因子和血清型等特征。

(1)ETEC:ELISA 或基因探针检测相关肠毒素。

(2)EIEC:与志贺菌相似,多数 EIEC 无动力,乳糖不发酵或迟缓发酵。毒力试验可将被检菌液接种于豚鼠眼结膜囊内,可产生典型的角膜结膜炎症状,并在角膜上皮细胞内检测有大量细菌,是为 Senery 试验阳性。

(3)EPEC:用特异 O、H 抗血清测定特异血清型,亦可以用 ELISA 和细胞培养法来检测。

(4)EHEC:O157:H7 血清型多数对山梨醇不发酵或缓慢发酵。VT 毒素可用 ELISA 测定,亦可用 PCR 法结合基因探针检测 VT 基因。

(5)EAEC:用液体培养—集聚试验(liquid - culture clump aggregation test)检测受检菌的黏附性,或用探针技术测定 EAST 基因。

(三)卫生细菌学检查

寄居于肠道中的大肠埃希菌随粪便排出体外,污染周围环境和水源、食品等。样品中检出此菌越多,表示被粪便污染越严重,也间接表明样品中存在肠道致病菌的可能性越大。因此,卫生细菌学检查以大肠菌群数作为判断饮水、食品等被粪便污染的指标之一。

大肠菌群数是指每 1 000 ml(g)样品中的大肠菌群数。大肠菌群系指在 37 ℃ 24 小时内发酵乳糖产酸产气的肠道杆菌,包括埃希菌属、枸橼酸杆菌属、克雷伯菌属及肠杆菌属等。我国卫生标准规定,每 1 000 ml 饮水中不得超过 3 个大肠菌群数;瓶装汽水、果汁等每 100 ml 中不得超过 5 个。

### 四、防治原则

菌毛抗原是自然感染和人工主动免疫中的关键抗原之一,用菌毛疫苗防治新生家畜腹泻已获得成功,也为制备人类致泻大肠埃希菌菌毛疫苗的研究带来了希望。母乳中 SIgA 可中和大肠埃希菌肠毒素,故母乳喂养可减少婴儿腹泻的发生。

加强饮水、食品卫生管理和海关检疫,注意个人卫生,切断病从口入的途径。

EHEC 常由污染的肉类和未消毒的牛奶或未煮熟的牛肉引起,因此,正确充分的烹饪可减少EHEC 感染的危险性。

尿道插管和膀胱镜检查应严格无菌操作。

对腹泻患者应及时进行隔离治疗,及时校正水和电解质平衡,采取各种适宜措施减少医院感染。

治疗时可选用磺胺药、庆大霉素、诺氟沙星、吡哌酸等,但易产生耐药性,大肠埃希菌很多菌株都已获得多重耐药质粒,抗生素治疗应在药敏试验指导下进行。

# 第二节 志贺菌属

志贺菌属(*Shigella*)通称为痢疾杆菌(*dysentery bacteria*),是引起人类细菌性痢疾的病原菌,灵长类动物也是其自然宿主。细菌性痢疾是一种常见病,主要流行于发展中国家,在全世界范围内其发病率和病死率居感染性腹泻之首位。近年来细菌性痢疾持续高发,与痢疾感染后免疫力不持久、型间无交叉免疫、菌型多、菌株易变异以及卫生状况不良等有关。

## 一、生物学性状

### (一)形态染色
革兰氏阴性短小杆菌。无芽胞,无鞭毛,无荚膜,有菌毛。

### (二)培养特性
营养要求不高,在普通琼脂平板上生长 24 小时形成中等大小、半透明的光滑型菌落。志贺菌属中的宋内志贺菌常出现扁平的粗糙型菌落。分解葡萄糖,产酸不产气;除宋内志贺菌个别菌株迟缓发酵乳糖(一般需 3～4 日)外,均不分解乳糖。在 SS 选择培养基上呈无色半透明菌落,在克氏双糖铁培养管中,斜面不发酵,底层产酸不产气,硫化氢阴性,动力阴性,可同沙门菌、大肠埃希菌等区别。

### (三)抗原结构
志贺菌属细菌有 O 和 K 两种抗原。K 抗原在分类上无意义,O 抗原是分类的主要依据,分群特异性抗原和型特异性抗原,借以将志贺菌属分为 4 群(种)40 余血清型(包括亚型)(表 9-2)。

表 9-2 志贺菌属的抗原分类

| 菌种 | 群 | 型 | 亚型 | 甘露醇 | 鸟氨酸脱羧酶 |
|---|---|---|---|---|---|
| 痢疾志贺菌 | A | 1～10 | 8a,8b,8c | － | － |
| 福氏志贺菌 | B | 1～6,x,y 变型 | 1a,1b,2a,2b,3a,3b,3c,4a,4b | ＋ | － |
| 鲍氏志贺菌 | C | 1～18 | | ＋ | － |
| 宋内志贺菌 | D | 1 | | ＋ | ＋ |

1. A 群　又称为痢疾志贺菌(*S. dysenteriae*),是唯一不能发酵甘露醇的一群志贺菌。有 10 个血清型,其中 8 型又分为 3 个亚型。

2. B 群　又称为福氏志贺菌(*S. flexneri*),有 13 个血清型(含亚型及变型),抗原构造复杂,有群抗原和型抗原。各型间有交叉反应。

3. C 群　又称为鲍氏志贺菌(*S. boydii*),有 18 个血清型,各型间无交叉反应。

4. D 群　又称为宋内志贺菌(*S. sonnei*),是唯一具有鸟氨酸脱羧酶的一群志贺菌。只有一个血清型。有两个变异相,即 I 相和 II 相。I 相为 S 型菌落,对小鼠有致病力,多自急性期感染患者标本中分离到。II 相为 R 型菌落,对小鼠不致病,常从慢性感染患者或带菌者中检出。I 相抗原受控于质粒,若该质粒去失,菌从 I 相转变为无致病力的 II 相。

### (四)抵抗力
本菌对理化因素的抵抗力较其他肠道杆菌弱。在外界环境中的抵抗力以宋内菌最强,福氏菌次之。60 ℃ 10 分钟即被杀死。对酸和一般消毒剂敏感,在粪便中,由于其他肠道菌产酸或噬菌体的作用常使本菌在数小时内死亡,故粪便标本应迅速送检。在污染物品、瓜果蔬菜上,志贺菌可存活 10～20 日。在 37 ℃水中存活 20 日,在冰块中存活 96 日,蝇肠内可存活 9～10 日。在适宜条件下,该菌可在水、食品中繁殖,引起水源或食物型暴发流行。由于磺胺药及抗生素的广泛应用,志贺菌的多重耐药菌株检出极为广泛,极大地影响其临床疗效。

### 二、致病性与免疫性

#### (一)致病物质

志贺菌的致病物质主要是侵袭力和内毒素。有的菌株尚产生外毒素。

1. 侵袭力　志贺菌侵袭和生长繁殖的靶细胞是回肠末端和结肠黏膜的上皮细胞。志贺菌首先黏附并侵入派伊尔淋巴结(Peyer's patches)的微皱褶细胞(microfold cell,M 细胞),经上皮下淋巴组织中的巨噬细胞吞噬细菌,释放并黏附肠上皮细胞(该细胞基底面上有志贺菌的特异性受体),激活细菌Ⅲ型分泌系统而分泌侵袭性蛋白(ⅠpaA,ⅠpaB,ⅠpaC,ⅠpaD),引起宿主细胞骨架重排,细胞内陷吞入细菌,志贺菌分泌酶类物质裂解吞噬泡膜,细菌释放至细胞质中并增殖形成微菌落。细菌还可通过改变宿主细胞肌动蛋白纤维的分布,推动细菌进入邻近细胞,造成细菌在细胞间的传播,细菌因此逃避了机体的免疫清除作用而得到自身保护,并诱导感染细胞凋亡后在吞噬中得以存活(图 9-1)。

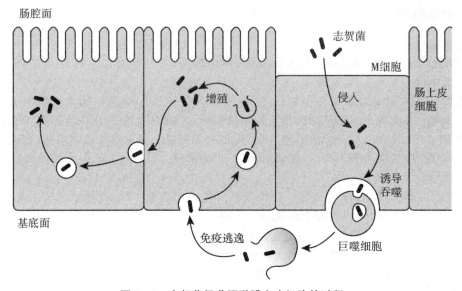

**图 9-1　志贺菌侵袭肠黏膜上皮细胞的过程**

肠黏膜上皮细胞被志贺菌侵袭后,细胞发生显著的变化,如合成和释放多种细胞因子和细胞毒性物质而引发急性炎症反应,加速细胞死亡,最终导致上皮细胞屏障进一步破坏,坏死上皮斑块状脱落,溃疡形成,多形核白细胞浸润并使细菌到达较深层上皮细胞。坏死黏膜、吞噬作用后死亡的白细胞、细胞残片、纤维蛋白和渗液等形成黏液脓血便。

2. 内毒素　志贺菌所有菌株都具有强烈的内毒素。内毒素作用于肠黏膜,使其通透性增高,进一步促使内毒素吸收,引起发热、神志障碍,甚至中毒性休克等一系列症状。内毒素能破坏黏膜,形成炎症、溃疡,出现典型的黏液脓血便。内毒素还作用于肠壁自主神经系统,导致肠功能紊乱、肠蠕动失调和痉挛,尤其是直肠括约肌痉挛最为明显,因此,出现腹痛、里急后重(频繁排便感)等症状。

3. 外毒素　A 群志贺菌Ⅰ型及部分Ⅱ型菌株还可产生外毒素,称为志贺毒素(shiga toxin,Stx)。Stx 能引起 Vero 细胞病变,故又称为 Vero 毒素(Vero toxin,VT)。A 群志贺菌产生的 Stx 不耐热,75～80 ℃ 1 小时被破坏。Stx 具有 3 种生物学特性。

(1)肠毒性:与 EHEC 产生的肠毒素在结构和致病机制上相同。由一个 A 亚单位和 5 个 B 亚单位组成。B 亚单位与宿主细胞糖脂(Gb3)受体结合,导入细胞内的 A 亚单位作用于 60S 核糖体亚单位的 28S rRNA,阻止与氨酰 tRNA 的结合,致使蛋白质合成中断。毒素效应为上皮细胞的损伤,但在少部分患者志贺毒素可介导肾小球内皮细胞的损伤,导致 HUS。

(2)神经毒性:将毒素注射于家兔或小鼠,引起实验动物四肢麻痹、死亡,是毒素作用于中枢神经系统的结果。

(3)细胞毒性:对人肝细胞、猴肾细胞和 HeLa 细胞均有毒性,其中以 HeLa 细胞最为敏感。

(二)所致疾病

志贺菌引起细菌性痢疾,夏秋季为流行季节。传染源是患者和带菌者,无动物宿主。痢疾志贺菌感染者病情较重,宋内志贺菌多引起轻型感染,福氏志贺菌感染易转变为慢性,病程迁延。

志贺菌感染只局限于肠道,一般不进入血液循环。

常见的细菌性痢疾有两种类型:

1. 急性细菌性痢疾 分为急性典型细菌性痢疾和急性中毒性细菌性痢疾。

(1)急性典型细菌性痢疾:1~3 日潜伏期后急性发病。常有发热、腹痛和水样腹泻,1 日左右腹泻次数增多(每日达十多次或几十次),同时转为黏液血性便,伴有里急后重等症状。50%以上病例在 2~5 日内症状可自行消退,及时治疗,预后好,但在体弱的儿童或老人,由于水、电解质丢失可致电解质紊乱和酸中毒,部分病例可引起 HUS,甚至死亡。

(2)急性中毒性细菌性痢疾:以小儿多见,各型志贺菌都有可能引起。常无明显消化道症状,主要临床表现为全身中毒症状。原因是内毒素经肠壁吸收进入血流,引起微血管痉挛、缺血、缺氧,导致 DIC、多器官功能障碍综合征、脑水肿等。临床上以高热、休克、中毒性脑病为主要表现。可迅速发生循环及呼吸衰竭,若抢救不及时,往往造成死亡。

A 群志贺菌引起的急性细菌性痢疾危害最大,病死率高达 20%。

2. 慢性细菌性痢疾 急性细菌性痢疾治疗不彻底、机体抵抗力低、营养不良或伴有其他慢性病时,易转为慢性。病程多在 2 个月以上,迁延不愈或反复复发。症状不典型者易被误诊。少数病例细菌可在结肠形成无症状的定植,是疾病持续流行的传染源。

部分患者可成为带菌者,带菌者不能从事饮食业、炊事及保育工作。

(三)免疫性

志贺菌感染多局限于肠黏膜层,一般不入血,抗感染免疫主要是肠道黏膜表面的 SIgA,又由于志贺菌型别多,故病后免疫力短暂且不牢固。大多数人病后可获得循环抗体,但此种抗体无保护作用。

## 三、微生物学检查

1. 标本采集 取材应挑取粪便中脓血或黏液部分。宜在使用抗生素前采样。标本应新鲜,若不能及时送检,应将标本暂时保存于 30%甘油缓冲盐水或专用培养基中。中毒性细菌性痢疾可取肛拭。

2. 病原学检查

(1)分离培养与鉴定:将标本接种于肠道细菌选择培养基上,37 ℃培养 18~24 小时,挑取不发酵乳糖的可疑菌落,做生化反应和血清学试验,以确定其菌群(种)和菌型。

(2)毒力试验:测定志贺菌的侵袭力可用 Sereny 试验。将 $10^9$ CFU/ml 受试菌菌液接种于豚鼠眼结膜囊内,观察是否发生角膜结膜炎。

(3)分子生物学检查:PCR 技术可直接查其产毒基因 *stxA* 和 *stxB* 或检测 $140×10^6$ 大质粒等。

3. 血清学检查

(1)免疫染色法:将粪便标本与志贺菌抗血清混匀,在光镜下观察有无凝集现象。

(2)免疫荧光菌球法:将标本接种于含有荧光素标记的志贺菌免疫血清液体培养基中,37 ℃孵育 4~8 小时。若标本含有相应型别的志贺菌,则生长繁殖后与荧光抗体凝集成小球,在荧光显微镜下易被检出。

4. 协同凝聚试验 将志贺菌 IgG 抗体与 CowanⅠ葡萄球菌结合制备检测试剂,以检测患者粪便中有无志贺菌可溶性抗原。

5. 胶乳凝聚试验 用志贺菌抗血清致敏胶乳颗粒,使与粪便中的志贺菌抗原起凝集反应;也可用志贺菌抗原致敏胶乳颗粒,来诊断粪便中有无志贺菌抗体。

### 四、防治原则

加强饮食等卫生学监测与管理;及时处理垃圾和灭蝇,加强环境卫生监督管理;隔离患者和消毒其排泄物,检查发现非典型或亚临床患者及带菌者,特别是饮食从业人员。

志贺菌的免疫防御机制主要是分泌至肠黏膜表面的 SIgA,而 SIgA 需由活菌作用于黏膜局部才能诱发,故现致力于活菌苗的研究,主要包括减毒突变菌苗、不同载体构建杂交株和营养缺陷减毒株。

治疗志贺菌的药物较多,但此类细菌很易出现多重耐药菌株,给防治工作带来很大困难。用磺胺类药物、庆大霉素及小檗碱等有较好疗效。中草药黄连、黄柏、白头翁等也有效。

## 第三节 沙门菌属

沙门菌属(Salmonella)是一群寄生在人类和动物肠道中,生化反应和抗原结构相关的革兰氏阴性杆菌。至今本属约有 2 500 个血清型。只有少数血清型对人致病,如引起肠热症的伤寒和副伤寒沙门菌(包括甲型副伤寒、肖氏沙门菌、希氏沙门菌)。绝大多数血清型宿主范围广泛,家畜、家禽、野生脊椎动物及冷血动物、软体动物、环形动物、节肢动物(如苍蝇)等均可带菌,这些血清型一般仅对动物致病,偶尔可传染给人而引起食物中毒或败血症,如鼠伤寒沙门菌、猪霍乱沙门菌、肠炎沙门菌等。

### 一、生物学性状

**(一)形态染色**

革兰氏阴性杆菌,大小为$(0.6\sim1.0)\mu m \times (2\sim4)\mu m$,无芽胞,无荚膜,多数有菌毛,周身鞭毛(除鸡沙门菌和雏鸭沙门菌外)。

**(二)培养特性**

兼性厌氧,营养要求不高,在普通琼脂平板上形成中等大小、半透明 S 型菌落。在肠道选择培养基上形成乳糖不发酵无色半透明菌落。不发酵乳糖和蔗糖,发酵葡萄糖、麦芽糖和甘露醇,除伤寒沙门菌产酸不产气外,其他沙门菌均产酸产气。不产生吲哚,VP 试验阴性,大多产生硫化氢,动力阳性。可同大肠埃希菌、志贺菌等相区别。在此基础上,利用尿素酶试验可同变形杆菌相区别,沙门菌不分解尿素。在克氏双糖铁培养管中,斜面不发酵,底层产酸产气(但伤寒沙门菌产酸不产气)。生化反应对沙门菌属各菌种的鉴定都有重要意义(表9-3)。

表9-3 主要沙门菌的生化特性

| 菌名 | 葡萄糖 | 乳糖 | 硫化氢 | 动力 |
| --- | --- | --- | --- | --- |
| 甲型副伤寒沙门菌 | ⊕ | − | −/+ | + |
| 肖氏沙门菌 | ⊕ | − | +++ | + |
| 鼠伤寒沙门菌 | ⊕ | − | +++ | + |
| 希氏沙门菌 | ⊕ | − | + | + |
| 猪霍乱沙门菌 | ⊕ | − | +/− | + |
| 伤寒沙门菌 | + | − | −/+ | + |
| 肠炎沙门菌 | ⊕ | − | +++ | + |

注:"+"阳性或产酸;"⊕"产酸产气;"−"阴性;"−/+"多数菌株阴性;"+/−"多数菌株阳性

**(三)抗原构造**

沙门菌主要有 O 和 H 两种抗原。少数菌具有表面抗原,一般认为与毒力(virulence)有关,故称为 Vi 抗原。

1. O 抗原 O 抗原以 1、2、3 等阿拉伯数字表示。每个沙门菌的血清型含一种或多种 O 抗原,将具有相同 O 抗原的沙门菌归为一组,可将沙门菌属分为 A~Z、O51~O63、O65~O67,共有 42 组。使人类致病的沙门菌大多属于 A~E 组。O 抗原刺激机体主要产生 IgM 抗体。

2. H 抗原 H 抗原有两种,称为第Ⅰ相和第Ⅱ相。第Ⅰ相特异性高,又称为特异相,用 a、b、c 等表示;第Ⅱ相特异性低,为数种沙门菌所共有,又称为非特异相,用 1、2、3 等表示。H 抗原刺激机体主要产生 IgG 抗体。

每一组沙门菌根据 H 抗原不同,可进一步将组内沙门菌分成不同血清型。

3. Vi 抗原 因与毒力有关而命名为 Vi 抗原。从患者标本中新分离的伤寒沙门菌、希氏沙门菌等有此抗原。该抗原不稳定,经 60 ℃加热、苯酚处理或人工培养传代易破坏或丢失,同时失去对 O 凝聚的阻抑作用。Vi 抗原的抗原性弱,当体内有菌存在时可产生一定量抗体;细菌被清除后,抗体也随之消失。故测定 Vi 抗体有助于诊断带菌者。

常见的沙门菌抗原组分如表 9 - 4 所示。

表 9 - 4 常见沙门菌的抗原组分

| 组 | 菌名 | O 抗原 | H 抗原 | |
|---|---|---|---|---|
| | | | 第Ⅰ相 | 第Ⅱ相 |
| A 组 | 甲型副伤寒沙门菌 | 1,2,12 | a | — |
| B 组 | 肖氏沙门菌 | 1,4,5,12 | b | 1,2 |
| | 鼠伤寒沙门菌 | 1,4,5,12 | i | 1,2 |
| C 组 | 希氏沙门菌 | 6,7,Vi | c | 1,5 |
| | 猪霍乱沙门菌 | 6,7 | c | 1,5 |
| D 组 | 伤寒沙门菌 | 9,12,Vi | d | — |
| | 肠炎沙门菌 | 1,9,12 | g,m | — |

（四）抵抗力

对理化因素抵抗力不强,60 ℃ 1 小时或 65 ℃ 15～20 分钟即被杀死,75%乙醇或 5%苯酚 5 分钟也可杀死。在水中能存活 2～3 周,粪便中可存活 1～2 个月,在冰冻土壤中可以过冬。胆盐、煌绿等对该属细菌的抑制作用较对其他肠道杆菌为弱,故可加入肠道杆菌选择性培养基中,利于分离粪便中的沙门菌。对氯霉素、氨苄西林、阿莫西林等抗生素敏感。

（五）变异

1. H - O 变异 指有动力的 H 型菌株失去鞭毛成为无动力的 O 型菌体。

2. S - R 变异 S 型菌落在培养基上多次传代后,逐渐失去 O 抗原或荚膜变为 R 型菌落,细菌的毒力也随之减弱或消失。

3. V - W 变异 指有 Vi 抗原的菌株（V 型）失去 Vi 抗原（W 型）的变异,V 型菌仅能被抗 Vi 血清凝集,W 型菌则只与抗 O 血清凝集而不再与抗 Vi 血清凝集,称为 V - W 变异。

4. 位相变异 将双相沙门菌接种于琼脂平板上,所得单个菌落,有些仅是第Ⅰ相,有些则是第Ⅱ相。通过多次传代分离培养,有些特异相菌变为非特异相菌,或非特异相菌变为特异相菌,即为位相变异。

## 二、致病性与免疫性

沙门菌感染需经口进入且有足够量的细菌,以对抗机体防护屏障,如肠道正常菌群的拮抗、胃酸的作用、局部肠道免疫等才能侵袭定位于小肠,导致疾病发生。据志愿者研究结果显示,大多数血清型的半数感染量在 $10^5 \sim 10^6$,伤寒沙门菌可少至 $10^3$。但暴发流行时,自然感染剂量一般都低于 $10^3$ 个菌体,有时甚至少于 $10^2$ 个细菌。

（一）致病物质

沙门菌有较强的内毒素,并有一定的侵袭力。个别血清型菌株尚能产生肠毒素。

1. 侵袭力 病原菌入侵宿主体内是一个复杂的过程,在此过程中无论是病原菌还是宿主本身都会发生显著的变化。致病沙门菌具有侵袭宿主肠黏膜上皮细胞的能力,以及由巨噬细胞介导的系统性扩散。沙门菌具有两个侵袭途径:① 侵袭派伊尔淋巴结处 M(microfold,微褶皱)细胞进入上皮下组织;② 直接侵袭 M 细胞周围具有吸收能力的上皮细胞,通过上皮细胞进入上皮下组织。细菌黏附到 M 细胞或上皮细胞的顶部后,与菌接触位点的细胞表面发生变化,局部微绒毛崩解。细菌传递信号至细胞,诱导细胞形成明显的膜皱褶和细胞骨架的重排,进而导致胞饮作用的发生,使细菌被动地被细胞摄入,在沙门菌多种毒力因子(Vi 抗原、耐酸应答基因、热休克蛋白、过氧化氢酶及超氧化物歧化酶等)作用下使感染后的沙门菌在巨噬细胞中存活,沙门菌随巨噬细胞进入肠系膜淋巴结,再侵入肝、脾、骨髓等器官。

在感染早期,M 细胞被侵袭是沙门菌侵入肠道的起始点;而巨噬细胞作为沙门菌进一步侵入宿主机体的"载体",为沙门菌提供了一个逃避中性粒细胞及体液免疫系统攻击的安全岛。

Vi 抗原除能抵御吞噬细胞的吞噬和杀伤,还可阻挡抗体、补体等破坏菌体之作用,增强细菌侵袭力。

2. 内毒素  沙门菌死亡后释放的内毒素,可引起宿主发热反应、白细胞计数下降,大剂量时导致中毒症状和休克。这些与内毒素激活补体替代途径产生 C3a、C5a 等,以及诱发免疫细胞分泌 TNF - α、IL - 1、IFN - γ 等细胞因子有关。

3. 肠毒素  个别沙门菌如鼠伤寒沙门菌可产生肠毒素,其性质类似 ETEC 产生的肠毒素。

(二)所致疾病

传染源是患者和带菌者(包括带菌动物),带菌者在沙门菌感染中的作用更为重要。人类因食用患病或带菌动物的肉、乳、蛋或被病鼠尿污染的食物等而被感染,水源水体的贝壳类生物或被含菌粪便污染是造成暴发流行的主要原因。

人类沙门菌感染有四种类型:

1. 肠热症(enteric fever)  肠热症是急性消化道传染病,我国法定为乙类传染病,包括伤寒沙门菌引起的伤寒,以及甲型副伤寒沙门菌、肖氏沙门菌和希氏沙门菌引起的副伤寒。伤寒和副伤寒的致病机制和临床症状基本相似,只是副伤寒的病情较轻、病程较短。

病程一般分为 4 期:

(1)潜伏期:一般 2 周(其长短与食入的菌量有关)。

(2)初期(发病第 1 周):细菌在肠系膜淋巴结大量繁殖后,经胸导管进入血流,此时出现第一次菌血症。病菌随血流进入骨髓、肝、脾、胆、肾等器官,被吞噬细胞吞噬在其中大量生长繁殖。此期取血液或骨髓做细菌培养,阳性率较高。患者出现发热(体温逐渐升高)、乏力、全身酸痛等症状。

(3)极期(病程第 2～3 周):在肝、脾、胆、肾中生长的细菌再次入血,形成第二次菌血症,并释放大量内毒素,出现持续高热(>39 ℃)、相对缓脉(90 次/分左右)、肝脾大、玫瑰疹(胸腹部)、白细胞减少等临床表现。胆囊中细菌随胆汁排至肠道,部分细菌随粪便排出,此时可取粪便做细菌培养。部分细菌刺激肠壁已致敏的淋巴结发生Ⅳ型超敏反应,引起肠壁局部坏死、溃疡,容易发生肠出血,甚至肠穿孔等严重并发症,病死率较高。肾中细菌可随尿排出。

(4)恢复期(发病第 3 周后):如无并发症,病情好转,体温逐渐恢复正常。特异性免疫逐渐增强,血清抗体效价增高,肥达反应可协助诊断。部分患者痊愈后一段时间内仍继续排菌,成为恢复期带菌者。

5%～10%未经治疗的患者可出现再次感染,但与初次感染相比,其病程缩短,病情较轻。未经治疗的典型肠热症患者病死率约为 20%。

2. 急性胃肠炎(食物中毒)  是最常见的沙门菌感染,约占 70%,常为集体食物中毒。因摄入大量($>10^8$)鼠伤寒沙门菌、猪霍乱沙门菌、肠炎沙门菌等污染的食物引起,潜伏期短,主要症状为发热、恶心、呕吐、腹痛、水样泻,偶有黏液或脓性腹泻。多在 2～3 日自愈。

3. 败血症  病菌以猪霍乱沙门菌、希氏沙门菌、鼠伤寒沙门菌、肠炎沙门菌等常见。多见于儿童和免疫力低下的成人。症状严重,有高热、寒战、厌食和贫血等。败血症因病菌侵入血液循环引起,细菌可随血流播散,导致脑膜炎、骨髓炎、胆囊炎、心内膜炎、关节炎等的发生。

4. 无症状带菌者  有 1%～5%伤寒或副伤寒患者,在症状消失后 1 年内仍可在其粪便中检出相应沙门菌,转变为无症状健康带菌者。这些细菌留在胆囊中,有时在尿道中,成为人类伤寒和副伤寒病原菌的储存场所。

(三)免疫性

肠热症病后可获得一定程度免疫力,彻底杀灭这类胞内寄生菌主要依靠特异性细胞免疫。

胃肠炎的恢复与肠道局部生成 SIgA 有关。

### 三、微生物学检查

（一）标本采集

肠热症因病程而采取不同标本，第 1 周取血液培养，第 2 周取粪便、尿液培养，第 3 周取血液做免疫学试验，全程均可取骨髓培养。急性胃肠炎取吐泻物或可疑食物。败血症取血液，带菌者可取胆汁。

（二）病原学检查

1. 分离培养鉴定　血液、骨髓、胆汁标本需要先增菌，粪便或经离心的尿沉渣可直接接种 SS 等肠道选择培养基，37 ℃孵育 18～24 小时，挑选无色半透明的不发酵乳糖的菌落涂片、革兰氏染色、镜检，并接种于克氏双糖铁或三糖含铁培养基。疑为沙门菌时，再做系列生化反应，并用沙门菌多价及单价抗血清做玻片凝集试验以确定血清型别。Vi 噬菌体分型常用于流行病学调查和传染源追踪。

2. 快速诊断　近年来应用 SPA 协同凝集试验、对流免疫电泳、乳胶凝集试验、酶联免疫吸附试验等检测血清、尿液和粪便中沙门菌可溶性抗原，以协助临床早期诊断肠热症。

3. 分子生物学技术　基因探针检出标本中的伤寒沙门菌量需 1 000 个；而 PCR 法对 10 个伤寒沙门菌就可检出。

（三）血清学试验

肠热症病程较长，因目前普遍使用抗生素，肠热症的症状常不典型，临床标本阳性分离率低，故血清学试验仍有其辅助诊断意义。用于肠热症的血清学试验有肥达试验（widal test）、间接血凝法、ELISA 法等。

肥达试验：用已知伤寒沙门菌菌体（O）抗原和鞭毛（H）抗原以及甲型副伤寒沙门菌、肖氏沙门菌和希氏沙门菌 H 抗原与患者血清做试管或微孔板定量凝集试验，测定受检血清中有无相应抗体及其效价。根据抗体含量及其增长情况，辅助诊断肠热症。

肥达试验结果判断应结合临床症状、病程、病史、地区特点等进行分析。

1. 正常值　人群因隐性感染或预防接种，血清中可含有一定量的沙门菌有关抗体，且其效价随地区而有差异。一般伤寒沙门菌 O 凝集效价≥1:80、H 凝集效价≥1:160 及引起副伤寒的沙门菌 H 凝集效价≥1:80 时才有诊断价值。

2. 动态观察　仅一次效价增高不能定论，需逐周多次采血测定。若效价逐次递增或恢复期效价比急性期效价≥4 倍者有意义。

3. O 与 H 抗体的诊断意义　患伤寒或副伤寒后，O 与 H 抗体在体内的消长情况不同。IgM 类 O 抗体出现较早，持续约 6 个月，消退后不易受非伤寒沙门菌等病原体的非特异性刺激而重现。IgG 类 H 抗体则出现较晚，持续时间长达数年，消失后易受非特异性病原刺激而能短暂地重新出现。因此，O、H 凝集效价均超过正常值，则肠热症的可能性大；如两者均低，患病可能性小；若 O 不高，H 高，有可能是预防接种或非特异性回忆反应；如 O 高，H 不高，则可能是感染早期或与伤寒沙门菌 O 抗原有交叉反应的其他沙门菌（如肠炎沙门菌）感染。

4. 其他　有少数病例，在整个病程中，肥达试验结果始终在正常范围内。其原因可能由于早期使用抗生素治疗或患者免疫功能低下等所致。

（四）伤寒带菌者的检测

最可靠的诊断依据是分离出病原菌。采取可疑者粪便、肛拭、胆汁或尿液进行培养，但检出率不高。一般可先用血清学方法检测可疑者 Vi 抗体效价，若≥1:10 时，再反复取其粪便等标本进行分离培养，以确定是否为伤寒带菌者。

### 四、防治原则

加强饮水、食品卫生监督和管理，防止被沙门菌感染的人和动物的粪便污染，切断传播途径。感染动物的肉类、蛋等制品要彻底烹调。发现、鉴定和治疗带菌者。带菌者不能从事饮食行业等相关工作，并严格遵循卫生注意事项。及时发现患者，并隔离治疗。

预防肠热症的疫苗以减毒口服活疫苗效果最佳。目前国际上公认的新一代疫苗是伤寒 Vi 荚膜多糖疫苗，该疫苗服用安全，不良反应较少，且易于制造与保存，运输方便，有一定的保护性，免疫力持久,有效免疫期至少为 3 年。

治疗肠热症氯霉素为首选药,但由于其对骨髓的毒性作用及耐氯霉素菌株的出现,也可选用氨苄西林、环丙沙星等药物。

# 第四节　弧　菌　属

弧菌属(Vibrio)细菌是一群菌体短小,弯曲呈弧形、运动活泼的革兰氏阴性菌。与肠杆菌科细菌的主要区别是氧化酶试验阳性(麦契尼克夫弧菌除外)和有一根位于菌体一端的单鞭毛。弧菌属细菌广泛分布于自然界,以水表面最多。

弧菌属目前有 56 个种,其中有 12 个种与人类感染有关,以霍乱弧菌、副溶血性弧菌最为重要。

## 一、霍乱弧菌

霍乱弧菌(V. cholerae)是引起烈性传染病霍乱的病原体,2 000 多年前已有记载。人类历史上已发生过多次世界性霍乱大流行,发源地是有“人类霍乱故乡”之称的印度恒河三角洲,均由 O1 血清群霍乱弧菌古典生物型或 E1 Tor 生物型引起。1992 年,新流行株 O139 血清群在沿孟加拉湾的印度和孟加拉出现流行,并很快传遍亚洲,这是首次由非 O1 群霍乱弧菌引起的流行,它引起的霍乱在临床表现及传播方式上与古典型霍乱完全相同,但不能被 O1 群霍乱弧菌诊断血清所凝集,抗 O1 群的抗血清对 O139 菌株无保护性免疫。

(一)生物学性状

1. 形态染色　革兰氏阴性,大小为(0.5～1.5) $\mu m$×(0.8～3) $\mu m$。从患者新分离的霍乱弧菌形态典型,菌体弯曲呈弧状或逗点状。经人工培养后,易失去弧形而呈杆状,不易与肠道杆菌区别。菌体一端有单根鞭毛,有菌毛,有些菌株(包括 O139)有荚膜,无芽胞。取患者米泔水样粪便或培养物做活菌悬滴观察,可见细菌运动极为活泼,呈流星或穿梭样运动。粪便直接涂片染色镜检,可见其相互排列如“鱼群”状。

2. 培养特性与生化反应　兼性厌氧,但在氧气充足的条件下生长更好。营养要求不高,在 18～37 ℃、pH 7.4～9.6 都能迅速生长。特别在 pH 8.8～9.0 蛋白胨水或碱性琼脂平板中生长良好,故初次分离常用碱性蛋白胨水作为选择培养基。在碱性琼脂平板上菌落为圆形、光滑、透明。霍乱弧菌可在无盐环境中生长。过氧化氢酶试验阳性,氧化酶试验阳性,能发酵葡萄糖、蔗糖和甘露醇等,产酸不产气;能还原硝酸盐,吲哚试验阳性。

3. 抗原结构　霍乱弧菌有耐热的 O 抗原和不耐热的 H 抗原。H 抗原无特异性。根据 O 抗原不同,现已有 200 多个血清群,其中 O1 群、O139 群引起霍乱,其余的血清群分布于地面水中,可引起人类胃肠炎等疾病,但从未引起霍乱的流行。

O1 群霍乱弧菌的菌体抗原由 A、B、C 3 种抗原因子组成,据此将 O1 群分为三个血清型:小川型、稻叶型和彦岛型。根据表型差异,O1 群霍乱弧菌的每一个血清型还可分为 2 个生物型,即古典生物型(classical biotype)和 E1 Tor 生物型(E1 Tor biotype,因在埃及西奈半岛 E1 Tor 检疫站首次分离出而命名)。古典生物型不溶解羊红细胞,不凝集鸡红细胞,对多黏菌素敏感,可被第Ⅳ族噬菌体裂解,而 E1 Tor 弧菌则完全相反。

O139 群在抗原性方面与 O1 群无交叉,序列分析发现 O139 群失去了 O1 群的 O 抗原基因,出现了一个约 36 kb 的新基因,编码与 O1 群不同的脂多糖抗原和荚膜多糖抗原,但与 O22 群和 O155 等群可产生抗原性交叉。在遗传性方面,如核糖型、限制性酶切电泳图谱、外膜蛋白、毒性基因等则与 O1 群的古典生物型和 E1 Tor 生物型的流行株相似。

4. 抵抗力　霍乱弧菌对热和一般消毒剂敏感,55 ℃ 15 分钟,100 ℃ 1～2 分钟,水中加 0.5×$10^{-6}$ g/L 氯 15 分钟可被杀死。1 g/L 高锰酸钾浸泡蔬菜、水果可达到消毒目的。在正常胃酸中仅生存4分钟。以 1∶4 比例加漂白粉处理患者排泄物或呕吐物,经 1 小时可达到消毒目的。古典生物型对外界环境抵抗力较弱,E1 Tor 生物型和其他非 O1 群霍乱弧菌抵抗力较强。在河水、井水、海水中可存活 1～3 周,当黏附于藻类或甲壳类动物时,存活期延长。耐低温、耐碱。

（二）致病性与免疫性

1. 致病物质

（1）霍乱肠毒素（Cholera toxin）：是目前已知的致泻毒素中毒性最为强烈的毒素，是肠毒素的典型代表。由 1 个 A 亚单位（相对分子质量为 27.2 kDa）和 5 个相同的 B 亚单位（每个亚单位相对分子质量为 11.7 kDa）构成 1 个热敏感多聚体蛋白，分别由前噬菌体携带的结构基因 $ctx$（cholera toxin）A 和 $ctxB$ 编码。B 亚单位可与小肠黏膜上皮细胞表面 GM1 神经节苷脂受体结合，在宿主细胞膜上形成穿膜孔道，介导 A 亚单位通过孔道进入细胞，A 亚单位在发挥毒性作用前需经蛋白酶作用裂解为 A1 和 A2 两条多肽链。A1 作为腺苷二磷酸核糖基转移酶可使 NAD（辅酶Ⅰ）上的腺苷二磷酸核糖转移到 G 蛋白上，称为 Gs。Gs 的活化可使细胞内 ATP 转化为 cAMP，致细胞内 cAMP 水平升高，主动分泌 $Na^+$、$K^+$、$HCO_3^-$ 和水，导致肠黏膜细胞分泌功能亢进，并抑制内皮细胞对 $Na^+$、$Cl^-$ 的吸收，使大量体液和电解质进入肠腔而发生剧烈吐泻。由于大量丢失水和电解质，可发生代谢性酸中毒、低碱血症、循环衰竭，甚至休克或死亡。

（2）鞭毛、菌毛及其他毒力因子：霍乱弧菌活泼的鞭毛运动有助于细菌穿过肠黏膜表面黏液层而接近肠壁上皮细胞。细菌的普通菌毛是细菌定居于小肠所必需的侵袭因子。只有黏附定居后方可致病。与此相关的基因有 $acf$ 和 $tcpA$。$acf$（access colonization factor）编码黏附素；$tcpA$（toxin coregulated pilus A）编码菌毛蛋白中一个相对分子质量为 $20.5 \times 10^3$ 的重要亚单位。实验发现使 $tcp$ 失活后，变异株即失去定居功能和致泻特性。其他毒力因子还有 $hlyA$（hemolytic cytolytic A）基因编码的具有溶解细胞功能的蛋白；$hap$（hemagglutinin/protease）基因编码的有助于细菌从死亡细胞上解离的血凝素/蛋白酶。

O139 群除具有上述 O1 群的致病物质外，还存在荚膜和特殊 LPS 毒性决定簇，其功能是抵抗血清中杀菌物质和介导黏附过程，不表达 LPS 决定簇和荚膜的 TnphoA 突变株则对血清中的杀菌物质敏感。

2. 所致疾病　引起烈性肠道传染病霍乱，在我国为甲类法定传染病。

在自然情况下，人类是霍乱弧菌的唯一易感者。在地方性流行区，除患者外，无症状带菌者也是重要传染源。传播途径主要是通过污染的水源或食物经口传播。卫生状况差，特别是污染的公用水源是造成霍乱暴发流行的重要因素。人与人之间的直接传播不常见。在正常胃酸条件下，需要进入大量的细菌（$10^8$ 个）才能引起感染，但当胃酸降低时，感染剂量可减少到 $10^3 \sim 10^5$ 个细菌。

病菌到达小肠后，依靠鞭毛的运动，穿过黏膜表面的黏液层，借菌毛作用黏附于肠壁黏膜表面并迅速繁殖，不侵入肠黏膜上皮细胞和肠腺，细菌在繁殖过程中产生肠毒素而致病。O1 群霍乱弧菌感染可从无症状或轻型腹泻到严重的致死性腹泻，古典生物型所致疾病较 E1 Tor 生物型严重。典型病例一般在食入细菌后 2～3 日突然出现剧烈腹泻和呕吐，多无腹痛，每日排便数次至数十次，排出含有死亡肠黏膜细胞和细菌的如米泔水样腹泻物。由于大量水分和电解质丢失而导致失水、代谢性酸中毒、低钾血症、低血容量性休克及心律不齐和肾衰竭。如未经治疗，患者可在 12～24 小时内死亡，病死率高达 60%，若及时给患者补充液体及电解质，病死率可低于 1%。O139 群霍乱弧菌感染比 O1 群严重，成人病例所占比例较高，在 70% 以上，表现为严重脱水和高病死率，而 O1 群霍乱弧菌流行高峰期时，儿童病例约占 60%。

部分患者病愈后可短期带菌，一般不超过 2 周，个别 E1 Tor 型病例病后带菌可长达数月或数年之久。病菌主要存在于胆囊中。

3. 免疫性　感染霍乱弧菌后机体可获得牢固免疫力，再感染者少见。患者发病数日后，血液和肠腔中即可出现特异性抗肠毒素抗体及抗菌抗体。抗肠毒素抗体主要针对霍乱毒素 B 亚单位，抗菌抗体主要针对 O 抗原。肠腔中的 SIgA 在肠黏膜与病菌之间形成免疫屏障，可凝集黏膜表面的病菌，使其失去动力；与菌毛等黏附因子结合，阻断病菌黏附过程；与霍乱肠毒素 B 亚单位结合，阻断毒素与细胞受体结合，具有中和毒素的作用。

感染 O139 群的患者大多为成人，表明以前感染 O1 群获得的免疫对 O139 群感染无交叉保护作用。实验证明，O139 群的保护性免疫以针对 LPS 和荚膜多糖的免疫为主，抗毒素免疫为辅。O1 群 LPS 抗原与 O139 群存在显著差异，O1 群还缺少荚膜多糖表面抗原，故其引起的免疫不能交叉保护 O139 群的感染。

（三）微生物学检查

霍乱是烈性传染病，早期迅速正确地诊断十分重要，尤其首例患者的病原学诊断应快速、准确，并及时作出疫情报告，对治疗和预防控制本病的蔓延有重大意义。

1. 标本采集 患者粪便、肛拭子、呕吐物；流行病学调查还包括可疑水样。霍乱弧菌不耐酸和干燥。为避免因粪便发酵产酸而使病菌死亡，标本应及时送检或放入 Cary - Blair 保存液中运输，标本不宜用肠道病原菌常用的甘油盐水缓冲保存液进行保存。

2. 病原学检查

（1）直接镜检：涂片染色为革兰氏阴性弧菌，悬滴法观察细菌呈穿梭样运动有助于诊断。

（2）分离培养：可将标本接种碱性蛋白胨水 37 ℃培养 6～8 小时后，取培养物做形态观察，并转种碱性琼脂平板做分离培养。目前常用的选择培养基为 TCBS(thiosulfate citrate bile salts sucrose)，该培养基含有硫代硫酸盐、枸橼酸盐、胆盐和蔗糖，霍乱弧菌因分解蔗糖而呈黄色菌落。取可疑菌落做生化反应、生物型别鉴定、玻片凝集。

（3）特异性制动试验：取检材或新鲜碱性蛋白胨水培养物 1 滴，置于载玻片上，再加霍乱弧菌多价诊断血清，加盖玻片，用暗视野显微镜观察，3 分钟内运动被抑制的即为阳性。此法优点是快速而特异、操作简便，但必须有数量较多的弧菌才能检出。

3. 血清学检查

（1）直接凝集试验：可用 O1 群多价和单价抗血清与可疑菌落进行玻片凝集反应，目前还应与 O139 群抗血清做凝集反应。

（2）免疫荧光试验：除一般免疫荧光法外，还可用荧光菌球法检查。

（四）防治原则

改善社区环境卫生，加强水源和饮食服务行业卫生管理；加强疫情监测，及时发现传染源和外环境的污染情况，掌握霍乱的动态分布及其决定因素，认真处理疫点和疫区。切断传播途径，隔离传染源。

目前霍乱疫苗研制方向是口服疫苗，包括灭活疫苗和基因工程减毒活疫苗等。O139 群尚无预防性疫苗，研制 O1 群和 O139 群霍乱弧菌感染的二价疫苗是未来的方向。

治疗原则是及时补充液体和电解质；抗生素的使用可减少霍乱肠毒素的产生，加速细菌的清除，用于霍乱的抗菌药物有四环素、多西环素、呋喃唑酮和复方磺胺甲噁唑等。但带有多重耐药质粒的菌株在增加；且 O139 群的耐药性强于 O1 群。

## 二、副溶血性弧菌

副溶血性弧菌(V. parahaemolyticus)是 1950 年从日本一次暴发性食物中毒中分离发现的。该菌存在于近海的海水、海底沉积物和鱼类、贝壳等海产品中。根据菌体 O 抗原不同，现已发现 13 个血清群。副溶血性弧菌主要引起食物中毒，尤以日本、东南亚、美国及我国台北地区多见，也是我国大陆沿海地区食物中毒中最常见的一种病原菌。

（一）生物学性状

革兰氏阴性，多形态杆菌或稍弯曲弧菌。该菌与霍乱弧菌的最显著差别是嗜盐性，在培养基中以含 3.5% NaCl 最为适宜，无盐则不能生长，但当 NaCl 浓度低于 0.5%或高于 8%时也不能生长。在盐浓度不适宜的培养基中，细菌呈长杆状或球杆状等多形态性。在普通血平板（含羊、兔或马等血液）上不溶血或只产生 α 溶血。但在特定条件下，某些菌株在含高盐（7%）的人 O 型血或兔血及以 D-甘露醇作为碳源的 Wagatsuma 琼脂平板上可产生 β 溶血，称为神奈川现象(Kanagawa phenomenon, KP)。研究表明来自患者的菌株大多为 KP⁺菌株。

不耐热，加热 56 ℃ 5～10 分钟灭活，90 ℃ 1 分钟即被杀死；不耐酸，1%乙酸或 50%食醋中 1 分钟死亡，在 1%盐酸中 5 分钟死亡。

（二）致病性与免疫性

KP⁺菌株为致病性菌株已基本肯定，但引起食物中毒的确切致病机制尚待阐明。现已从 Kp⁺菌株分离出两种致病因子，其一为耐热直接溶血素(thermostable direct hemolysin，TDH)，动物实验表明具有细胞毒和心脏毒两种作用。另一个致病因子为耐热相关溶血素(thermostable related hemolysin，TRH)，生物学功能与 TDH 相似，其基因与 TDH 同源性为 68%。其他致病物质可能还包括黏附素和黏液素酶。

副溶血性弧菌引起的食物中毒是经烹饪不当的海产品或盐腌制品所传播。常见的中毒食物为海蜇、海鱼、海虾及各种贝类，因食物容器或砧板生熟不分污染此菌后，也可发生食物中毒。该病一年四季均可发生，潜伏期 5~72 小时，平均 24 小时，可从自限性腹泻至中度霍乱样病症，有腹痛、腹泻、呕吐和低热，水样便或血水样，恢复较快。

病后免疫力不强，可重复感染。

（三）微生物学检查

标本采取患者粪便、肛拭或剩余食物，直接分离培养于 SS 琼脂平板或嗜盐菌选择平板。挑选可疑菌落，进一步做嗜盐性试验与生化反应，最后用诊断血清进行鉴定。应用基因探针杂交及 PCR 快速诊断法，可直接从中毒食物标本或腹泻标本中检测耐热毒素基因。

（四）防治原则

预防措施主要是注意饮食卫生，食品应煮熟煮透再食用，防止生熟食物操作时交叉污染，水产品宜用饱和盐水不浸渍保藏（并可加醋调味杀菌），食前用冷开水反复冲洗。

治疗可用抗菌药物，如庆大霉素或复方磺胺甲噁唑，严重病例需输液和补充电解质。

# 第五节　螺杆菌属

幽门螺杆菌（*Helicobacter pylori*，*Hp*）是螺杆菌属的代表菌种。20 世纪 70 年代末，澳大利亚学者 Warren 和 Marshall 研究发现它与慢性胃炎、消化性溃疡、胃腺癌和胃黏膜相关 B 细胞淋巴瘤（MALT）等疾病的发生关系密切，是胃肠疾病研究史上具有里程碑意义的菌种。

## 一、生物学性状

（一）形态染色

革兰氏阴性，大小为 (0.5~1.0)μm×(2~4)μm，菌体细长呈螺旋形弯曲或弧形，活体组织检查标本直接涂片，细菌排列常呈 S 形或海鸥展翅状，多次传代培养后或体内经抗生素作用后可形成杆状或圆球状，条件适宜时又转化成螺旋形。菌体一端或两端伸出 2~6 根带鞘鞭毛，菌体末端钝圆，菌体表面包裹厚达 40 nm 的糖萼，有助于幽门螺杆菌黏附于胃黏膜上皮细胞表面。

（二）培养特性

微需氧，需要 10% $CO_2$、5% $O_2$、85% $N_2$ 和一定湿度（相对湿度 98%），pH 6~8 时繁殖最活跃，营养要求较高，需加用全血或胎牛血清。该菌生长缓慢，培养常需 3~5 日才能长出半透明针尖状菌落。

（三）生化反应

生化反应不活泼，用于鉴定肠道细菌的大多数经典生化反应为阴性。氧化酶、触酶、尿素酶阳性，分解尿素产氨是鉴定该菌的主要依据之一。

（四）抵抗力

幽门螺杆菌在含 5% 胆汁的液体培养基中经 30 分钟，仅有 25% 的细菌被杀死，说明幽门螺杆菌在通过十二指肠时仍有生存机会。在体外对多种抗生素敏感，在体内则表现低效或无效。−70 ℃ 或液氮中冷冻是常用的菌种保存方法。

## 二、致病性与免疫性

（一）致病物质

幽门螺杆菌的致病物质与致病机制目前尚不清楚，可能与多种因素共同作用有关。

幽门螺杆菌是一种主要寄生在人胃黏液深层或胃黏膜表面的细菌（多在胃窦部以胃小凹、上皮皱褶的内折及腺腔内为多），显示出它有不寻常的生命力和致病力。另外，该菌特有的黏附性也使宿主很难将其清除。

1. 尿素酶　幽门螺杆菌能产生大量尿素酶，可水解尿素产生氨，在菌体表面形成"氨云"，可中和胃酸,使得菌体周围形成弱酸、低氧环境,有利于幽门螺杆菌的生存。

2. 鞭毛　幽门螺杆菌一旦进入胃中,鞭毛使之能快速穿过胃腔的酸性环境到达中性的黏液层中,并穿过黏液层,黏附于胃黏膜上。

3. 黏附素　幽门螺杆菌对胃上皮细胞的黏附力极强,导致被黏附的细胞发生表面变形、微绒毛消失、细胞骨架改变等。

4. 幽门螺杆菌产生的毒素　如空泡/细胞毒素(vacuolating cytotoxin A,VacA)和细胞毒素相关蛋白(cytotoxin associated gene A,CagA),可使胃黏膜上皮细胞产生空泡变,上皮细胞和胃腺萎缩,同时两者对胃黏膜的损伤与消化性溃疡的形成有关。此外,还产生多种致病的胞外酶或蛋白,如热休克蛋白(HSP)、黏蛋白酶、磷酸酶、氧化酶和过氧化氢酶等造成胃黏膜屏障的破坏、消化上皮细胞膜和黏液层。

（二）所致疾病

幽门螺杆菌在人群的感染非常普遍,发展中国家感染率高于发达国家。患者或带菌者是主要传染源,主要传播途径是"粪-口"途径,其他途径包括医源性感染(如内镜介入性检查等)。

在胃炎、胃溃疡和十二指肠溃疡患者的胃黏膜中,本菌检出率高达 80％～100％,因此,幽门螺杆菌是上述疾病的病原因子。急性炎症期患者临床表现多为恶心、疼痛、呕吐、发热等,持续 2 周左右。幽门螺杆菌一旦定植,由其导致的炎症可持续数年或数十年,甚至终身。慢性胃炎是胃癌的危险因素,目前认为幽门螺杆菌与胃窦、胃体部位的胃腺癌关系密切。此外,该菌还与胃黏膜相关 B 细胞淋巴瘤密切相关。临床报道,针对该菌的治疗可以使淋巴瘤得到缓解。

【知识拓展】

### HP 的发现

1979 年,澳大利亚珀斯皇家医院病理科医生 Robin Warren 在慢性胃炎患者的胃黏膜组织切片中发现大量螺杆菌黏附于胃上皮细胞。1981 年,该院消化内科医生 Barry Marshall 成功分离培养出幽门螺杆菌。他们合作研究了大量胃病患者的活检标本,证明幽门螺杆菌可导致慢性胃炎、胃溃疡和十二指肠溃疡,并与胃癌和胃黏膜相关淋巴组织(MALT)淋巴瘤的发生密切相关。为证明此菌可导致胃炎,Marshall 和 Morris 两位医生以自己为实验对象,喝下含有此菌的培养液,再次证明 HP 与胃炎的密切关系。1984 年 Marshall 和 Warren 的研究成果发表于《柳叶刀》,认为幽门螺杆菌是导致胃炎和消化性溃疡的主要病因。1994 年,国际癌症研究机构将幽门螺杆菌定为一类致癌因子。2005 年,Marshall 和 Warren 获得诺贝尔生理学或医学奖。

## 三、微生物学检查

（一）标本采集

标本最好采取胃黏膜活体组织。

（二）病原学检查

1. 直接镜检　对活体组织进行组织学检查,采用 Warthin-Starry 银染法观察细菌,其特异性和敏感性高达 100％,也可采用革兰氏染色或 Giemsa 染色。

2. 分离培养　是诊断幽门螺杆菌感染的"金标准"。将活体组织检查标本碾碎接种于选择培养基(Skirrow 培养基),37 ℃培养,3～5 日长出菌落,再用革兰氏染色镜检。

3. 快速尿素酶试验　将胃黏膜活体组织标本或分离培养物置于含尿素酶及指示剂的缓冲液中,一般 2 小时内可检测到尿素酶的碱性代谢产物,酚红指示剂颜色由黄变红。

4. 基因检测技术　PCR、原位杂交、PCR-微板杂交等技术检测胃液、粪便、齿斑和水源中幽门螺杆菌,同时也可检测携带耐药基因和 CagA 致病菌株。

5. 血清学检查　检测血清中抗幽门螺杆菌抗体,主要适用于流行病学筛选。

6. 其他

（1）碳-13 尿素呼气试验:是检测幽门螺杆菌可靠的方法。原理是幽门螺杆菌产生的尿素酶能分解放射性核素$^{13}$C 标记的尿素而形成 $NH_4^+$ 和标记的 $CO_2$,标记的 $CO_2$ 随患者呼气排出。正常人体内缺乏尿素酶,如果人体未受到幽门螺杆菌感染,标记的尿素不会被分解,呼气中就测不到标记的 $CO_2$。

(2) $^{15}N$ 尿氨排出试验:测试者口服 $^{15}N$ 尿素,它被幽门螺杆菌产生的尿素酶分解后,产生标记的 $^{15}NH_3$ 和未标记的 $CO_2$,经消化道吸收后进入血液循环,$^{15}N$ 标记的氨随着机体代谢产物氨、尿素等一起由肾排出。与呼吸试验不同的是,$^{15}N$ 尿氨排出试验采集的标本是尿,而不是呼气。尿标本经预处理后,用色质联用仪检测 2 小时内 $^{15}NH_3$ 排出率。

### 四、防治原则

目前尚无有效预防措施。预防的关键是讲究卫生,集体用餐时采取分餐制。

因尿素酶和热休克蛋白是唯一表达在细菌表面的蛋白,以其作为抗原研制亚单位疫苗是一个方向,另一个疫苗研究的热点是基因工程疫苗的构建。

尽管幽门螺杆菌在体外对许多抗菌药物都很敏感,但是在体内用药并不理想。可能与幽门螺杆菌寄生部位及局部微环境有关。目前国内外常用的抗菌疗法采用三联疗法:以枸橼酸铋钾或抑酸剂为基础,再加两种抗生素,常选药物有阿莫西林、甲硝唑、替硝唑、克拉霉素、四环素、多西环素、呋喃唑酮、有机胶态铋剂等。

## 第六节 弯 曲 菌 属

弯曲菌属(*Campylobacter*)是一类呈逗点状或 S 形的革兰氏阴性杆菌,有 21 个菌种,对人类致病的主要是空肠弯曲菌(*C. jejuni*),是人类散发性细菌性胃肠炎最常见的病原菌之一。

### 一、生物学性状

(一)形态染色

菌体细长弯曲,呈弧形、螺旋形、S 形或海鸥展翅形。革兰氏阴性。运动活泼,一端或两端有单鞭毛。无芽胞,无荚膜。

(二)培养特性

微需氧,在含 5%$O_2$、10%$CO_2$ 和 85%$N_2$ 的环境中生长,在正常大气或无氧环境中均不能生长。最适温度为 37～42 ℃,生长在 42 ℃比 37 ℃好,此温度可使粪便中其他细菌的生长受到抑制而起到选择作用。营养要求高,需加入血液、血清才能生长。

(三)生化反应

生化反应不活泼,不发酵糖类,不分解尿素,靛基质阴性。可还原硝酸盐,氧化酶和过氧化氢酶为阳性,马尿酸盐水解试验阳性。能产生微量或不产生硫化氢,甲基红和 VP 试验阴性,在枸橼酸盐培养基中不生长。

(四)抗原构造

弯曲菌具有 O 抗原、H 抗原和 K 抗原。根据 O 抗原,可把空肠弯曲菌分成 45 个血清型,其中以第 11、12 和 18 血清型最为常见。

(五)抵抗力

抵抗力弱,易被干燥、直射日光及弱消毒剂所杀灭,培养物放冰箱很快死亡。56 ℃ 5 分钟可被杀死。干燥环境中仅存活 3 小时。对红霉素、新霉素、庆大霉素、四环素、氯霉素、卡那霉素等抗生素敏感。

### 二、致病性与免疫性

(一)致病物质

空肠弯曲菌的致病物质主要是内毒素,亦检测到黏附素、细胞毒性酶类和肠毒素,但其特异性作用尚不清楚。

细菌经口进入消化道,低于 pH 3.6 的酸性溶液可抑制该菌,空腹时胃酸对其有一定的杀灭作用,因此,饱餐或碱性食物有利于细菌突破胃屏障。此外,感染剂量与宿主免疫状态有关,经口食入至少 $10^4$ 个细菌才有可能致病,进入肠腔的细菌在小肠上部借鞭毛运动到达肠黏膜上皮细胞表面,通过菌毛黏附定植于细胞,细菌生长繁殖释放外毒素,细菌崩解释放内毒素。其外毒素类似霍乱肠毒素,可以激活肠黏膜上皮细胞的腺苷酸环化酶,导致 cAMP 增加,促进黏膜细胞分泌功能,导致腹泻。这一作用可被霍乱抗毒素所阻断。该菌的生长繁殖及毒素还可造成局部黏膜充血、渗出、水肿、溃疡和出血。

**(二)所致疾病**

空肠弯曲菌是散发性细菌性胃肠炎最常见的病原菌之一,对人的致病部位是空肠、回肠及结肠。空肠弯曲菌是多种动物(如牛、羊、犬)及禽类的正常寄居菌。在它们的生殖道或肠道有大量细菌,故可通过分娩或排泄物污染食物和饮水。人群普遍易感,5 岁以下儿童的发病率最高,以夏秋季多见,苍蝇也起重要的媒介作用,亦可经接触感染。感染的产妇可在分娩时传染给胎儿。

潜伏期一般为 3~5 日,主要症状为痉挛性腹痛、腹泻、血便或果酱样便,量多,有时发热、头痛、不适,偶有呕吐和脱水。具有自限性,病程 5~8 日。如果免疫力低下则细菌随血流扩散,引起菌血症甚至败血症,进而引起其他脏器感染,如脑膜炎、关节炎、肾盂肾炎等。孕妇感染此菌可导致流产、早产,而且可使新生儿感染。有报道,特定型别的空肠弯曲菌与吉兰-巴雷综合征发病有关,可能该菌与神经组织之间有交叉抗原导致免疫损伤有关。

**(三)免疫性**

机体感染空肠弯曲菌后 2~4 周能产生特异性血清 IgM 和 IgG 抗体,可通过免疫调理和活化补体等作用增强吞噬细胞的吞噬杀菌及补体的溶菌作用。肠道局部 SIgA 抗体对鞭毛和菌毛等侵袭因子有拮抗作用。

### 三、微生物学检查

**(一)标本采集**

患者粪便、肛拭子。

**(二)镜检**

标本涂片染色,镜下查找革兰氏阴性弧形或海鸥展翅状弯曲菌,或用悬滴法观察可见鱼群样活动或螺旋式运动。

**(三)分离培养**

粪便和食物标本可直接用含多黏菌素 B 和万古霉素等选择培养基,于 42 ℃和 37 ℃微需氧环境下培养 48~72 小时。挑选可疑菌落,再用生化反应和血清学检测进行鉴定。

**(四)分子生物学方法**

PCR 可直接快速检测粪便标本中的空肠弯曲菌特定 DNA,用地高辛标记的空肠弯曲菌特异性寡核苷酸探针可用于感染快速诊断。

### 四、防治原则

由于感染动物是该菌最重要的传染源,因此,关键在于控制动物感染,防止动物排泄物污染水源和食物,注意饮水和食品卫生。

治疗可用抗菌药物,如红霉素、氨基苷类抗生素等。

目前正在研发空肠弯曲菌减毒活菌苗和灭活菌苗,动物试验显示有一定的免疫保护作用。

### 本 章 小 结

本章介绍了消化道感染细菌,主要包括肠杆菌科、弧菌属、螺杆菌属等。肠杆菌科有 40 多个菌属,重要肠道致病菌包括致病性大肠埃希菌、志贺菌、沙门菌,这些致病菌分别引起腹泻性感染疾病、细菌性痢疾、肠热症及沙门菌食物中毒等疾病。肠杆菌科细菌具有共同生物学特性,采用微生物学检查方法进行鉴别或鉴定,包括细菌分离培养及生化反应检测、免疫学快速检测标本中的细菌抗原或分子生物学检测标本中的细菌核酸等。此外,进行鉴别鉴定。大肠埃希菌是构成肠道菌群的主要成员,卫生细菌学检测中具有实际意义。霍乱是甲类传染病,霍乱肠毒素在致泻肠毒素中毒性最强。幽门螺杆菌是引起胃炎、胃溃疡及十二指肠溃疡的主要病因,列为一类致癌因子。

(李秀真)

# 第十章
## 呼吸道感染细菌

【学习目标】
 知识目标：能够充分认识呼吸道感染细菌的生物学特性和结核菌素试验的方法与应用。
 能力目标：区分不同呼吸道感染细菌的致病性、感染途径和防治原则，提高学生在临床实践中应对呼吸道感染疾病挑战的能力。
 素质目标：通过分析结核分枝杆菌耐药性问题，帮助学生树立合理、科学用药的理念。

 呼吸道感染细菌是一大类通过呼吸道感染，主要引起呼吸道病变，或以呼吸道为侵入门户而引起呼吸道外的组织器官病变的病原菌。经呼吸道感染的病原菌种类繁多，主要有结核分枝杆菌、麻风分枝杆菌、白喉棒状杆菌、嗜肺军团菌、百日咳鲍特菌、流感嗜血杆菌、肺炎克雷伯菌等。

## 第一节 结核分枝杆菌

 结核分枝杆菌（*mycobacterium tuberculosis*）又称为结核杆菌，是导致人类结核病（tuberculosis，TB）的病原体。该菌属于分枝杆菌属，分枝杆菌种类颇多，可分为结核分枝杆菌、非结核分枝杆菌和麻风分枝杆菌。引起人类疾病的主要有人结核分枝杆菌、牛结核分枝杆菌、麻风分枝杆菌等。结核分枝杆菌主要引起肺结核，还可侵犯肺以外的全身各组织器官。目前，结核病是全球十大死亡原因之一，是因单一病原体感染死亡率最高的疾病。据 WHO 统计，全世界约 1/4 的人口已经感染结核分枝杆菌。自 2020 年以来结核病的患病人数逐年增加。仅 2022 年全球就有 1 060 万新发结核病患者，发病率为 133/10 万，发病率在 2020～2022 年间增加了 3.9%，逆转了过去 20 年大部分时间每年约 2% 的下降趋势。近年来，我国结核病发病数在 30 个结核病高负担国家中位居第三，占全球发病数的 7.1%，在法定报告传染病中位列第一。据估计，我国 2022 年的结核病死亡数约为 3 万，结核病死亡率为 2/10 万，耐多药/利福平耐药结核病（MDR/RR‐TB）患者约为 3 万。结核病是严重危害公众健康的全球性公共卫生问题，1995 年 WHO 决定将每年的 3 月 24 日定为世界结核病防治日。

### 一、生物学性状

#### （一）形态与染色

 结核分枝杆菌的典型形态为细长略弯曲，长 1～4 μm，宽 0.3～0.6 μm，单个或分枝状排列，呈 V 形、Y 形，或聚集成团（图 10‐1），无鞭毛、菌毛和芽胞。由于细胞壁中含大量脂质，革兰氏染色不易着色，若加温和延长染色时间可着色，一旦被碱性染料着色后能抵抗盐酸乙醇的脱色作用，故称为抗酸菌（acid‐fast bacteria）。常用齐-尼抗酸染色法（Ziehl‐Neelsen acid fast stain），以苯酚复红加温染色后，经盐酸乙醇脱色，再用亚甲蓝复染后，结核分枝杆菌染成红色，而其他非抗酸性细菌、细胞等呈蓝色。

 近年来电镜下发现结核分枝杆菌在细胞壁外尚有一层荚膜，常因制片时遭受破坏而不易看到，若在标本固定前用明胶处理，可防止荚膜脱水收缩，即可看到菌体外有

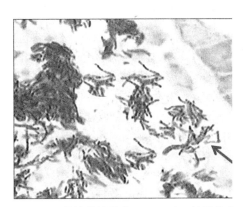

图 10‐1 结核分枝杆菌（×1 000） 抗酸染色

一层较厚的透明区,即荚膜。

（二）培养特性与生化反应

结核分枝杆菌为专性需氧菌,营养要求高,在含有血清、蛋黄、马铃薯、甘油等的固体培养基上生长良好。最适 pH 为 6.5～6.8,最适温度为 37 ℃,需要一定湿度。生长缓慢,18～24 小时繁殖一代,接种后培养 3～4 周才出现肉眼可见的菌落。菌落为粗糙型、干燥、坚硬,表面呈颗粒状、乳白色或淡黄色,形似菜花样。在液体培养基中可见粗糙皱纹状菌膜。

结核分枝杆菌生化反应不活泼,不发酵糖类;能合成烟酸和还原硝酸盐,而牛分枝杆菌则不能;热触酶试验阴性,而其他非结核分枝杆菌阳性。

（三）抵抗力

结核分枝杆菌的脂类含量高,对某些理化因素的抵抗力较强。耐干燥,在干痰中可存活 6～8 个月,若黏附于尘埃上,可保持传染性 8～10 日。耐酸碱,在 3% HCl、6% $H_2SO_4$ 或 4% NaOH 溶液中能耐受 30 分钟,因而常以酸碱处理严重污染的样本,杀死杂菌和消化黏稠物质,以提高检出率。耐染料,对孔雀绿有抵抗力,常在培养基中加入孔雀绿制成选择培养基。抗青霉素,但对紫外线、湿热、乙醇的抵抗力弱。日光下直晒 2～3 小时被杀死,可用于患者的衣物、被褥、书籍等的消毒。在液体中加热至 62～63 ℃ 15 分钟或煮沸、置于 75% 乙醇内数分钟即死亡。

（四）变异性

结核分枝杆菌的形态、菌落、毒力、耐药性、免疫原性等易发生变异。长时间使用抑制细胞壁合成的药物,使其细胞壁缺陷可形成细菌 L 型。结核分枝杆菌对链霉素、利福平、异烟肼等抗结核药物较易产生耐药性,现已发现多株多重耐药菌。耐药性菌株常伴有毒力减弱,如异烟肼耐药菌株对豚鼠的毒力消失,但对人类仍有一定的致病性。毒力变异的典型例子是卡介苗。1908 年,Calmette 和 Guerin 将有毒的牛分枝杆菌培养于含胆汁、甘油、马铃薯的培养基中,经 230 次传代,历时 13 年,使其毒力发生变异,成为对人无致病性,而仍保持良好免疫原性的疫苗株,称为卡介苗（Bacille Calmette - Guerin,BCG）,现广泛用于预防接种。

## 二、致病性

（一）致病物质

结核分枝杆菌不产生内毒素和外毒素,也不产生侵袭性酶类,其致病作用主要依靠菌体成分,特别是细胞壁中所含的大量脂质。脂质含量与结核分枝杆菌的毒力呈平行关系,含量愈高毒力愈强。

1. 脂质　脂质（lipid）是结核分枝杆菌的主要毒力因子,占菌体干重的 20%～40%,占细胞壁干重的 60%,主要是磷脂、索状因子和蜡质 D,大多与蛋白质或多糖结合存在。① 磷脂（phosphatide）:能刺激单核细胞增生,并使巨噬细胞变为类上皮细胞,同时可抑制蛋白酶的分解作用,使病灶组织溶解不完全,从而形成结核结节和干酪样坏死。② 索状因子（cord factor）:能使细菌在液体培养基中生长呈索状排列而得名。与其抗酸性和毒力有关。其中 6,6 - 双分枝菌酸海藻糖（6,6 - dilnycocyl - a,a' - D- trehalose）能破坏细胞线粒体膜,毒害线粒体酶类,影响呼吸作用,抑制中性粒细胞游走和吞噬,引起慢性肉芽肿,是结核分枝杆菌重要的致病因子。③ 蜡质 D（wax D）:是一种肽糖脂和分枝菌酸的复合物,可从有毒株和卡介苗中提出,能引起迟发型超敏反应,并具有佐剂作用。④ 硫酸脑苷脂（sulfatides）:抑制吞噬细胞中的吞噬体与溶酶体融合,使结核分枝杆菌在吞噬细胞内长期存活。这类糖脂能结合中性红染料产生中性红反应,借此可鉴定结核分枝杆菌有无毒力。

2. 蛋白质　结核分枝杆菌体内含有多种蛋白质,其中重要的是结核菌素（tuberculin）,它与蜡质 D 结合,能引起较强的迟发型超敏反应,引起组织坏死和全身中毒症状,在结核结节形成中起着一定作用。

3. 多糖（polysaccharide）　多糖常与脂质结合存在于胞壁中,主要有半乳糖、甘露醇、阿拉伯糖等。多糖可使中性粒细胞增多,引起局部病灶细胞浸润。

4. 核酸　结核分枝杆菌的核糖体核糖核酸（ribonucleic acid ribosome,rRNA）是本菌的免疫原之一,能刺激机体产生特异性细胞免疫。

5. 荚膜　主要成分为多糖、部分为脂质和蛋白质,对结核分枝杆菌有一定的保护作用。

（二）所致疾病

结核分枝杆菌的致病作用可能与细菌在组织细胞内顽强增殖引起炎症反应，以及诱导机体产生迟发型超敏反应而引起损伤有关。所致感染多为慢性感染，长期迁延，产生破坏性的组织病变，并伴有肉芽肿。结核分枝杆菌可通过呼吸道、消化道和破损的皮肤黏膜进入机体，侵犯多种组织器官，引起相应器官的结核病，其中以肺结核最为常见。

1. 肺部感染　通过飞沫或尘埃，结核分枝杆菌经呼吸道进入肺泡，故肺部感染最为多见。肺结核可分为原发感染和原发后感染两类。

（1）原发感染：原发感染是首次感染结核分枝杆菌，多见于儿童或免疫力低的成人。结核分枝杆菌通过呼吸道进入肺泡，被巨噬细胞吞噬后，由于细菌细胞壁的硫酸脑苷脂和其他脂质成分抑制吞噬体与溶酶体结合，不能充分发挥杀菌、溶菌作用，致使结核分枝杆菌在细胞内大量生长繁殖，最终导致细胞死亡裂解；释放出的结核分枝杆菌在细胞外繁殖或再次被细胞吞噬，不断重复上述过程，如此反复引起渗出性炎症病灶，称为原发灶。初次感染的机体因缺乏特异性免疫力，原发灶内的结核分枝杆菌常经淋巴管扩散至肺门淋巴结，引起肺门淋巴结增大，称为原发综合征。病灶中结核分枝杆菌细胞壁磷脂，一方面刺激巨噬细胞转化为上皮样细胞，后者相互融合形成多核巨细胞，另一方面抑制蛋白酶对组织的溶解，使病灶组织溶解不完全，产生干酪样坏死，周围包着上皮样细胞，外有淋巴细胞、巨噬细胞和成纤维细胞，形成结核结节（结核肉芽肿）是结核的典型病理特征。随着机体抗结核免疫力的建立，90％以上的原发灶可经纤维化和钙化而自愈。原发灶内可长期潜伏少量结核分枝杆菌，不断刺激机体强化已建立起的抗结核免疫力，是日后内源性感染的来源。感染后少数患者因免疫低下，约5％可发展为活动性肺结核，结核分枝杆菌经血和淋巴系统，播散至全身，引起骨、关节、肾、脑膜及其他部位，引起相应的结核病或引起全身粟粒性结核。

（2）原发后感染：病灶亦以肺部为多见，大多为内源性感染。由于机体已形成对结核分枝杆菌的免疫力，对再次侵入的结核分枝杆菌有较强的局限能力，故原发后感染的特点是病灶局限，一般不累及邻近的淋巴结，主要表现为慢性肉芽肿性炎症，形成结核结节，发生纤维化或干酪样坏死。若干酪样结节破溃，排入邻近支气管，则可形成空洞并释放大量结核分枝杆菌至痰中。

典型肺结核的临床表现为起病慢、病程长，有低热、乏力、盗汗、食欲减退、体重减轻、咳嗽等。大部分患者病变轻微，常无明显症状，可借助于 X 线检查诊断。后期患者可出现面色苍白、长时间剧烈的咳嗽和咯血等症状。

2. 肺外感染　少数肺结核患者体内的结核分枝杆菌可经血液、淋巴液扩散至肺外组织器官，引起相应的脏器感染，如脑、肾、骨、关节、生殖器官等结核。带菌痰液被咽入消化道可引起肠结核、结核性腹膜炎等。通过破损皮肤感染结核分枝杆菌可导致皮肤结核。艾滋病等免疫力极度低下者，严重时可造成全身播散性粟粒状结核。近年有许多报道，肺外结核标本中结核分枝杆菌 L 型的检出率比较高，应引起重视。

### 三、免疫性与超敏反应

人体对结核分枝杆菌有较强的免疫力，感染者多数为结核潜伏感染，仅有很少的部分发展为结核病。结核分枝杆菌的免疫性和致病性均与感染后由 T 淋巴细胞介导的细胞免疫反应和迟发型超敏反应相关。

（一）免疫性

抗结核免疫力的持久性依赖于结核分枝杆菌在机体内的存活，一旦体内结核分枝杆菌消亡，抗结核免疫力也随之消失，这种免疫称为有菌免疫或传染性免疫（infection immunity）。

结核分枝杆菌是胞内寄生菌，感染结核分枝杆菌后机体能产生多种抗菌抗体，这些抗体对细胞外的细菌具有一定作用，而对细胞内的细菌不起作用。抗结核免疫主要是细胞免疫，包括致敏的 T 淋巴细胞和被激活的巨噬细胞。致敏的 T 淋巴细胞可直接杀死带有结核分枝杆菌的靶细胞，同时释放多种作用于巨噬细胞的淋巴因子如 $TNF-\alpha$、$IFN-\gamma$、$IL-2$、$IL-6$ 等，吸引巨噬细胞、NK 细胞、T 细胞等聚集至炎症部位，还能增强这些细胞的直接或间接的杀菌活性。被激活的巨噬细胞可抑制结核分枝杆菌繁殖、阻止其扩散,甚至将其彻底消灭,充分发挥细胞免疫的作用。

（二）超敏反应

机体在获得对结核分枝杆菌免疫力的同时,结核分枝杆菌的蛋白质与蜡质 D 共同刺激 T 淋巴细胞,引起迟发型超敏反应。体内被致敏的 T 淋巴细胞再次遇到结核分枝杆菌时即释放出淋巴因子,引起迟发型超敏反应,形成以单核细胞浸润为主的炎症反应,容易发生干酪样坏死,甚至液化形成空洞。

儿童结核病大多为初次感染,机体尚未建立免疫和超敏反应,可发生急性全身粟粒型结核和结核性脑膜炎。成人结核大多为复发或再次感染,此时机体已建立了抗结核分枝杆菌的免疫和超敏反应,感染适量的结核分枝杆菌,常为慢性局限性结核,但局部病症较重,可形成结核结节,发生纤维化或干酪样坏死。若感染大量的结核分枝杆菌,则形成空洞性的结核。

（三）免疫与超敏反应的关系

在结核分枝杆菌感染时,细胞免疫与迟发型超敏反应同时存在,此可用郭霍现象（Koch's phenomenon)说明:①将结核分枝杆菌初次注射健康豚鼠皮下,10～14 日后注射部位缓慢地出现溃疡,深而不易愈合,邻近淋巴结增大,细菌扩散至全身,表现为原发感染的特点,此时结核菌素试验为阴性。②将同量的结核分枝杆菌再次注射康复豚鼠皮下。在 1～2 日内注射部位迅速发生溃疡,但溃疡浅而易愈合,邻近淋巴结不增大,细菌也很少扩散,表现为原发后感染的特点,结核菌素试验为阳性。③将大量结核分枝杆菌注射康复豚鼠皮下,则引起注射局部及全身严重的迟发型超敏反应,甚至导致动物死亡,表现为严重恶化的肺结核。上述三种现象表明,首次感染出现的炎症反应偏重于病理过程,说明机体尚未建立起抗结核免疫力;再次感染发生的炎症反应则偏重于免疫预防,溃疡浅而易愈合,细菌不扩散,说明机体对结核分枝杆菌已具有一定的细胞免疫力,而溃疡迅速形成,则说明在产生免疫的同时有迟发型超敏反应发生,表现出对机体有利的一面;用过量的结核分枝杆菌进行再次感染,则引起剧烈的迟发型超敏反应,说明迟发型超敏反应对机体不利的一面。

（四）结核菌素试验

结核菌素皮肤试验（tuberculin skin test,TST)是应用结核菌素进行皮内试验,以测定机体对结核分枝杆菌是否有Ⅳ型超敏反应的一种体内试验。若受试者曾感染过结核分枝杆菌,则在注射部位出现迟发型超敏反应炎症,判为阳性,未感染结核分枝杆菌的则为阴性。此法可用于检测待检者是否曾感染过结核分枝杆菌。

1. 原理　结核分枝杆菌刺激人类产生免疫力的同时也会引发迟发型超敏反应,因而可通过检测机体对结核菌素的超敏反应来了解机体对结核分枝杆菌的免疫力。

2. 试剂　一种为旧结核菌素（old tuberculin,OT),由结核分枝杆菌的液体培养物经加热、浓缩、过滤制成,主要成分是结核分枝杆菌蛋白,也含有结核分枝杆菌生长过程中产生的其他代谢产物和培养基成分。另一种为纯蛋白衍生物（purifled protein derivative,PPD),是 OT 经三氯乙酸沉淀后的纯化物。PPD 有两种,即人型结核菌素纯蛋白衍生物（PPDC)和卡介苗纯蛋白衍生物（BCGPPD)。PPDC 是由人结核分枝杆菌提取,BCGPPO 由卡介苗制成,每 0.1 ml 含 5 U。

3. 方法　目前多采用单侧注射 PPD 法。规范试验方法是取 PPDC 和 BCGPPD 各 5 U 分别注入两前臂掌侧皮内,48～96 小时（通常为 72 小时)后,红肿硬结＜5 mm 者为阴性反应;超过 5 mm 者为阳性;≥15 mm,或虽不足 15 mm,但有双圈、水疱或坏死为强阳性。两侧红肿中,若 PPDC 侧大于BCGPPD 侧时为感染,反之则可能为接种卡介苗所致。

4. 结果分析　阳性反应表明机体对结核分枝杆菌有迟发型超敏反应和特异性免疫力,感染过结核分枝杆菌或卡介苗接种成功。强阳性反应则表明可能有活动性结核病,尤其是婴儿,应做进一步检查。阴性反应除可表明受试者未感染过结核分枝杆菌或未接种过卡介苗外,还应考虑以下情况:①原发感染早期,感染结核分枝杆菌 4 周以上才能出现超敏反应;②免疫力低下的老年人;③正患严重的结核病如全身粟粒型结核和结核性脑膜炎时机体无反应能力;④其他严重疾病致细胞免疫功能低下者（如艾滋病患者、麻疹感染者或患肿瘤用过免疫抑制剂者等)。

5. 应用　结核菌素试验可用于:①辅助诊断结核病;②卡介苗接种对象的选择和免疫效果的测定;③在未接种卡介苗的人群进行结核分枝杆菌感染的流行病学调查;④测定肿瘤患者的细胞免疫功

能。2018 年，WHO 推荐 TST 或体外的 γ-干扰素释放试验（IGRA），或两者检测联用，均可用于结核分枝杆菌感染检测。基于皮肤试验技术的检测也取得了新突破，结核分枝杆菌抗原皮肤试验（TBST）可弥补 TST 特异性的不足，有效避免 BCG 接种和大多数非结核分枝杆菌感染对特异性的影响。

## 四、微生物学检查

结核病的症状和体征往往不典型，虽可借助 X 线诊断，但确诊仍依赖于细菌学检查。根据结核分枝杆菌感染类型和部位采取样本。如肺结核取咳痰（最好取早晨第一次咳痰，挑取带血或脓痰），肾或膀胱结核以无菌导尿或取中段尿液，肠道结核取粪便样本，结核性脑膜炎进行腰椎穿刺取脑脊液，化脓性胸膜炎、腹膜炎或骨结核等则穿刺取脓汁。

（一）直接涂片染色

咳痰可直接涂片、抗酸染色，结核分枝杆菌染成红色，其他非抗酸性细菌及细胞等呈蓝色。若镜检找到抗酸阳性杆菌，即可初步诊断。若结核分枝杆菌量少，杂菌和杂质多时，直接涂片不易检出，集菌后再涂片染色镜检，以提高检出率。为提高镜检敏感性，也可用金胺"O"染色，在荧光显微镜下结核分枝杆菌呈现金黄色荧光。

无菌采取的脑脊液、导尿或中段尿可离心沉淀集菌。咳痰、粪便等样本因含杂质多，在浓缩集菌时需先用 4% NaOH、3% HCl 或 6% $H_2SO_4$ 处理 15 分钟，然后离心沉淀，再取沉淀物涂片做抗酸染色检查、分离培养或动物试验。

（二）分离培养

结核分枝杆菌培养周期长，接种于固体培养基后用蜡封口以防干燥，置于 37 ℃温箱培养，每周观察 1 次，3～4 周后检查菌落。根据生长缓慢、菌落特点、菌体抗酸染色阳性等，可判定是否为结核分枝杆菌。如菌落、菌体染色都不典型，则可能为非典型分枝杆菌，应进一步做鉴别试验。由于抗结核药物的使用，患者标本中常分离出结核分枝杆菌 L 型，故多次检出 L 型亦可作为结核活动的判断标准之一。

为快速获得检测结果，可采用液体玻片培养法。将浓缩集菌的沉淀物涂于玻片上，待干燥后将玻片置于含血清的液体培养基中，37 ℃培养 1～2 周可见管底有颗粒生长，取沉淀物涂片，或取涂菌培养的玻片进行染色镜检，并进一步做生化、药物敏感等测定，与非典型分枝杆菌相区分。

（三）结核分枝杆菌核酸及抗体检测

因标本菌量少或发生 L 型变异而不易分离培养的标本，可用 PCR 法早期快速诊断。PCR 法比较灵敏，应注意假阳性或假阴性结果。也可采用 ELISA 等方法检测患者血清中特异性抗体以进行辅助诊断。

（四）动物试验

常用来鉴别疑似结核分枝杆菌以及进行毒力测定。取经浓缩集菌处理的样本 1 ml 注射于豚鼠或地鼠腹股沟皮下，经 3～4 周观察，如出现局部淋巴结增大、消瘦或结核菌素试验阳性，可及时剖检，剖检时应观察淋巴结、肝、脾、肾等脏器有无结核病变，并可进行涂片染色镜检或分离培养鉴定。若观察 6～8 周后仍未见发病者，也要进行剖检。

## 五、防治原则

（一）预防

近 20 年 WHO 提出控制结核病主要方法有：① 发现和治疗痰菌阳性者；② 新生儿接种卡介苗。较大儿童接种前做结核菌素试验，阴性者接种。一般在接种卡介苗后 6～8 周结核菌素试验转阳，则表示接种者已产生免疫力；试验阴性者应再接种。我国规定新生儿出生后即接种卡介苗，7 岁时复种，在农村 12 岁时再复种一次。皮内接种卡介苗后，结核菌素试验转阳率可达 96%～99%，阳性反应可维持 5 年左右。卡介苗不足以预防感染，尤其对成人的结核感染保护率不高，但可显著降低儿童发病率及其严重程度。

卡介苗是减毒活菌苗，因此，剂型及苗内活菌数会直接影响免疫效果。另外，卡介苗尚不能提供百分之百的保护,尤其是对成人的结核感染保护率不高,今后仍需研制更为安全、高效的新型菌苗。目前在研的新型疫苗主要包括 DNA 疫苗、重组疫苗、亚单位疫苗和新型减毒活菌苗等。

（二）治疗

采用早发现、早确诊、早治疗、联合用药、彻底治愈的原则。多种抗结核药物联合使用,有协同作用,且能降低耐药性的产生,并减少其毒性。常用的药物有异烟肼(INH)、链霉素、对氨基水杨酸钠(PAS)、利福平、乙胺丁醇等。目前,结核分枝杆菌的耐药菌株日益增多,且常有耐多药菌株,因此,在治疗过程中应对患者体内分离出的结核分枝杆菌菌株做药物敏感试验,以指导合理用药。

【知识拓展】

### 耐药结核病问题

活动性肺结核的治疗主要依赖于多种抗结核药物,但随着抗结核药物的广泛使用,结核分枝杆菌不断进化,耐药菌株相继出现,甚至产生了致命的耐多药结核病和广泛耐药结核病。结核分枝杆菌的耐药性主要是通过单核苷酸的多态性、编码药物靶标的染色体基因重排以及细菌中的酶将前体药代谢成活性形式所产生的。因此,分析结核分枝杆菌的耐药突变,将为临床制定合理用药策略和改善临床预后提供有价值的依据。

# 第二节　麻风分枝杆菌

麻风分枝杆菌(*mycobacteriu Leprae*)亦属于分枝杆菌属,俗称为麻风分枝杆菌,是慢性传染病——麻风病的病原体。病菌侵犯皮肤、黏膜、外周神经和上呼吸道,晚期还可侵入深部组织和脏器,形成肉芽肿性病变。目前全世界约有病例 1 200 万,主要分布在非洲、亚洲和拉丁美洲。我国解放前流行较严重,估计约有 50 万例患者。目前,发病率已大幅度下降。1996 年统计尚有患者 6 200 余例。近年来,我国每年报告新发现麻风病例均在 1 000 例以上。至 2015 年,尚有患者 3 200 余例,患病率低于万分之一,但治愈后有一定复发率(约 3.7%),应予重视。

## 一、生物学性状

麻风分枝杆菌形态酷似结核分枝杆菌,抗酸染色阳性,是典型的胞内寄生菌,常在患者破溃皮肤渗出液的细胞中发现,细长略弯曲,呈束状排列。治疗后常出现短杆状、颗粒状等多形性。无芽胞,无荚膜,无鞭毛。患者渗出物标本涂片中可见大量麻风分枝杆菌存在于细胞内,这种细胞的胞质呈泡沫状,称为麻风细胞。这是与结核分枝杆菌感染的一个主要区别。该菌至今仍不能人工培养。

麻风分枝杆菌在干燥环境中 7 日以内仍有繁殖能力。低温环境中存活时间较长,0 ℃可存活 3 周。在夏季日光照射 2~3 小时即丧失其繁殖力,在 60 ℃处理 1 小时或紫外线照射 2 小时,可丧失其活力。一般经煮沸、高压蒸汽、紫外线照射等处理即可杀死。

## 二、致病性与免疫性

自然状态下麻风分枝杆菌只感染人,主要侵犯皮肤、黏膜、外周神经以及上呼吸道等。患者鼻分泌物、痰液、汗液、泪液、乳汁、精液以及阴道分泌液中都含有菌,故主要通过呼吸道和接触等方式传播,以家庭内传播多见。流行地区的人群多为隐性感染,幼年最为敏感。潜伏期长,平均 2~5 年,长者可达数十年。发病缓慢,病程长,迁延不愈。根据临床表现、免疫状态、病理变化等可将大部分患者分为瘤型(lepromatous type)和结核型(tuberculoid type)。介于两型之间的少数患者又可再分为两类,即界限类(border form)与未定类(indeterminate form),两类可向两型转化。

（一）瘤型

本型麻风患者的 T 细胞免疫应答有所缺陷,巨噬细胞功能低下,超敏反应皮肤试验(麻风菌素试验)阴性,故麻风分枝杆菌能在体内持续繁殖。传染性强且病情严重,早期皮疹主要为红色或黄红色斑疹,局部感觉减退或消失,鼻黏膜肿胀,泡沫细胞携带大量麻风分枝杆菌可扩散到全身,导致肝脾等内脏损害。细菌主要侵犯皮肤、黏膜,病理镜检可见大量麻风细胞和肉芽肿。常在皮肤或黏膜下见有红斑或结节形成,称为麻风结节(1eproma),这是由于患者细胞免疫缺陷而体液免疫正常,机体产生的自身抗体与破损组织抗原形成的免疫复合物沉积在皮肤或黏膜下所致。面部的结节可融合呈"狮面状",是麻风的典型病征。预后不良,易致畸和致残。患者若未及时有效的治疗,病情将恶化,可累及神经系统、眼及内脏等,最终死亡。

（二）结核型

该型患者的细胞免疫正常,表现为自限性疾病。细菌侵犯真皮浅层,病变主要在皮肤,早期病变为小血管周围淋巴细胞浸润,以后出现上皮样细胞和多核巨细胞浸润,也可累及外周神经,使受累处皮肤丧失感觉,但很少侵犯内脏。患者体内不易检出麻风分枝杆菌,故传染性低。病变处有大量的 T 细胞,损害可自行消退,一般不转成瘤型,又称为良性麻风。麻风菌素试验阳性。真皮内有类上皮细胞构成的结节状病灶,但中央无干酪样坏死。

（三）界限类

界限类麻风兼有瘤型和结核样型特点,但程度不同,能向两型发展,加重向瘤型发展,变轻则为结核样麻风,病变部位可见含菌的麻风细胞,大多数患者麻风菌素试验阴性。

（四）未定类

未定类麻风为麻风病的早期病变,病灶中很少找到麻风分枝杆菌。大多数病例最后转化为结核样型,麻风菌素试验大多为阳性。

机体对麻风分枝杆菌感染的免疫主要依靠细胞免疫,其特点与结核免疫相似。

### 三、微生物学检查

麻风病的临床表现和类型多,易与其他类似疾病相混淆,所以实验诊断有重要意义。

（一）涂片染色镜检

可从患者鼻黏膜或皮肤病变处取标本涂片、抗酸染色镜检。一般瘤型患者在细胞内找到抗酸染色阳性杆菌有诊断意义,而结核型患者标本中则很难找到抗酸阳性杆菌。也可以用金胺"O"染色荧光显微镜检查以提高阳性率。用 PCR 技术检测麻风分枝杆菌的基因,其特异性强,敏感性高。

（二）麻风菌素试验

麻风菌素试验的原理和结核菌素试验相同,大多数正常人对其呈阳性反应,且和结核分枝杆菌有交叉反应,瘤型麻风患者因有免疫抑制而呈阴性反应,故诊断意义不大。该试验可用于麻风的分型、了解预后以及评价麻风患者的细胞免疫状态。

### 四、防治原则

目前尚无特异性预防方法,因麻风分枝杆菌与结核分枝杆菌有共同抗原,在某些麻风病高发国家和地区用卡介苗来预防麻风病,起到一定效果。预防主要依靠早发现、早隔离及早治疗患者,特别是对患者密切接触者应做定期检查。

治疗麻风的药物主要是砜类,如氨苯砜、苯丙砜、醋氨苯砜等。利福平也有较强的抗麻风分枝杆菌作用。目前多采用 2～3 种或多种药联合治疗,以防止耐药性产生。彻底治疗,以防复发。

# 第三节 白喉棒状杆菌

白喉棒状杆菌(*C. diphtheriae*)属于棒状杆菌属,俗称为白喉棒状杆菌,是人类急性呼吸道传染病白喉的病原体。该菌能产生强烈外毒素,使患者咽喉部出现灰白色的假膜,毒素进入血液可引起全身中毒症状。

### 一、生物学性状

1. 形态与染色　菌体为细长略弯的杆菌,粗细不一,常一端或两端膨大呈棒状,故名为棒状杆菌。排列不规则,常为 V 形或 L 形。无荚膜,无鞭毛,不形成芽胞。革兰氏染色阳性。菌体用亚甲蓝染色后可见深染的颗粒,用 Albert 或 Neisser stain 等法染色后,这些颗粒染成不同的颜色,称为异染颗粒

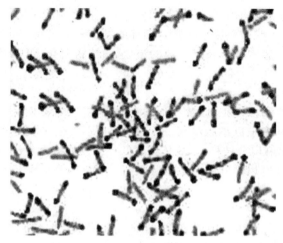

图 10-2 白喉棒状杆菌异染颗粒（×1 000） Albert 染色

(metachromatic granules)，有助于鉴定该菌（图 10-2）。异染颗粒的主要成分是核糖核酸和多偏磷酸盐。细菌衰老时异染颗粒可消失。

2. 培养特性 需氧或兼性厌氧，最适温度为35～37 ℃。营养要求高，在含血清的吕氏培养基（Loeffler medium）上生长迅速，经12～18小时培养，即形成1～3 mm 大小的灰白色、光滑湿润的菌落，染色观察菌体形态典型，异染颗粒明显；分离培养时常用鉴别选择培养基，即含有0.03%～0.04% 亚碲酸钾（$K_2TeO_2 \cdot 3H_2O$）血平板。

3. 变异 白喉棒状杆菌形态、菌落和毒力均可发生变异。当无毒的白喉棒状杆菌感染了β棒状杆菌噬菌体时，噬菌体编码外毒素的 *tox* 基因与细菌染色体整合，无毒的白喉棒状杆菌则成为有毒的白喉棒状杆菌，毒力性状能随细菌分裂遗传下去。

4. 抵抗力 白喉棒状杆菌对湿热较敏感，100 ℃ 1分钟或58 ℃ 10分钟即可被杀死。但对日光、寒冷和干燥等抵抗力强，在衣物、床单、玩具等各种物品中可存活数日至数周。对一般消毒剂敏感，在5%苯酚中1分钟、3%甲酚皂液中10分钟死亡。对青霉素及红霉素敏感，对磺胺药、卡那霉素和庆大霉素不敏感。

## 二、致病性和免疫性

1. 致病物质 白喉毒素是该菌的主要致病物质，其毒性强、抗原性强，由 A、B 两个肽链经二硫键连接组成。B 链起结合作用，特异性地与心肌细胞、神经细胞以及肾上腺组织细胞等表面受体结合，协助 A 链进入这些易感细胞内。A 链起毒性作用，使辅酶Ⅰ上的腺苷二磷酸核糖与延伸因子 EF2 结合，导致 EF2 失活，干扰蛋白质合成，引起病理变化。白喉毒素毒性强，1～2 个毒素分子即可杀死宿主细胞。

2. 所致疾病 人类对白喉棒状杆菌普遍易感，但儿童最易感。细菌最常侵犯的部位是咽、喉、气管和鼻腔黏膜，也可侵犯眼结膜、阴道等处黏膜，甚至皮肤创口，故传染源是患者和带菌者。白喉主要经飞沫传播，也可经污染物品玩具、书本、食具等接触传播。白喉棒状杆菌在咽喉局部增殖并分泌外毒素，导致炎性渗出及组织坏死，凝固形成一层灰白色的粗厚假膜，这是白喉的典型症状。病灶局限于扁桃体及咽部周围组织，为最常见的类型，约占白喉患者的80%。假膜与黏膜下组织紧密粘连，不易剥离。如果局部黏膜水肿及假膜脱落，可引起呼吸道阻塞而窒息死亡。外毒素还能进入血液，并与易感的心肌细胞或外周神经、肾上腺组织细胞结合，引起全身中毒症状，常见发热、乏力、恶心、呕吐、头痛等，有的病例引起心肌炎、声音嘶哑、软腭麻痹、吞咽困难、膈肌麻痹以及肾上腺功能障碍等症状，进而引起患者死亡。

3. 免疫性 白喉的免疫主要依靠抗毒素的中和作用。显性感染、隐性感染及预防接种均可产生白喉抗毒素而获得免疫力。新生儿经胎盘自母体获得被动免疫，出生后这种被动免疫逐渐消失，因此，5 岁内儿童最易感。

## 三、微生物学检查

白喉的实验室诊断包括细菌学检查和细菌毒力测定两部分。

1. 标本采集 用鼻咽拭子直接从鼻腔、咽喉等病变部位取假膜及其边缘部分。

2. 涂片镜检 将棉拭子标本直接涂片，进行亚甲蓝、革兰氏或 Albert 染色后镜检。如有白喉棒状杆菌的典型形态、排列或异染颗粒，结合临床症状可作初步诊断。白喉的治疗是否及时与病死率密切相关，故早期快速诊断至关重要。

3. 分离培养　将标本接种于吕氏血清斜面培养基或亚碲酸钾鉴别培养基,观察菌落呈灰白色小菌落或呈黑色小菌落,可进一步做生化反应和毒力试验进行鉴定。

4. 毒力试验　是鉴定产毒白喉棒状杆菌与其他棒状杆菌的重要方法。

(1)体内法:通过豚鼠体内中和试验测定毒力。将待检菌的培养物(2 ml/只)注射实验组豚鼠皮下,对照组豚鼠于 12 小时前腹腔内注射白喉抗毒素 500 U 后,再皮下注射待检菌培养物(2 ml/只)。若于 2～4 日实验组动物死亡而对照组动物存活,则表明待检菌能产生白喉毒素。

(2)体外法:常用琼脂 Elek 平板毒力试验。在蛋白胨肉汤或牛肉消化液的琼脂平板上,平行接种待检菌和阳性对照产毒菌,然后垂直铺一条浸有白喉抗毒素(1 000 U/ml)的滤纸片。37 ℃孵育 24～48 小时,若待检菌产生白喉外毒素,则在纸条与菌苔交界处出现有白色沉淀线。无毒菌株则不产生沉淀线。此外,尚可用对流电泳法或 SPA 协同凝集法检测待检菌培养物上清液中的毒素。

5. 锡克试验　原理是利用外毒素和抗毒素的中和反应来调查人群对白喉是否有免疫力的皮内试验。皮内注射外毒素后 24～48 小时,皮肤出现红肿等阳性反应表明体内无抗毒素,无免疫力;无红肿阴性反应说明体内有抗毒素,对白喉有免疫力。还可用于接种前的筛选、接种后的免疫效果测定以及流行病学调查。

### 四、防治原则

白喉已被列为我国计划免疫预防疾病。应用白喉类毒素或百白破三联疫苗(DPT 混合疫苗)按程序对儿童进行主动免疫预防,效果良好,人群发病率显著降低。对密切接触者予以注射白喉类毒素,同时注射 1 000～2 000 U 白喉抗毒素进行紧急的被动免疫。对白喉患者采取早期、足量注射白喉抗毒素血清,并配合抗生素如青霉素、红霉素进行治疗。抗毒素由马血清制备,注射前需做皮肤试验。有效预防期为 2～3 周,1 个月后再行类毒素全程免疫。

# 第四节　嗜肺军团菌

嗜肺军团菌(*L. pneumophila*)属军团菌属,在 1976 年美国费城的一次退伍军人大会期间暴发流行原因不明的肺炎,与会人员感染 149 人,死亡 34 人。后从死者肺中分离出一种新的革兰氏阴性杆菌,1984 年将其正式命名为嗜肺军团菌。

### 一、生物学性状

1. 形态染色　菌体大小为(0.5～1.0) μm×(2.0～5.0) μm,形态不固定,在组织中呈短杆状,人工培养基上呈多形性。革兰氏染色阴性,但不易着色,常用吉姆萨染色或 Dieterle 镀银染色染成红色或黑褐色。有 1 根至数根端鞭毛或侧鞭毛,能运动。有菌毛和微荚膜。不形成芽胞。

2. 培养及生化反应　专性需氧,兼性胞内寄生,2.5%～5%$CO_2$ 可促进其生长。最适生长温度为 35 ℃,适宜 pH 为 6.4～7.2。营养要求特殊,初次分离需要半胱氨酸和铁。接种到活性炭酵母浸出液琼脂(buffer - carboveast extract agar,BCYE)培养基上,3～5 日形成 1～2 mm、圆形凸起、灰白色有光泽的 S 型菌落。若在 BCYE 培养基中加入 0.1 g/L 溴甲酚紫,菌落呈浅绿色。该菌不发酵糖类,触酶阳性,氧化酶阳性或弱阳性,可液化明胶,能分解马尿酸盐。

3. 抗原组成　主要有菌体(O)抗原和鞭毛(H)抗原。根据 O 抗原将本菌分为 16 个血清型,其中 1 型就是 1976 年军团病的病原菌,也是最常见的血清型。我国主要流行的是 1 型和 6 型。该菌的外膜蛋白是刺激机体产生免疫反应的主要抗原。

4. 抵抗力　嗜肺军团菌在自然界中抵抗力强,尤其在水中。在自来水和下水道中可存活 1 年,在蒸馏水中可存活 100 日以上。该菌在 36～70 ℃热水中能够存活,因为它与一些常见原虫、微生物形成共生关系,可寄生于阿米巴变形虫体内而保持致病活力。对常用化学消毒剂、干燥、紫外线较敏感,0.05%苯酚 1 分钟或 10 ppm 碘 1 分钟即致死。但对氯或酸有一定抵抗力,0.1 mg/L 游离氯 40 分钟才能杀死 90%的菌,在 pH 为 2 的盐酸中可存活 30 分钟,利用这一特点处理标本可去除杂菌。

## 二、致病性与免疫性

嗜肺军团菌的致病机制目前尚未阐明。菌毛、微荚膜、产生的毒素和多种酶类可能是嗜肺军团菌的致病物质。

1. 致病物质　该菌产生的多种酶类如磷酸酶、核酸酶和毒素等能直接损伤宿主细胞。这些毒素和酶可抑制吞噬体与溶酶体的融合，使吞噬体内的细菌在吞噬细胞内生长繁殖而间接导致宿主细胞死亡。菌毛的黏附作用、微荚膜的抗吞噬作用及内毒素毒性作用也参与发病过程。

2. 所致疾病　嗜肺军团菌在自然界的天然淡水（如湖水、溪水）和人工水域环境（如自来水、冷却塔水、热水淋浴器、中央空调、辅助呼吸机等）中普遍存在，能形成气溶胶。所以主要经飞沫传播，带菌飞沫被直接吸入下呼吸道可引起以肺部为主的全身性感染。多流行于夏秋季，既可暴发流行，也可散发，也能引起医院感染。

军团病临床上有 3 种感染类型。①流感样型：病情温和，有自限性，表现为发热、寒战、肌肉酸痛、头痛、不适等症状，延续 3～5 日后症状缓解，预后良好，一般无死亡病例。②肺炎型：又称为军团病，起病急骤，寒战、高热、头痛、咳嗽、胸痛，以肺炎症状为主，伴有多器官损害，最终可因休克、呼吸衰竭、肾衰竭而死亡，病死率达 15%～20%。③肺外感染型：为继发性感染，当重症军团病引发菌血症时细菌可散布至全身，出现脑、肠、肾、肝、脾等多脏器感染症状。

3. 免疫性　嗜肺军团菌是兼性胞内寄生菌。细胞免疫在抗菌感染过程中起主要作用。细菌侵入后，先由中性细胞和巨噬细胞吞噬细菌，但不能将其杀死。经过 7～10 日后，机体免疫系统产生对病菌的特异性细胞免疫与非特异性免疫，两者相互配合，抑制胞内细菌繁殖，并增强 NK 细胞活性，杀伤感染细胞。抗体具有调理素作用并激活补体，增加巨噬细胞的吞噬功能。

## 三、微生物学检查

一般采集下呼吸道分泌物、肺活体组织检查组织、胸腔积液及血液等标本进行细菌学检查。因痰中的正常菌群对军团菌有影响，故痰标本检出该菌较为困难。

活体组织检查用镀银染色或免疫荧光染色镜检。用 BCYE 琼脂培养基分离培养，根据菌落特征、形态染色、生化反应等做出鉴定；或用免疫荧光染色法快速诊断出培养的细菌。也可用 ELISA、放射免疫分析（RIA）等检测该菌特异性抗原；取患者双份血清，采用间接荧光抗体法检测特异性 IgG、IgM 抗体，效价升高 4 倍或 4 倍以上时有诊断意义。此外，还可用特异性核酸探针和 PCR 方法进行快速诊断。

## 四、防治原则

目前尚无有效的嗜肺军团菌特异性菌苗。应加强水源管理，加强人工管道、室内空调系统、淋浴器等的消毒处理，防止军团菌造成空气和水源的污染，是预防军团病的重要措施。治疗军团病可首选红霉素，亦可选用螺旋霉素和利福平等药物。

# 第五节　百日咳鲍特菌

百日咳鲍特菌（B. pertussis）属鲍特菌属，又称百日咳杆菌，是百日咳的病原菌，人类是百日咳鲍特菌唯一宿主，因引起咳嗽时间较长，可达数月，故命名。其传染性极强，人群普遍易感，但发病以婴幼儿多见，尤其是 5 岁以下小儿。过去曾是威胁儿童健康的主要传染病之一。

## 一、生物学性状

1. 形态染色　革兰氏阴性短小杆状，多单个散在。用苯酚、甲苯胺蓝染色，两端浓染。无鞭毛，不形成芽胞。毒力菌株有荚膜和菌毛。

2. 培养与生化反应　专性需氧，最适生长温度为 35～36 ℃，最适 pH 为 6.8～7.0。生长缓慢，分裂一代需 3.5～4 小时。营养要求高，初次分离培养需用含甘油、马铃薯、血液的鲍-金培养基（Bordet

- gengou medium)。培养 3～5 日后形成细小、光滑、隆起有光泽的珍珠样菌落,周围有不明显的溶血环。生化反应不活泼,不分解糖类,不产生吲哚,不生成硫化氢,不利用枸橼酸盐,不分解尿素等。

3. 变异性　百日咳鲍特菌常发生菌落变异。新分离菌株为 S 型,称为Ⅰ相菌,有荚膜,毒力强。人工培养后逐渐形成 R 型菌落,为Ⅳ相菌,无荚膜,无毒力。同时其形态、溶血性、抗原构造、致病力等亦随之变异。Ⅱ相、Ⅲ相为过渡相。

4. 抗原结构　有菌体 O 抗原和 K 抗原。K 抗原是该菌的表面成分,又称为凝集原,包括凝集因子1～6,它们有不同组合的血清型。凝集因子 1 为Ⅰ相菌共同抗原,具有种的特异性。鉴于百日咳鲍特菌血清型的特异性,WHO 推荐在菌苗中应含有 1、2、3 凝集因子血清型的菌株。

5. 抵抗力　抵抗力较弱,日光直射 1 小时,56 ℃加热 30 分钟均可被杀死。在干燥尘埃中能存活 3 日。对红霉素、多黏菌素、氯霉素等敏感,对青霉素不敏感。

### 二、致病性与免疫性

1. 致病物质　包括荚膜、菌毛、内毒素及多种毒性物质。百日咳毒素是主要毒力因子,与细菌附着于纤毛上皮细胞而引起阵发性咳嗽有关。其他毒力因子可抑制免疫系统杀伤细菌,或促进细菌的黏附、或损伤宿主细胞,引起细胞坏死。

2. 所致疾病　传染源为早期患者和带菌者。常通过飞沫引起儿童呼吸道感染。潜伏期为 7～14 日。百日咳鲍特菌一般不进入血流,主要在局部生长繁殖,造成局部组织损伤。临床病程可分 3 期。

(1) 卡他期:细菌黏附在气管和支气管黏膜纤毛上皮细胞上生长繁殖,患者类似普通感冒,有低热、打喷嚏、轻度咳嗽,可持续 1～2 周。此时细菌随飞沫排出,传染性很强。

(2) 痉挛期:细菌在局部大量繁殖,并产生毒素,引起局部炎症、坏死,上皮细胞纤毛运动受抑制或破坏,黏稠分泌物增多而不能及时排出,导致阵发性、痉挛性咳嗽,带有吸气吼声(鸡鸣样吼声),这是百日咳的典型症状。时常伴有呕吐、呼吸困难、发绀等症状。每日剧烈阵咳可达 10～20 次,一般持续 1～6 周,可并发肺炎、中耳炎、出血及中枢神经系统症状。

(3) 恢复期:阵咳逐渐减轻,完全恢复需数周至数月不等。因病程较长,故称为百日咳。若治疗不及时,会继发肺部继发感染、癫痫发作、脑病或死亡。

3. 免疫性　病后可获得持久免疫力,很少再次感染。机体感染百日咳鲍特菌后能出现多种特异性抗体,如抗百日咳毒素(Pertussis toxin,PT)或抗丝状血凝素(Filamentous hemagglutinin,FHA)IgM、IgG、IgA 等,有一定保护作用。由于新生儿对其也易感,提示母体血清的 IgG 抗体未能提供对新生儿的保护,故认为局部黏膜免疫起主要作用。

### 三、微生物学检查

以分离鉴定细菌为主。卡他期取鼻咽拭子或咳碟法直接接种于鲍-金培养基进行分离培养,观察典型菌落,并经染色镜检、生化反应或与Ⅰ相免疫血清做凝集试验等进行鉴定。通过荧光抗体法检查标本中抗原,可进行快速诊断。也可用 ELISA 法检测患者血清中抗 PT、抗 FHA 抗体。

### 四、防治原则

预防百日咳主要依靠接种菌苗,目前应用的有全菌体菌苗和仅含抗原的无菌体菌苗两种。我国采用Ⅰ相百日咳死菌苗与白喉、破伤风类毒素制成三联疫苗(DPT)进行预防,取得了良好的预防效果。由于全球实行计划免疫,百日咳已基本得到控制。治疗首选红霉素、氨苄西林等。

## 第六节　流感嗜血杆菌

流感嗜血杆菌($H. influenza$)在人工培养时必须提供新鲜血液或血液成分才能生长,故名嗜血杆菌,为嗜血杆菌属(Haemophilus)中对人有致病性的最常见细菌。该菌于 1892 年由波兰细菌学家 Pfeiffer 在一次世界性流感大流行时分离到,当时认为该菌是流感的病原体,故称为流感杆菌。1933

年,英国科学家 Smith 等成功分离到甲型流感病毒,确定了流感的真正病原,但流感嗜血杆菌这一错名仍沿用至今,只是此菌是流行性感冒继发感染的常见细菌。该菌亦常引起原发感染,如小儿鼻咽炎、中耳炎、支气管肺炎、急性脑膜炎等化脓性疾病。

## 一、生物学性状

1. 形态结构　革兰氏染色阴性,宽 0.3～0.4 $\mu$m,长 1.0～1.5 $\mu$m,在新鲜的感染病灶标本中呈小球杆状;在恢复期病灶或长期人工培养基中呈多形性,如球杆状、长杆状和丝状等。多数菌株有菌毛,无鞭毛,不形成芽胞。有毒菌株在含脑心浸液的血琼脂培养基上形成荚膜,但在陈旧培养物中荚膜往往丧失;上呼吸道正常菌群中的绝大多数流感嗜血杆菌是无荚膜的。流感嗜血杆菌于 1995 年被成功测序,是第一个基因组被完整测序的细菌。

2. 培养特性　需氧或兼性厌氧,最适生长温度为 35～37 ℃。营养要求特殊,生长时需要 X 和 V 两种生长因子。常用巧克力(色)血平板培养,18～24 小时形成无色、透明、似露珠的微小菌落;48 小时形成圆形、透明、无溶血、灰白色、较大的菌落。将流感嗜血杆菌与金黄色葡萄球菌于血琼脂平板上共同培养时,在金黄色葡萄球菌菌落周围的流感嗜血杆菌其菌落较大,离金黄色葡萄球菌菌落越远则越小,此现象称为"卫星现象"(satellite phenomenon)。该现象有助于流感嗜血杆菌的鉴定。

3. 生化反应和抗原结构　流感嗜血杆菌能分解葡萄糖、蔗糖,不发酵乳糖、甘露醇,对半乳糖、果糖、麦芽糖的发酵不稳,一般无荚膜菌株比有荚膜菌株分解糖的能力强。

根据荚膜多糖抗原,可将流感嗜血杆菌分为 a～f 6 个血清型,其中 b 型致病力最强,也是引起儿童感染最常见的菌型。流感嗜血杆菌与肺炎链球菌的荚膜多糖有共同部分,如 b 型与肺炎链球菌 15 型 A、35 型 B、6 型和 29 型之间有交叉反应。菌体抗原主要指外膜蛋白抗原,特异性不强。

4. 抵抗力　流感嗜血杆菌抵抗力较弱,对热和干燥均敏感。56 ℃加热 30 分钟可被杀死,在干燥痰中 48 小时内死亡。对常用消毒剂也较敏感。对氨苄西林和氯霉素有耐药性。

## 二、致病性与免疫性

流感嗜血杆菌较广泛地寄居于正常人上呼吸道,小儿发病率高。通常以冬季带菌率较高,发病也较多。本病遍布世界各国,几乎所有患者都是 5 岁以内儿童,以 4～18 月龄儿童尤为常见。常由 b 型流感嗜血杆菌引起感染。

该菌的主要致病物质为荚膜、菌毛、内毒素和 IgA 蛋白酶等。荚膜是本菌的主要毒力因子,具有抗吞噬作用;菌毛具有黏附和定植的作用;本菌内毒素致病作用尚不完全清楚;IgA 蛋白酶能水解 SIgA,可降低黏膜局部免疫力。

流感嗜血杆菌常引起原发感染和继发感染。原发感染(外源性)多为有荚膜 b 型菌株引起的急性化脓性感染,先是引起局部感染如鼻咽炎、咽喉炎、会厌炎、急性气管炎等,少数严重的患者引起菌血症,进而引起肺炎、中耳炎、脑膜炎、心包炎、化脓性关节炎等,50%左右感染者早期会出现胸腔积液,以小儿多见,个别病例可引起败血症。继发性感染(内源性)多由呼吸道寄居的无荚膜菌株(正常菌群)引起,儿童和成年人均能感染。常继发于流感、麻疹、百日咳、结核病等,临床表现有慢性鼻窦炎、中耳炎、结膜炎、支气管炎、肺炎等。

机体对流感嗜血杆菌以体液免疫为主。3 月龄以内的婴儿由于从母亲体内获得了血清抗体而很少感染流感嗜血杆菌,随着月龄的增长抗体水平逐渐下降,感染发生的几率增高,且通常是无症状,也可发展成呼吸道疾病或脑膜炎。荚膜多糖特异性抗体对机体有保护作用,可促进吞噬细胞的吞噬作用,能激活补体发挥溶菌作用。菌体外膜蛋白抗体也有促进补体介导的调理作用。

## 三、微生物学检查

1. 直接检测　根据临床症状采集相应标本,如脑脊液、鼻咽分泌物、痰、脓汁、血液及关节抽吸物等。直接涂片染色镜检,对脑膜炎、下呼吸道感染、关节炎有快速诊断价值。

2. 分离培养　可将标本接种于巧克力(色)血琼脂平板或含脑心浸液的血琼脂平板,根据培养特性、菌落形态、卫星现象、生化反应、荚膜肿胀试验等进行鉴定。选用乳胶凝集试验、免疫荧光及荚膜肿胀试验检测荚膜抗原,以快速诊断脑膜炎。

3. 抗原检测　通常检测体液或脓汁中的 b 型多糖抗原,有助于快速诊断,特别是对使用了抗生素治疗的患者标本。用包被兔抗体的乳胶微粒凝集反应鉴定 b 型抗原是最常用的。免疫荧光或荚膜肿胀试验亦可获得较高的阳性结果。

4. 分子生物学技术　PCR 技术已用于鉴定临床标本中流感嗜血杆菌,并作为确定分离株的一种试验。

### 四、防治原则

有些国家制备 b 型流感嗜血杆菌荚膜多糖菌苗进行预防接种,保护率可高达 93%。也有将 b 型荚膜多糖菌苗与白喉类毒素或脑膜炎奈瑟菌外膜蛋白制成联合菌苗用于特异性预防。

治疗可选用广谱抗生素或磺胺类药物,如氨苄西林等,但超过 25% 菌株具有抗药性,所以建议根据药物敏感试验选用敏感抗生素进行治疗。基本上所有菌株对较新的头孢菌素类药物均敏感。

## 第七节　肺炎克雷伯菌

肺炎克雷伯菌(*K. pneumonia*)为革兰氏阴性杆菌,兼性厌氧,有荚膜。常定植于人体上呼吸道和肠道,多见于免疫力低下、营养不良、慢性支气管炎或肺部疾病、慢性乙醇中毒及全身器官衰竭的患者等,若引起败血症,其病死率较高。该菌是医院内感染的主要致病菌。经呼吸道进入肺内可引起大叶或小叶融合性实变,以上叶较为多见,病变中渗出液黏稠而重,常使叶间隙下坠。细菌在肺泡内生长繁殖时,引起肺泡壁破坏和纤维组织增生,肺组织坏死、液化、空洞、脓肿。病变累及胸膜、心包时,可引起渗出性积液或脓性积液。

肺炎克雷伯菌引起急性肺炎时,起病突然,主要症状为高热、寒战、咳嗽、咳痰、胸痛和呼吸困难等,可伴有气急、心悸、发绀,约半数患者有畏寒症状,毒血症明显者可早期出现全身器官衰竭甚至休克。痰多、常呈黏稠脓性、带血,灰绿色或砖红色,可因血液和黏液混合而呈现砖红色或铁锈色,是本病的特征性表现,类似严重的肺炎链球菌肺炎。

确诊依靠痰细菌学检查,但应注意与葡萄球菌、结核分枝杆菌或其他革兰氏阴性杆菌所致肺炎相区别。

肺炎克雷伯菌易发生耐药性,对常用药物包括第三代头孢菌素和氨基苷类易呈现出严重的多重耐药性。

预防肺炎克雷伯菌需要提高患者的免疫力,预防医院内感染。早期选用敏感抗生素是治愈的关键。首选氨基苷类抗生素,如庆大霉素、卡那霉素、妥布霉素、丁胺卡那霉素。重症宜加用头孢菌素如头孢孟多、头孢西丁、头孢噻肟等。

## 本 章 小 结

呼吸道感染细菌是一大类通过呼吸道感染,主要引起呼吸道病变,或以呼吸道为侵入门户而引起呼吸道外的组织器官病变的病原菌,包括结核分枝杆菌、麻风分枝杆菌、白喉棒状杆菌等。可引起人类疾病的分枝杆菌主要包括人结核分枝杆菌、牛结核分枝杆菌和麻风分枝杆菌。结核分枝杆菌细长略带弯曲,细胞壁中含有大量脂质,齐-尼抗酸染色呈红色,主要通过呼吸道侵入人体,引起肺结核,亦可侵犯肺以外的组织器官,引起肺外结核。结核分枝杆菌致病作用主要依靠菌体成分,尤其是细胞壁中的大量脂质,脂质含量愈高其毒力愈强。结核分枝杆菌是细胞内寄生菌,抗结核免疫主要依靠细胞免疫,其蛋白质和蜡质 D 共同刺激 T 淋巴细胞,可引发迟发性超敏反应。结核菌素皮肤试验是应用结核菌素进行皮内试验,以测定机体对结核分枝杆菌是否有Ⅳ型超敏反应的一种体内试验,可用于检测待检者是否曾经感染过结核分枝杆菌。结核病的治疗,遵循早发现、早确诊、早治疗、联合用药和彻底治愈的原则。麻风分枝杆菌是慢性传染病麻风病的病原体。白喉棒状杆菌是人类呼吸道传染病白喉的病原体,可产生强烈的外毒素,其免疫主要依靠的是抗毒素的中和作用。

(王小敏)

# 第十一章
## 厌氧性细菌

【学习目标】
　　知识目标:在分析厌氧芽胞梭菌的共同特点基础之上,充分认识破伤风梭菌和产气荚膜梭菌的生物学性状、致病性和防治原则。
　　能力目标:区分不同厌氧菌的生物学特性和致病性,培养学生对知识的总结和思辨能力。
　　素质目标:通过科学家研制疫苗故事的介绍,培养学生的科研奉献精神。

　　厌氧性细菌(anaerobic bacterium),简称为厌氧菌,是生长和代谢不需要氧气、利用发酵获取能量的细菌的总称。主要分为两大类:一类为厌氧芽胞梭菌,革兰氏染色阳性,多引起外源性感染,只有一个属,即厌氧芽胞梭菌属,主要包括破伤风梭菌、产气荚膜梭菌、肉毒梭菌和艰难梭菌。主要引起外源性感染。另一类为无芽胞厌氧菌,包括多个属的球菌和杆菌,大多为人体正常菌群,主要引起内源性感染。

## 第一节　厌氧芽胞梭菌属

　　厌氧芽胞梭菌是革兰氏染色阳性的大杆菌,大多为严格厌氧菌,生长繁殖不需要氧气,在有氧气时形成芽胞,芽胞比菌体粗,使菌体膨大呈梭状,故得此名。因形成芽胞,芽胞抵抗力强,所以易造成自然界中空气、土壤、水等的污染。不同的厌氧芽胞梭菌形成的芽胞在菌体的位置和大小不同,可有助于菌种的鉴别和鉴定。当芽胞遇到合适的条件时,可发芽形成繁殖体,细菌大量生长繁殖,产生外毒素,引起人类和动物疾病。产生的外毒素毒性强,和组织器官结合有特异性,引起严重的疾病,症状明显。厌氧芽胞梭菌多数为腐生菌,少数为致病菌。对人致病的主要有破伤风梭菌、产气荚膜梭菌、肉毒梭菌等。

### 一、破伤风梭菌

　　破伤风梭菌(C. tetani)是破伤风的病原体。当机体受到外伤,创口被其芽胞污染,或分娩剪脐带时由于使用不洁器械引起婴儿脐带残端被其芽胞污染,芽胞遇到合适的生长繁殖条件,发芽并繁殖,释放毒素而致病。发病后出现肌肉痉挛、抽搐等神经症状,可因膈肌等痉挛引起窒息或呼吸衰竭死亡。大部分感染在发展中国家。据估计,世界上每年约有100万病例发生,平均每年约40万人死于该病,其中一半的死亡病例是新生儿,重症患者病死率为70%,经积极抢救后,病死率为20%~30%。

　　(一)生物学性状

　　革兰氏染色阳性,细长杆菌,大小为(0.5~1.7) $\mu$m×(2.1~18.1) $\mu$m,有周鞭毛、无荚膜。芽胞圆形,比菌体粗,位于菌体顶端,使细菌呈鼓槌状,为本菌典型特征(图11-1)。严格厌氧,常接种牛肉粉培养基,置于厌氧培养箱培养。在血平板上,37 ℃培养48小时后,可见薄膜状爬行生长物,伴β溶血。生化反应不活泼,不发酵糖类,不分解蛋白质。破伤风梭菌繁殖体抵抗力不强,100 ℃5分钟被杀死,一般消毒剂可在短时间内将其杀死。破伤风梭菌形成芽胞后抵抗力极强,芽胞在干燥的土壤和尘埃中可存活数年,通常100 ℃1小时或高压蒸汽灭菌法可被完全破坏。

　　(二)致病性与免疫性

　　破伤风梭菌通过污染伤口侵入人体引起破伤风。其感染的合适条件是伤口形成厌氧微环境:伤口窄而深,伴有泥土或异物污染(如铁丝、铁钉、植物、污染注射器等刺伤);大面积创伤坏死组织多,局

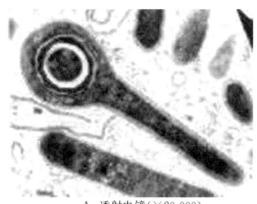
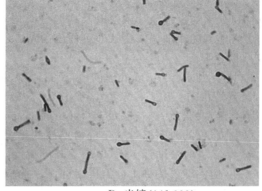

A. 透射电镜(×20 000)　　　　　　　　　B. 光镜(×1 000)

**图 11-1　破伤风梭菌芽胞形态**

部组织缺血(如烧伤、车祸、战伤等);伴有需氧菌和兼性厌氧菌感染。以上情况形成局部厌氧微环境,有利于破伤风梭菌的芽胞萌发和繁殖体的增殖。

该菌无侵袭力,仅在伤口局部生长繁殖,依靠其产生的外毒素致病。破伤风梭菌生长繁殖时产生两种外毒素,一种是破伤风溶血毒素(tetanolysin),与血平板上出现的 β 溶血环有关,能引起局部组织坏死和心肌损伤。另一种为质粒编码的破伤风痉挛毒素(tetanospasmin),是引起破伤风的主要致病物质。

破伤风痉挛毒素属于神经毒素(neurotoxin),特异性地和神经细胞结合,对脊髓前角细胞和脑干神经细胞有高度的亲和力;毒性极强,仅次于肉毒毒素,腹腔注入小鼠的半数致死量($LD_{50}$)为 0.015 ng,对人的致死量 <1 μg;其化学性质为蛋白质,不耐热,65 ℃ 30 分钟即被破坏,亦可被肠道中存在的蛋白酶所破坏;抗原性强,破伤风痉挛毒素可制成类毒素,类毒素刺激人体产生抗毒素以中和外毒素。

破伤风痉挛毒素被伤口局部神经细胞吸收或经血液、淋巴液到达中枢神经系统,和神经细胞结合而致病。破伤风痉挛毒素最初被合成时为一条相对分子质量约 15 万的多肽,释出菌体时,即被细菌蛋白酶裂解为一条轻链(5.5 万)和一条重链(10.5 万),轻链和重链仍由二硫键相连。轻链起毒性作用,重链起结合作用。重链识别神经肌肉接头处运动神经元外胞质膜上的受体并与之结合,促使毒素进入细胞内由细胞膜形成的小泡中。小泡从外周神经末梢沿神经轴突逆行向上,到达传出神经元细胞体,然后经跨突触运动进入传入神经末梢,再进入中枢神经系统。最后重链产生膜的转位使轻链进入胞质溶胶,轻链裂解储存有抑制性神经介质(γ-氨基丁酸,甘氨酸)的小泡上膜蛋白特异性肽键,阻止抑制性神经介质的释放,从而阻碍抑制性神经冲动传递。

机体在正常生理情况下,当屈肌的运动神经元受到刺激而兴奋时,同时还有冲动传递给抑制性神经元,使其释放出 γ-氨基丁酸、甘氨酸等抑制性介质,以抑制同侧伸肌的运动神经元,因此当屈肌收缩时而伸肌舒张,肢体运动协调。此外,屈肌运动神经元还受到抑制性神经元的反馈调节,使屈肌运动神经元的兴奋性受到控制,不致过高。当破伤风痉挛毒素阻止抑制性神经介质的释放,干扰了抑制性神经元的协调作用,使肌肉活动的兴奋与抑制失调,导致屈肌、伸肌同时发生收缩,骨骼肌出现痉挛。

破伤风潜伏期通常为 7~8 日,也有的达数日或数周,与原发感染部位距离中枢神经系统的长短以及感染的菌量有关。早期症状有流涎、出汗和激动等;因自主神经功能紊乱,还可产生心律不齐、血压波动和因大量出汗造成的脱水等症状。后期典型的症状包括咀嚼肌痉挛所造成的牙关紧闭、面部肌肉痉挛引起的苦笑面容、颈部肌肉痉挛引起的颈强直、持续性背部痉挛引起的角弓反张等,一般神志清醒。新生儿早期引起吸吮、啼哭无力,后期引起牙关紧闭、角弓反张等症状。最后由于膈肌的痉挛引起呼吸障碍,进而因呼吸衰竭而死亡。破伤风感染是新生儿死亡,特别是边远贫困地区新生儿死亡的重要原因。

破伤风免疫属外毒素免疫,主要是抗毒素对毒素发挥中和作用。破伤风痉挛毒素毒性很强,少量的毒素尚不足以引起免疫就已经致病;且毒素与组织结合后,也不能有效刺激免疫系统产生抗毒素,故一般愈后不会获得牢固免疫力。获得有效抗毒素的途径是进行人工免疫类毒素。

（三）微生物学检查

取伤口分泌物直接涂片镜检以及病菌分离培养阳性率很低,故一般不进行微生物学检查。依靠病史和患者典型的肌肉痉挛症状即可作出诊断。

（四）防治原则

1. **非特异性防治** 正确处理创口,及时清创、扩创。

2. **特异性预防** 用类毒素免疫可有效预防破伤风。目前我国采用含有百日咳菌苗、白喉类毒素和破伤风类毒素的百白破三联疫苗(diphtheria,pertussis,tetanus vaccine,DPT)制剂对 3～5 月龄的儿童进行免疫,可同时获得对这三种常见病的免疫力。免疫程序为婴儿出生后第 3、4、5 个月连续免疫 3 次,2 岁、7 岁时各加强 1 次,以建立基础免疫,免疫力维持时间可达 12 年。今后如有可能引发破伤风的外伤,应立即再接种 1 针类毒素,血清中抗毒素滴度在数日内即可迅速升高。对伤口污染严重而又未经过基础免疫者,可在注射类毒素的同时立即注射破伤风抗毒素(tetanus antitoxin,TAT)以获得被动免疫作紧急预防。

3. **特异性治疗** 对已发病者应早期、足量注射 TAT。由于目前使用的大部分 TAT 来源于破伤风类毒素免疫马的血清,因此,无论用于紧急预防还是治疗,需先做皮肤试验,测试有无过敏反应。若过敏,可采用脱敏注射法或用人抗破伤风免疫球蛋白。抗菌治疗采用四环素和红霉素等。

## 【知识拓展】

### 破伤风的预后

破伤风病死率高,重症病例在无医疗干预的情况下,病死率接近 100%,即使经过积极的综合治疗,全球范围内破伤风病死率仍达 30%～50%,目前仍然是一种极为严重的潜在致死性疾病。破伤风可分为新生儿破伤风和非新生儿破伤风(外伤后破伤风)。我国已于 2012 年消除新生儿破伤风,但外伤后破伤风的疾病负担较重。破伤风的预防主要依赖于通过主动免疫或被动免疫获得的抗体。因此,正确使用主动免疫制剂(破伤风疫苗)和被动免疫制剂(破伤风抗毒素、破伤风人免疫球蛋白)都可以有效预防外伤后破伤风。

## 二、产气荚膜梭菌

产气荚膜梭菌(*C. perfringens*)是人和动物肠道的正常菌群,广泛存在于自然界土壤、水源等。它是人类气性坏疽的主要病原菌,因能分解肌肉和结缔组织中的糖,产生大量气体,加之本菌在体内能形成荚膜而得名。

（一）生物学性状

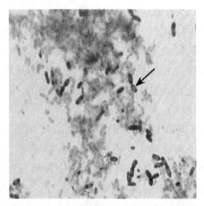

**图 11 - 2　产气荚膜梭菌芽胞(×1 000)**

1. **形态与染色** 革兰氏染色阳性,菌体较大,为(0.6～2.4)$\mu$m×(1.3～19.0)$\mu$m。芽胞位于次极端,呈椭圆形,直径小于菌体(图 11 - 2)。无鞭毛,体内生长时有荚膜。

2. **培养特性** 厌氧,但不十分严格。20～50 ℃均能旺盛生长,在其最适生长温度 42 ℃时,繁殖周期仅为 8 分钟。易分离培养,在普通琼脂培养基上形成中心紧密、周围疏松、边缘呈锯齿状的菌落。在血琼脂平板上生长 24 小时,可见 2～5 mm 的锯齿形大菌落,多数菌株有双层溶血环,内层是由 θ 毒素引起的完全溶血环,外层是由 α 毒素引起的不完全溶血环。在蛋黄琼脂平板上,由细菌产生的磷脂酰胆碱酶(α 毒素)分解蛋黄中磷脂酰胆碱,使菌落周围出现乳白色浑浊圈,若在培养基中加入 α 毒素的抗血清,则不出现浑浊,此现象称为 Nagler 反应,为本菌的特点。生化反应活泼,可分解多种糖类,产酸产气。在庖肉培养基中可分解糖类,产生大量气体,肉渣呈淡红色。在牛奶培养基中能分解乳糖产酸,使其中酪蛋白变性凝固,同时产生大量气体($H_2$ 和 $CO_2$),可将凝固的酪蛋白冲成蜂窝状,将液面封固的凡士林向上推,甚至冲走试管口棉塞,气势凶猛,称"汹涌发酵"(stormy fermentation)现象,为本菌特征之一。

3. 分型 根据产气荚膜梭菌的 4 种主要毒素（α、β、ε、ι）抗原性不同，可将其分为 A、B、C、D、E 5 个毒素型。对人致病的主要为 A 型和 C 型，A 型引起气性坏疽和食物中毒，C 型是坏死性肠炎的病原菌。

（二）致病性

1. 致病物质 有些外毒素即为胞外酶，如磷脂酰胆碱酶、透明质酸酶、胶原酶、蛋白酶等。在 4 种主要毒素中以 α 毒素最重要，5 种毒素型均能产生，以 A 型产生量最大。α 毒素即磷脂酰胆碱酶，能分解细胞膜上磷脂和蛋白形成的复合物，破坏红细胞、白细胞、血小板和内皮细胞，引起血管通透性增加，伴大量溶血、组织坏死，肝脏和心脏功能受损，在气性坏疽的形成中起主要作用。

肠毒素主要由 A 型菌株和少数 C 型、D 型菌株产生，为不耐热的蛋白质，100 ℃瞬时被破坏。胰蛋白酶能促进肠毒素的活性，其作用机制是整段肠毒素肽链嵌入回肠和空肠的黏膜细胞膜，破坏膜离子运输功能，改变膜的通透性，引起腹泻。

2. 所致疾病

（1）气性坏疽：是由产气荚膜梭菌污染伤口引起的严重急性感染，以气肿、水肿、组织坏死、局部焦炭样、全身中毒为主要特征。该病多见于战伤，也见于平时大面积创伤如烧伤、工伤、车祸等。致病条件与破伤风梭菌相似。

气性坏疽潜伏期短，一般仅为 8～48 小时，病菌通过产生多种毒素和侵袭性酶，破坏组织细胞。发酵肌肉和组织中的糖类，产生大量气体，蛋白酶分解组织中的蛋白质，产生气体，造成气肿；分解蛋白质产生的 $H_2S$ 使伤口有恶臭味；同时血管通透性增加，水分渗出，引起局部水肿；气肿和水肿压迫周围神经，产生剧烈胀痛；水气夹杂，触摸有捻发感，进而挤压软组织和血管，影响血液供应，最后大块组织坏死，呈焦炭样。病菌产生的毒素和组织坏死的毒性产物被吸收入血，引起毒血症、休克，病死率高达 40%～100%。

局部伤口初期皮肤苍白发亮，随后转为暗紫色，再变为灰黑色，并出现有暗红色液体，伤口内可流出恶臭味的浆液性或浆血性液体。病情发展急剧，预后不良，极易引起严重毒血症，危及生命。

（2）食物中毒：因食入被本菌大量（$10^8$～$10^9$ 个细菌繁殖体）污染的食物（主要为肉类食品）而引起食物中毒。潜伏期为 10 小时左右，临床表现为腹痛、腹胀、水样腹泻；不发热，无恶心、呕吐。1～2 日后自愈，严重者亦可致死。如不进行细菌学检查，不易确诊。

（3）坏死性肠炎：C 型菌株产生的 β 毒素是导致坏死性肠炎的主要毒素，引起肠道运动神经麻痹和坏死。潜伏期短，一般约 1 日，发病急，有剧烈腹痛、腹泻、腹膜炎、肠黏膜出血性坏死，伴血便，可并发肠梗阻、肠穿孔、周围循环衰竭，病死率高达 40%。

（三）微生物学检查

1. 直接涂片镜检 从创口深部取材涂片，革兰氏染色，镜检，见有革兰氏阳性粗大杆菌，有荚膜，白细胞甚少，且形态不典型（因毒素作用，白细胞无趋化反应），并伴有其他杂菌等即可报告初步诊断结果。早期正确诊断能使患者避免截肢或死亡。

2. 分离培养 取坏死组织制成悬液，接种于血平板或庖肉培养基，厌氧培养，观察生长情况，取培养物涂片镜检，并用生化反应鉴定。

3. 动物试验 必要时静脉注射小鼠 0.5～1 ml 细菌培养液，10 分钟后处死，置 37 ℃经 5～8 小时，如动物躯体膨胀，取其肝或腹腔渗出液涂片镜检。

4. 食物中毒诊断 疑为产气荚膜梭菌引起的食物中毒，在发病后 1 日内可取剩余食物或粪便做细菌学检查。若检出病菌大于 $10^5$ 个/g 食品或 $10^6$ 个/g 粪便可确定诊断。

5. 核酸检测 荧光定量 PCR 快速检测伤口中产气荚膜梭菌的 16S rRNA，可在 3 小时获得检测结果，有助于气性坏疽的早期诊断和治疗。

（四）防治原则

尚无有效的疫苗进行特异性预防。一般性预防主要是对伤口及时清创、扩创，破坏厌氧性的微环境。若局部已确定感染应分秒必争，切除感染和坏死组织。如果肢体整个筋膜腔的肌肉损毁严重，有粉碎性骨折和大血管损伤，动脉搏动已消失，并有严重毒血症时，为挽救其生命应考虑行高位截肢技术。

早期使用大剂量多价抗毒素以中和外毒素,同时使用青霉素以杀灭病原菌和其他细菌。有条件者可用高压氧舱法或伤口加罩持续吹氧法,使血液和组织中的氧含量提高 15 倍,能部分抑制厌氧菌的生长。

## 三、肉毒梭菌

肉毒梭菌(C. botulinum)为腐生菌,广泛分布于自然界,成人食入本菌并不致病,其芽胞常污染肉类、豆制品等食物,在厌氧条件下生长繁殖产生肉毒毒素,因食入其毒素而引起人类食物中毒,最常见的为肉毒中毒和婴儿肉毒病。

(一)生物学性状

革兰氏染色阳性,粗短杆菌,大小为 0.9 $\mu$m×(4~6) $\mu$m,一般呈单个或成对存在。无荚膜,有鞭毛,能运动。芽胞呈椭圆形,比菌体粗,位于次极端,使细胞呈汤匙或网球拍状。严格厌氧,可在普通琼脂平板上生长,能产生脂酶,在卵黄培养基上菌落周围出现浑浊圈。根据神经毒素的抗原性分 A、B、C、D、E、F、G 7 个型,大多数菌株只产生一种型别毒素。对人致病的主要有 A、B、E、F 型。我国报告大多为 A 型。肉毒梭菌抵抗力弱,但形成芽胞后抵抗力强,易造成污染。肉毒毒素不耐热,在 80 ℃ 30 分钟、100 ℃ 1 分钟即可被破坏。

(二)致病性

1. 致病物质 肉毒毒素为神经毒素,是目前已知最强烈的毒物,其毒性比氰化钾强 1 万倍。纯结晶的肉毒毒素 1 mg 能杀死 2 亿只小鼠,对人的致死量约为 0.1 $\mu$g。该毒素嗜神经,其结构、功能和致病机制与破伤风痉挛毒素非常相似。食物中的毒素被食入,毒素耐胃酸,经肠道吸收后作用于颅脑神经核及外周神经-肌肉接头处以及自主神经末梢,阻碍胆碱能神经末梢释放乙酰胆碱,使神经与肌肉的神经冲动传递发生障碍,而使肌肉丧失应有的收缩力,导致肌肉麻痹,终因呼吸肌麻痹、呼吸衰竭而死亡。

2. 所致疾病

(1)食物中毒:食品在制作过程中被肉毒梭菌芽胞污染,未彻底灭菌,密封后,芽胞在厌氧环境中发芽、生长繁殖,产生毒素,食前又未经加热烹调,食入已产生的毒素,发生食物中毒。该病是单纯性毒素中毒,而非细菌感染所致。

成人引起该病的食物包括发酵豆制品(臭豆腐、豆豉、豆瓣酱等)、发酵面制品(甜面酱等)、罐头、香肠、烧鸡、烤鸭等全封闭包装的食品。

肉毒中毒的临床表现与其他食物中毒不同,胃肠道症状很少见,主要为神经末梢麻痹症状。潜伏期为 6~12 小时,也可短至 2 小时,症状出现的快慢和食入的毒素量呈正相关。早期出现不典型的乏力、头痛等症状,接着出现复视、斜视、眼睑下垂、视物模糊等眼肌麻痹症状;随后出现吞咽困难、咀嚼困难、口干、口齿不清、声音嘶哑等咽部肌肉麻痹症状,大部分患者还出现头晕、无饥饿感,进而膈肌麻痹、呼吸困难、呼吸衰竭,导致患者死亡。很少见肢体麻痹。一般不发热,神志清楚。如及时给予支持疗法与控制呼吸道感染,病死率可从 70% 降低到 10%。存活患者恢复十分缓慢,可从数月到数年,直到被感染的神经末梢重新长出。

(2)婴儿肉毒病:1 岁以下,特别是 6 个月以内的婴儿,因其肠道的特殊环境及缺乏能拮抗肉毒梭菌的正常菌群,食入被肉毒梭菌芽胞污染的食品(如蜂蜜、奶粉等)后,芽胞发芽、进而繁殖,产生毒素而致病。症状与成人肉毒毒素食物中毒类似,早期症状是吮吸、啼哭无力,便秘,继而出现吞咽困难、眼睑下垂、全身肌肉松弛、肌力减退,可持续 8 周以上。只要注意营养与护理,大多在 1~3 个月内自然恢复,严重者亦可因呼吸肌麻痹而猝死,病死率为 1%~2%。

(3)创伤、医源性和吸入性中毒:① 创伤感染中毒,类似于破伤风,伤口被肉毒梭菌芽胞污染后,芽胞在局部的厌氧环境中发芽,生长繁殖、释放出肉毒毒素,毒素进入血液而导致,比较少见。② 因美容或治疗使用超剂量肉毒毒素,可引起医源性肉毒中毒。③ 因吸入肉毒素中毒,一般病情进展较快,死亡率高。

（三）微生物学检查

食入的食物类型和典型的神经麻痹症状可作为初步诊断依据。食物中毒、婴儿肉毒病患者可取粪便、剩余食物分离病菌，同时检测粪便、食物和患者血清中毒素活性。粪便、食物等标本可先 80 ℃加热 10 分钟，杀死标本中所有的细菌繁殖体，再把标本进行厌氧培养，分离本菌。毒素检查可将培养物滤液或食物悬液上清分成两份，其中一份与抗毒素混合，然后分别注射入小鼠腹腔，如果用抗毒素处理后小鼠得到保护表明有相应毒素存在。免疫血清学方法可以直接从患者的食物、粪便、呕吐物及血清等临床样品中检测出肉毒毒素。

（四）防治原则

加强食品卫生管理和监督；低温保存食品，防止芽胞发芽；食品加热后再食用，80 ℃加热 20 分钟、煮沸 1 分钟以破坏毒素。对患者应尽早根据症状作出诊断，迅速注射 A、B、E 三型多价抗毒素，结合洗胃、泻药及灌肠而使毒素排出体外或减少毒素吸收，同时进行对症治疗，特别是用呼吸兴奋剂或呼吸机维持呼吸功能，以降低病死率。

## 四、艰难梭菌

艰难梭菌（$C.\,difficile$）为专性厌氧的革兰氏阳性粗大杆菌，大小为（0.5～1.9）μm×（3.0～16.9）μm，有鞭毛。芽胞卵圆形、位于次极端。因其分离培养十分困难而得名。在外环境形成芽胞，可存活数周至数月。

该菌是人类肠道中正常菌群，约占正常人肠道菌的 3%，在幼儿的粪便中常见，易产生耐药性，大多引起内源性感染。长期使用或不规范使用某些抗生素（氨苄西林、头孢噻吩、红霉素、克林霉素等）可引起肠道内的菌群失调，大部分正常菌群被抑制，耐药的艰难梭菌则大量生长繁殖，产生 A、B 两种外毒素而引起致病。A 毒素为肠毒素，能趋化中性粒细胞浸润至回肠肠壁，释放淋巴因子，导致分泌大量液体和出血性坏死；B 毒素为细胞毒素，能使肌动蛋白解聚，损坏细胞骨架，致局部肠壁细胞坏死。

该菌通常并不致病，少数人可导致抗生素相关性腹泻（antibiotic - associated diarrhea）和假膜性结肠炎（pseudomembranous colitis）等疾病。抗生素相关性腹泻症状一般出现在抗生素治疗 5～10日，出现腹胀、大量的棕色或水状腹泻，持续 1 周左右，患者有厌食、精神不振等表现。假膜性结肠炎主要发生在大肠，表现为渗出性假膜，腹痛，腹泻，伴有发热、全身中毒症状，症状常突然开始，并伴随血压低、发热，白细胞增多，重症患者可出现脱水、中毒性休克、中毒性结肠炎、麻痹性肠梗阻，甚至死亡。该菌还可引起肾盂肾炎、脑膜炎、腹腔及阴道感染、菌血症和气性坏疽等，近年来已成为医院内感染的病原菌之一。

预防本病的关键在于合理规范使用抗生素。避免与患者直接接触、合理处理患者的粪便以及其他患者使用过的污染物也是必要的预防手段。内源性感染治疗需及时停用相关抗生素，改用本菌敏感的万古霉素或甲硝唑，使用肠道优势菌的微生态制剂或使用提高免疫力的药物。

# 第二节　无芽胞厌氧菌

无芽胞厌氧菌包括一大类革兰氏阳性和革兰氏阴性的球菌和杆菌，共有 30 多个属，其中与人类疾病相关的主要有 10 个属。无芽胞厌氧菌在人体正常菌群中占有绝对优势，是其他非厌氧性细菌的10～1 000 倍。如在肠道菌群中厌养菌占 99.9%，大肠埃希菌仅占 0.1%。在皮肤、口腔、上呼吸道、泌尿生殖道的正常菌群中，80%～90% 也是厌氧菌。无芽胞厌氧菌作为机会致病菌可导致内源性感染。在临床厌氧菌感染中，无芽胞厌氧菌的感染率为 90%，以混合感染多见。

## 一、常见的无芽胞厌氧菌

1. 革兰氏阴性厌氧杆菌　在革兰氏阴性厌氧杆菌中，临床上最常见的是类杆菌属中的脆弱类杆菌（$B.\,fragilis$），占临床标本所分离厌氧菌的 25%。类杆菌的形态特征为两端圆而浓染，中间不着色或着色浅,似空泡状,有荚膜。在感染标本中呈明显多形性,细丝状或弯曲状,有时菌体淡染,一端着色深,似芽胞。在血琼脂平板上厌氧培养 24～48 小时,可形成圆形微凸的中等大小的菌落,一般无溶血环。该菌为肠道的正常菌群,其含量为 $10^{10}$ cfu/g,主要引起腹腔脓肿、败血症等,常与消化链球菌、兼性厌氧菌等引起混合感染,产肠毒素的脆弱类杆菌可导致儿童和成人腹泻。类杆菌具有革兰氏阴性菌细胞壁,但其脂多糖结构中氨基葡萄糖残基上的脂肪酸较少和缺乏磷酸基团,故无内毒素活性。革兰氏阴性厌氧杆菌中的普雷沃菌属(简称为普氏菌属)和卟啉单胞菌属(又称为紫质单胞菌属)多定植于口腔和女性生殖道,与牙周和盆腔感染有关。梭杆菌属为口腔、结肠和女性生殖道中的正常菌群,常与其他厌氧菌和兼性厌氧菌引起混合感染,如坏死性溃疡性齿龈炎。

2. 革兰氏阴性厌氧球菌　在革兰氏阴性厌氧球菌中常见的是韦荣球菌属的细菌。韦荣球菌的直径为 0.3～0.5 μm,菌体成对、成簇或呈短链状排列。该菌是咽喉部主要的厌氧菌,但在临床标本分离的厌氧菌中低于 1%,且多为混合感染,其他革兰氏阴性厌氧球菌在临床标本中极少分离到。

3. 革兰氏阳性厌氧杆菌　革兰氏阳性厌氧杆菌在临床标本分离的厌氧菌中占 22%,其中 57% 为丙酸杆菌,23% 为真杆菌。

(1) 丙酸杆菌:为小杆菌,常呈链状或成簇排列,无鞭毛,能发酵糖类物质产生丙酸,故名丙酸杆菌。能在普通琼脂培养基上生长,但生长缓慢,需 2～5 日。丙酸杆菌主要存在于皮肤的正常菌群中,与人类有关的丙酸杆菌有 3 个种,临床感染标本中以痤疮丙酸杆菌(P. acnes)最为常见。

(2) 真杆菌:菌体细长,呈多形性,少数菌株有鞭毛,严格厌氧,生化反应活泼,生长缓慢,常需培养 7 日。目前发现的真杆菌有 45 个种,是肠道重要的正常菌群,部分种的细菌与感染有关,但在混合感染中,最常见的是迟钝真杆菌(E. lentum)。

(3) 双歧杆菌:长短不一,可呈直、弯、棒状、匙状等多种形态,有的一端或两端分叉,故名双歧杆菌。无荚膜和鞭毛;严格厌氧,耐酸。目前发现的双歧杆菌共有 29 个种,其中 10 个种与人类有关。在母乳喂养的幼儿粪便中双歧杆菌占细菌总数的 98%,为 $10^{11}$～$10^{12}$ 个/g(湿便),到中年保持一个恒定的水平,为 $10^{9}$～$10^{10}$ 个/g,到老年则明显减少为 $10^{7}$～$10^{9}$ 个/g。该菌在肠黏膜上定植,形成菌膜,使致病菌难以定植,起到生物屏障作用;其代谢产生大量醋酸和乳酸,降低肠道内 pH 值,抑制外源性病原菌的生长,起到生物拮抗作用;能够降解亚硝胺等,减少结肠中腐败菌代谢产生的一些潜在致病物质;能合成多种消化酶类和 B 族维生素,促进氨基酸代谢,改善脂代谢与维生素代谢,从而促进蛋白质吸收。由于双歧杆菌的多种有益作用,故被加入奶制品、饮料中,作为微生态制剂而广泛应用,推动了微生态制剂的发展。近年来在临床感染标本中已分离出双歧杆菌,但其致病作用尚不明确。

4. 革兰氏阳性厌氧球菌　在革兰氏阳性厌氧球菌中有临床意义的是消化链球菌属的细菌,主要寄居于女性阴道。消化链球菌形态与链球菌相似,但生长缓慢,培养需 5～7 日,在血琼脂平板上形成圆形凸起菌落,边缘整齐,一般不溶血。在临床厌氧菌分离株中,占 20%～35%,仅次于脆弱类杆菌,但大多存在于混合感染菌中。在厌氧菌菌血症中仅占 1%,常为女性生殖道感染所致。

## 二、致病性

1. 感染条件　无芽胞厌氧菌是寄居于人体的正常菌群,当其寄居部位改变、机体免疫力下降或菌群失调时,若局部还有坏死组织、血供障碍等形成厌氧微环境,则易引起内源性感染。多种原因如烧伤、放化疗等也易引起肠黏膜损伤、通透性增加、肠道局部免疫功能下降,从而导致肠道细菌易位,引起肠道外组织器官的感染。

2. 毒力因素　无芽胞厌氧菌的毒力主要表现在以下几个方面:① 通过菌毛、荚膜等表面结构黏附和侵入上皮细胞及各种组织;② 产生多种毒素、胞外酶和可溶性代谢物,如类杆菌属的某些菌株可产生肠毒素、胶原酶、蛋白酶、纤溶酶、溶血素、DNA 酶、透明质酸酶等;③ 改变其对氧的耐受性,如类杆菌属中很多菌种能产生超氧化物歧化酶,使其对局部微环境中氧的耐受性增强,利于该菌的生长而致病。

3. 感染特征　无芽胞厌氧菌感染的特征主要有:① 多为内源性感染,呈慢性过程;② 感染无特定病型,大多为化脓性炎症,引起组织坏死或形成局部脓肿,也可侵入血液形成败血症;③ 分泌物或脓液黏稠,呈乳白色、粉红色、血色或棕黑色,有恶臭,有时有气体产生;④ 使用氨基苷类抗生素(链霉素、卡那霉素、庆大霉素)长期治疗无效;⑤分泌物直接涂片可见细菌,但常规培养无细菌生长。

4. 所致疾病　无芽胞厌氧菌可遍及全身各部位,临床常见的疾病如下。

(1)腹腔感染:胃肠道因手术、创伤、穿孔等细菌易位而引起的腹膜炎、腹腔脓肿等感染,主要与消化道厌氧菌有关。与阑尾、大肠相关的感染主要由类杆菌,特别是脆弱类杆菌引起。在腹腔感染中,脆弱类杆菌占病原菌的 60% 以上。

(2)女性生殖道与盆腔感染:对手术或其他并发症引起的一系列女性生殖道严重感染,如盆腔脓肿、输卵管卵巢脓肿、子宫内膜炎、脓毒性流产等,厌氧菌是主要病原菌,常见的为消化链球菌、普雷沃菌和卟啉单胞菌等。

(3)口腔与牙齿感染:口腔感染主要由厌氧菌引起,如消化链球菌、产黑色素类杆菌等,大多为牙源性感染。临床常见的有奋森咽峡炎、齿槽脓肿、下颌骨髓炎、急性坏死性溃疡性齿龈炎和牙周炎。

(4)呼吸道感染:厌氧菌可感染呼吸道的任何部位,如引起扁桃体周围蜂窝织炎、吸入性肺炎、坏死性肺炎、肺脓肿和化脓性胸膜炎等。肺部厌氧菌感染发生率仅次于肺炎链球菌性肺炎。从呼吸道感染标本中分离最多的厌氧菌为普雷沃菌、坏死梭杆菌、核梭杆菌、消化链球菌和脆弱类杆菌等。

(5)败血症:由于抗厌氧菌抗生素的广泛运用,目前败血症中厌氧菌培养成功率只有 5% 左右,多为脆弱类杆菌,其次为革兰氏阳性厌氧球菌。原发病灶约 50% 来自胃肠道,20% 来自女性生殖道,病死率为 15%～35%。

(6)中枢神经系统感染:最常见的为脑脓肿,主要继发于中耳炎、乳突炎、鼻窦炎等邻近部位的感染,亦可经直接扩散和转移而形成。分离的细菌种类与原发灶有关,其中以革兰氏阴性厌氧杆菌感染最为常见。

(7)其他感染:无芽胞厌氧菌尚可引起皮肤、软组织感染和心内膜炎等。

### 三、微生物学检查

1. 标本采集　无芽胞厌氧菌大多是人体正常菌群,标本应从感染中心处采集,并注意避免正常菌群的污染。最可靠的标本是无菌切取活体组织检查,或者是感染深部吸取的渗出物或脓液。因厌氧菌对氧敏感,采集的标本应立即放入厌氧标本收集瓶中,并迅速送检。

2. 直接镜检　脓液或穿刺液标本可直接涂片染色,以观察细菌的形态特征、染色性及细菌量,供初步判断时参考。

3. 分离培养与鉴定　分离培养与鉴定是证实无芽胞厌氧菌感染的可靠方法,并可测定其对抗生素的敏感性。标本应接种到营养丰富、新鲜、含有还原剂的培养基、特殊培养基或选择培养基上,最常用的是以牛心脑浸液为基础的血琼脂平板。最好在厌氧环境中进行接种,37 ℃厌氧培养 2～3 日,若无细菌生长,继续培养至 1 周。生长的细菌必须做耐氧试验,确定是专性厌氧菌后再进行鉴定。

此外,利用气液相色谱检测细菌代谢终末产物能迅速做出鉴定,需氧菌和兼性厌氧菌只能产生乙酸,而检测出其他短链脂肪酸,如丁酸、丙酸则提示为厌氧菌。核酸杂交、PCR 等分子生物学方法也可对一些重要的无芽胞厌氧菌作出迅速和特异性诊断。

### 四、防治原则

防治无芽胞厌氧菌感染的原则是注意清洗创面,去除坏死组织和异物,维持局部良好的血液循环,预防局部形成厌氧微环境。

正确选用抗生素。95% 以上革兰氏阴性厌氧菌(包括脆弱类杆菌)对甲硝唑、亚胺培南、哌拉西林、替卡西林、克林霉素等敏感,头孢羟羧氧酰胺(moxalactam)对脆弱类杆菌作用较强,是严重的厌氧菌感染的有效和安全的治疗药物。革兰氏阳性厌氧菌对万古霉素敏感,新型喹诺酮类药对革兰氏阳性和革兰氏阴性厌氧菌都有较高的抗菌活性。要注意无芽胞厌氧菌的耐药性,如感染中最常见的脆弱类杆菌能产生 β-内酰胺酶,可破坏青霉素类和头孢菌素类抗生素。因此,在治疗前,还应对分离菌进行抗生素敏感性测定,以指导临床正确地选用药物进行治疗。

## 本 章 小 结

厌氧性细菌是生长和代谢不需要氧气、利用发酵获取能量的细菌的总称。主要分为多引起外源性感染的厌氧芽胞梭菌和多引起内源性感染的无芽胞厌氧菌。不同的厌氧芽胞梭菌形成的芽胞在菌体的位置和大小不同,可有助于菌种的鉴别和鉴定。当芽胞遇到合适的条件时,可发芽形成繁殖体,细菌大量生长繁殖,产生外毒素,引起人类和动物疾病。产生的外毒素毒性强,与组织器官结合有特异性,引起严重的疾病,症状明显。对人致病的主要有破伤风梭菌、产气荚膜梭菌、肉毒梭菌等。破伤风梭菌芽胞圆形,比菌体粗,位于菌体顶端,使细菌呈鼓槌状,为本菌典型特征。破伤风梭菌通过污染伤口侵入人体引起破伤风,其感染的合适条件是伤口形成厌氧微环境;伤口窄而深,伴有泥土或异物污染;大面积创伤坏死组织多,局部组织缺血;伴有需氧菌和兼性厌氧菌感染。破伤风梭菌无侵袭力,仅在伤口局部生长繁殖,依靠其产生的外毒素致病。外毒素包括破伤风溶血毒素和破伤风痉挛毒素。破伤风痉挛毒素属于神经毒素,是引起破伤风的主要致病物质。破伤风免疫属外毒素免疫,主要是抗毒素发挥中和作用。产气荚膜梭菌是人类气性坏疽的主要病原菌,因能分解肌肉和结缔组织中的糖,产生大量气体,加之本菌在人体内可形成荚膜而得名。肉毒梭菌产生的肉毒毒素是目前已知自然界最强烈的毒物。无芽胞厌氧菌是寄居于人体的正常菌群,当该菌寄居部位发生改变、宿主机体免疫力下降或菌群失调时,如果局部存在坏死组织、血供障碍等形成厌氧微环境,则易引起内源性感染。

(王小敏)

# 第十二章

## 动物源性细菌

【学习目标】

知识目标:能够充分认识动物源性细菌的种类。能够区分并理解布鲁菌、鼠疫耶尔森菌、炭疽芽胞杆菌的形态、染色及所致疾病。

能力目标:培养学生运用动物源性细菌的传播特点预防动物源性细菌所致疾病的能力。

素质目标:通过伍连德的案例培养学生在遇到大规模疫情的时候勇于担当,攻坚克难,为祖国医学事业奋斗的精神。

动物源性细菌(zoonosis bacteria)是以动物作为传染源,可引起人兽共患病(zoonosis)的病原菌。能通过粪便、尿液、分泌物、唾液、乳汁等排出而污染环境,经消化道、呼吸道、皮肤接触、节肢动物等途径传播。常见的人兽共患病细菌有布鲁菌、炭疽芽胞杆菌、鼠疫耶尔森菌和猪链球菌等。多数动物源性细菌毒力强,引起的疾病具有流行快、病情重、病死率高、来势凶猛等特点。

# 第一节　布鲁菌属

布鲁菌属(Brucella)是引起人类、家畜和其他动物布鲁菌病的病原体,有 6 个生物种、19 个生物型,主要的储存宿主是羊、牛、猪。最早于 1887 年由英国医师 David Bruce 首先在马耳他岛从一"马耳他热"死者脾中分离出。本属细菌中使人致病的有羊布鲁菌(B. melitensis)、牛布鲁菌(B. abortus)、猪布鲁菌(B. suis)和犬布鲁菌(B. canis),在我国流行的主要是羊布鲁菌,其次为牛布鲁菌。布鲁菌病是一种人兽共患慢性传染病,是《中华人民共和国传染病防治法》规定的乙类传染病。

## 一、生物学性状

1. 形态与染色　布鲁菌为革兰氏阴性短小杆菌。长 0.5～1.5 $\mu m$,宽 0.4～0.8 $\mu m$。无芽胞,无鞭毛,光滑型菌株有微荚膜。

2. 培养特性　专性需氧,牛布鲁菌在初分离时需 5%～10% $CO_2$。在普通培养基上生长缓慢,若加入血清或肝浸液可促进其生长。最适生长温度为 35～37 ℃,最适 pH 为 6.6～6.8。经 37 ℃培养 48 小时可长出微小、透明、无色的光滑型(S 型)菌落,多次传代后可转变成粗糙型(R 型)菌落。布鲁菌在血琼脂平板上不溶血,在液体培养基中可形成轻度混浊并有沉淀。

3. 生化反应　布鲁菌大多能分解尿素和产生 $H_2S$。根据 $H_2S$ 的产量以及在含碱性染料培养基中的生长情况,可鉴别羊、牛、猪 3 种常见布鲁菌。

4. 抗原构造与分型　布鲁菌有 A(abortus)、M(melitensis)两种抗原成分,在不同的布鲁菌中含量不同,牛布鲁菌含 A 抗原多,而羊布鲁菌含 M 抗原多。根据两种抗原量的比例不同,可对菌种进行区别,如牛布鲁菌 A:M=20:1,而羊布鲁菌 A:M=1:20,猪布鲁菌 A:M=2:1。用 A 与 M 因子血清进行凝集试验可以鉴别 3 种布鲁菌。

5. 抵抗力　布鲁菌在自然界中抵抗力较强,在病畜的脏器和分泌物、土壤、毛皮、肉和乳制品中可生存数周至数月。对湿热和紫外线敏感,湿热 60 ℃或紫外线直接照射 20 分钟即可死亡;对常用消毒剂均较敏感。

## 二、流行病学

### (一)传染源

目前已知有 60 多种家畜、家禽、野生动物是布鲁菌的宿主,病原体通常在家畜或野生动物间传播,偶尔感染人类,人类感染后继续传播的机会很少,所以,人-人间的传播罕见。病畜的死胎、阴道分泌物、羊水、尿中存在大量病菌,乳汁中排菌量多且排菌时间长。

### (二)传播途径

人主要通过接触家畜或食用污染的畜产品后可经皮肤、眼结膜及呼吸道、消化道黏膜等途径侵入机体。布鲁菌在蜱的体内存活时间较长,且保持对哺乳动物的致病力,因此,吸血昆虫也可以传播本病。

### (三)流行概况

在我国发现的主要有羊、牛、猪 3 种布鲁菌病,其中以羊布鲁菌病最为多见,在内蒙古、青海、黑龙江等地有流行区。一年四季均可发病,但以家畜分娩季节多见,我国北方牧区人群发病高峰在 4～5月。动物的易感性伴随性成熟年龄接近而增高。发病率牧区高于农村,农村高于城市。人类患病与其职业有密切关系,畜牧兽医工作人员、屠宰工人、皮毛加工者等人群的发病率明显高于一般人群,发病年龄以青壮年为主。

## 三、致病性与免疫性

### (一)致病物质

1. 内毒素　内毒素是布鲁菌的主要致病物质,具有致热、激活补体、损伤血管内皮细胞、引起局部和全身 Shwartsman 现象等作用。另外,内毒素与布鲁菌在吞噬细胞内寄生、抵抗杀菌作用、刺激机体产生免疫应答有关。

2. 荚膜与侵袭性酶　荚膜与透明质酸酶增强了布鲁菌的侵袭力,使细菌能通过完整皮肤、黏膜进入宿主体内,过氧化氢酶和超氧化物歧化酶可保护细菌抵抗代谢中形成的过氧化氢的损伤作用,并使细菌周围的氧张力维持在一定水平,有利于布鲁菌在机体脏器中大量繁殖和快速扩散。

### (二)所致疾病

布鲁菌侵入机体有 1～6 周的潜伏期(平均为 2 周,最短仅 3 日,最长可达 1 年),在此期间细菌被中性粒细胞和巨噬细胞吞噬,成为胞内寄生菌,可随淋巴液到局部淋巴结,生长繁殖并形成感染灶。当细菌繁殖达一定数量,则侵入血流,形成菌血症,并释放内毒素而引起发热、寒战等。随后细菌进入肝、脾、骨髓和淋巴结等脏器细胞,发热也渐消退。细菌在上述脏器繁殖到一定程度后可再度入血,又出现菌血症、毒血症而致体温升高。如此反复,使患者的热型呈波浪式,故临床上称为波浪热(undulant fever)。目前少见此类病例,且多数为低热和不规则发热。感染易转为慢性,在全身各处引起迁徙性病变,伴有关节疼痛、肝脾大、睾丸炎、神经系统病变和全身乏力等症状体征。

家畜感染布鲁菌可表现为睾丸炎、附睾炎、乳腺炎和子宫炎等,母畜多发生流产。

### (三)免疫性

人类对布鲁菌普遍易感,病后可获得一定免疫力,不同菌种和生物型之间可出现交叉免疫,再次感染发病者仅占 2%～7%。机体感染布鲁菌后,以细胞免疫为主,TNF-α、TNF-γ、IL-1、IL-12等细胞因子与清除胞内寄生的布鲁菌有关。IgM 和 IgG 型抗体也具有一定的保护作用。

## 四、微生物学检查

### (一)标本采集

急性期常取血液标本,血培养阳性率可高达 70%。在亚急性期、慢性期患者可取骨髓、淋巴结分离细菌。病畜的子宫分泌物、羊水,流产动物的肝、脾、骨髓等也可作为分离培养的标本。

### (二)病原学检查

将血液标本接种于双相肝浸液培养基,置 37 ℃、5%～10%$CO_2$ 孵箱中培养,菌落大多在 4～7 日形成。可根据菌落特征、涂片染色镜检、对 $CO_2$ 的要求、$H_2S$ 产生、染料抑菌试验、玻片凝集试验等结果确定菌种。若培养 30 日时仍无菌生长,可报告为阴性。

（三）血清学检查

1. 凝集试验 发病 1～7 日后，血清中出现 IgM 抗体，将待检血清做倍比稀释后，与已灭活的 S 型标准菌（$1 \times 10^9$ 个/ml）进行玻片凝集试验，1:200 有诊断意义。用虎红平板凝集试验，抗原酸化后带色，5 分钟内即可判断结果，可用于实验室初筛。

2. 补体结合试验 补体结合试验（CFT）一般发病 3 周后出现 IgG 抗体，由于此抗体能维持较长时间，故对诊断慢性布鲁菌病意义较大。此试验特异性高，抗体效价以 1:10 及以上有诊断意义。

3. 抗人免疫球蛋白试验 抗人免疫球蛋白试验（Coomb's）滴度 1:400 及以上有诊断意义。

（四）皮肤试验

用于实验室初筛。取布鲁菌素（brucellin）或布鲁菌蛋白提取物做皮内注射，24～48 小时观察结果。皮肤红肿浸润范围直径 1～2 cm 为弱阳性，2～3 cm 为阳性，3～6 cm 为强阳性。若红肿在 4～6 日内消退者则为假阳性。皮试阳性可诊断慢性布鲁菌病或曾患过布鲁菌病。

### 五、防治原则

（一）预防

对病畜污染的圈舍、运动场、饲槽等用 5% 甲酚皂液、10% 石灰乳或 2% 氢氧化钠等消毒。控制和消灭家畜布鲁菌病，切断传播途径。免疫接种以畜群为主，疫区人群、屠宰场工作人员、兽医及与传染源密切接触的且布鲁菌素试验阴性者也应接种减毒活疫苗，有效期约 1 年。

（二）治疗

急性期和亚急性期患者的治疗，WTO 推荐的首选方案是利福平与多西环素联合使用，或四环素与利福平联合使用。慢性期患者抗生素治疗同时应辅以中成药和免疫增强剂，可明显提高治愈率。

# 第二节 芽孢杆菌属

芽孢杆菌属（*Bacillus*）的细菌是一群需氧、能够形成芽孢的革兰氏阳性大杆菌。主要致病菌为炭疽芽胞杆菌（*B. anthracis*），其次为蜡样芽胞杆菌，其他多为腐生菌。炭疽芽胞杆菌，俗称为炭疽杆菌，是人类历史上第一个被发现的病原菌。炭疽芽胞杆菌是动物和人类炭疽病（anthrax）的病原菌，牛、羊、马等食草动物的发病率最高，人通过接触患炭疽病的动物及其畜产品，或通过存在于空气、土壤中的炭疽杆菌芽胞而感染。炭疽病是《中华人民共和国传染病防治法》规定的乙类传染病。

### 一、生物学性状

1. 形态与染色 炭疽芽胞杆菌是致病菌中最大的革兰氏阳性杆菌，长 5～10 μm，宽 1～3 μm。菌体两端截平，无鞭毛。新鲜标本直接涂片时，常为单个菌或呈短链状；经人工培养的炭疽芽胞杆菌在有氧条件下可形成芽胞，多呈椭圆形，位于菌体中央。有毒菌株在机体内或含血清的培养基中可形成荚膜。

2. 培养特性 需氧或兼性厌氧，最适温度为 30～35 ℃，在普通琼脂培养基上培养 24 小时，形成灰白色粗糙型菌落，低倍镜观察边缘呈卷发状，表面呈磨玻璃样。在肉汤培养基中由于形成长链而呈絮状沉淀生长。有毒菌株在含 $NaHCO_3$ 的血琼脂平板或含 5% 血清的营养培养基上，置 5% $CO_2$ 孵箱 37 ℃ 培养 24～48 小时可出现荚膜，形成黏液性菌落。

3. 抗原构造 炭疽芽胞杆菌的抗原分为两部分，一部分是炭疽毒素复合物，另一部分是结构抗原，包括荚膜、菌体和芽胞等抗原成分。

（1）炭疽毒素：由保护性抗原（protective antigen，PA）、致死因子（lethal factor，LF）和水肿因子（edema factor，EF）三种蛋白质组成的复合物，由质粒 pXO1 的基因（*pagaA*、*cya*、*lef*）编码，与细菌毒力有关。PA 与宿主细胞表面的毛细血管形态发生蛋白 2（capillary morphogenesis protein‑2，CMP‑2）受体结合，PA、LF 和 EF 进入细胞，形成核内体，随后 PA 介导 LF 与 EF 从核内体释放到胞质而发挥毒性作用。

（2）荚膜多肽抗原：由多聚 D‑谷氨酸多肽所组成。由质粒 pXO2 的基因（*capB*、*capC* 和 *capA*）

编码。具有抗吞噬作用,与细菌毒力有关。

（3）芽胞抗原:由炭疽芽胞杆菌芽胞的外膜、皮质等组成的特异性抗原,具有免疫原性和血清学诊断价值。

（4）菌体多糖抗原:由 D-葡萄糖胺、D-半乳糖组成,与毒力无关。由于耐热,此抗原存在病畜皮毛或腐败脏器中,虽经长时间煮沸仍可与相应抗体发生环状沉淀反应（Ascolis' test）,可用于炭疽病的流行病学调查。

4. 抵抗力　细菌芽胞在干燥土壤或皮毛中能存活数年至 20 余年,牧场一旦被污染,传染性可持续数十年。芽胞对化学消毒剂的抵抗力也很强,如用 5％苯酚需 5 日才被杀死。但芽胞对碘及氧化剂较敏感,1:2 500 碘液 10 分钟、0.5％过氧乙酸 10 分钟即可杀死。高压蒸汽灭菌法 121 ℃ 15 分钟能杀灭其芽胞。本菌对青霉素、红霉素、氯霉素等均敏感。

## 二、流行病学

### （一）传染源

人类对炭疽芽胞杆菌普遍易感,患病的草食动物（如牛、羊、马等）为主要传染源。炭疽病患者的痰、粪便及病灶渗出液等具有传染性。

### （二）传播途径

炭疽芽胞杆菌存在于动物及人的多种组织及排泄物中,其芽胞存在于受污染的土壤、水、草、皮毛及其制品中。草食动物因摄食时摄入土壤中的炭疽芽胞杆菌芽胞而感染,易造成大规模的发病和死亡。人接触患病动物或受染皮毛引起皮肤炭疽,食入未煮熟的病畜肉类、奶或被污染食物引起肠炭疽,或吸入含有大量病菌芽胞的气溶胶、尘埃则发生肺炭疽。但人-人传播非常少见。

### （三）流行概况

炭疽病呈全球性分布,发病者以疫区牧民、兽医、牲畜屠宰人员和皮毛加工者多见,临床主要表现为皮肤炭疽。由于炭疽芽胞杆菌有极强的致病能力,且易于大量生产,芽胞对外界环境抵抗力强,易形成气溶胶等特点,常被作为生物恐怖活动的生物战剂。

## 三、致病性与免疫性

### （一）致病物质

炭疽芽胞杆菌的主要致病物质是荚膜和炭疽毒素。其致病力取决于生成荚膜和毒素的能力。

1. 炭疽毒素　炭疽毒素是毒性很强的外毒素,是造成感染者致病和死亡的主要原因,其毒性作用是直接损伤微血管内皮细胞,增加血管通透性而形成水肿,有效循环血量下降,血液呈高凝状态,迅速发生休克、DIC,甚至死亡。

2. 荚膜　荚膜有抗吞噬作用,有利于细菌在宿主组织内繁殖与扩散。

### （二）所致疾病

感染炭疽芽胞杆菌后潜伏期一般为 2～5 日,也有短至 12 小时,长至 2 周。炭疽芽胞杆菌经损伤的皮肤、消化道及呼吸道进入机体,首先在局部繁殖,产生大量的炭疽毒素,引起人类炭疽病。

1. 皮肤炭疽　人因接触患病动物或污染毛皮而引起皮肤炭疽。细菌由颜面、四肢等皮肤小伤口侵入,经 1 日左右局部出现小疖,常被误以为蚊虫叮咬。继而周围形成水疱、脓疮,最后出现坏死和黑色焦痂,故名炭疽。皮肤炭疽最多见,占 90％以上。

2. 肠炭疽　食入未煮熟的病畜肉类、奶或被污染食物可引起肠炭疽,患者出现连续性呕吐、肠麻痹及血便,但以全身中毒为主,2～3 日死于毒血症。

3. 肺炭疽　吸入含有大量病菌芽胞的尘埃可发生肺炭疽。患者出现呼吸道症状,继而出现全身中毒症状而死亡。

上述三型均可并发败血症,偶见引起炭疽性脑膜炎,其病死率极高。

### （三）免疫性

针对炭疽芽胞杆菌的特异性免疫机制目前仍不清楚,免疫保护作用主要与机体产生针对炭疽毒素保护性抗原的相应抗体及吞噬细胞的吞噬功能增强有关。抗荚膜抗原的抗体无保护作用。

### 四、微生物学检查

#### (一)标本采集

标本不得以解剖的方式获取。所需的血液与组织标本,均应以穿刺方式取得。尽可能在抗生素治疗开始前采取标本。人类皮肤炭疽早期取水疱、脓疱内容物,晚期取血液;肠炭疽取粪便、血液及畜肉等;肺炭疽取痰、病灶渗出液及血液等。采取标本时要注意个人防护,严禁在室外解剖患炭疽病动物尸体,避免其芽胞污染牧场及环境。

#### (二)病原学检查

取渗出液、血液涂片进行革兰氏染色,可见有荚膜或竹节状排列的革兰氏阳性大杆菌,即可作为初步诊断依据;将标本接种于血琼脂平板和碳酸氢钠琼脂平板,培养后观察菌落特征,可用青霉素串珠试验、噬菌体裂解试验进行鉴定。

#### (三)血清学检查

ELISA 方法检测患者血清抗炭疽特异性抗体,恢复期抗体滴度比初期出现 4 倍或 4 倍以上升高,有诊断意义。

炭疽芽胞杆菌菌种间遗传差异性很小,序列同源性达 99%,因此,还可采用 PCR 技术检测。

### 五、防治原则

#### (一)预防

炭疽病预防的重点是控制家畜感染和牧场的污染。病畜应严格隔离或处死深埋 2 m 以下,死畜严禁剥皮或煮食。对疫区家畜应进行预防接种。炭疽减毒活疫苗可采用皮上划痕接种,接种对象是疫区牧民、屠宰人员、兽医、皮革和毛纺工人等,免疫力可持续 1 年。加强实验室的生物安全管理工作。炭疽芽胞杆菌可作为生物恐怖重要的生物因子,应严格管理,并制定好应对措施。

#### (二)治疗

治疗首选青霉素,可与庆大霉素或链霉素联合使用,也可选用红霉素和环丙沙星。

# 第三节 耶尔森菌属

耶尔森菌属是一群革兰氏阴性小杆菌,包括鼠疫耶尔森菌($Y\ pestis$)等十余个菌种。

鼠疫耶尔森菌,俗称为鼠疫杆菌,属于肠杆菌科耶尔森菌属($Yersinia$),是引起鼠疫的病原菌。鼠疫是一种广泛流行于鼠类和其他野生啮齿动物间的自然疫源性的烈性传染病,人类鼠疫多由鼠蚤叮咬而受染,危害很大,是《中华人民共和国传染病防治法》规定的甲类传染病。

### 一、生物学性状

1. 形态与染色 鼠疫耶尔森菌为两端钝圆、两极浓染的卵圆形短小杆菌,长 1.0～3.0 μm,宽 0.5～0.8 μm,革兰氏染色阴性,有荚膜,无鞭毛,无芽胞。在不同的检材标本或培养基中,可呈不同形态。采取死于鼠疫的尸体或动物新鲜内脏制备的印片或涂片,形态典型。在腐败材料、陈旧培养基或含高盐(30 g/L NaCl)的培养基上生长则呈多形态性,可见菌体膨大呈球状、球杆状或哑铃状等,或仅见到着色极浅的细菌轮廓,称为菌影(ghost)。

2. 培养特性 兼性厌氧,最适生长温度为 27～30 ℃,pH 为 6.9～7.2。在含血液或组织液的培养基上生长,24～48 小时可形成细小、黏稠的粗糙型菌落。在肉汤培养基底部开始出现絮状沉淀物,48 小时肉汤表面形成菌膜,稍加摇动菌膜呈"钟乳石"状下沉,此特征有一定鉴别意义。

3. 抗原构造 鼠疫耶尔森菌的抗原结构复杂,至少有 18 种抗原,重要的抗原有 4 种。

(1) F1 抗原(fraction 1 antigen):F1 抗原是鼠疫耶尔森菌的荚膜抗原,是一种不耐热的糖蛋白,100 ℃ 15 分钟即失去活性。F1 抗原具有抗吞噬及黏附作用,故与细菌毒力有关。F1 抗原的免疫原性强,其相应抗体具有免疫保护作用。

(2) V/W 抗原:V 抗原存在于细胞质中,为可溶性蛋白,W 抗原位于菌体表面,是一种脂蛋白。

两种抗原总是同时存在,具有抗吞噬作用,使细菌具有在宿主细胞内存活的能力,与细菌毒力有关。

（3）耶尔森菌属外膜蛋白(Yersinia outer membrane proteins,Yops)：Yops 是细菌受到外界环境刺激时合成和分泌的一系列毒力因子,可分为两大类：一类分泌到细胞表面,具有酶活性；另一类通过Ⅲ型分泌系统进入细胞,破坏细胞骨架,抑制细胞因子的产生以及诱导细胞凋亡。

（4）鼠毒素(murinetoxin,MT)：属于外毒素,为可溶性蛋白,对鼠类有剧烈毒性作用,1 μg 即可使鼠致死,主要作用于心血管系统,引起毒血症、休克。但对人的致病作用尚不清楚。MT 具有良好的免疫原性,用甲醛处理可使其脱毒制成类毒素,用于免疫动物制备抗毒素。

4. 抵抗力　鼠疫耶尔森菌对理化因素的抵抗能力很弱,环境条件极度改变时,可导致其代谢功能障碍,生长被抑制,甚至死亡。在湿热 70～80 ℃ 10 分钟或 100 ℃ 1 分钟即死亡；5％甲酚皂液或 1％苯酚 20 分钟内可将痰液中病菌杀死,但在自然环境的痰液中能存活 36 日,在蚤粪和土壤中能存活 1 年左右。

## 二、流行病学

### （一）传染源

鼠疫耶尔森菌大约可感染 200 多种啮齿类动物,有些啮齿类动物受染后仅呈带菌状态,因此,啮齿类动物是鼠疫的重要传染源。鼠疫是自然疫源性传染病,在野生啮齿类动物间传播,当受感染的动物与人接触,则可导致人间鼠疫的发生。人类鼠疫多由鼠蚤叮咬而受染,人一般无带菌现象。各型鼠疫患者也是人间鼠疫的重要传染源,如腺鼠疫患者破溃的脓肿、肺鼠疫患者咳出的痰以及败血症鼠疫患者早期的血液等都具有传染性。

### （二）传播途径

人间鼠疫主要由啮齿动物-蚤-人的传播,肺鼠疫是以空气飞沫传播,可造成人类肺鼠疫大流行。

### （三）流行概况

鼠疫传染性强,病死率高,呈世界性分布,对人类危害极大,是人类重点监控的自然疫源性疾病。历史上曾记载过 3 次世界范围的人间鼠疫大流行,分别发生于公元 6 世纪、14～17 世纪,以及 19 世纪末 20 世纪初,死亡人数过亿。

## 三、致病性与免疫性

### （一）致病物质

鼠疫耶尔森菌的毒力很强,少量细菌即可使人致病。已知的毒力因子有 20 多种,但在不同的环境中,细菌产生的毒力因子有所不同。

1. F1 抗原、V/W 抗原和 Yops　构成鼠疫耶尔森菌极强的侵袭力。

2. 内毒素　主要成分是 LPS,可致机体发热、休克和 DIC 等。

3. 鼠毒素　主要对鼠类致病,只有当细菌自溶裂解后才能释放,具有外毒素性质,主要作用于血管系统,引起炎症、坏死、出血等。严重的毒血症可引起肝、肾、心肌的损害及不可逆的休克,甚至死亡。

### （二）所致疾病

鼠疫的潜伏期一般为 2～5 日,原发性肺鼠疫为 1～3 日,最短仅数小时。临床常见有腺鼠疫、肺鼠疫和败血症型鼠疫。

1. 腺鼠疫　以急性淋巴结炎为特点。鼠疫耶尔森菌能在吞噬细胞内生长繁殖,沿淋巴液到达局部淋巴结,多在腹股沟和腋下引起严重的淋巴结炎,局部肿胀、化脓和坏死。

2. 肺鼠疫　吸入染菌的尘埃则引起原发性肺鼠疫,也可继发于腺鼠疫或败血症型鼠疫。患者出现高热、寒战、咳嗽、胸痛、咯血,多因呼吸困难或多器官功能障碍综合征而死亡。死者的皮肤常呈黑紫色,故有"黑死病"之称。

3. 败血症型鼠疫　重型腺鼠疫或肺鼠疫患者若病原菌侵入血流则导致败血症型鼠疫,体温升高至 39～40 ℃,可发生休克和 DIC,皮肤黏膜可见出血点及瘀斑,全身中毒症状和中枢神经系统症状明显,病死率高。

### （三）免疫性

感染鼠疫耶尔森菌后可获得牢固免疫力,再次感染者罕见。机体主要产生针对 F1 抗原、V/W 抗原的抗体等,该抗体具有调理促吞噬、凝集细菌及中和毒素等作用。

## 【知识拓展】

1910 年哈尔滨突然暴发大规模鼠疫,尸横遍野,惨绝人寰。伍连德不惧危险,深入到疫情最严重的地区进行调查,最终大胆提出此次鼠疫是通过飞沫传播,并命名为"肺鼠疫"。此判断一经提出,立刻受到日俄专家的强烈反对,伍连德坚持自己的说法,与各方势力进行抗争。他开创性使用封城,设立临时疫病隔离所和疑似病例院区,设计并佩戴"伍氏口罩"防止飞沫传播等措施,在不到 4 个月的时间内,遏止了鼠疫蔓延,拯救了中华大地上无数的生灵。1935 年伍连德因其在肺鼠疫方面的研究和卓越贡献,获得诺贝尔生理学或医学奖的提名,也是中国第一个诺贝尔奖候选人。

### 四、微生物学检查

（一）标本采集

根据我国有关规定,标本应送到有严格防护措施的生物安全实验室进行检测。对疑似鼠疫的患者,应在服用抗菌药物前,按不同症状或体征采集其淋巴结穿刺液、痰、血液、咽喉分泌物等。人或动物尸体应取其肝、脾、肺、淋巴结和心血等,分别装入无菌容器。腐败尸体需取骨髓。

（二）病原学检查

检材直接涂片或印片,进行革兰氏染色或亚甲蓝染色后镜检,观察细菌典型形态与染色性。免疫荧光试验可用于快速诊断。新鲜检材直接涂布于溶血(0.1％)赫氏琼脂平板,腐败材料可画线于甲紫[1：(10 万～20 万)]溶血平板,置 28 ℃温箱培养,于 14～96 小时内每日观察,取可疑菌落画线于溶血(0.1％)赫氏琼脂平板,滴加鼠疫噬菌体,置 28 ℃温箱培养 24 小时,观察有无噬菌现象。鼠疫噬菌体裂解试验阳性时,方可作出鼠疫耶尔森菌学判定。

（三）血清学检查

在不能获得鼠疫耶尔森菌的情况下,可采用 ELISA 方法测定抗鼠疫 IgG 抗体和鼠疫耶尔森菌 F1 抗原;胶体金纸上色谱法检测鼠疫 F1 抗原和抗体;间接血凝试验测定鼠疫 F1 抗体,反相血凝试验测定鼠疫 F1 抗原。

采用 PCR 技术检测鼠疫耶尔森菌特异性基因。

### 五、防治原则

（一）预防

鼠疫耶尔森菌是可以用于制造生物恐怖袭击的生物战剂之一,能严重威胁人类的健康,应做好预警和疫情监测报告工作。对疫区进行隔离封锁,加强疫区的动物间和人间鼠疫检测工作,密切注意动物鼠疫的流行动态,防止人间鼠疫的发生。灭鼠、灭蚤是消灭鼠疫传染源,切断鼠疫传播途径的根本措施。EV 无毒株活菌苗,采用皮下、皮内接种或皮上划痕,免疫力可维持 8～10 个月。

（二）治疗

鼠疫患者如不及时治疗,极易死亡。若抢救及时,大多数患者能够治愈。因此,对鼠疫患者的早期诊断和及时治疗非常重要。治疗中应早期足量用药,链霉素、磺胺类等药物均有效。

## 本 章 小 结

动物源性细菌是以动物作为传染源,可引起人畜共患病的病原菌。常见的动物源性细菌有布鲁菌、炭疽芽胞杆菌等。布鲁菌可经多种途径感染,引起布鲁菌病,又称为波浪热。一年四季均可发病,人类患病与其职业密切相关,主要发生在牧区。炭疽芽胞杆菌能引起人类炭疽病,其中以皮肤炭疽最为常见。患病的草食动物为炭疽病的主要传染源。鼠疫耶尔森菌能引其人类鼠疫,是我国规定的甲类传染病,主要是由鼠蚤叮咬所导致。鼠疫传染性强,病死率高,感染后可获得牢固免疫力。

（刘光焱）

# 第十三章

# 其他与医学相关细菌

【学习目标】

知识目标：能够充分理解铜绿假单胞菌、变形杆菌、枸橼酸杆菌的致病性。

能力目标：培养学生运用铜绿假单胞菌的形态染色等特点，能鉴别出铜绿假单胞菌。

素质目标：当发生院内感染时，培养学生根据所学内容安抚患者，教育患者配合治疗，降低医院细菌感染，树立正确的职业使命感。

## 第一节　铜绿假单胞菌

假单胞菌属（Pseudomonas）是一群革兰氏阴性的需氧小杆菌，有鞭毛，无芽胞。有些可产生水溶性色素。迄今已发现150多余种，广泛分布于水、土壤、植物和动物中，其中常见的人类致病菌包括铜绿假单胞菌、鼻疽假单胞菌、类鼻疽假单胞菌、荧光假单胞菌和产碱假单胞菌等，主要引起机会性感染。本节对其中最为重要的铜绿假单胞菌将进行重点介绍。

铜绿假单胞菌（P. aeruginosa）在生长过程中能产生绿色的水溶性色素，感染后使脓液出现绿色，故俗称为绿脓杆菌。广泛分布于自然界，在医院里的潮湿环境中普遍存在，也能从人体皮肤、肠道和呼吸道内检出，是常见的条件致病菌。

### 一、生物学性状

1. 形态染色　革兰氏阴性杆菌，宽 0.5～1.0 $\mu$m，长 1.5～3.0 $\mu$m。无芽胞，有 1～3 根单端鞭毛，运动活泼。临床分离的菌株常有菌毛和微荚膜。

2. 培养及生化反应　在普通培养基上生长良好，专性需氧，最适生长温度为 35 ℃。固体培养基上生长的菌落大小不一，扁平湿润，边缘不齐，可产生带荧光素的多种水溶性色素，主要为绿脓素（pyocyanin）、青脓素（pyoverdin），这些色素散入培养基而使其呈蓝绿色或黄绿色。尚有少数菌株可产生红脓素（pyorubin）、黑脓素（pyomelanin），另外也有不产色素的菌株。

本菌虽为非发酵型细菌，但能氧化分解葡萄糖、核糖，产酸不产气，但不分解甘露醇、麦芽糖、蔗糖和乳糖。根据细菌色素和氧化酶阳性的特性可与肠道杆菌科的细菌相区别。

3. 抵抗力　抵抗力较强，在潮湿环境中存活时间较长，对干燥、紫外线和醛类、汞类和表面活性剂等化学消毒剂有一定的抵抗力，加热 56 ℃ 1 小时才可杀死细菌。能抵抗多种抗生素，有些菌株具有多重耐药的特性。

4. 抗原结构　铜绿假单胞菌有 O 抗原和 H 抗原。O 抗原包括两种成分，一种是脂多糖，另一成分是原内毒素蛋白（original endotoxin protein，OEP）。OEP 是一种高分子抗原，具有较强抗原性，其抗体不仅对同一血清型细菌有特异性保护作用，且对不同血清型的细菌也有保护作用。OEP 广泛存在于一些革兰氏阴性细菌中，包括其他种类的假单胞菌、大肠埃希菌、肺炎克雷伯菌和霍乱弧菌等，其抗体具有交叉保护作用。

### 二、致病性与免疫性

铜绿假单胞菌是人体正常菌群之一，在肠道中繁殖，为环境的主要污染源之一。它能根据特定信号分子的浓度来检测周围环境中自身或其他细菌的数量变化，当信号达到一定浓度阈值时，即启动菌体中相关基因的表达来适应环境中的变化，这一调控系统被称为细菌的密度感应信号系统（Quorum - sensing system,QS）。QS 系统在调控铜绿假单胞菌各种毒力因子表达中起重要作用,同时影响宿主的免疫功能。

铜绿假单胞菌的主要致病物质是内毒素,此外尚有菌毛、荚膜、胞外酶和外毒素等多种致病因子。

铜绿假单胞菌是引起医院感染的重要病原菌,几乎可以感染人体的任何组织和部位。原发性皮肤感染常见于烧伤和创伤患者,在皮肤感染局部会出现蓝绿色脓液。严重烧伤者的伤口感染导致血管损伤和组织坏死,甚至出现败血症。感染频繁发生于免疫力低下者,如免疫抑制性疾病(白血病、AIDS 等)、服用免疫抑制剂、化疗药物或激素的患者,也经常发生于使用介入性临床诊疗措施时,如长期留置导尿管可引起泌尿道感染,使用污染的人工呼吸装置会导致坏死性肺炎,这种感染是囊性纤维化肺病患者的主要死亡原因。另外还有眼和耳等部位的感染、心内膜炎、脑膜炎甚至致死性败血症。

## 【知识拓展】

2010～2012 年,我国出现多所学校集中发生学生呕吐、腹泻事件,据调查发现都与饮水尤其是桶装水中铜绿假单胞菌污染有关。有学者曾对某市 200 余份桶装饮用水进行调查,结果显示有 24 份样品检测出铜绿假单胞菌,阳性率约为 11%,有的地区甚至高达 40%。这与水源污染、生产过程中卫生条件不合格、桶未经过彻底消杀以及重复使用等有关。国家因此于 2014 年发布了《食品安全国家标准包装饮用水》文件,对包装饮用水的微生物指标制定了新的标准,对水中铜绿假单胞菌数量提出了严格的要求,并且要求食品监督管理局引起高度重视。

### 三、微生物学检查与防治

可根据感染部位、疾病类型或检测目的,采取脓液、炎症渗出液、血液或可疑物品等标本,接种于血琼脂平板,根据其菌落特征、色素和生化反应等进行鉴别。进一步鉴定可采用血清学试验、噬菌体分型等方法。

为预防和控制铜绿假单胞菌的院内交叉感染,医院应加强诊疗器械和医院环境的消毒管理。可选用头孢菌素、碳青霉烯类等药物进行治疗。铜绿假单胞菌易形成耐药性,应根据药物敏感试验指导用药。

已研制出多种铜绿假单胞菌疫苗,其中 OEP 疫苗具有不受菌型限制,保护范围广,毒性低等优点。铜绿假单胞菌可由多种途径传播,主要是通过污染的医疗器具及带菌医护人员引起的医源性感染,应对医院感染予以高度重视。

# 第二节 变 形 杆 菌

变形杆菌属(*Proteus*)为肠道的正常菌群,但在自然界分布也很广。有 8 个种,其中奇异变形杆菌(*P. mirabilis*)和普通变形杆菌(*P. vulgaris*)两个菌种与医学关系比较密切。

变形杆菌为革兰氏阴性,有明显多形性,无荚膜,周身鞭毛,运动活泼,有菌毛。营养要求不高。在固体培养基上呈扩散性生长,形成以菌接种部位为中心的厚薄交替、同心圆形的层层波状菌苔,称为迁徙生长现象(swarming growth phenomenon)。若在培养基中加入 0.1% 苯酚、0.4% 硼酸或 4% 乙醇,或将琼脂浓度增加至 5%,则抑制鞭毛生长,迁徙现象消失,形成一般的菌落。能迅速分解尿素,是本菌属的一个重要特征。不发酵乳糖,在 SS 平板上的菌落形态和在双糖管中的生化反应模式与沙门菌属十分相似,可用尿素分解试验加以区别。

变形杆菌属根据菌体抗原分群,再以鞭毛抗原分型,现至少有 100 多个血清型。普通变形杆菌 X19、X2 和 XK 菌株含有的菌体 O 抗原,可与斑疹伤寒立克次体和恙虫病立克次体的部分抗原发生交叉反应,故用以代替立克次体作为抗原与患者血清进行凝集反应,此称为外斐试验(Weil - Felix test),用以辅助诊断有关的立克次体病。现证明变形杆菌与立克次体抗原的相同部分是其耐热、耐稀碱的组分。

变形杆菌在自然界中分布很广,存在于土壤、污水和垃圾中,人和动物的肠道也经常存在。在肠道中一般不致病。

奇异变形杆菌和普通变形杆菌是仅次于大肠埃希菌的泌尿道感染的主要病原菌。其尿素酶可分解尿素产氨,使尿液 pH 增高,碱性环境有利于变形杆菌的生长。对尿道上皮有毒性作用,肾结石和膀胱结石的形成可能与变形杆菌感染有关。变形杆菌高度的运动能力与其对泌尿系统的侵袭有关。有的菌株尚可引起脑膜炎、腹膜炎、败血症和食物中毒等,是引起医院感染的重要病原菌。

## 第三节 枸橼酸杆菌

枸橼酸杆菌属(*Citrobacter*)有 12 个种,其中以弗劳地枸橼酸杆菌(*C. freundii*)、异型枸橼酸杆菌(*C. diversus*)和无丙二酸盐枸橼酸杆菌(*C. amalonaticus*)较为常见。

革兰氏阴性杆菌,周身鞭毛,无芽胞,无荚膜。营养要求不高。菌落呈灰白色、湿润、隆起、边缘整齐。发酵乳糖,产生硫化氢。其 O 抗原与沙门菌和大肠埃希菌常有交叉。

枸橼酸杆菌广泛存在于自然界,是人和动物肠道的正常菌群,也是机会致病菌。弗劳地枸橼酸杆菌能引起胃肠道感染,据德国报道有的菌株可产生 vero 毒素,曾引起出血性肠炎流行,并有 HUS 并发。异型枸橼酸杆菌可引起新生儿脑膜炎和败血症。无丙二酸盐枸橼酸杆菌偶可自粪便标本中分离到。有时枸橼酸杆菌与产黑色素类杆菌等革兰氏阴性无芽胞厌氧菌可合并感染。

## 本 章 小 结

铜绿假单胞菌为条件致病菌,能产生绿色水溶性色素,是医院感染的主要细菌之一,且对多种抗生素具有耐药性。变形杆菌为肠道正常菌群,广泛存在于自然界中,主要引起泌尿道感染。枸橼酸杆菌是革兰氏阴性杆菌,能引起胃肠道感染及败血症。

(刘光焱)

# 第十四章

## 支 原 体

【学习目标】

知识目标:能够充分理解支原体的主要生物学特性和致病性。

能力目标:能够全面分析支原体的致病性和免疫性,应用其生物学性状与致病性的知识理解疾病的诊治原则,解决临床实际问题。

素质目标:培养学生的科研精神,树立职业使命感,激发爱国热情及社会责任感。

## 第一节 概 述

支原体(mycoplasma)是一类缺乏细胞壁,呈高度多形态性,可通过滤菌器,能在无生命培养基中生长繁殖的最小原核细胞型微生物,因能形成分枝丝状体,故称为支原体。

支原体种类繁多,广泛分布于自然界及人、动植物体内。归属于柔膜体纲(Mollicute)支原体目(Mycoplasmatales)。与人类疾病有关的是支原体属(Mycoplasma)和脲原体属(Ureaplasma)。支原体属中致病性支原体主要有肺炎支原体(M. pneumoniae)、人型支原体(M. hominis)、生殖支原体(M. genitalium)、嗜精子支原体(M. spermatophilum),条件致病性支原体主要有穿透支原体(M. penetrans)、发酵支原体(M. fermentans)、梨支原体(M. pirum);脲原体属主要有解脲脲原体(U. urealyticum)和微小脲原体(U. parvum)等。

### 一、生物学性状

1. 形态与结构 支原体大小一般为 0.3～0.5 μm。因缺乏细胞壁,具有高度多形性,表现为球状、杆状、丝状、分枝状和哑铃状等多种形态。革兰氏染色阴性,但较难着色。吉姆萨染色效果较好,可染成淡紫色。

支原体的细胞膜有内、中、外三层,内层和外层为蛋白质和糖类,中间层为脂质。脂质中胆固醇含量较多,具有保持细胞膜完整性的作用,凡能作用于胆固醇的物质(如两性霉素 B、皂素等)均可破坏支原体细胞膜而导致其死亡。有些支原体在细胞膜外产生一层由多聚糖组成的荚膜或微荚膜,与支原体的致病性有关。肺炎支原体、生殖支原体、穿透支原体等有一种特殊的长丝状或烧瓶状的顶端结构,能黏附在宿主上皮细胞表面,参与支原体的致病作用。

2. 培养特性 支原体的营养要求较高,培养基中需加入 10%～20%人或动物血清及新鲜酵母浸液等。血清用于提供胆固醇和其他长链脂肪酸,酵母浸液可提供维生素等。多数支原体最适 pH 为 7.6～8.0,低于 7.0 则死亡。解脲脲原体最适 pH 为 5.5～6.5。大多数支原体兼性厌氧,在 37 ℃含 5% $CO_2$ 的微氧环境下生长最佳。

支原体以二分裂繁殖为主,也可见出芽、分枝、断裂或分节等方式增殖。由于支原体分裂和其 DNA 复制不同步,故可形成多核丝状体。支原体基因组小,代谢能力弱,生长缓慢,在合适环境孵育 3～4 小时繁殖一代。在琼脂含量较少(<1.5%)的固体培养基上孵育 2～7 日后形成典型的"油煎蛋样"菌落。菌落呈圆形,直径为 10～600 μm,中心部分较厚,向下长入培养基,周边为一层薄薄的透明颗粒区。支原体菌落较小,需在低倍显微镜下观察。在液体培养基中支原体增殖量较少,加之菌体小,不易见到混浊。

3. 生化反应 根据支原体是否能分解葡萄糖、精氨酸、尿素等进行鉴别(表 14 - 1)。

4. 抗原构造 支原体细胞膜上的抗原由蛋白质与糖脂组成,各种支原体都有型特异性表面抗原,少有交叉，在支原体鉴定时有重要意义。由于支原体的血清抗体可抑制相应支原体的生长，故可用生长抑制试验（Growth inhibition test，GIT）、代谢抑制试验（Metabolic inhibition test，MIT）等鉴定支原体。GIT 的操作与药敏试验的纸片扩散法相似，将含有定量特异性抗血清的滤纸片贴在已接种了支原体的琼脂平板表面，如果滤纸片周围形成抑菌圈，则两者相对应。MIT 是在含抗血清和酚红的葡萄糖培养基上接种支原体，若支原体与抗体对应，则支原体的生长和代谢受到抑制，酚红不改变颜色。GIT 和 MIT 还可用于支原体分型。

表 14-1　引起人类疾病的主要支原体的生化反应

| 支原体 | 葡萄糖 | 精氨酸 | 尿素 | 还原四氮唑 | 吸附血细胞 |
| --- | --- | --- | --- | --- | --- |
| 肺炎支原体 | ＋ | － | － | ＋ | ＋ |
| 人型支原体 | － | ＋ | － | － | － |
| 生殖支原体 | ＋ | － | － | － | ＋ |
| 穿透支原体 | ＋ | ＋ | － | ＋ | ＋ |
| 解脲脲原体 | － | － | ＋ | － | －/＋ |

5. 抵抗力　支原体对理化因素的影响比细菌敏感，对热、干燥的抵抗力弱，易被化学消毒剂灭活，但对醋酸铊、结晶紫等有一定抵抗力，在培养基中加入一定量的醋酸铊能抑制杂菌生长。因支原体无细胞壁，故对干扰细胞壁合成的抗生素（如青霉素）天然耐药，但对干扰蛋白质合成的抗生素（如多西环素、氯霉素、红霉素等）敏感，对抑制核酸合成的抗生素（如左旋氧氟沙星）敏感。

6. 与细菌 L 型的区别　支原体和细菌 L 型在生物学性状及致病性等方面有共同特点，如无细胞壁、呈多形性、能通过滤菌器、对渗透压敏感、形成"油煎蛋样"菌落等，但也有一些差异（表 14-2）。

表 14-2　支原体与细菌 L 型的区别

| 性状 | 支原体 | 细菌 L 型 |
| --- | --- | --- |
| 来源 | 自然界广泛存在 | 细菌细胞壁缺陷的变异型 |
| 遗传性 | 与细菌无关 | 与原细菌相关 |
| 培养特性 | 在一般培养基中稳定 | 大多需要高渗培养 |
| 细胞膜 | 含高浓度胆固醇 | 不含胆固醇 |
| 返祖 | 不能变成细菌 | 去除诱因后多可恢复 |

## 二、致病性与免疫性

1. 致病物质与致病机制　支原体主要寄生于细胞外，很少侵入血液。有以下几种致病物质：① 荚膜或微荚膜，对抵抗免疫细胞的吞噬以及抑制巨噬细胞、中性粒细胞活性等方面具有重要作用，是致病支原体重要的毒力因子之一；② 黏附素，为一些致病性支原体的顶端结构，其成分为黏蛋白，可特异性地紧密黏附于宿主细胞表面的受体上，吸取宿主细胞膜的胆固醇和脂质，导致细胞损伤；③ 毒性代谢产物（如超氧离子、核酸酶、磷脂酶 C）可引起宿主黏膜上皮细胞损伤。此外，有些支原体的致病还与免疫致病机制及超抗原致病机制有关。

2. 所致疾病　肺炎支原体主要引起原发性非典型肺炎与上呼吸道感染；解脲脲原体、人型支原体、生殖支原体可引起泌尿生殖道感染；穿透支原体可能是艾滋病发病的一个辅助致病因素。

3. 免疫性　支原体的免疫机制非常复杂。感染后可诱导机体产生体液免疫和细胞免疫，机体产生的 IgM、IgG 和 SIgA 在抗支原体感染中发挥一定作用，特别是 SIgA 对防止再感染有重要作用。细胞免疫方面，支原体感染后可致淋巴细胞转化率增高，诱导产生细胞因子如 IL-2、TNF-α 等，发挥一定的保护作用。免疫细胞在清除支原体的同时，释放炎症因子，也可引发自身免疫损伤。

# 第二节　主要致病性支原体

## 一、肺炎支原体

肺炎支原体(*M. pneumoniae*)是急性呼吸道感染的常见病原之一,占非细菌性肺炎的50%左右。

### (一)生物学性状

肺炎支原体大小为 $0.2\sim0.3\ \mu m$,呈多形性,如球状、球杆状、棒状、丝状等。营养要求较高,初次分离培养时须接种于含有10%~20%人或动物血清及新鲜酵母浸液的琼脂培养基,置于5%$CO_2$条件下培养,10日左右长出菌落;其菌落呈"油煎蛋样",多次传代后生长加快。肺炎支原体能发酵葡萄糖,但不能利用精氨酸及尿素,能破坏豚鼠红细胞,在血琼脂平板上呈β溶血。对结晶紫、醋酸铊有抵抗力,培养时加入可去除杂菌。对青霉素不敏感。

### (二)致病性与免疫性

**1. 致病性**　肺炎支原体传染源为患者或带菌者,主要经飞沫传播。儿童和青少年为易感人群,其中以婴幼儿发病率较高,病情严重。一年四季均可发病,但多发生在夏末秋初。

肺炎支原体感染可引起支原体肺炎,此病的病理变化以间质性肺炎为主,故又称为原发性非典型肺炎(primary atypical pneumonia)。支原体肺炎具有特殊的临床表现,潜伏期2~3周,起病缓慢,表现为发热、头痛、全身酸痛和乏力,还有明显的呼吸道症状,如阵发性刺激性咳嗽。10日后症状减轻。胸部X线所见与病毒性肺炎相似。有时并发支气管肺炎、慢性气管炎。个别患者有呼吸道以外的并发症,如心血管、神经系统症状和皮疹等。

肺炎支原体对宿主细胞的黏附是感染的前提。其顶端特殊结构中的黏附素P1、P30在黏附辅助蛋白HMW1~5、P40、P90等的协同作用下,使肺炎支原体牢固地黏附于呼吸道上皮细胞,从细胞膜中获得脂质和胆固醇,并释放过氧化氢等,使上皮细胞出现坏死、脱落。肺炎支原体有超抗原作用,能刺激炎症细胞释放TNF-α、IL-1等细胞因子而引起组织损伤。

**2. 免疫性**　肺炎支原体免疫机制复杂,感染后可产生多种抗支原体抗体。呼吸道局部产生的SIgA对再感染有一定的保护作用,但免疫力不够牢固,可重复感染。肺炎支原体感染后IgE水平有缓慢升高,是诱发哮喘的重要因素。

### (三)微生物学检查

**1. 分离培养**　取可疑患者的痰拭子或咽拭子,接种于含有血清和酵母浸膏的琼脂培养基中,加入青霉素、醋酸铊抑制杂菌。培养1~2周后,挑取可疑菌落,经形态、溶血试验、生化反应、血细胞吸附试验等进行初步鉴定。进一步鉴定可用GIT(growth inhibition test,生长抑制试验)、MIT(metabolic inhibition test,代谢抑制试验)。支原体培养阳性率不高。

**2. 血清学试验**　常用冷凝集试验。该试验原理为支原体感染者血清中可出现冷凝集素,在4 ℃条件下能凝集人O型红细胞或自身红细胞,其凝集在37 ℃时分散开,但仅50%左右患者出现阳性。此反应为非特异性,呼吸道合胞病毒感染、腮腺炎、流行性感冒等,也可能出现冷凝集现象,故只能用作辅助诊断。

**3. 快速诊断法**　可用PCR技术检测患者痰标本中肺炎支原体基因,此法具有较好的特异性和敏感性。还可用ELISA试验快速从患者痰、鼻洗液或支气管洗液中检测P1和P30肺炎支原体蛋白。

### (四)防治原则

肺炎支原体减毒活菌苗和DNA疫苗在动物实验中有一定的免疫预防效果,但还没有在人群中应用的报道。感染者可用大环内酯类抗生素如罗红霉素、克拉霉素,喹诺酮类抗生素如氧氟沙星等治疗,但可产生耐药性。

## 二、解脲脲原体

解脲脲原体(*U. urealyticum*,Uu)是引起人类泌尿生殖道感染的常见病原体之一。

（一）生物学性状

解脲脲原体直径为 $0.05\sim0.3\ \mu m$，呈球状或球杆状，多为单个或成双排列。营养要求较高，需要提供胆固醇和酵母浸液。生长缓慢，在琼脂含量较少的固体培养基上培养，可出现"油煎蛋样"菌落。最适 pH 为 $5.5\sim6.5$。能分解尿素产氨，不分解糖类和精氨酸，四唑氮盐还原阴性。对重金属盐、表面活性剂较敏感，但对醋酸铊、结晶紫和亚锑酸盐的抵抗力较强。解脲脲原体细胞膜多带抗原（multiple-banded antigen，MBA），具有种特异性，是感染中被识别的主要抗原，根据 MBA 的不同，解脲脲原体分为 14 个血清型。

（二）致病性与免疫性

1. 致病性　解脲脲原体的传染源为患者或带菌者，主要经性接触传播，引起人类非淋菌性尿道炎（nongonococcal urithritis，NGU）、前列腺炎、附睾炎、阴道炎、盆腔炎等泌尿生殖道感染；亦可经胎盘感染胎儿或分娩时经产道感染新生儿，引起流产、早产、死产和新生儿呼吸道感染。致病机制尚不十分清楚，目前认为可能有以下几个方面：①通过黏附素和宿主细胞上相应受体结合，是解脲脲原体吸附与定居的先决条件；②产生磷脂酶，分解宿主细胞膜中的磷脂酰胆碱，影响宿主细胞生物合成，并从细胞膜吸取脂类和胆固醇，损伤宿主细胞；③产生毒性代谢产物，如分解尿素产生氨，对细胞有毒性作用；④解脲脲原体能产生 IgA 酶，降解泌尿生殖道黏膜表面的 SIgA 抗体，破坏抗感染作用，有利于其致病。解脲脲原体感染还可引起不孕症，可能的机制是：吸附于精子表面，干扰精子运动；使精子畸形率增加，影响生育；干扰精子与卵子结合；与精子有共同抗原，对精子可造成免疫损伤。

【知识拓展】

1954 年，Shepard 首次从非淋菌性尿道炎（nongonococcal urethritis，NGU）患者的尿道分泌物中分离到 T 株支原体（tiny colony mycoplasma）或称为微小株。1974 年，国际支原体学会（IOM）按其有脲酶，能分解尿素的特性，而命名为解脲脲原体。1977 年，Talyor 从男性尿道炎患者尿中分离出解脲脲原体，并接种到自己的尿道而引起尿频、尿急等症，从而首次证实解脲脲原体是男性非淋菌性尿道炎的常见病因之一。

2. 免疫性　解脲脲原体感染后机体产生 IgM、IgG 和 SIgA 类抗体，其中 SIgA 对防止再次感染有重要作用。

（三）微生物学检查

1. 分离培养　解脲脲原体感染可取患者中段尿、宫颈分泌物、前列腺液等标本，接种于含尿素、酚红的血清肉汤培养基进行培养。标本应尽快送检，不能立即接种的标本应置于 4 ℃冰箱保存，于 12 小时内接种。解脲脲原体具有尿素酶，分解尿素产氨，酚红指示剂变红表示阳性。取培养物转种于固体培养基上，37 ℃培养 $1\sim2$ 日，用低倍镜观察可见微小的"油煎蛋样"或颗粒样菌落生长。

2. 血清学试验　ELISA 法或免疫斑点试验（IDT）可用于检测解脲脲原体抗原或鉴别培养物。由于抗血清制备烦琐，且不同抗血清型的单克隆抗体之间有不同程度的交叉反应，故血清学检查在临床上未得到广泛应用。

3. 分子生物学检测　可用 PCR 技术，通过特异性引物扩增尿素酶基因等检测解脲脲原体。此法具有特异性强、灵敏度高、简单快速的优点。

（四）防治原则

对于解脲脲原体感染的预防应加强宣传教育，注意性卫生，切断其传播途径。治疗可用四环素类、大环内酯类等药物，但要注意耐药株的产生。

### 三、人型支原体

人型支原体形态结构与解脲脲原体相似。能分解精氨酸，不分解葡萄糖和尿素。在固体培养基上形成典型的"油煎蛋样"菌落。37 ℃，在添加精氨酸的 SP-4 培养基上生长良好。对四环素和林可霉素敏感，但对红霉素不敏感。主要通过性接触传播，引起成人的肾盂肾炎、宫颈炎、输卵管炎、盆腔炎、尿道炎、产褥热等；也可通过母婴传播，引起新生儿的先天性肺炎、脑膜炎等疾病。微生物学检测与防治原则与解脲脲原体相似。

## 四、生殖支原体

Tully 等于 1981 年首次从非淋菌性尿道炎男性患者中分离培养出生殖支原体。基本形态为烧瓶状，有一明显的颈部。生殖支原体能发酵葡萄糖，不分解精氨酸和尿素。对培养基要求极高，可在不含醋酸铊的 SP-4 培养基中生长，呈"油煎蛋样"菌落。也可在改良 Friis 肉汤培养基中生长。其顶端结构有黏附素 MgPa，与肺炎支原体 P1 黏附蛋白在血清学上有明显的交叉反应。主要通过性接触传播，与非淋菌性尿道炎、盆腔炎、阴道炎、前列腺炎等疾病有关。PCR 技术可用于生殖支原体感染的早期诊断及流行病学研究。

## 五、穿透支原体

1991 年，从 1 例艾滋病患者的尿中首次分离出一种新型支原体，被命名为穿透支原体。基本形态为杆状或长烧瓶状。分解葡萄糖和精氨酸，不分解尿素，吸附红细胞，具有磷脂酶活性。在 SP-4 培养基中生长，呈"油煎蛋样"菌落。可借助其顶端结构黏附于人的红细胞、单核细胞、CD4$^+$ T 细胞、尿道上皮细胞，并在其中大量增殖，导致宿主细胞损伤或死亡。穿透支原体感染可能是艾滋病的一个辅助致病因素。

# 本 章 小 结

支原体是一类缺乏细胞壁，呈高度多形性，可通过滤菌器，能在无生命的培养基中生长繁殖的最小原核细胞型微生物。支原体细胞膜胆固醇含量高，营养要求高，在固体培养基上形成"油煎蛋样"菌落；对葡萄糖、尿素和精氨酸的分解能力不同；支原体细胞膜糖脂和蛋白质组成其特有的抗原结构；抵抗力比细菌弱，对大环内酯类、新型四环素类和喹诺酮类药物敏感；支原体和细菌 L 型在生物学性状、致病性等方面有某些共同之处，但在生物来源、遗传性及培养特性上有一定差异。

肺炎支原体主要引起间质性肺炎（又称为原发性非典型性肺炎），以儿童和青少年发病为多见；解脲脲原体主要引起非淋菌性尿道炎、前列腺炎、附睾炎、阴道炎、盆腔炎，并可导致流产、早产、死产等。

（程红兵）

# 第十五章
## 衣 原 体

【学习目标】

知识目标:能够充分理解衣原体的主要生物学特性和致病性。

能力目标:能够全面分析衣原体的致病性和免疫性,应用其发育周期、培养特色与致病性的知识理解疾病的诊治原则,解决临床实际问题。

素质目标:培养学生的科研精神,树立职业使命感,激发爱国情怀及社会责任感。

## 第一节 概 述

衣原体(Chlamydia)是一类严格真核细胞内寄生、有独特发育周期、能通过细菌滤器的原核细胞型微生物。

衣原体的共同特征是:① 革兰氏阴性,圆形或椭圆形体;② 有 DNA 和 RNA 两种类型的核酸;③ 严格真核细胞内寄生,有独特的发育周期,以二分裂方式繁殖;④ 具有类似革兰氏阴性菌的细胞壁;⑤ 有核糖体和独立的酶系统,能进行一些代谢活动,但缺乏供代谢所需的能量来源,必须利用宿主细胞的三磷酸盐和中间代谢产物作为能量来源;⑥ 对许多抗生素敏感,能抑制其生长。

衣原体广泛寄生于人、哺乳动物及禽类,仅少数种类引起人类疾病,部分衣原体种类引起动物疾病并可由动物传染给人,导致人兽共患性疾病(zoonotic infections)。根据抗原构造、DNA 同源性包涵体的性质及对磺胺类药物敏感性等的不同,衣原体目分为衣原体科(Chlamydiaceae)、衣原体属(Chlamydia),主要致病性衣原体有沙眼衣原体(Chlamydia trachomatis)、肺炎衣原体(Chlamydia pneumoniae)、鹦鹉热衣原体(Chlamydia psittaci)和畜类衣原体(Chlamydia pecorum)等。4 种衣原体特性如表 15-1 所示。

表 15-1 4 种衣原体的主要特点

| 性状 | 沙眼衣原体 | 肺炎衣原体 | 鹦鹉热衣原体 | 畜类衣原体 |
|---|---|---|---|---|
| 自然宿主 | 人 | 人 | 人、鸟类、低等哺乳类动物 | 牛、羊 |
| 引起人类疾病 | 沙眼、性传播疾病、肺炎等 | 肺炎、呼吸道感染等 | 肺炎、呼吸道感染 | 呼吸道感染 |
| 原体形态 | 圆形、椭圆形 | 梨形 | 圆形、椭圆形 | 圆形 |
| 包涵体糖原 | + | — | — | — |
| 血清型 | 19 个 | 1 个(TWAR 株) | 8 个 | 3 个 |
| 同种 DNA 同源性(%) | >90% | >90% | 14%～95% | >88% |
| 异种 DNA 同源性(%) | <10% | <10% | <10% | <12% |
| 对磺胺的敏感性 | 敏感 | 不敏感 | 不敏感 | 不敏感 |

注:TWAR 株:Taiwan acute respiratory。

### 一、形态与发育周期

衣原体在宿主细胞内生长繁殖时有独特的发育周期,在光学显微镜下可见到两种大小、形态结构不同的颗粒:① 较小的称为原体(elementary body,EB),卵圆形,直径为 0.2～0.4 μm,有细胞壁,吉姆萨法染成紫色,马基亚韦略(Macchiavello)法染成红色,电镜下可见致密的核质和少量核糖体,无繁殖能力,主要存在于细胞外,较为稳定,是衣原体有感染性的形态。② 较大的称为始体(initial body),又称为网状体(reticulate body,RB),直径为 0.5～1.5 μm,呈圆形或不规则形,无细胞壁,吉姆萨法和 Macchiavello 法均染成蓝色,无致密核质,但有纤细网状结构,主要存在于细胞内,细胞外很快死亡,始体是衣原体发育周期中的繁殖型,无感染性。原体与易感细胞接触时,以吞饮的方式进入细胞内,由宿主细胞膜包围原体而形成空泡,在空泡内的原体增大,发育成为始体。始体在空泡内以二分裂方式繁殖,形成众多的子代原体,构成各种形态的包涵体(inclusion body)。包涵体指在易感细胞内含繁殖的始体和子代原体的空泡,由于发育时期不同,包涵体的形态和大小都有差别。包涵体的形态、大小、在细胞内存在的位置、染色性等不同,有鉴别衣原体的意义。成熟的包涵体含大量的子代原体,原体从宿主细胞中释放出来,再感染其他的宿主细胞,开始新的发育周期,每个发育周期为48～72 小时(图 15 - 1)。

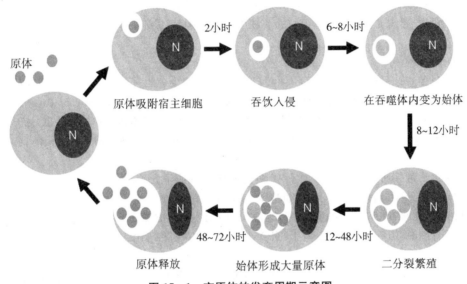

**图 15 - 1 衣原体的发育周期示意图**

## 二、培养特性

衣原体严格寄生于活细胞内。大多数衣原体能在 6～8 日龄鸡胚卵黄囊中繁殖,可在受感染后 3～6 日致死的鸡胚卵黄囊膜中找到包涵体及特异性抗原。衣原体可接种在某些原代或传代细胞株中生长,如 HeLa - 229、McCoy 细胞是培养沙眼衣原体、鹦鹉热衣原体常用的传代细胞株,HEp - 2 细胞是培养肺炎衣原体常用的细胞株,比鸡胚培养更敏感。接种衣原体后,往往需要采用离心沉淀法帮助衣原体吸附细胞,培养液中常加入放线菌酮以抑制细胞本身的生长。此外,沙眼衣原体性病淋巴肉芽肿亚种和鹦鹉热衣原体可分别接种于小鼠脑内或腹腔进行培养。

## 三、抗原结构

根据细胞壁的成分不同,衣原体有属特异性、种特异性和型特异性 3 种抗原。属特异性抗原是所有衣原体都具有的共同抗原,位于细胞壁,化学本质为脂多糖,类似革兰氏阴性菌的脂蛋白-脂多糖复合物,但缺乏 O 特异多糖和部分核心多糖,仅有一个属特异性抗原决定簇,可用补体结合试验和免疫荧光法检测。种特异性抗原为相对分子质量 41 kDa 的衣原体主要外膜蛋白(major outer membrane protein,MOMP),MOMP 占外膜总蛋白的 60% 以上,与外膜结构的稳定性、生长代谢调节、抗原性和毒力等密切相关,可用 Western blot 和荧光抗体法检测。型特异性抗原是 MOMP 氨基酸序列不同而导致的抗原性差异,据此可将衣原体分为不同的血清型或生物型。

## 四、抵抗力

衣原体对热和常用消毒剂敏感,60 ℃仅存活 5～10 分钟。耐低温,—70 ℃可保存数年,冷冻干燥可保存数十年。0.1%甲醛、0.5%石碳酸可将衣原体在短期内杀死。75%乙醇 0.5 分钟、2%甲酚皂液 5 分钟均可杀死衣原体。临床上常用红霉素、多西环素和氯霉素等药物进行治疗。

# 第二节　主要致病性衣原体

## 一、沙眼衣原体

沙眼衣原体(C. trachomatis)感染可引起人类沙眼,还是引起泌尿生殖道感染的重要病原体。根据所致疾病和某些生物学性状的差异,沙眼衣原体可分为 3 个生物型:沙眼生物型(biovar trachoma)、生殖生物型(biovar genital)和性病淋巴肉芽肿生物型(biovar lymphogranuloma venereum,LGV)。

(一)生物学性状

1. 形态与染色　衣原体在不同发育周期其形态、大小和染色性不一。原体呈球形或椭圆形,直径为 0.2～0.4 μm,吉姆萨法染成紫色,胞质膜外有坚韧细胞壁。始体为 0.5～1.5 μm,形状不规则,吉姆萨法染成蓝色,具有类似革兰氏阴性菌的细胞壁,但无肽聚糖,其细胞壁坚韧性取决于外膜上的主要外膜蛋白(major outer membrane protein,MOMP)。可在宿主细胞质内形成包涵体,吉姆萨法可将包涵体染成深紫色,因含有糖原可被碘液染成棕褐色。

2. 培养特性　常接种鸡胚卵黄囊或传代细胞株培养沙眼衣原体。

3. 抗原构造和分型　沙眼衣原体的细胞壁主要有 3 种抗原。

(1)属特异性抗原:细胞壁中的脂多糖,为衣原体属的共同抗原。

(2)种特异性抗原:为细胞壁外膜上 MOMP,其氨基酸序列由 5 个保守区和 4 个可变区交替组成。

(3)型特异性抗原:不同沙眼衣原体亚种的 MOMP 分子中抗原表位及空间构型有差异,应用单克隆抗体微量免疫荧光法(microimmunofluorescence,MIF)可将沙眼衣原体分成 19 个血清型,其中沙眼生物型包括 A、B、Ba 和 C;生殖生物型包括 D、Da、E、F、G、H、I、Ia、J、Ja 和 K;性病淋巴肉芽肿生物型包括 L1、L2、L2a 和 L3。

4. 抵抗力　对热、常用消毒剂抵抗力均较弱,但抗低温。对红霉素等大环内酯类和多西环素等四环素类抗生素敏感。

(二)致病性与免疫性

原体利用肝硫素(heparan sulfate)吸附于易感上皮细胞,通过吞噬作用、吞饮作用或受体介导的细胞摄粒作用进入细胞。沙眼衣原体的感染以性接触传播为主,其次是手、眼或患者污染的衣物、器皿等媒介物间接感染。沙眼衣原体细胞壁中的脂多糖具有革兰氏阴性菌内毒素样毒性,可抑制宿主细胞代谢,直接破坏宿主细胞。此外,衣原体 MOMP 能阻止吞噬体和溶酶体的融合,从而有利于衣原体在吞噬体内繁殖并破坏宿主细胞。另外 MOMP 易发生变异,使衣原体得以逃避机体免疫系统对其的清除作用,也可使机体已经建立的免疫力丧失保护作用而继续感染细胞。在宿主抗衣原体免疫应答过程中,一方面疾病得以缓解,另一方面由 T 细胞与感染细胞的相互作用也会导致免疫病理损伤,产生Ⅳ型超敏反应,组织损伤的范围和程度与沙眼衣原体反复感染有关。

1. 所致疾病　沙眼衣原体不同生物亚种及血清型可引起多种不同的疾病。靶细胞包括女性和男性眼结膜、直肠、泌尿道上皮细胞,女性子宫颈及上部生殖道扁平柱状上皮细胞,男性附睾、前列腺及新生儿呼吸道上皮细胞等。眼和生殖道感染的急性炎症消退时,由黏膜下淋巴细胞和巨噬细胞组成的淋巴滤泡开始形成,并随疾病进展发生坏死、上皮和纤维组织增生而导致瘢痕形成。

(1)沙眼(trachoma):由沙眼生物型 A、B、Ba 和 C 血清型所引起。主要通过眼-手-眼途径或直接及间接接触传播,常见传播媒介有玩具、公用毛巾和洗脸盆等。沙眼衣原体感染眼结膜上皮细胞后,在其中增殖并在胞质内形成散在型、帽型、桑葚型或填塞型包涵体,引起局部炎症。该病发病缓慢,早期出现眼睑结膜急性或亚急性炎症,表现为流泪、黏液脓性分泌物、结膜充血及滤泡增生等症状与体征。后期出现结膜瘢痕、眼睑内翻、倒睫、角膜血管翳等引起的角膜损害,影响视力甚至导致失明,是目前致盲的主要病因。

(2) 包涵体结膜炎(inclusion conjunctivitis):由沙眼生物型 B、Ba 和生殖生物型 D、Da、E、F、G、H、I、Ia、J 和 K 血清型感染引起。临床上分新生儿包涵体结膜炎和成人包涵体结膜炎两种。新生儿经产道感染,引起急性化脓性结膜炎(包涵体脓漏眼),不侵犯角膜,能自愈。成人经眼-手-眼途径或者接触污染的游泳池水,引起滤泡性结膜炎(俗称为游泳池结膜炎),病变类似沙眼,但不出现角膜血管翳,亦无结膜瘢痕形成,一般经数周或数月痊愈,无后遗症。

(3) 泌尿生殖道感染:由生殖生物型 D、Da、E、F、G、H、I、Ia、J、Ja 和 K 血清型引起。主要经性接触传播,是引起非淋菌性尿道炎(NGU)最主要的病原体。可分为无症状和有症状两类,约有 2/3 女性和 1/2 男性感染后无明显症状,若发展为持续无症状感染,将是更为重要的传染源。男性患者通常是尿道炎,未经治疗者多转变为慢性感染,呈周期性加重,或合并附睾炎和前列腺炎。女性患者为尿道炎、宫颈炎、输卵管炎、盆腔炎和腹膜炎等,孕妇感染后可引起胎儿或新生儿感染,偶可引起胎儿死亡。衣原体常与淋病奈瑟菌混合感染,淋病奈瑟菌对衣原体繁殖起着激活和促进繁殖作用。因此,在合并淋病奈瑟菌感染者,沙眼衣原体分离阳性率增高。衣原体感染也常是不孕症、异位妊娠的原因之一。

(4) 沙眼衣原体肺炎:由生殖生物型 D、Da、E、F、G、H、I、Ia、J 和 K 血清型感染引起,多见于新生儿及婴儿。

(5) 性病淋巴肉芽肿:由性病淋巴肉芽肿生物型 L1、L2、L2a 和 L3 血清型感染后引起。通过性接触传播,主要侵犯淋巴组织,感染部位出现丘疹、水疱及溃疡。在男性主要侵犯腹股沟淋巴结,引起化脓性淋巴结炎和慢性淋巴肉芽肿,常引起瘘管。在女性常侵犯会阴、肛门和直肠,可形成肠-皮肤瘘管,也可引起会阴-肛门-直肠狭窄和梗阻。严重者表现为全身症状和急性炎症,伴有会阴组织大面积损伤的慢性生殖器溃疡。

2. **免疫性**　沙眼衣原体为胞内寄生的病原体,以细胞免疫为主,体液免疫也有一定作用,特异性中和抗体可以抑制衣原体吸附于宿主细胞,但免疫力不强,抗体持续时间短暂。MOMP 可激活 $CD4^+$ T 细胞,释放细胞因子以抑制细胞内衣原体包涵体的发展。MOMP 也可诱导中和抗体产生,抑制衣原体吸附到宿主细胞,参与抗衣原体感染,但沙眼衣原体血清型众多,MOMP 抗体虽有免疫保护作用,但对沙眼衣原体不同血清型无交叉保护性,故易造成持续感染和反复感染。沙眼衣原体感染过程中,机体还出现Ⅳ型超敏反应造成的免疫病理损伤,如发生感染部位的水肿、硬化和溃疡,沙眼衣原体热休克蛋白(HSP - 60)可能与Ⅳ型超敏反应的发生有关。

(三) 微生物学检查

1. **标本采集**　急性沙眼或包涵体结膜炎多以临床诊断为主。对不能进行明确临床诊断的患者,可根据不同疾病采取不同标本进行微生物学检查。沙眼或结膜炎患者可取眼结膜刮片,或用拭子在眼穹隆涂擦。泌尿生殖道感染患者可采用泌尿生殖道拭子、宫颈刮片、精液或尿液。性病淋巴肉芽肿患者取淋巴结脓液、生殖器或直肠溃疡的标本等。采集的标本于蔗糖-磷酸盐-谷氨酸盐(SPG)培养基置-70 ℃或液氮保存,或在含抗生素的蔗糖-磷酸盐输送培养基中快速送检。标本在 2 小时内接种,阳性分离率较高,若在 24 小时接种,标本应暂存于 4 ℃。性病淋巴肉芽肿生物型易在传代细胞中生长,接种前一般不需要特殊的处理。

2. **病原学检查**

(1) 直接涂片染色镜检:采用吉姆萨、碘液或荧光抗体等染色,镜下检查上皮细胞内是否有包涵体,其阳性结果只能作为可疑诊断沙眼衣原体感染的指标。

(2) 分离培养:是目前检测沙眼衣原体感染较为敏感和特异的方法。将感染组织的渗出液或刮取物接种于鸡胚卵黄囊、传代细胞,接种标本的传代细胞 35 ℃培养 48~72 小时后,可用染色镜检法、直接免疫荧光法、ELISA 等进行检查。该法能检测出患者标本中是否存在活的沙眼衣原体,且可作为判定临床疗效的标准。该法操作烦琐,耗时长,技术条件要求高。

(3) 分子生物学检查:除常规 PCR 和核酸探针杂交外,还可用连接酶链反应(ligase chain

reaction，LCR）、Q beta 复制酶试验（Q β replicase test）、自身连续序列复制技术（self - sustained sequence replication，3SR）、链置换扩增反应（strand displacement amplification，SDA）、基因探针转录介导扩增试验（Gen - Probe CT transcription mediated amplification test，TMA）等。核酸扩增方法的使用，促进了沙眼衣原体感染诊断方法的发展，特别是 PCR 和 LCR 检测尿液标本用以诊断沙眼衣原体泌尿生殖道感染更是一大突破，用尿液替代宫颈（尿道）拭子检测沙眼衣原体感染，是一种非侵袭性的取材方法，比对无症状人群的普查和治疗效果观察更易于接受。

（4）动物接种：性病淋巴肉芽肿生物型接种于小鼠脑内，可引起脑膜脑炎。

（5）血清学检查：由于沙眼衣原体多为慢性感染，特异性中和抗体效价往往不高，患者常无明显的急性期和恢复期，无法进行抗体效价动态比较，因而在临床诊断中价值不大。全身急性及深部组织感染的性病淋巴肉芽肿患者，可用 ELISA 检测性病淋巴肉芽肿生物型 L1 或 L2（含沙眼衣原体共同抗原）抗体。

（四）防治原则

沙眼目前无特异性的预防方法，主要应注意个人卫生，不使用公共毛巾、浴巾和脸盆，避免直接或间接接触传染源是预防沙眼的重要措施。生殖道衣原体感染的预防同其他性病一样，应广泛开展性病知识的宣传，加强自我保护意识，提倡健康的性行为，积极治疗沙眼衣原体患者和携带者。由于沙眼衣原体抗原构造复杂，主要抗原易于变异，易引起Ⅳ型超敏反应，故目前尚无成熟的沙眼衣原体疫苗。临床上主要采用磺胺类、大环内酯类和喹诺酮类抗菌药物进行治疗。新生儿可在出生时使用 0.5% 红霉素眼膏或 1% 硝酸银，以预防新生儿眼结膜炎。

## 二、肺炎衣原体

肺炎衣原体（*C. pneumoniae*）常引起肺炎、支气管炎等急性呼吸道感染，也与动脉粥样硬化有关。

【知识拓展】

1965 年从我国台湾的一名小学生眼结膜标本中分离到一株衣原体，命名为 Taiwan 183（TW 183），是肺炎衣原体第一个代表菌株。1983 年从美国西雅图患急性呼吸道感染的一名大学生咽部标本中分离出一株衣原体，命名为 acute respiratory 39（AR 39）。后来发现两种衣原体的血清型完全相同。1986 年，根据上述两株衣原体各自的两个缩写字母被命名为 TWAR 血清型。

（一）生物学性状

1. 形态与染色　原体平均直径为 0.38 μm，呈梨形，在感染细胞中形成无糖原的包涵体。

2. 培养特性　用 Hep - 2 细胞株较易分离和传代，但第一代细胞培养中不易形成包涵体。

3. 抗原构造　98 kDa 外膜蛋白为特异性抗原。只有一个血清型，其单克隆抗体与沙眼衣原体及鹦鹉热衣原体无交叉反应。

4. 抵抗力　易受各种理化因素影响，抵抗力较弱。

（二）致病性与免疫性

目前认为人类是肺炎衣原体唯一宿主。肺炎衣原体主要寄生于人类的呼吸道，人与人之间经飞沫或呼吸道分泌物传播，在密切接触的家庭或人群密集的公共场所更易传播。肺炎衣原体感染扩散速度较为缓慢，具有散发和流行交替出现的特点，在人群中流行可持续 6 个月左右。

1. 致病物质　肺炎衣原体除内毒素样物质外，其他致病物质尚不明确。实验证明肺炎衣原体的 MOMP 具有保护其抵抗宿主周围环境的成分，能够抵抗宿主的免疫反应并黏附于宿主细胞，脂多糖作为其细胞壁成分是属特异性抗原，具有吸附宿主细胞及毒素样作用。

2. 所致疾病　主要引起青少年，尤其儿童的急性呼吸道感染，如咽炎、鼻窦炎、支气管炎和肺炎等。潜伏期平均 30 日左右，起病缓慢，临床表现为咽痛、声音嘶哑、咳嗽和气促等症状，发热不常见，外周血白细胞计数正常，部分患者可发展为支气管炎和肺炎，肺炎以老年人较多。还可引起结膜炎、心包炎、心肌炎和心内膜炎、甲状腺炎、吉兰-巴雷综合征等肺外疾病。近年发现 TWAR 衣原体感染与冠状动脉硬化和心脏病的发生有关。采用免疫组化、分子生物学和电镜观察等研究证实，在冠状动脉粥样硬化病灶中存在梨形结构的肺炎衣原体,病理切片用抗肺炎衣原体特异性单克隆抗体检测呈阳性结果。慢性肺炎衣原体感染及其形成的免疫复合物,可能是冠状动脉粥样硬化性心脏病(冠心病)发病的一个重要因素。

3. 免疫力　肺炎衣原体抗感染免疫以细胞免疫为主,体液免疫为辅。免疫力不持久,可反复感染。

（三）微生物学检查

1. 标本采集　通常取咽拭子或支气管肺泡灌洗液标本,也可取痰液标本,标本用滤菌器除去杂菌。

2. 病原学检查　痰液标本对细胞有毒性,常用咽拭子或支气管肺泡灌洗液标本进行细胞培养。ELISA 或直接免疫荧光法可用于培养物的鉴定,也可直接用于检测涂片标本中的肺炎衣原体。

3. 血清学检查　采用微量免疫荧光试验检测患者血清中的特异性 IgM 和 IgG,有助于区别近期感染和既往感染,也有利于区别原发感染和再次感染。若单份血清 IgM 效价＞1∶16、IgG 滴度＞1∶512、双份血清抗体效价增高 4 倍或以上,可确诊为急性感染。

（四）防治原则

主要是隔离患者,避免直接接触感染人群,加强个人防护。目前尚无疫苗进行特异性预防。临床上主要采用红霉素、诺氟沙星、多西环素等抗生素进行治疗,磺胺类药物无效。

### 三、鹦鹉热衣原体

鹦鹉热衣原体(*C. psittaci*)首先分离于鹦鹉体内,以后陆续从鸽、鸭、火鸡和海鸥等 145 种鸟类和禽类的体内分离出此种衣原体。人通过吸入或密切接触病禽排泄物等而引起呼吸道感染,临床上称为鹦鹉热(psittacosis)或鸟疫(ornithosis)。人类的鹦鹉热作为一种养禽业的职业病已被医学界所公认。

（一）生物学性状

原体呈圆形或椭圆形,直径约为 0.3 μm。在宿主细胞空泡中增殖,形成疏松的多房性包涵体。其他生物学特性见表 15 - 1。鹦鹉热衣原体在鸡胚卵黄囊、HeLa 细胞株和 Vero 细胞中均可生长,动物以小鼠易感。

鹦鹉热衣原体能产生一种红细胞凝集素,是一种磷脂酰胆碱核蛋白复合物,能凝集小鼠和鸡的红细胞,特异性抗体和钙离子可抑制其红细胞凝集作用。

（二）致病性与免疫性

鹦鹉热为自然疫源性人兽共患病。在禽类和鸟类中多为隐性持续性感染,甚至终生携带,可通过粪便和上呼吸道排出的分泌物传染给人类和其他哺乳动物。也可通过垂直传播、蚊虫叮咬和粪-口等途径在哺乳动物中传播,引起猪、羊的流产及腹泻。在人类主要引起呼吸道感染,近年也有文献报道可引起心内膜炎,但未发现有人与人之间的传播。

鹦鹉热患者潜伏期为 1～2 周。临床表现多为非典型性肺炎,以寒战、发热、头痛、咳嗽、胸痛、间质性肺炎为主要症状,可伴有菌血症。也有缓慢发病或隐性感染者,缓慢发病者通常出现持续 1～3 周的发热,白细胞减少,有肺炎体征。

以细胞免疫为主。感染 1 周后可产生抗体,应用抗生素可抑制或推迟抗体产生的时间。

（三）微生物学检查

采取患者血液或痰液标本。痰液标本需加链霉素处理以减少杂菌,然后接种于小鼠腹腔、鸡胚卵黄囊、L929 细胞等,接种动物常于 7～10 日内死亡。剖检后取脾、肺、肝等涂片涂色镜检,查看有无衣原体及嗜碱性包涵体。也可用 ELISA、核酸探针直接检查标本中的病原体及其成分。血清学检查主要采用补体结合试验。

（四）防治原则

严格控制传染源,对观赏、比赛和食用的鸟类或禽类要加强管理,避免发生鹦鹉热传播和流行。鹦鹉热患者应采取隔离措施,痰液应进行消毒处理。对从事禽类加工和运输的人员应注意个人防护,避免职业接触。加强国际进口检疫和玩赏鸟类的管理,如发现有患病动物可屠杀处理或隔离治疗,尤其对隐性感染的禽类更应引起注意。采用四环素类、大环内酯类和喹诺酮类抗生素治疗,磺胺类药物无效。

## 本 章 小 结

衣原体是一类严格真核细胞内寄生、有独特发育周期、能通过细菌滤器的原核细胞型微生物。衣原体有特殊的繁殖周期,分为原体和始体两种形态,可构成各种形态的包涵体;对四环素类、大环内酯类抗生素和喹诺酮类抗菌药物敏感。

沙眼衣原体分为沙眼生物型、生殖生物型和性病淋巴肉芽肿生物型三个生物型,可引起人类的沙眼、包涵体结膜炎、泌尿生殖道感染和性病淋巴肉芽肿等。肺炎衣原体主要引起青少年,尤其儿童的急性呼吸道感染,如咽炎、鼻窦炎、支气管炎和肺炎等。鹦鹉热衣原体可引起鹦鹉热。

(程红兵)

# 第十六章

## 立克次体

【学习目标】

知识目标:能够充分理解立克次体的主要生物学特性和致病性。

能力目标:能够全面分析立克次体的感染途径、所致疾病和免疫性,应用其生物学性状与致病性的知识理解疾病的诊治原则,解决临床实际问题。

素质目标:培养学生的科研精神,树立正确的人生观、价值观,激发爱国热情及社会责任感。

## 第一节 概 述

立克次体(rickettsia)是一类以节肢动物为传播媒介、专性活细胞内寄生的原核细胞型微生物。立克次体发现于 1909 年,为纪念首先发现这类病原体并在研究斑疹伤寒时感染献身的病理学家立克次(Howard Taylor Ricketts)而命名。

立克次体具有以下共同特点:① 大小介于细菌和病毒之间,呈多形态性,主要为球杆状,革兰氏阴性;② 专性活细胞内寄生,以二分裂方式繁殖;③ 含有 DNA 和 RNA 两类核酸;④ 与节肢动物关系密切,节肢动物可作为传播媒介或储存宿主;⑤ 大多引起自然疫源性疾病,为人兽共患病的病原体;⑥ 对多数抗生素敏感。

根据《伯杰系统细菌学手册》第 2 版的分类,立克次体目(Rickettsiales)分为立克次体科(Rickettsiaceae)、无形体科(Anaplasmataceae)和全孢菌科(Holosporaceae)。其中对人类致病的立克次体主要包括 5 个属,分别是立克次体科的立克次体属(*Rickettsia*)、东方体属(*Orientia*)和无形体科的无形体属(*Anaplasma*)、埃立克体属(*Ehrlichia*)、新立克次体属(*Neorickettsia*)。将原来的柯克斯体属归入军团菌目,巴通体属归入根瘤菌目;将原为立克次体属的恙虫病东方体归入东方体属。便于临床应用,立克次体属被分为两个生物群,即斑疹伤寒群(包括普氏立克次体、斑疹伤寒立克次体)与斑点热群。常见立克次体的分类、所致疾病、流行环节等如表 16 - 1 所示。

表 16 - 1 常见立克次体的分类、所致疾病和流行环节

| 属 | 群 | 种 | 传播媒介 | 储存宿主 | 所致疾病 | 地理分布 |
|---|---|---|---|---|---|---|
| 立克次体属 | 斑疹伤寒群 | 普氏立克次体<br>(*R. prowazekii*) | 人虱 | 人 | 流行性斑疹伤寒 | 世界各地 |
| | | 斑疹伤寒立克次体<br>(*R. typhi*) | 鼠蚤 | 啮齿类 | 地方性斑疹伤寒 | 世界各地 |
| | 斑点热群 | 立氏立克次体<br>(*R. rickettsii*) | 蜱 | 啮齿类、<br>犬类 | 落基山斑点热 | 西半球 |
| | | 西伯利亚立克次体<br>(*R. sibirica*) | 蜱 | 啮齿类、<br>家禽 | 北亚蜱传染<br>斑疹伤寒 | 北亚、内<br>蒙古 |
| | | 康氏立克次体<br>(*R. conorii*) | 蜱 | 小野生动物 | 纽扣热 | 非洲、中东、<br>地中海国<br>家等 |
| | | 澳大利亚立克次体<br>(*R. australis*) | 蜱 | 有袋动物、<br>野鼠 | 昆士兰热 | 澳大利亚 |

续 表

| 属 | 群 | 种 | 传播媒介 | 储存宿主 | 所致疾病 | 地理分布 |
|---|---|---|---|---|---|---|
| | | 小蛛立克次体<br>(R. akari) | 革螨 | 家鼠 | 立克次体痘 | 美国、东北亚、南非 |
| 东方体属 | | 恙虫病东方体<br>(O. tsutsugamushi) | 恙螨 | 啮齿类 | 恙虫病 | 亚洲、大洋洲 |
| 无形体属 | | 嗜吞噬细胞无形体<br>(A. phagocytophilum) | 蜱 | 人、鼠、马 | 人粒细胞无形体病 | 北美、欧洲、亚洲 |
| 埃立克体属 | | 查菲埃立克体<br>(E. chaffeensis) | 蜱 | 犬、人 | 人单核细胞埃立克体病 | 美国、欧洲、非洲、中国 |
| | | 尤因埃立克体<br>(E. ewingii) | 蜱 | 犬、人 | 犬和人粒细胞埃立克体病 | 北美、亚洲 |
| 新立克次体属 | | 腺热新埃立克体<br>(N. sennetsu) | 蜱 | 鱼、人 | 腺热埃立克体症 | 日本、马来西亚 |

## 一、生物学性状

1. 形态与染色　立克次体大小为(0.3～0.6) $\mu$m×(0.8～2) $\mu$m。呈多形态性,以球杆状或球状多见;革兰氏染色阴性,但不易着色,吉姆萨法染成紫色或蓝色,Macchiavello 法染成红色,希门尼斯(Giménez)法染成红色且效果好。在感染细胞内常聚集成致密团块状,也可单个或成双排列。不同立克次体在细胞内的位置不同,可供初步鉴别,如普氏立克次体多在胞质内分散存在,斑疹伤寒立克次体分散在细胞内外,恙虫病东方体多在胞质近核处成堆排列。立克次体在结构和化学组成上与革兰氏阴性菌相似。有微荚膜样黏液层,具有黏附和抗吞噬作用。

2. 培养特性　专性活细胞内寄生,二分裂方式繁殖,生长速度较慢,9～12 小时分裂 1 次。培养立克次体常用的方法有动物接种、鸡胚卵黄囊接种和细胞培养,最适培养温度为 32～35 ℃。常用的动物有豚鼠、大鼠、小鼠及家兔等。鸡胚卵黄囊接种多用于立克次体的传代培养。细胞培养则多用单核细胞、中性粒细胞或骨髓细胞。

【知识拓展】

20 世纪 30 年代,斑疹伤寒在世界范围内大流行,当时迫切需要解决诊断、治疗和预防问题。针对这一疫情,我国科学工作者谢少文在 1934 年首创以受精鸡胚接种方法,对立克次体进行研究,并发表了题为"在受精鸡胚绒毛膜上培养立克次体的研究"的论文,为人类认识立克次体做出了重大的贡献。

3. 抗原构造　立克次体抗原主要有群特异性抗原和种特异性抗原两种,群特异性抗原主要由细胞壁中的脂多糖构成,耐热;种特异性抗原主要由外膜蛋白构成,不耐热。多种立克次体与某些变形杆菌菌株(如 $X_{19}$、$X_2$、$X_k$)有共同的耐热多糖抗原成分,临床上常用这些菌株的 $OX_{19}$、$OX_2$、$OX_k$ 抗原代替立克次体抗原进行非特异性凝集反应,以检测患者血清中有无相应抗体,这种交叉凝集试验称为外斐反应(Weil-Felix reaction),可用于相应立克次体病的辅助诊断。普氏立克次体和斑疹伤寒立克次体与变形杆菌 $OX_{19}$、$OX_2$ 有交叉抗原,恙虫病东方体与变形杆菌 $OX_k$ 有交叉抗原。但该实验缺乏特异性,可出现假阳性结果,目前已较少应用。

4. 抵抗力　大多数立克次体抵抗力较弱。对理化因素敏感,56 ℃ 30 分钟即被灭活,在 0.5%苯酚、75%乙醇中数分钟可被杀死。置－20 ℃或冷冻干燥可保存 6 个月左右,在节肢动物粪便中可存活 1 年以上。对氯霉素、四环素等抗菌药物敏感,但磺胺类药物能促进其生长,在选择药物时应加以注意。

## 二、致病性和免疫性

1. 致病物质　立克次体属致病物质主要是内毒素和磷脂酶 A。立克次体内毒素为脂多糖,具有致热、血管内皮细胞损伤、中毒性休克和 DIC 等活性;磷脂酶 A 能溶解宿主细胞膜和细胞内吞噬体膜,有助于立克次体进入宿主细胞并在其中生长繁殖。此外,立克次体表面的黏液层有利于其黏附于宿主细胞和抗吞噬作用,参与立克次体的致病。

2. 致病机制　立克次体经皮肤、呼吸道、消化道等途径侵入机体后,与局部淋巴组织或小血管内皮细胞表面特异性受体结合,然后被吞入宿主细胞内,并进行分裂繁殖,大量繁殖可导致细胞破裂,释放出立克次体,引起第一次菌血症。立克次体随血流扩散至全身组织器官的小血管内皮细胞,大量增殖后再次释放入血,导致第二次菌血症,同时立克次体产生的内毒素等毒性物质也随血液波及全身,引起皮疹及脏器功能紊乱。人体感染后形成的免疫复合物,可进一步加重病理变化和临床症状,是晚期病变的主要原因。

3. 所致疾病　立克次体以节肢动物为传播媒介或储存宿主,大多引起自然疫源性疾病,为人兽共患病的病原体。常见立克次体所致的疾病见表16-1。到目前为止,我国主要有流行性斑疹伤寒、地方性斑疹伤寒、恙虫病、北亚蜱传染斑疹伤寒等立克次体病。

4. 免疫性　立克次体感染后,机体可获得较强且持久的免疫力。立克次体为严格的细胞内寄生的病原体,故抗感染免疫以细胞免疫为主,体液免疫为辅。

# 第二节　主要致病性立克次体

## 一、立克次体属

### (一)普氏立克次体

普氏立克次体(*R. prowazekii*)是流行性斑疹伤寒(epidemic typhus)的病原体。

1. 生物学性状　普氏立克次体长 0.6～2.0 $\mu m$,宽 0.3～0.8 $\mu m$,呈多形态性,以短杆状为主,在细胞质内呈单个或短链状存在。革兰氏染色阴性,但着色较淡。常用吉姆萨法染色,菌体染成紫色或蓝色;Giménez 染色呈鲜红色。培养可用动物接种和鸡胚卵黄囊接种,也可在鸡胚成纤维细胞、L929细胞、非洲绿猴肾细胞中生长。与变形杆菌 $OX_{19}$、$OX_2$ 有交叉抗原。抵抗力较弱,56 ℃ 30 分钟即被灭活,在 75%乙醇中数分钟可被杀死。耐低温、耐干燥,在干虱粪便中可存活 2 个月。对氯霉素、四环素等抗菌药物敏感。磺胺类药物能促进其繁殖。

2. 致病性与免疫性

(1)感染途径:患者是唯一的传染源,病后第 1 周传染性最强,一般不超过 3 周。以人虱为主要的传播媒介,传播方式为虱-人-虱。虱叮咬患者后,血中立克次体进入虱肠管上皮细胞内繁殖,并随粪便排出。当受染的虱叮咬健康人时,立克次体随粪便被排泄于皮肤上,可经瘙痒抓破的皮肤伤口侵入人体。立克次体在干虱粪中能保持传染性 2 个月,亦有可能通过呼吸道或眼结膜发生感染。

(2)所致疾病:普氏立克次体主要致病物质有内毒素和磷脂酶 A。所致疾病为流行性斑疹伤寒,又称为虱传斑疹伤寒。人感染后经 2 周左右的潜伏期突然发病,表现为稽留热、头痛、乏力、全身肌肉酸痛,90%以上出现皮疹、脾大。该病多流行于冬春季。人群普遍易感,婴幼儿发病率低,多见成人感染,50 岁以上中老年人发病率高,且危害性大。

(3)免疫性:以细胞免疫为主,体液免疫为辅。

3. 微生物学检查　立克次体易引起实验室感染,故操作时必须严格遵守实验室操作规程。

(1)标本采集:一般在发病初期或急性期、未应用抗生素前采集患者的血液以供病原体分离或做免疫学试验,以提高阳性分离率。流行病学调查时,需采集野生小动物、家畜的器官及节肢动物等。

(2)分离培养:由于标本中普氏立克次体含量较低,直接镜检意义不大。可将标本接种于易感动物(常用雄性豚鼠、小鼠)腹腔进行分离。若接种后动物体温高于 40 ℃、阴囊红肿,说明已经发生感染,可取睾丸鞘膜、脑、脾等组织涂片染色镜检,或用免疫荧光法进一步鉴定。如找不到病原体,可用其脑组织接种豚鼠传代,以提高分离阳性率。鸡胚卵黄囊培养可用于分离出毒株的传代培养。目前临床标本初步分离最广泛的使用方法是细胞培养。

(3)血清学试验:外斐反应(变形杆菌 $OX_{19}$抗原)的效价≥1∶160 或恢复期抗体效价高于急性期 4 倍或以上,有诊断意义。但该试验为非特异性,必须结合临床症状等才能作出正确诊断。也可用补体结合试验、间接免疫荧光法(IFA)和 ELISA 等方法检测血清抗体。

(4)分子生物学检测:可用 PCR 技术或核酸探针检测,此法具有较好的特异性和敏感性。

4. 防治原则

(1)预防:改善生活条件,讲究个人卫生,做好个人防护,消灭体虱,切断传播途径。特异性预防多采用由 γ 射线辐射灭活的鼠肺疫苗和鸡胚疫苗,免疫力可持续 1 年。

(2)治疗:氯霉素和四环素类抗生素对普氏立克次体及其他立克次体均有效,可使病程缩短,降低病死率。禁用磺胺类药物治疗。

(二)斑疹伤寒立克次体

斑疹伤寒立克次体(R. typhi)是地方性斑疹伤寒(endemic typhus)的病原体。Herman mooser 根据对豚鼠的致病力不同,首次将斑疹伤寒立克次体和普氏立克次体加以区分,为了纪念他的这一贡献,斑疹伤寒立克次体也称为莫氏立克次体(R. mooseri)。

1. 生物学性状 斑疹伤寒立克次体大小形态与普氏立克次体相似,但链状排列少见。染色性、结构、抗原构造、培养特性、抵抗力等亦与普氏立克次体相似,只是斑疹伤寒立克次体对豚鼠的感染性比普氏立克次体强。

2. 致病性和免疫性

(1)感染途径:斑疹伤寒立克次体的主要储存宿主是鼠和其他啮齿类动物,主要传播媒介是鼠蚤和鼠虱。感染的自然周期是虱、蚤-啮齿类动物-虱、蚤。斑疹伤寒立克次体可长期寄生于隐性感染鼠体内,鼠蚤吸疫鼠血后,立克次体即进入其消化道并在肠上皮细胞内繁殖,并随粪便排出,在鼠群间传播。当鼠蚤叮吮人血时而使人感染;带有立克次体的干燥蚤粪也可经口、鼻及眼结膜进入人体而致病。人虱或人蚤也可作为传播媒介。

(2)所致疾病:致病物质同普氏立克次体。引起的疾病为地方性斑疹伤寒,又称为鼠型斑疹伤寒(murine typhus)。其发病机制、临床症状等与流行性斑疹伤寒相似,但病情较轻、病程稍短,常经过 8~12 日的潜伏期后出现发热和充血性皮疹,很少累及中枢神经系统和心肌,病死率低。

(3)免疫性:斑疹伤寒立克次体的免疫性与普氏立克次体相似。以细胞免疫为主,病后可获得牢固的免疫力,与普氏立克次体感染有交叉免疫力。

3. 微生物学检查 检查方法与普氏立克次体基本相同。但感染雄性豚鼠后,动物症状比普氏立克次体明显,出现发热症状,同时伴有明显的阴囊红肿和鞘膜反应(Neill-Mooser reaction)。

4. 防治原则 预防措施主要是要改善居住条件,讲究个人卫生,加强个人防护,灭虱、灭蚤和灭鼠。接种疫苗。氯霉素和四环素类抗生素治疗有效。

## 二、东方体属

东方体属仅有恙虫病东方体(O. tsutsugamushi)一个种,是恙虫病的病原体。

(一)生物学性状

恙虫病东方体长 1.2~3.0 μm,宽 0.5~0.8 μm,短杆状,严格细胞内寄生。Giménez 染色呈暗红色。细胞壁结构与立克次体属不同,无黏液层、无微荚膜,无肽聚糖和脂多糖,与变形杆菌 $OX_K$ 有交叉抗原。小鼠为易感动物,亦可在鸡胚卵黄囊和 HeLa、BHK、L929 等细胞中生长。对外界抵抗力较其他立克次体低,对一般消毒剂极为敏感。

(二)致病性与免疫性

1. 感染途径 恙虫病是一种自然疫源性疾病。恙虫病东方体寄生在恙螨体内,可经卵传播。在恙螨生活史中,幼虫要吸吮一次动物或人的组织液才能发育成稚虫,而恙虫病东方体借助于恙螨的叮咬在动物和人之间传播,恙螨既是寄生宿主、储存宿主又是传播媒介。恙虫病主要流行于啮齿动物。野鼠和家鼠是主要的传染源,携带恙螨的鸟类、兔等也可作为传染源。

2. 所致疾病 所致疾病为恙虫病(scrub typhus),又称为丛林斑疹伤寒(scrub typhus),是一种急性传染病。人若被恙螨叮咬后,经 6~21 日潜伏期,突然发病,表现为高热、剧烈头痛、颜面潮红、结膜充血。叮咬处出现红斑样皮疹,并逐渐形成水疱,破裂后发生溃疡,形成黑色焦痂,周围有红晕,是恙虫病的特征之一。焦痂多见于腋窝、腹股沟、会阴及肛门周围。

3. 免疫性 以细胞免疫为主，病后可获得较持久的免疫力。

（三）微生物学检查

取急性期患者血液接种于小鼠腹腔，剖检取腹膜或脾脏做涂片染色和形态学鉴定，也可用鸡胚、组织细胞分离培养病原体。外斐反应（变形杆菌 $OX_k$）阳性。应用间接免疫荧光试验、补体结合试验检测血清中抗体。

（四）防治原则

在流行区要加强个人防护，防止恙螨幼虫叮咬。消灭传染源，主要是灭鼠。治疗同普氏立克次体。

## 三、无形体属

嗜吞噬细胞无形体（A. phagocytophilum）呈多形性，以球状为主，革兰氏染色阴性。细胞内专性寄生，在细胞内增殖时聚集形成"morulea"桑葚胚包涵体。可用 HL - 60、蜱 IDE8 等传代细胞进行培养。抵抗力较弱。主要传播途径是通过蜱叮咬，储存宿主是啮齿类动物和牛、鹿等。引起人粒细胞无形体病（human granulocytic anaplasmosis，HGA）。该病潜伏期一般为 7～14 日。急性起病，主要临床症状为高热、头痛、肌肉痛，有些患者有关节痛、胃肠道或中枢神经系统症状，很少出现皮疹。严重者可发展为中毒性休克、DIC、多器官功能障碍综合征甚至死亡。应用间接免疫荧光试验、补体结合试验可进行检查。治疗首选四环素类抗生素，对疑似病例可进行经验性治疗。

## 四、埃立克体属

查菲埃立克体（E. chaffeensis），以球形或椭圆形为主，革兰氏染色阴性。细胞内专性寄生，在胞内聚集形成"morulea"桑葚胚包涵体。可用犬 DH82 组织细胞进行培养。主要传播媒介为携带病原体的蜱，储存宿主主要是犬、鹿、山羊。引起人单核细胞埃立克体病。查菲埃立克体感染人类多为自限性疾病，持续性感染极其少见。临床表现包括发热、头痛、乏力、呕吐、腹泻等，全血细胞减少，偶见其他症状。用 PCR 法测其特异性核酸可确诊。治疗用四环素或利福霉素。

## 本 章 小 结

立克次体是一类以节肢动物为传播媒介、专性活细胞内寄生的原核细胞型微生物。呈多形态性，二分裂法繁殖，生长速度较慢，抵抗力较弱。对氯霉素、四环素等抗菌药物敏感，禁用磺胺类药物。

普氏立克次体引起流行性斑疹伤寒，又称为虱传斑疹伤寒。斑疹伤寒立克次体是地方性斑疹伤寒的病原体。恙虫病东方体引起恙虫病，也称为丛林斑疹伤寒。嗜吞噬细胞无形体引起人粒细胞无形体病。查菲埃立克体感染人类多为自限性疾病，持续性感染极其少见。

（程红兵）

# 第十七章

# 螺 旋 体

【学习目标】

知识目标：能够认识螺旋体的主要特点、钩端螺旋体和梅毒螺旋体的致病性。

能力目标：能够应用所学知识设计梅毒螺旋体检测方案并进行结果分析。

素质目标：培养学生具有强烈的职业使命感和人文关怀精神。

螺旋体（spirochete）是一类细长、柔软、弯曲呈螺旋状、运动活泼的原核细胞型微生物。它具有与细菌相似的细胞壁，内含脂多糖和胞壁酸；原始核质；以二分裂方式繁殖；对抗生素敏感等。在分类学上属细菌。

螺旋体广泛分布于自然界和动物体内，其种类较多。分类的主要依据是螺旋的数目、大小、规则程度、两螺旋间的距离及其抗原性，其中对人或动物致病的有密螺旋体属（Treponema）、钩端螺旋体属（Leptospira）和疏螺旋体属（Borrelia）3个属（表17-1）。

表 17-1　致病性螺旋体

| 属 | 种 | 引起人类疾病 | 传播方式或媒介 |
|---|---|---|---|
| 密螺旋体属<br>（Treponema） | 苍白密螺旋体苍白亚种<br>（T. pallidum subsp. pallidum） | 梅毒 | 性接触传播 |
| | 苍白密螺旋体地方亚种<br>（T. pallidum subsp. endemicum） | 地方性梅毒 | 黏膜损伤 |
| | 雅司螺旋体<br>（T. pertenue） | 雅司病 | 皮肤损伤 |
| | 品他密螺旋体<br>（T. carateum） | 品他病 | 皮肤损伤 |
| 钩端螺旋体属<br>（Leptospira） | 问号钩端螺旋体<br>（L. interrogans） | 钩端螺旋体病 | 接触疫水 |
| 疏螺旋体属<br>（Borrelia） | 伯氏疏螺旋体<br>（B. burgdorferi） | 莱姆病 | 硬蜱 |
| | 回归热疏螺旋体<br>（B. recurrentis） | 流行性回归热 | 体虱 |
| | 杜通疏螺旋体<br>（B. duttonii） | 地方性回归热 | 软蜱 |
| | 奋森疏螺旋体<br>（B. vincentii） | 咽峡炎、牙龈炎 | 机会致病 |

## 第一节　密螺旋体属

密螺旋体属包括苍白密螺旋体和品他密螺旋体。苍白密螺旋体又分为苍白亚种、地方亚种两个亚种。苍白亚种又称为梅毒螺旋体，引起人类梅毒；地方亚种引起地方性梅毒（污染餐具传播）和雅司病。雅司螺旋体引起人类雅司病。品他密螺旋体引起人类品他病。本节主要介绍梅毒螺旋体。

梅毒螺旋体因其透明,不易染色,故又称为苍白密螺旋体(*T. pallidum*,TP),是引起人类梅毒(syphilis)的病原体。梅毒是性传播疾病中发病率较高,危害性较严重的一种性病。

## 一、生物学性状

1. 形态结构与染色 梅毒螺旋体细长且两端尖直,有8~14个细密规则的螺旋,运动活泼。长5~15 μm,宽 0.1 ~ 0.2 μm。表面有荚膜样物质,其化学成分为黏性多糖。电镜下显示梅毒螺旋体结构复杂,有细胞壁和细胞膜,细胞壁外尚有外膜,细胞膜内为含有细胞质和核质的原生质圆柱体。圆柱体表面绕有 3~4 根轴丝,又称为内鞭毛(endoflagella),与其运动有关。革兰氏染色阴性,一般染料不易着色,常用Fontana 镀银染色法,将其染成棕褐色且变粗,易于在光镜下查见(图 17-1)。新鲜标本可直接在暗视野显微镜下观察其形态与运动。

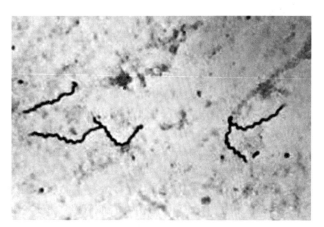

**图 17-1 梅毒螺旋体(×1 000) 镀银染色**

2. 基因组 基因组为环状 DNA,长约 1 138 kb,包含 1 041 个开放读码框(open reading frame,ORF),半数以上 ORF 具有生物学功能。

3. 培养特性 在人工培养基上尚不能培养。1981 年,Fieldsteel 等采用棉尾兔单层上皮细胞在微氧条件下培养成功,但只能维持数代。一般接种于实验动物如兔的睾丸或眼前房进行培养或用于保存菌种。

4. 抗原构造与分型 梅素螺旋体抗原分为三类。

(1)表面特异性抗原:可刺激机体产生特异的凝集抗体及密螺旋体制动或溶解抗体,后者加补体能溶解螺旋体。

(2)螺旋体内类属抗原:可刺激机体产生补体结合抗体,与非病原性螺旋体有交叉反应。

(3)螺旋体与宿主组织磷脂形成的复合抗原:当螺旋体侵入组织后,组织中的磷脂可黏附在螺旋体上,形成复合抗原,此种复合抗原可刺激机体产生抗磷脂的自身抗体,称为反应素(aegagin)。

5. 抵抗力 梅素螺旋体抵抗力极弱,对温度、干燥均特别敏感。离体后干燥 1~2 小时死亡,血液中的螺旋体 4 ℃放置 3 日后可死亡。对化学消毒剂敏感,在 1%~2%苯酚中数分钟死亡。对青霉素、四环素、红霉素、砷剂等敏感,但近年有对青霉素耐药株的报道。

## 二、致病性与免疫性

1. 致病物质 目前尚未证明梅毒螺旋体具有内毒素或分泌外毒素,但有较强的侵袭力,其致病机制尚不清楚。

(1)荚膜样物质:有毒株的荚膜为酸性黏多糖,具有抗吞噬作用,阻止抗体等大分子物质穿透菌体,有利于梅毒螺旋体在体内生长繁殖与扩散。梅毒患者出现的免疫抑制现象被认为与荚膜样物质有关。

(2)外膜蛋白:梅毒螺旋体的外膜蛋白(47kDa 等蛋白)可黏附于宿主细胞表面,激活人皮肤微血管内皮上的血管黏附分子-1(vascular cell adhesion molecule-1,VCAM-1)和细胞间黏附分子-1(intercell molecule-1,ICAM-1)的表达,促进 T 细胞增殖,释放炎症因子(TNF-α 和 IL-1),引起血管周围浸润、内皮细胞异常增生;能与宿主细胞的纤维粘连蛋白结合覆盖于其表面,抵抗吞噬细胞的吞噬作用。

(3)透明质酸酶:可降解组织、细胞基质内和血管基底膜的透明质酸,有利于其扩散并造成组织损伤,出现溃疡、坏死等梅毒特征性病理改变。

2. 所致疾病 梅毒螺旋体引起人类梅毒,人是梅毒的唯一传染源,根据感染方式不同可分为先天性梅毒和后天性梅毒。先天性梅毒是患梅毒的孕妇经胎盘传染给胎儿,后天性梅毒是出生后感染的,

95％是由性接触直接感染,少数通过输血等间接途径感染。

(1) 先天性梅毒:又称为胎传梅毒,是母体感染的梅毒螺旋体通过胎盘进入胎儿所致,多发生于妊娠 4 个月后,梅毒螺旋体经胎盘进入胎儿血液,扩散至肝、脾、肾上腺等组织器官并生长繁殖,引起胎儿的全身感染,导致流产、死胎或先天性畸形,出生后称为梅毒儿,出现锯齿形牙、神经性耳聋、皮肤梅毒瘤、骨膜炎等体征。

(2) 后天性梅毒:依其传染过程可分为 3 期,具有反复潜伏和再发的复杂表现。

Ⅰ期梅毒:梅毒螺旋体侵入皮肤黏膜约 3 周后,在侵入局部出现无痛性、直径约 1 cm 的硬结及溃疡,称为硬性下疳(hard chancre),多发生于外生殖器,其溃疡渗出物中含有大量梅毒螺旋体,其传染性极强。一般 1～2 个月后,硬下疳常可自然愈合。进入血液的梅毒螺旋体潜伏于体内,经过 2～3 个月的无症状潜伏期后即进入Ⅱ期梅毒。

Ⅱ期梅毒:主要表现为全身皮肤黏膜出现梅毒疹,周身淋巴结增大,有时也可累及骨、关节、眼及其他器官。在梅毒疹及淋巴结中有大量螺旋体,传染性强,但破坏性较小。不经治疗症状一般可在 1～3 个月后自然消退,但常发生复发性Ⅱ期梅毒。其中多数患者发展成Ⅲ期梅毒。

Ⅲ期梅毒:又称为晚期梅毒,主要表现为皮肤黏膜的溃疡性损害或内脏器官的肉芽肿样病变(梅毒瘤),严重者在经过 10～15 年后引起心血管及中枢神经系统损害,出现动脉瘤、脊髓痨及全身麻痹等。此期的病灶中螺旋体很少,不易检出,故传染性小。由于 Ⅲ 期梅毒侵害多种脏器,破坏性大,甚至可危及生命。

3. 免疫性  梅毒的免疫是有菌免疫,以细胞免疫为主。当螺旋体从体内清除后仍可再感染,而且仍可出现Ⅰ期梅毒症状。此病周期性潜伏与再发的原因可能与体内的免疫力有关,如机体免疫力强,螺旋体能变成颗粒形或球形,在体内潜伏,一旦机体免疫力下降,螺旋体又可侵犯体内某些部位而复发。梅毒患者可产生特异性抗菌体抗体和非特异性抗心肌磷脂抗体(反应素)两种抗体,机体内的巨噬细胞和中性粒细胞可吞噬螺旋体,但不一定能将其杀死,只有在特异性抗体及补体协同下,吞噬细胞可杀灭梅毒螺旋体。其中迟发性超敏反应为主的细胞免疫抗螺旋体感染作用较大。

### 三、微生物学检查

1. 病原学诊断

(1) 标本:Ⅰ期梅毒取下疳分泌物;Ⅱ期梅毒取梅毒疹、病灶渗出物或局部淋巴结穿刺液。

(2) 镜检:在暗视野显微镜下直接检查或墨汁显影检查,如见有呈现运动活泼,沿其长轴滚动、屈伸、旋转、前后移行等的螺旋体即可诊断。也可将标本与荧光标记的梅毒螺旋体抗体结合后,在荧光显微镜下观察。

2. 血清学诊断  感染梅毒螺旋体后,主要产生特异性抗体和反应素,故梅毒的血清学诊断有螺旋体抗原试验和非螺旋体抗原试验两种。

(1) 螺旋体抗原试验:抗原为 Nichols 株梅毒螺旋体或重组蛋白,检测血清中的特异性抗体,其特异性较强,常用的方法有以下三种。

1) 荧光密螺旋体抗体吸收试验(fluorescent treponemal antibody absorption test,FTA－ABS):为间接荧光抗体试验,其特异性高,常用于梅毒的特异性诊断。

2) 梅毒螺旋体血凝试验(treponema pallidum haemagglutination assay,TPHA):为间接血凝试验,通过检测患者血清中有无抗梅毒螺旋体抗原的特异性抗体,对梅毒患者进行确诊,但不能作为疗效监测。

3) 基因重组梅毒螺旋体抗原的血清学诊断方法:利用基因重组技术表达的具有强免疫原性的 47、17、15 kDa 的膜蛋白而建立的血清学检测方法,具有很好的特异性和敏感性。此方法解决了梅毒螺旋体不能体外人工培养的问题,具有广泛的实际应用价值。近年来出现了由单一梅毒螺旋体蛋白向重组优势多表位抗原转变的趋势。

(2) 非螺旋体抗原试验:是用正常牛心肌的心磷脂(cardiolipin)作为抗原,检测患者血清中的反应素。目前国际上通用 VDRL 试验(venereal disease research laboratory test)和快速血浆反应(rapid plasma regain,RPR)试验。VDRL 试验是一种简单的玻片沉淀试验,试剂及对照已标准化。RPR 试验为 VDRL 试验的改良法,在专用纸卡的反应圈(内径 18 mm)内进行。国内常用 RPR 试验和不加热血清反应素试验(unheated serum regain test,USR)作为梅毒患者的初筛。

3. 核酸检测　用 PCR、巢式 PCR 或实时荧光定量 PCR 检测编码 47 kDa 梅毒螺旋体外膜蛋白的 DNA 特异性片段,敏感性高,特异性强。

先天性梅毒的实验室诊断取脐血检测,当脐血梅毒螺旋体抗体效价明显高于母体时,应考虑婴儿感染,若效价持续上升者,则提示新生儿感染梅毒。

### 四、防治原则

梅毒是一种性病,预防的主要措施是加强卫生宣传教育和严格社会管理,对患者应早期确诊并彻底治疗。

目前尚无疫苗用于预防。治疗多采用青霉素,坚持长期、足量的治疗原则,并定期检测患者血清中抗体的动态变化。治疗 3 个月至 1 年,以血清中抗体转阴为治愈指标。

# 第二节　钩端螺旋体属

钩端螺旋体(*L. interrogans*)简称为钩体,在分类上属于钩端螺旋体属(*Leptopira*),其种类较多。问号钩端螺旋体能引起人及动物的钩端螺旋体病,简称为钩体病。本病为自然疫源性疾病,在世界各地广泛流行。我国绝大多数地区有不同程度的流行,尤以南方各省最为严重,严重危害人民健康,为我国重点防治的传染病之一。

### 一、生物学性状

1. 形态结构与染色特性　菌体纤细,长 6～20 μm,宽 0.1～0.2 μm,具有细密而规则的螺旋,菌体一端或两端弯曲呈钩状,常为"C""S"或"8"等形状。暗视野显微镜下可见钩体像一串发亮的微细珠粒(图 17-2)。运动活泼。电镜下钩体为圆柱状结构,最外层为外膜,其内是螺旋状的肽聚糖层和胞质膜包绕着细胞质,有数根轴丝,又称为内鞭毛(endoflagella)或周浆鞭毛(perplasmicflagella),位于外膜和肽聚糖层之间,各有一端伸展至菌体中央,但相互不重叠。钩体是以整个圆柱形菌体缠绕中轴而成,钩体的胞壁成分与革兰氏阴性杆菌相似。革兰氏染色阴性但不易着色,常用 Fontana 镀银染色法,将其染成棕褐色,因银粒堆积,其螺旋不能显示出来。

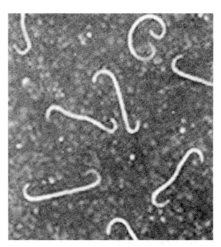

**图 17-2　钩端螺旋体(暗视野显微镜×2 000)**

2. 培养特性与生化反应　需氧或微需氧。营养要求较高,常用柯索夫(Korthoff)培养基(含有蛋白胨、磷酸盐缓冲液、10%兔血清),最适温度为 28～30 ℃,最适 pH 为 7.2～7.5。生长缓慢,接种后 3～4 日开始繁殖,1～2 周后,在液体培养基中呈半透明云雾状生长。在固体培养基上可形成透明、不规则、<2 mm 的扁平菌落。生化反应不活泼,不分解糖、蛋白,触酶阳性,有些菌株能产生溶血素。

3. 抗原构造与分型　致病性钩端螺旋体有表面抗原(P 抗原)和内部抗原(S 抗原)两种。表面抗原为蛋白质多糖的复合物,具有型特异性,为钩体分型的依据;内部抗原为类脂多糖复合物,具有属特异性,是钩体分群的依据。问号钩端螺旋体至少可分为 25 个血清群,273 个血清型。我国至少发现了 19 个血清群,161 个血清型。

4. 抵抗力　对理化因素的抵抗力较其他致病螺旋体强,夏季在中性水或湿土中可存活数周至数月,2～4 ℃可存活 2 周以上,这对本菌的传播有重要意义。对热、干燥、日光直射的抵抗力较弱;56 ℃ 10 分钟即可死亡,60 ℃只需 10 秒;1%漂白粉、0.5%甲酚皂、0.1%苯酚等 10～30 分钟可将其杀死。对青霉素、多西环素等抗生素敏感。

**【知识拓展】**

**我国科学家率先完成钩端螺旋体的全基因组测序和注释工作**

2023年4月,以我国科学家为主、美法科学家参与的一个科研团队,经过3年多努力,解读出了问号钩端螺旋体赖型赖株的全基因序列,并进行了注释。该成果发表在《自然》杂志上。该成果为钩体病的病理研究、钩端螺旋体的分类进化和生理活动研究奠定了基因基础。

## 二、致病性与免疫性

1. **致病物质** 钩端螺旋体除具有较强的侵袭力外,还能产生一些毒素。

(1)内毒素样物质(endotoxin - like substance,ELS):是某些钩体产生的脂多糖样物质(lipopolysaccharide - like substance,LLS),但其性质与一般细菌内毒素不同,是一种可溶性、耐热、不能透析的物质。化学成分与细菌脂多糖也有一定差异,缺乏2-酮基-3-脱氧辛酸(2 - keto - 3 - deoxyoctonic acid,KDO),脂质A不含3-羟豆蔻酸。其毒性与细菌内毒素相似,能引起发热、炎症和坏死,但毒性较低。

(2)溶血毒素:不耐热,56 ℃ 30分钟失活。对氧稳定。可被胰蛋白酶破坏。有类似磷脂酶的作用,能溶解红细胞。注入小羊体内,可引起贫血、出血、血尿、肝大及黄疸等症状。

(3)细胞毒因子(cytotoxicity factor,CTF):存在于钩体病患者或感染动物血浆中。注射于小鼠脑内,1~2小时后可出现肌肉痉挛、呼吸困难,最后死亡。

(4)致细胞病变作用(cytopathic effect,CPE)物质:该物质对培养细胞有致病作用,对胰蛋白酶敏感,56 ℃ 30分钟被灭活。黄疸出血型、流感伤寒型、波摩那型等钩体可产生此物质,可引起细胞退行性变。

2. **所致疾病** 钩端螺旋体病是一种人畜共患的传染病。鼠类和猪为其主要传染源和储存宿主。钩体随感染动物的尿液排出,污染水源(沟渠,坑道、矿井等积水处)及稻田,也可污染土壤、食物等。当无特异性免疫力者接触被钩体污染的水、土壤及其他物品时,钩体经暴露部位尤其是手、足皮肤伤口甚至完整的皮肤黏膜侵入机体。也可因进食被钩体污染的食品或饮水而感染。钩体病多流行于夏秋季,雨季造成内涝水淹或山洪暴发可引起暴发流行。

钩体进入人体后,即在局部繁殖,经1~2周潜伏期后,入血并大量增殖,引起菌血症或败血症。表现为发热、恶心、全身酸痛、头痛、结膜充血、腓肠肌剧痛、淋巴结增大等全身中毒症状。随后可侵入肝、脾、肾、肺、心脏及中枢神经系统,引起相关组织器官的损伤。由于侵入钩体的型别、毒力、数量差异及机体免疫力强弱不同,临床表现轻重差异很大,轻者似上呼吸道感染,重者出现DIC、黄疸、出血、心肾功能不全、脑膜炎、休克,甚至死亡。临床上常见有流感伤寒型、黄疸出血型、肺出血型、脑膜脑炎型、肾功能衰竭型、胃肠炎型等。孕妇感染可致流产。

3. **免疫性** 隐性感染或病后可获得对同型钩体的持久免疫力,以体液免疫为主。感染1~2周后血中可出现特异性抗体,通过调理、ADCC等杀伤和溶解钩体,可迅速清除血中钩体。肾中钩体受抗体影响较小,故尿中可较长时间(数周至数年)排菌。

## 三、微生物学检查

1. **病原学诊断**

(1)标本:发病7~10日内取血液,两周后取尿液,有脑膜刺激症状者取脑脊液。

(2)检查:

1)显微镜检查:将标本经差速离心集菌,直接在暗视野显微镜下观察或经Fontana镀银染色后镜检;也可用直接免疫荧光或免疫酶染色法检查。

2)分离培养与鉴定:将标本接种于Korthoff液体培养基中,于28~30 ℃培养2~4周,或选用复方明胶培养基,培养5~7日,若见培养基变混浊,则用暗视野显微镜检查有无钩体,并用血清学方法鉴定其型别。若无,应再连续观察至少30~40日后才能报告培养结果阴性。

3)动物接种:适用于有杂菌污染的标本检查。其方法是将标本经腹腔接种幼豚鼠或地鼠,每日测量体温,观察症状,可疑者取心血和腹腔液进行镜检及分离培养。动物病死后解剖病检。

4)检测核酸:用放射性核素或生物素标记DNA探针进行核酸分子杂交,或PCR法检测患者或动物尿液中钩体DNA。其特异性和敏感性均较好。限制性内切酶指纹图谱也可用于钩体的鉴定和分型。

2. 血清学诊断　一般在发病初和发病后 2～3 周各采集血样 1 次,有脑膜刺激症状者取脑脊液检测特异性抗体。

(1) 显微镜凝集试验(microscopy agglutination test,MAT):又称为凝溶试验,是目前常用的检查法。用钩体标准菌株或当地流行菌株的活钩体作抗原,与不同稀释度的患者血清在 37 ℃作用 2 小时,用暗视野显微镜检查。如待测血清中有相应抗体,可见钩体被凝集成小蜘蛛状;如血清抗体效价较高,可见钩体先被凝集而后又被溶解。血清凝集效价在 1:300 以上或恢复期比急性期升高≥4 倍有诊断意义。

(2) 间接凝集试验:将可溶性钩体属特异性抗原吸附于载体颗粒(乳胶颗粒、绵羊红细胞)上,然后与患者血清做玻片凝集试验,若待检血清中有相应抗体,则出现肉眼可见的凝集物。此法快速简便,适宜于基层作钩体病的辅助诊断。该法特异性及敏感性较 MAT 差。

(3) 补体结合试验:用灭活钩体作为抗原进行补体结合试验。血清抗体效价在 1:20 以上有诊断意义。可作为早期诊断指标。但阳性结果仅提示为钩体感染,不能分型。

(4) ELISA:检测待检血清中钩体特异性抗体,待检血清 OD 值为阴性对照血清 OD 值的 2 倍则为阳性,此法具有快速、敏感的特点。

## 四、防治原则

钩体病是一种人畜共患的传染病。做好防鼠、灭鼠工作,加强对带菌动物的管理。保护好水源。避免与疫水、疫土等接触。对易感人群接种含有当地流行血清型的多价钩体死菌苗,但该菌苗接种量大、次数多,不良反应较强。我国研制的钩体外膜亚单位疫苗已在国内使用,效果良好。

治疗首选青霉素,也可以用金霉素、多西环素、庆大霉素等进行治疗。

# 第三节　疏螺旋体属

疏螺旋体属(*Borrellia*)又称为包柔螺旋体属。对人致病的主要有伯氏疏螺旋体、回归热疏螺旋体和奋森疏螺旋体。后者常与梭形杆菌一起寄居于人类的口腔牙龈处,当机体免疫功能下降时,这两种菌大量繁殖,协同引起奋森咽峡炎、牙龈炎、口腔坏疽等。

## 一、伯氏疏螺旋体

伯氏疏螺旋体(*B. burgdorferi*)是莱姆病(Lyme disease)的主要病原体。莱姆病最早于 1977 年在美国的康尼狄格州的莱姆镇发现,故而得名,现已遍布全世界。莱姆病病原体存在着异质性,其分类尚未取得统一,目前仍以伯氏疏螺旋体作为莱姆病病原体的统称。我国于 1985 年在黑龙江省林区首次发现莱姆病,1988 年从患者血液中分离出病原体,迄今已有十多个省和自治区证实有莱姆病存在。

(一) 生物学性状

1. 形态结构与染色　菌体长 10～40 μm,宽 0.2～0.25 μm,螺旋稀疏,两端稍尖。暗视野显微镜下运动活泼,有扭曲、翻转和抖动等多种形式(图 17 - 3)。菌体由表层、外膜、鞭毛和原生质柱构成。革兰氏染色阴性,但不易着色。吉姆萨(呈紫红色)或瑞氏(呈棕红色)染色效果较好。

2. 培养特性　营养要求高。通常用 BSK 培养基(Barbour Stoenner - Kelly medium)培养,该培养基含有长链饱和及不饱和脂肪酸、葡萄糖、氨基酸、牛血清白蛋白及灭活兔血清。微需氧,5%～10% $CO_2$ 可促进其生长。适宜生长温度为 35 ℃,适宜 pH 为 7.5。生长缓慢,12～18 小时繁殖一代,一般培养 2～3 周后长出边缘整齐的细小菌落。

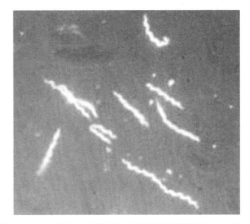

**图 17 - 3　伯氏疏螺旋体(暗视野显微镜×1 000)**

3. 抗原构造与分型 具有多种结构和功能蛋白，主要有 41 kDa 鞭毛蛋白，外膜蛋白（outer surface protein，Osp）抗原（OspA，OspB，OspC）和菌体蛋白。OspA 是伯氏疏螺旋体的主要外膜蛋白，具有种的特异性，可刺激机体产生保护性抗体。采用 DNA 同源性分析发现引起莱姆病的疏螺旋体至少有 3 个种：①伯氏疏螺旋体，主要分布于美国和欧洲；②伽氏疏螺旋体（B. garinii）；③埃氏疏螺旋体（B. afelii）。后两种主要分布于欧洲和日本。

4. 抵抗力 弱，60 ℃ 1～3 分钟即死亡，0.2％甲酚皂、1％苯酚溶液处理 5～10 分钟即被杀死。对青霉素、红霉素和头孢霉素等敏感。

（二）致病性与免疫性

莱姆病是一种自然疫源性传染病。储存宿主主要是野生和驯养的哺乳动物，以啮齿类中的白足鼠和畜类中的鹿更为重要。主要传播媒介是硬蜱，已确定的有 4 种，即美国的丹敏硬蜱、太平洋硬蜱、欧洲的篦子硬蜱和亚洲的全沟硬蜱。伯氏疏螺旋体可在蜱的中肠生长繁殖，叮咬宿主时，通过肠内容物反流、唾液或粪便而使宿主感染。

1. 致病物质 伯氏疏螺旋体能黏附、穿入成纤维细胞及人脐带静脉内皮细胞，并在细胞质内生存。细胞壁中的 LPS 具有类似细菌内毒素的生物学活性。OspA 可能与抗吞噬作用有关。

2. 所致疾病 引起人和动物的莱姆病。人被疫蜱叮咬后，伯氏疏螺旋体侵入皮肤并在局部繁殖。经 3～30 日的潜伏期，在叮咬部位出现一个或数个慢性移行性红斑（erythema chronicum migrans，ECM）。开始时为红色斑疹或丘疹，随后逐渐扩大形成一片大的圆形皮损，外缘有鲜红色边界，中央呈退行性变，故似一红环；也可在皮损内形成几圈新的环状红圈，似枪靶形。早期症状表现为红斑、发热、头痛、关节痛、心脏、神经系统及其他深部组织炎症。晚期症状可伴有关节畸形、心内膜炎、心包炎、心血管畸形、神经麻痹等。

3. 免疫性 伯氏疏螺旋体感染后可产生特异性抗体，可促进吞噬细胞的吞噬作用。体内清除感染的伯氏疏螺旋体主要依赖于特异性体液免疫。能激活巨噬细胞产生 IL-1、IL-6 和 TNF-α 等细胞因子，有助于宿主的免疫防御作用，但也可造成组织损伤。此外，伯氏疏螺旋体的 41 kDa 抗原与人神经轴突间存在部分共同抗原性，可引起自身免疫性疾病。

（三）微生物学检查

由于伯氏疏螺旋体在莱姆病的整个病程中数量较少，主要依靠血清学试验和分子生物学方法诊断莱姆病。

使用最广泛的是免疫荧光法（IFA）和 ELISA。多数实验室采用 ELISA。主要检测 21 kDa、35 kDa 的表面蛋白和 37 kDa、41 kDa 的鞭毛抗原的特异性 IgM 抗体，其常在移行性红斑出现后 2～4 周形成，6～8 周达峰值，4～6 个月后恢复正常。IgG 抗体出现较迟，其峰值在发病后 4～6 个月，并持续至病程的晚期。若脑脊液中查有特异性抗体，表示中枢神经系统已被累及。也可采用快速敏感的 PCR 检测标本中伯氏疏螺旋体的特异性 DNA。

（四）防治原则

以预防为主，疫区工作人员要加强个人保护，避免被硬蜱叮咬。灭活全细胞菌苗已在美国获准在家犬中使用。人用的伯氏疏螺旋体重组蛋白（OspA 和 OspC）疫苗正在研制中。

早期莱姆病可口服四环素、多西环素、阿莫西林或红霉素治疗。晚期莱姆病时已存在多种深部组织损害，一般用青霉素联合头孢曲松钠等静脉滴注。

## 二、回归热疏螺旋体

回归热疏螺旋体（B. recurrentis）是引起回归热的病原体。根据回归热传播媒介昆虫的不同，分为虱传回归热和蜱传回归热两类。

1. 虱传回归热 又称为流行性回归热，其病原体为回归热疏螺旋体，主要通过人体虱在人群中传播。当虱吸吮患者血液后，螺旋体从中肠进入其血液、淋巴而大量繁殖，但不进入唾液或卵巢。人被虱叮咬后，因抓痒将虱压碎，螺旋体经皮肤创伤进入人体。螺旋体在人血流中大量繁殖，数量可高达 10 万条/mm³。患者高热，持续 3～4 日后热退；隔 1 周左右又出现高热。如此反复发作 3～9 次，亦有多达 14 次者。其机制是螺旋体外膜蛋白易发生变异之故。

2. **蜱传回归热** 又称为地方性回归热,其病原体多至 15 种,例如杜通疏螺旋体(*B. duttonii*)、赫姆斯疏螺旋体(*B. hermsii*)等。亚洲和中国流行的回归热主要是波斯疏螺旋体(*B. persica*)和拉氏疏螺旋体(*B. latyschewii*)。蜱传回归热主要通过软蜱传播,储存宿主是啮齿类动物。螺旋体在蜱的体腔、唾液、粪便内均可存在,且经卵传代。故蜱叮咬人后,病原体可直接从皮肤创口进入体内。蜱传回归热的病程和临床表现与虱传相似,只是病程较短、症状稍轻。

回归热的免疫机制主要是体液免疫。当第一次高热消退前,患者血清中已出现特异的 IgM 类抗体。这些抗体与补体协同作用可裂解螺旋体,以清除血流中的螺旋体。隐匿在内部组织的螺旋体,其外膜蛋白可因编码基因重排形成新的突变株,逃逸初次感染病原体特异抗体的攻击。当这些突变株繁殖至一定数量,则引起第二次高热。如此多次,直至螺旋体的突变类型不再超越宿主产生的多种特异性抗体的范围为止。

微生物学检查主要是检查螺旋体。在发热期间取外周血 1～2 滴,加 2 小滴枸橼酸钠混合制成湿片,加盖玻片在暗视野显微镜下观察,或直接涂片行吉姆萨或瑞氏染色,在光学显微镜下查见回归热疏螺旋体长至红细胞直径的 2～4 倍,螺旋稀疏不规则,呈波状,如发热期未能查到,必要时可做小白鼠试验,取患者血液 0.2～1 ml 腹腔接种小白鼠,每日取尾静脉血镜检,1～3 日可查到大量疏螺旋体。也可用 BSK 培养基从蜱或患者血液中培养回归热疏螺旋体。

预防以灭虱及避免蜱叮咬为主。治疗可选用金霉素或多西环素。

# 本 章 小 结

螺旋体是一类细长、呈螺旋状、运动活泼的原核细胞型微生物。梅毒由梅毒螺旋体感染引起,人是梅毒的唯一传染源。人及动物的钩端螺旋体病由问号钩端螺旋体感染引起。莱姆病由伯氏疏螺旋体感染引起。

（李波清）

# 第十八章
## 放 线 菌

【学习目标】
 知识目标：正确叙述放线菌主要生物学特性和致病性。
 能力目标：能够区分放线菌属与诺卡菌属致病特性的差异。
 素质目标：树立无菌理念和控制机会致病的整体防控观。

 放线菌（actinomycetes）是一类丝状、呈分枝生长、革兰氏染色为阳性的原核细胞型微生物。放线菌广泛分布于自然界，种类繁多，大多数不致病。对人致病的放线菌可分为含分枝菌酸的诺卡菌属和不含分枝菌酸的放线菌属。此外，放线菌是抗生素的主要产生菌，如氨基苷类、蒽环类、β-内酰胺类、大环内酯类等抗生素都是由放线菌产生的。

## 【知识拓展】

### 放线菌与抗生素

 放线菌是抗生素的主要生产菌，现在使用的人用和畜用抗生素中 2/3 由放线菌产生。链霉菌产生链霉素、卡那霉素、丝裂霉素、土霉素；棘孢小单孢菌和绛红小单孢菌产生庆大霉素；诺卡菌属产生利福霉素。

# 第一节　放 线 菌 属

 放线菌属（*Actinomyces*）正常寄居于人和动物口腔、上呼吸道、胃肠道和泌尿生殖道。可引起人类疾病的有衣氏放线菌（*A. israelii*）、牛放线菌（*A. bovis*）、内氏放线菌（*A. naeslundii*）、黏液放线菌（*A. viscous*）和龋齿放线菌（*A. odontolyticus*）等。其中对人致病性较强的为衣氏放线菌。放线菌主要引起内源性感染，一般不在人群及人与动物间传播。

## 一、生物学性状

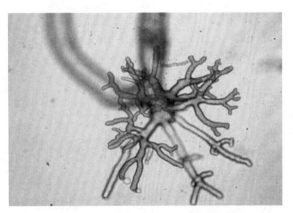

**图 18 - 1　放线菌（革兰氏染色×4 000）**

 G⁺非抗酸性丝状菌，菌丝细长无隔，直径 $0.5\sim0.8~\mu m$，有分枝，菌丝 24 小时后断裂呈链球或链杆状，不形成气生菌丝，形态与类白喉棒状杆菌相似（18-1）。

 放线菌培养较困难，生长缓慢，厌氧或微需氧。初次分离时 $5\%CO_2$ 可促进其生长。在血琼脂平板上，37 ℃，4～6 日可长出灰白色或淡黄色小于 1 mm 微小圆形菌落，不溶血。在含葡萄糖肉汤培养基中培养 3～6 日，长成灰白色球形小团。过氧化氢酶试验阴性。能分解葡萄糖，产酸不产气，不形成吲哚。衣氏放线菌能还原硝酸盐和分解木糖，借此与牛放线菌相区别。

 在患者病灶组织和瘘管流出的脓样物质中，有肉眼可见的黄色小颗粒，称为硫黄样颗粒（sulfur granule）。该颗粒即为放线菌在组织中形成的菌落。将硫黄样颗粒制成压片或组织切片，在显微镜下可见颗粒为呈菊花状排列的菌丝,菌丝末端有胶质样物质组成鞘包围,且膨大呈棒状体。胶质样鞘呈 $G^-$。病理标本经苏木精伊红染色,中央部位为紫色,末端膨大部分为红色(图18-2)。

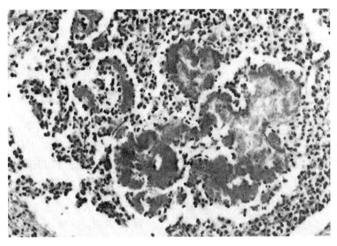

**图18-2　硫黄样颗粒(HE染色×400)**

## 二、致病性与免疫性

放线菌多存在于正常人口腔等与外界相通的腔道,为人体正常菌群。在机体免疫力下降、口腔卫生不良、拔牙或外伤时可导致内源性感染。放线菌病是软组织的化脓性炎症,若无继发感染,大多呈慢性无痛性过程,并常伴有多发性瘘管形成,排出特征性的硫黄样颗粒。根据感染途径和涉及的器官不同,临床分为面颈部、胸部、腹部、盆腔和中枢神经系统等感染,以面颈部感染最常见,约占感染者的60%。患者大多有近期口腔炎、拔牙史或下颌骨骨折史,临床表现为颈面部肿胀,不断产生新结节、多发性脓肿和瘘管形成。病原体可沿导管进入唾液腺和泪腺,或直接蔓延至眼眶和其他部位。若累及颅骨可引起脑膜炎或脑脓肿。胸部感染常有吸入史,也可由颈面部感染通过血行传播。开始在肺部形成病灶,症状和体征似肺结核。损害可扩展到心包、心肌,并能穿破胸膜和胸壁,在体表形成多发性瘘管,排出脓液。腹部感染常见有大包块与腹壁粘连,有便血与排便困难,常疑为结肠癌,术后切面见多个散在的硫黄样颗粒。盆腔感染多继发于腹部感染,也可因子宫内放置不合适或不洁避孕用具所致。原发性皮肤放线菌病常由外伤或昆虫叮咬引起,先出现皮下结节,然后结节软化、破溃形成瘘管。中枢神经系统感染常继发于其他病灶。

放线菌与龋齿和牙周炎有关。内氏放线菌和黏液放线菌能产生一种黏性很强的多糖物质6-去氧太洛糖(6-deoxytalose),使口腔中其他细菌也黏附在牙釉质上形成菌斑。菌斑中的细菌分解食物中糖类产酸,腐蚀釉质形成龋齿。

放线菌病患者血清中可找到多种抗体,但抗体对诊断价值不大。机体对放线菌的免疫以细胞免疫为主。

## 三、微生物学检查

放线菌主要的微生物学检查方法是从脓液或痰中寻找硫黄样颗粒。将可疑颗粒制成压片,在显微镜下检查是否有放线状排列的菌丝,也可取组织切片经苏木精伊红染色镜检。必要时将标本接种于不含抗生素的沙保(Sabouraud)培养基或血平板上做厌氧培养。放线菌生长缓慢,常需观察2周以上。

## 四、防治原则

注意口腔卫生,及时治疗牙病和牙周炎是预防的主要方法。对患者的脓肿和瘘管应进行外科清创处理,同时应用大剂量青霉素较长时间治疗。甲氧苄啶-磺胺甲基异噁唑(Trimethoprim - sulfamethoxazole,TMP - SMZ)效果较好,亦可用克林霉素、红霉素或林可霉素等治疗。

# 第二节　诺卡菌属

诺卡菌属(Nocardia)细胞壁含分枝菌酸,有 42 个菌种,广泛分布于土壤,不属于人体正常菌群。对人致病的主要有两种,即星形诺卡菌(N. asteroides)和巴西诺卡菌(N. brasiliensis)。我国以星形诺卡菌感染多见。

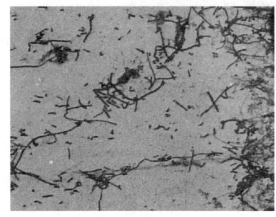

**图 18 - 3　诺卡菌(革兰氏染色×1 000)**

## 一、生物学性状

G⁺杆菌,但革兰氏染色着色不均,形态与放线菌属相似,但菌丝末端不膨大(图 18 - 3)。部分诺卡菌抗酸阳性,但仅可用 1% 盐酸乙醇脱色,延长脱色时间则变为抗酸阴性,据此可与结核分枝杆菌相区别。

营养要求不高,在普通培养基上于 22 ℃ 或 37 ℃ 均可生长。诺卡菌属为专性需氧菌,能形成气中菌丝。生长缓慢,一般 1 周以上始见颜色黄、白不等的菌落,表面干燥或呈蜡样。诺卡菌在液体培养基中形成浮于液面的菌膜,液体澄清。

## 二、致病性与免疫性

星形诺卡菌主要由呼吸道或创口侵入机体,引起化脓性感染,特别是免疫力低下的感染者,如白血病患者、艾滋病患者、肿瘤患者和长期使用免疫抑制剂的患者。此菌常侵入肺部,主要引起肺炎与肺脓肿,慢性患者症状与肺结核相似。星形诺卡菌易通过血行进行播散,约 1/3 患者引起脑膜炎与脑脓肿。在皮肤创伤,特别在刺伤后可引起该菌感染,以化脓和坏死为特征,可形成结节、脓肿、慢性瘘管。瘘管脓液中可见许多小颗粒,即诺卡菌的菌落。

巴西诺卡菌可侵入皮下组织引起慢性化脓性肉芽肿,表现为肿胀、脓肿及多发性瘘管。好发于足部和腿部,称为足菌肿(mycetoma)。星形诺卡菌亦可致该病。

## 三、微生物学检查

诺卡菌的微生物学检查法主要是在脓液、痰等标本中检查黄色或黑色颗粒状的诺卡菌菌落。脓液、痰涂片和标本压片检查,可见有革兰氏阳性和部分抗酸性分枝菌丝。若见散在的抗酸性杆菌,应注意与结核分枝杆菌区别。分离培养可用沙保培养基或脑心浸液琼脂平板,培养温度可为 30 ℃、37 ℃ 或 45 ℃。星形诺卡菌可在 45 ℃ 下生长,故培养温度有初步鉴别诊断作用。分离菌株进一步做生化反应鉴定。需注意,诺卡菌入侵肺部后由于巨噬细胞等免疫因素的作用可使之变为 L 型。因此,常需反复检查才能证实。

## 四、防治原则

诺卡菌感染无特异预防方法,局部治疗主要为手术清创,切除坏死组织。各种感染可用磺胺类药物治疗,有时还可加用环丝氨酸,一般治疗时间不少于 6 周。

## 本 章 小 结

放线菌是一类丝状、呈分枝生长、革兰氏阳性的原核细胞型微生物。放线菌属主要引起内源性感染,表现为软组织的化脓性炎症,其中对人致病性较强的为衣氏放线菌;放线菌还与龋齿和牙周炎有关。诺卡菌属主要引起化脓性感染。

(李波清)

# 第三篇

真　菌　学

# 第十九章
## 真菌学概述

【学习目标】

知识目标:理解真菌的生物学性状、致病性。

能力目标:运用真菌感染的防治措施,分析判断临床实际问题的能力。

素质目标:培养学生树立正确的职业使命感和人文关怀精神,激发学生的责任意识。

真菌(fungi,fungus)是一类结构比较完整的,细胞核高度分化,有核膜、核仁和完整的细胞器,不含叶绿素,无根、茎、叶分化的真核细胞型微生物。大多数真菌为多细胞,少数为单细胞,通过有性或无性方式繁殖,以腐生或寄生方式生存。

真菌是生物界中一个庞大的类群,其分布广泛且种类繁多,目前已有 1 万个属、数十万个种。其中,绝大多数真菌对人类有益:如酿酒、制造抗生素、食品发酵、中草药药源等;少数真菌对人体有害,可引起人类感染性、中毒性及超敏反应性疾病。与医学相关的真菌有 400 余种,常见的有 50~100 种。

目前真菌在生物界的位置尚未统一,但大多数学者认为真菌应作为一个独立的生物群——真菌界,分为黏菌和真菌两个门。真菌门根据其生物学性状分为鞭毛菌亚门(Mastigomycotina)、接合菌亚门(Zygomycotina)、子囊菌亚门(Ascomycotina)、担子菌亚门(Basidomycotina)及半知菌亚门(Deutemycotina)。

与医学有关的真菌主要分布于四个亚门:① 接合菌亚门,大部分为无隔、多核菌丝体,有性孢子为接合孢子,无性孢子为孢子囊孢子,如毛霉属、根霉属等,多为条件致病性真菌。② 子囊菌亚门,菌丝有隔,有性孢子为子囊孢子,无性孢子为分生孢子,如酵母属、芽生菌属、毛癣菌属,多数为腐生性真菌,少数为条件致病菌。③ 担子菌亚门,菌丝分隔,有性孢子为担孢子,如银耳、木耳、香菇、灵芝等食用菌和药用真菌,以及致病性新生隐球菌等。④ 半知菌亚门,菌丝有隔,无性孢子为分生孢子。人类对于此类真菌的生活史了解不完全,其有性繁殖阶段未被发现,因此,称其为半知菌。医学上有重要意义的真菌大多数属于本亚门,如白假丝酵母菌、各种皮肤癣菌、曲霉属等,可引起人类皮肤癣病和深部真菌感染性疾病。

# 第一节　真菌的主要生物学性状

## 一、真菌的形态与结构

真菌比细菌大几倍甚至几十倍,形态多种多样,结构比细菌复杂,细胞壁不含肽聚糖,主要由多糖和蛋白质组成,多糖主要有纤维素、几丁质甘露聚糖、葡聚糖,由于缺乏肽聚糖,故真菌不受青霉素或头孢菌素的作用。真菌按其形态和结构可以分为单细胞真菌(图 19-1)和多细胞真菌(图 19-2)。

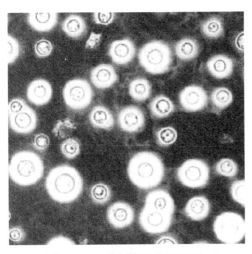

图 19-1　单细胞真菌(×400)

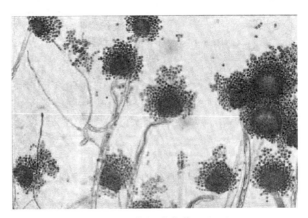

图 19-2　多细胞真菌(×400)

(一) 单细胞真菌

单细胞真菌呈圆形或卵圆形,如酵母型真菌和类酵母型真菌。

1. 酵母型真菌　酵母型真菌以芽生方式繁殖,芽生孢子成熟后脱落成独立个体,不产生菌丝,长5～30 μm,宽3～5 μm,其菌落与细菌的菌落相似,如新生隐球菌。

2. 类酵母型真菌　与酵母型真菌的区别在于其延长的芽体不从母细胞脱落而形成假菌丝,在培养基内可见由假菌丝形成的假菌丝体,称为类酵母型菌落,如白假丝酵母菌。

(二) 多细胞真菌

多细胞真菌由菌丝(hypha)和孢子(spore)组成。各种丝状菌的菌丝和孢子由于形态不同,常作为鉴定丝状真菌的重要标志。

1. 菌丝　菌丝是一种管状结构,其直径一般为5～6 μm,长度随不同生长条件而异。在环境适应情况下成熟的孢子长出芽管,芽管逐渐伸长呈丝状称为菌丝,或由一段菌丝细胞增长而形成。菌丝可长出许多分枝,交织成团,称为菌丝体(mycelium)。

(1) 按结构,可将菌丝分为无隔菌丝和有隔菌丝(图 19-3)。

1) 无隔菌丝:无隔菌丝(nonseptate hypha)中无横隔,整条菌丝是一个多核单细胞,内有许多细胞核,如根霉和毛霉的菌丝。

2) 有隔菌丝:有隔菌丝(septate hypha)间隔一定距离由横隔或隔膜分成一连串细胞,隔膜中央有孔,允许细胞质和细胞核相互流通。绝大部分的病原性丝状真菌为有隔菌丝,如皮肤癣菌的菌丝。

(2) 按功能,可将菌丝分为营养菌丝和气生菌丝。

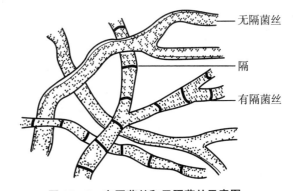

图 19-3　有隔菌丝和无隔菌丝示意图

1) 营养菌丝:营养菌丝(vegetative mycelium)是伸入到培养基或寄生的组织中吸取营养物质的菌丝。

2) 气生菌丝:气生菌丝(aerial myceliumn)是露于培养基表面,向空气中生长的菌丝。其中部分气生菌丝发育到一定阶段后可产生不同形状、大小和颜色的孢子,称为生殖菌丝(reproductive mycelium)。

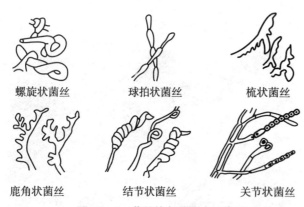

螺旋状菌丝　　　球拍状菌丝　　　梳状菌丝

鹿角状菌丝　　　结节状菌丝　　　关节状菌丝

**图 19-4　菌丝的各种形态示意图**

菌丝还可按形态分类,如螺旋状、球拍状、结节状、鹿角状和梳状等(图 19-4)。不同种类的真菌可有不同形态的菌丝,但相似形态的菌丝也可出现于不同的真菌中,因此,在真菌鉴定中要格外注意。

2. 孢子　孢子是真菌的繁殖结构,由生殖菌丝产生。孢子分为有性孢子和无性孢子两种。有性孢子是由同一菌体或不同菌体的 2 个细胞融合经减数分裂形成。无性孢子是由菌丝上的细胞分化形成,不发生细胞融合。病原性真菌大多形成无性孢子。无性孢子根据形态可分为三种(图 19-5)。

(1) 分生孢子:分生孢子(conidium)是生殖菌丝末端或侧缘形成的单个、成簇或链状的孢子,是丝状真菌中最常见的无性孢子。按形态和结构又可分为大分生孢子和小分生孢子。① 大分生孢子:由多个细胞组成,体积较大,呈梭状、梨形或棒状,其大小、细胞数和颜色是鉴定的重要依据。② 小分生孢子:1 个孢子即为 1 个细胞,较小,真菌都能产生小分生孢子,对真菌鉴别意义不大。

(2) 叶状孢子:叶状孢子(thallospore)由菌丝内细胞直接形成。分为三种:① 芽生孢子,由细胞出芽形成圆形或卵圆形的孢子,当其长到一定大小即与母细胞脱离,若不脱离则形成假菌丝,如白假丝酵母。② 厚膜孢子,由菌丝顶端或中间部分变圆,胞质浓缩,胞壁增厚,在不利环境中形成,抵抗力增强;当环境有利时,厚膜孢子又可以出芽繁殖。③ 关节孢子,菌丝胞壁增厚,出现许多隔膜且断裂成长方形节段,呈链状排列,多见于陈旧培养基中。

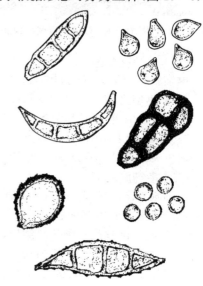

**图 19-5　无性孢子的各种形态示意图**

(3) 孢子囊孢子:孢子囊孢子(sporangiospore)由菌丝末端膨大形成孢子囊,内含许多孢子,孢子成熟后破囊而散出,如毛霉、根霉等。

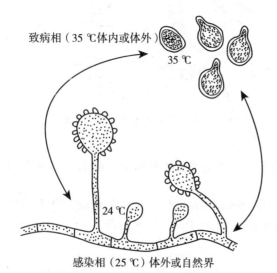

致病相(35 ℃体内或体外)

35 ℃

24 ℃

感染相(25 ℃)体外或自然界

**图 19-6　真菌的双相性示意图**

## 二、真菌的培养与繁殖

### (一)培养条件

真菌对营养要求不高,实验室培养常用沙保弱培养基,其成分简单,主要含有蛋白胨、葡萄糖、氯化钠和琼脂。大多数病原性真菌生长缓慢,培养时间较长,1~4 周才出现典型菌落,故在培养基中常加入氯霉素以抑制细菌的生长。培养真菌的最适 pH 为 4~6,温度为 25~28 ℃,但有的致病性真菌在 37 ℃时才能良好生长。同时培养真菌需要较高的湿度与氧气浓度。有些真菌是双相型真菌,即表现为完全不同的形状:沙保弱培养基上形成菌丝并产生孢子,为自然界中病原体的感染相,在体内或在血琼脂平板上形成无菌丝和孢子的酵母细胞为该真菌的致病相(图19-6)。

### (二)繁殖方式

真菌的繁殖方式多样,与原核细胞型微生物相比,除能进行无性繁殖外,还能进行有性繁殖,有性繁殖包括质配、核配及减数分裂三个阶段,过程比较复杂。无性繁殖是真菌的主要繁殖方式,具有简单快速、产生新个体多的特点,具体方式有以下四种:

1. 芽生 芽生(budding)指先由真菌细胞或菌丝发芽,母细胞进行核分裂,一部分进入子细胞,子细胞逐渐长大与母细胞之间产生横隔,后与母体分离。这是真菌较常见的繁殖方式(图19-7)。

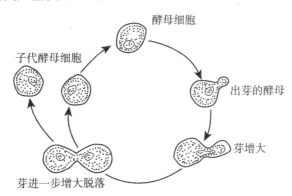

**图19-7 真菌的芽生繁殖示意图**

2. 裂殖 裂殖(binary fission)指细胞二分裂法直接产生两个子细胞。

3. 隔殖 隔殖(septa)指分生孢子梗某一段落形成一隔膜,然后胞质浓缩形成一个新的孢子。

4. 菌丝断裂 菌丝有时可断裂成许多片段,每一个片段在适宜的环境中再发育成新的菌丝体。

(三)菌落特征

在沙保弱培养基上真菌可形成三种类型的菌落。

1. 酵母型菌落 酵母型菌落(yeast type colony)多数为单细胞真菌培养形成,类似细菌菌落,但比一般细菌的菌落大而厚,不透明,表面光滑、湿润、致密、柔软,多为乳白色,少为红色。如隐球菌菌落。

2. 类酵母型菌落 类酵母型菌落(yeast-like type colony)外观形状与酵母型菌落相似,由于芽管与母细胞连接形成的假菌丝伸入培养基中,因此,称为类酵母菌菌落,如白假丝酵母菌菌落。

3. 丝状型菌落 多细胞真菌培养后都形成丝状型菌落(filamentous colony)。比细菌和放线菌菌落大,气生菌丝伸入空气,交织呈绒毛状、棉絮状或粉末状,菌落中心与边缘的颜色常不一致,丝状型菌落的形态和颜色均可作为鉴别真菌的参考。

### 三、真菌的抵抗力

真菌对干燥、阳光、紫外线及一般的消毒剂有一定的抵抗力,但对热的抵抗力不强,60~70 ℃加热1小时菌丝和孢子均可被杀死;对0.1%升汞、1%~3%苯酚、2%结晶紫、2.5%碘酊和10%甲醛较敏感。真菌对抗生素不敏感,但两性霉素B、制霉菌素、克霉唑、酮康唑和氟胞嘧啶等对多种真菌有抑制性。

真菌容易发生变异,培养时间过长,传代次数较多,可出现形态结构、菌落特征、色素及孢子数目甚至毒力的改变。

## 第二节 真菌的感染与免疫

真菌的致病力一般比细菌弱,其详细的致病机制目前尚不完全清楚。由致病性真菌和条件致病性真菌引起的疾病统称为真菌病,几乎所有的真菌病都是慢性感染,疾病发展通常持续数月甚至数年。根据感染部位可以把真菌病分为浅部真菌感染和深部真菌感染。此外,真菌还可以引起超敏反应和中毒,某些真菌毒素可引起肿瘤和先天性畸形。在机体感染过程中,机体的非特异性免疫在阻止真菌病发生上具有重要作用,特异性免疫在真菌病康复中具有一定作用。

## 一、真菌的致病作用

### (一)致病性真菌感染

由于致病性真菌侵入机体而致病,属于外源性感染。根据感染部位,可分为深部和浅部的致病性真菌感染。浅部真菌感染多有传染性,如皮肤癣菌是由于这些真菌的嗜角质性,并能产生角蛋白酶水解角蛋白,在皮肤局部大量繁殖后通过刺激作用和代谢产物作用,引起局部炎症和病变。深部致病性真菌感染后,症状多不明显,并有自愈倾向,感染真菌可在吞噬细胞内繁殖,抑制机体的免疫反应,引起慢性肉芽肿和组织溃疡、坏死。

### (二)条件致病性真菌感染

条件致病性真菌多属于非致病的腐生性真菌和寄居于人体的正常菌群,如白假丝酵母菌、新生隐球菌、曲霉菌和毛霉菌等,其感染多发生在机体免疫力降低时,如接受放疗或化疗的肿瘤患者、糖尿病患者、免疫缺陷患者等,其预后一般较差。

### (三)真菌超敏反应性疾病

由真菌引起的超敏反应是临床上超敏反应性疾病的重要组成之一。这些真菌本身不致病,但由于其污染空气等环境,当敏感者吸入或食入某些菌丝或孢子时可导致各类超敏反应的发生,如支气管哮喘、过敏性鼻炎、荨麻疹及接触性皮炎等疾病。

### (四)真菌毒素中毒

许多真菌在代谢过程中可产生有毒的次级代谢产物,即真菌毒素,可污染农作物、食物或饲料。人食入后可导致急性或慢性中毒,称为真菌中毒症。迄今已发现百余种真菌毒素,大多为曲霉菌属、青霉菌属及镰刀菌属中 30 余种真菌的产毒菌株所产生。真菌毒素中毒极易引起肝、肾、神经系统功能障碍及造血功能障碍,虽不具有传染性,但具有明显的地区性和季节性。

### (五)真菌毒素与肿瘤

真菌毒素与肿瘤形成有关。目前研究证明,黄曲霉毒素可诱发肝癌,镰刀菌 T - 2 毒素可诱发实验动物胃癌、胰腺癌、垂体和脑肿瘤等。在我国胃癌、食管癌等恶性肿瘤高发区,脱氧雪腐镰刀菌烯醇是居民饮食中主要的污染霉菌毒素之一。多种真菌毒素可引起实验动物恶性肿瘤。

## 二、抗真菌免疫

抗真菌免疫包括非特异性免疫和特异性免疫。机体非特异性免疫对阻止真菌病发生具有重要作用,特异性免疫与真菌病恢复相关,但一般来说,其免疫力不强。

【知识拓展】

**"真菌非特异性免疫"——模式识别受体在抗真菌感染中的作用**

模式识别受体可识别病原体并触发固有免疫反应,目前发现参与真菌识别的有 Toll 样受体(Toll-like receptors,TLRs)、C 型凝集素和补体受体等。其中 TLR2、TLR4、TLR6 主要参与识别真菌细胞壁成分,TLR3、TLR7、TLR9 主要参与识别其核酸物质;TLRs 被激活会启动下游蛋白激酶级联反应;产生一系列细胞因子和趋化因子,发挥抗感染作用。C 型凝集素家族识别受体包括甘露糖受体(MR)、Dectin - 1、Dectin - 2 等,均存在一个 C 型凝集素样结构域,能够识别配体并吞噬病原体,负责维持内源性糖蛋白稳定、抗原提呈、吞噬杀伤作用。在对真菌的免疫反应中,各类受体不是孤立地发挥作用,往往是多个受体协同作用,如肺孢子菌介导的人肺泡巨噬细胞释放 IL - 8 需要 MR 和 TLR2 的共表达。

### (一)非特异性免疫

1. 皮肤黏膜屏障作用　皮肤黏膜对皮肤癣菌具有一定的屏障作用,一旦皮肤黏膜破损,真菌即可入侵。另外,皮脂腺分泌的不饱和脂肪酸有杀菌作用,儿童皮脂腺发育不完善,故易患头癣,成人因手、足汗较多,且掌趾部缺乏皮脂腺故易患手足癣。

2. 正常菌群的拮抗作用　白假丝酵母菌是机体正常菌群,存在于人的口腔、上呼吸道、肠道及阴道黏膜,当长期应用广谱抗生素可导致菌群失调继而引发白假丝酵母菌感染。

3. 吞噬作用　单核巨噬细胞及中性粒细胞在真菌进入机体后发挥重要的抗真菌作用,但被吞噬的真菌孢子并不能完全被杀灭,反而有可能在细胞内增殖,刺激组织增生引起肉芽肿;有的还被吞噬细胞带到组织器官中增殖而引起病变。

此外,正常体液中的抗菌物质如 TNF、IFN－γ 等细胞因子在抗真菌感染方面也可发挥一定作用,血浆中的转铁蛋白,经皮下小血管或汗腺扩散至皮角质层内,可限制数种真菌的生长。

（二）特异性免疫

真菌感染可诱发机体产生以细胞免疫为主的特异性免疫,真菌感染可刺激特异性淋巴细胞增殖,释放 IL－2、IFN－γ 等激活 NK 细胞、巨噬细胞和 CTL 等,增强其对真菌的杀伤力。同时真菌感染常引起迟发型超敏反应,临床上常见的癣菌疹就是真菌感染所引起的一种超敏反应。

真菌刺激机体产生的特异性抗体可以阻止真菌转为菌丝相以提高吞噬细胞的吞噬率,并阻止真菌与宿主细胞或组织吸附,从而降低其致病作用。同时特异性抗体的检测对深部真菌感染的诊断有参考价值。

# 第三节　真菌感染的诊断与防治

## 一、真菌感染的诊断

真菌病微生物学检查原则与细菌感染的检查大致相同,各种真菌的形态结构有一定的特殊性,一般都可以通过直接镜检和分离培养鉴定。由于皮肤癣菌与腐生性真菌之间存在抗原性交叉,因此,浅部真菌感染一般不做血清学检查。

（一）标本采集

浅部真菌感染一般先用 70％乙醇棉球擦拭局部,然后取皮屑、病发、指（趾）甲屑等标本,皮肤癣病标本宜在病变区与健康皮肤交界处采集。深部感染真菌则应根据病情取病变部位分泌物、体液、痰液和血液等。

（二）致病性真菌的检查和鉴定

1. 直接镜检　皮屑、病发、指（趾）甲屑等标本先经过 10％ KOH 微加温处理,使标本软化,轻压盖玻片,使标本变薄透明并在显微镜下观察,如见菌丝或孢子可初步诊断为真菌病;若为液体标本,一般需离心后取沉淀物直接镜检或染色后镜检。直接检查阳性有临床意义,但阴性也不能排除感染;组织中发现分隔分枝的菌丝多为曲霉;粗大、不分隔或不分枝的菌丝多为毛霉,假丝酵母菌出现假菌丝代表其活动性;皮肤癣菌菌丝粗长肥大提示处于活跃状态。

2. 分离培养　分离培养常用于直接镜检不能确定的真菌感染或需要确定感染真菌的种类。一般标本经 70％乙醇或 2％苯酚处理 2～3 分钟,用无菌盐水洗净后接种于含抗生素和放线菌酮的沙保弱培养基,25～28 ℃培养数日至数周,观察菌落特征后再做真菌小培养,根据显微镜观察菌丝和孢子的特征进行初步鉴定,必要时可加做动物实验。

（三）血清学检查

血清学检查可以作为深部真菌感染的辅助检查。可用 ELISA 夹心法、免疫斑点法检测患者血清中的抗原或抗体,荧光抗体染色法鉴定标本中的抗原。

此外,应用分子生物学技术检查真菌感染,如真菌 DNA 中 G＋C mol％测定、限制性片段长度多态性分析、DNA 序列测定、真菌 DNA 条形码分析等。

## 二、真菌感染的防治

对于真菌感染目前尚无特异性预防方法,由于真菌表面抗原免疫原性弱,无有效的预防疫苗。皮肤癣菌的传播主要靠孢子,遇潮湿和温暖环境又能发芽繁殖,当体表角质层破损或糜烂时更容易引发感染。其预防措施主要是注意皮肤清洁卫生,避免直接或间接与患者接触。预防足癣应经常保持鞋袜干燥,透气性好,以消除皮肤癣菌增殖的条件。深部真菌的预防,首先要去除各种诱发因素,提高机体免疫力。尤其是细胞免疫功能低下的人,或应用免疫抑制剂的患者,更应注意防止真菌感染。

　　浅部真菌感染的治疗,局部可用 5% 硫黄软膏、克霉唑软膏、复方硫酸铜溶液等,如治疗不佳可口服抗真菌药物,如两性霉素 B、制霉菌素、克霉唑、酮康唑和氟胞嘧啶等。由于这些药物的毒副反应较大,其有效剂量与中毒剂量接近,故需要寻找疗效好、不良反应小的新的抗真菌药物。

## 本 章 小 结

　　真菌是一类结构比较完整的真核细胞型微生物,大多数为多细胞,少数为单细胞。真菌分布广泛且种类繁多,通过有性或无性方式繁殖,以腐生或寄生方式生存。单细胞真菌呈圆形或卵圆形,多细胞真菌由菌丝和孢子组成。菌丝按结构可分为无隔菌丝和有隔菌丝,按功能可分为营养菌丝、气生菌丝。孢子按繁殖方式可分为无性孢子和有性孢子。无性孢子包括分生孢子、叶状孢子和孢子囊孢子。菌丝、孢子形态可以帮助鉴定真菌种类。真菌对营养要求不高,实验室培养常用沙保弱培养基,大多数病原性真菌生长缓慢,可形成酵母型、类酵母型及丝状型三种类型的菌落。真菌病多为慢性感染,根据感染部位可分为浅部感染真菌和深部感染真菌,也可引起超敏反应和中毒。某些真菌毒素与肿瘤和先天畸形发生有关。

（于广福）

# 第二十章
## 主要致病性真菌

【学习目标】

知识目标:理解主要致病性真菌生物学特性、致病特点。

能力目标:运用主要真菌病临床症状,分析判断临床实际问题能力;利用真菌生物学特性,对真菌病防治进行宣讲。

素质目标:培养学生树立正确的人生观、价值观和人文关怀精神,激发学生的责任意识。

## 第一节 浅部感染真菌

目前,自然界中致病性真菌和条件致病性真菌只有几百种,其中90%的人类真菌病仅由几十种真菌引起,同一部位的病变可由不同种类的真菌引起,同一种真菌也可以引起不同部位的病变。根据致病性真菌侵犯的部位和临床表现,可分为浅部感染真菌和深部感染真菌,浅部感染真菌又分为皮肤感染真菌和皮下组织感染真菌。

### 一、皮肤感染真菌

皮肤感染真菌主要引起各种癣(tinea),是由寄生或腐生于角蛋白组织(表皮角质层、毛发、甲板)的一群真菌引起,但它们一般不侵犯皮下组织和内脏器官,不引起全身感染。目前对人类有致病作用的皮肤感染真菌有40多种,分为皮肤癣菌和角层癣菌两大类。

(一)皮肤癣菌

皮肤癣菌(dermatophytes)是寄生于皮肤角蛋白的浅部真菌。历史上,皮肤癣菌是第一种被证实使人致病的微生物,其发现可追溯到1839年。因为其嗜角质蛋白的特性,决定其侵犯部位局限于角化的表皮、毛发和指(趾)甲,引起多种癣病,其中以手足癣最为常见,是人类最多见的真菌病。皮肤癣菌分为表皮癣菌属(*Epidermophyton*)、毛癣菌属(*Trichophyton*)、小孢子菌属(*Microsporum*)三个属(表20-1)。

表20-1 皮肤癣菌的种类、侵犯部位及所致疾病

| 种类 | 种数 | 侵犯部位 | | | 所致疾病 |
|---|---|---|---|---|---|
| | | 皮肤 | 指甲 | 毛发 | |
| 表皮癣菌属 | 1 | + | + | − | 体癣、手足癣、甲癣、股癣 |
| 毛癣菌属 | 20 | + | + | + | 体癣、手足癣、甲癣、股癣、发癣、须癣、黄癣、叠癣 |
| 小孢子癣菌属 | 15 | + | − | + | 体癣、手足癣、股癣、发癣、须癣、黄癣 |

1. **表皮癣菌属** 仅絮状表皮癣菌对人致病,不侵犯毛发,是引起人类体癣、股癣、足癣和甲癣的主要病原体,多发生于热带地区。

菌落初为白色鹅毛状,后转变为黄绿色粉末状,显微镜下可见典型的杆状大分生孢子,无小分生孢子;菌丝偶见结节状、球拍状。

2. **毛癣菌属** 包括20余种真菌,对人致病的有十余种,以红色毛癣菌、须癣毛癣菌、断发毛癣

菌和石膏样毛癣菌常见，可引起皮肤、毛发和甲板的感染，导致体癣、手足癣、股癣、甲癣、发癣和须癣等。

菌落形态及色泽各异，可呈颗粒状、粉末状、绒毛状等，颜色为黄色、乳白色、红色、橙色、紫色等。显微镜下可见细长、棒状、薄壁大分生孢子和侧生、散在或葡萄状的小分生孢子；菌丝可呈螺旋状或鹿角状等。

3. 小孢子癣菌属　多数具有致病性，如犬小孢子菌、石膏样小孢子菌等，不侵犯甲板，主要引起头癣和体癣等。

菌落逐渐由绒毛状变为粉末状，颜色呈灰色、橘红色或棕黄色。显微镜下可见厚壁呈梭形的大分生孢子和侧生卵圆形小分生孢子；菌丝呈梳状、结节状和球拍状等。

（二）角层癣菌

角层癣菌是指寄生于表皮角质层或毛干表面的浅部真菌，主要侵犯皮肤或毛干很浅的皮层，引起角层型和毛发型病变，不引起组织炎症。引起此类感染的致病性真菌主要有秕糠马拉色菌（*Malassezis furfur*）、何德毛结节菌（*Piedraia hortae*）。

秕糠马拉色菌可引起颈、胸、腹、背和上臂等部位的皮肤表面出现黄褐色的花斑癣，形如汗渍斑点，俗称为汗斑，多发生于夏季，一般只影响外观而不影响健康。花斑癣在热带地区发病率最高。患处标本镜检可见成簇、厚壁的孢子和粗短、分枝的菌丝及成簇的酵母型细胞。该菌有嗜脂性特点，分离培养宜在培养基中加入少许脂质，如芝麻油或橄榄油等，培养后形成类酵母型菌落。

何德毛结节菌主要侵犯头发，在发干上形成坚硬的沙粒状结节，引起黑毛发结节病。标本镜检可见厚膜孢子和子囊孢子以及分枝的菌丝。

## 二、皮下组织感染真菌

皮下组织感染真菌一般存在于土壤和植物，有着色真菌与孢子丝菌，为腐生菌，经创伤部位进入人体皮下组织，一般感染只局限于局部，但可蔓延至周围组织。着色真菌经血行或淋巴管扩散，孢子丝菌经淋巴管扩散。

（一）着色真菌

着色真菌广泛分布于土壤、植物中，是几种在分类上相近、引起相似疾病症状真菌的总称。代表菌有卡氏枝孢霉（*Cladosporium carrionii*）、裴氏着色霉（*Fonsecaea pedrosoi*）、疣状瓶霉（*Phialophora verrucosa*）等。在我国以卡氏枝孢霉最为多见，其次是裴氏着色霉。着色真菌在沙保弱培养基上生长缓慢，常需要培养数周，形成棕褐色的丝状型菌落，少数呈灰黑色。该类真菌的分生孢子有树枝形、剑顶形和花瓶形等不同形态，是鉴定的重要依据。

着色真菌感染一般由外伤侵入人体，多发于颜面、肢体、臀部等暴露部位的皮肤，以下肢多见，病损皮肤呈界限鲜明的暗红色或黑色，故称为着色真菌病（chromomycosis）。潜伏期约1个月，长的可达数月乃至1年，病程可长至数十年。早期皮肤感染处发生丘疹，丘疹增大形成结节，结节融合形成疣状或菜花状，呈暗红色或黑色，日久瘢痕广泛，影响淋巴回流，可形成肢体象皮肿。全身免疫功能低下时可侵犯中枢神经系统，引起中枢神经系统感染。

（二）申克孢子丝菌

申克孢子丝菌（*Sporotrichum schenckii*）是孢子丝菌病的主要病原菌，属于腐生性真菌，广泛存在于土壤、尘埃中。该菌是双相性真菌，标本可在油镜下直接镜检，可见有梭形或卵圆形小体[$(3\sim7)\mu m \times (1\sim2)\mu m$]，偶见菌丝。在沙保弱培养基上$25\sim37$ ℃培养$3\sim5$日，可见灰褐色皱膜状菌落。玻片培养有细长分生孢子柄从菌丝两侧呈直角伸出，柄端为成群梅花束排列的小分生孢子。在含胱氨酸的血平板上37 ℃培养，则长出酵母型菌落，以出芽方式繁殖。

申克孢子丝菌经皮肤微小的伤口侵入机体，然后沿淋巴管扩散，在皮肤局部形成亚急性或慢性肉芽肿，使淋巴管形成链状硬结，称为孢子丝菌性下疳（sporotrichotic chancre）。本菌也可经口或呼吸道侵入，经血行扩散至其他器官。孢子丝菌病多发生于从事农业劳动的人群，在我国分布较广，其中东北地区黑龙江、吉林，南方地区江苏、广东、广西等地报道较多。

对患者脓液、痰液、血标本可直接镜检和培养，血清学试验以申克孢子丝菌抗原与患者血清进行凝集试验,若效价≥1:320 有诊断意义。也可用孢子丝菌素做皮肤试验,24～48 小时在皮试局部出现结节,有诊断意义。

# 第二节　深部感染真菌

深部感染真菌是侵犯皮下组织和内脏,引起全身性感染的真菌,包括致病性真菌和条件致病性真菌两大类。致病性真菌主要有荚膜组织胞质菌(*Histoplasma*)、球孢子菌(*Coccidioides*)、副球孢子菌(*Paracoccidioides*)和芽生菌(*Blastomyces*),属于外源性感染,正常宿主体内不存在,一般经过呼吸道侵入,引起症状不明显,有自愈倾向。少数病例感染后可扩散至全身任何器官,严重者可引起死亡。此类真菌有地方性流行特点,美洲较多见,我国较少见。

条件致病性真菌多数是宿主正常菌群的成员,其致病条件通常为机体免疫力下降,常引起的疾病有心内膜炎、肺炎、鹅口疮、阴道炎、脑膜炎及败血症等。近年来由于抗生素、激素、免疫抑制剂及抗肿瘤药物的大量使用和器官移植、介入治疗的开展,条件致病性真菌引起的感染日益增加。

## 一、白假丝酵母菌

白假丝酵母菌(*Candida albicans*)属于假丝酵母属(Candida),俗称为白色念珠菌。白假丝酵母菌可引起人体皮肤、黏膜及内脏和中枢神经系统的疾病,即白假丝酵母菌病(candidiasis),这是临床上最常见的深部真菌感染病,其中口腔白假丝酵母菌感染常是艾滋病患者最先出现的条件性感染。

（一）生物学性状

菌体呈圆形或卵圆形,直径3～6 μm;革兰氏染色阳性,但着色不均;以出芽方式繁殖,在组织中可形成芽生孢子和假菌丝(图 20 - 1)。

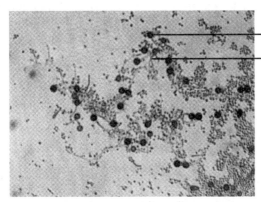

白假丝酵母厚膜孢子
白假丝酵母假菌丝

**图 20 - 1　白假丝酵母菌(×400)**

在普通琼脂、血平板或沙保弱培养基上均生长良好;37 ℃培养 2～3 日,形成类酵母型菌落。在 1% 吐温- 80 玉米粉培养基上可形成丰富的假菌丝,假菌丝间或其末端形成厚膜孢子,为本菌特征之一。

（二）致病性

白假丝酵母菌存在于人的口腔、上呼吸道、肠道及阴道黏膜,当机体发生菌群失调或免疫力下降时,可引起各种白假丝酵母菌病。

1. 皮肤、黏膜感染　好发于皮肤潮湿与皱褶部位(腋窝、乳房下、腹股沟、会阴部、肛门周围及指、趾间等),可引起湿疹样皮肤白假丝酵母菌病、肛门周围瘙痒症、湿疹及指(趾)间糜烂症等。黏膜白假丝酵母菌感染可引起鹅口疮(thrush)、口角糜烂、外阴与阴道炎,其中以鹅口疮最为多见,约 90% 以上的艾滋病患者可出现此症状。

2. 内脏感染　可引起支气管炎、肺炎、肠炎、膀胱炎及肾盂肾炎等,也可引起败血症。

3. 中枢神经系统感染　多由其他原发病灶转移而来,可引起脑膜炎、脑膜脑炎、脑脓肿等,预后不良。

（三）微生物学检查

1. 直接镜检　根据疾病的可疑部位取材检查,标本可为痰、皮肤刮屑、阴道拭子、任何器官的活体组织检查材料甚至血液,置于载玻片上,加 1～2 滴 10%～20%KOH,稍加热后盖上盖玻片,镜下如见圆形或卵圆形菌体、芽生孢子及假菌丝,可初步确认为白假丝酵母菌感染。

2. 分离培养　标本接种于沙保弱培养基进行分离,37 ℃培养 2～3 日,形成乳白色类酵母型菌落。镜检可见假菌丝和成群的芽生孢子。

3. 鉴定　假丝酵母菌属对人致病的有十余种,可根据其形态结构、培养特性及生化反应等进行鉴别。

（1）厚膜孢子形成试验:将菌株接种在含 1%吐温-80 玉米粉培养基中,置 37 ℃培养 24～72 小时镜检,在菌丝顶端、侧缘或中间可见厚膜孢子。

（2）芽管形成试验:将分离菌株接种于血清中,37 ℃培养 1～2 小时后,镜检可见芽生孢子和芽管形成。

（3）科玛嘉显色培养:将菌株接种于科玛嘉显色培养基,37 ℃培养 48 小时后,可见不同颜色的菌落。

（四）防治原则

目前对假丝酵母菌病尚缺乏有效的预防措施。对于浅部白假丝酵母菌病治疗以局部涂药为主,如制霉菌素软膏、克霉唑、益康唑、酮康唑等;扩散性白假丝酵母菌病目前首选药物为氟康唑;棘白菌素类药物卡泊芬净已用于治疗侵袭性白假丝酵母菌病及白假丝酵母菌血症。

## 二、新生隐球菌

新生隐球菌（*Cryptococcus neoformans*）属于隐球菌属（*Cryptococcus*）。新生隐球菌广泛存在于土壤中,尤其是鸽粪中,使其成为隐球菌病重要的传染源,在人体的体表、口腔和粪便中也可以分离到该菌。

（一）生物学性状

为酵母型真菌,菌体直径为 4～12 μm,外周有一层肥厚的胶质样荚膜;以芽生方式繁殖,常呈单芽,偶尔出现多芽;芽颈较细,不形成假菌丝,这是本菌的形态特点（图 20-2）。

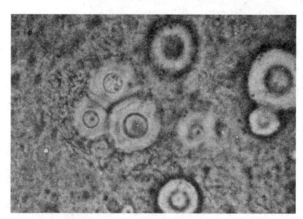

**图 20-2　新生隐球菌（×1 000）**

在沙保弱培养基或血琼脂培养基上,25 ℃或 37 ℃下均生长良好,培养 3～5 日后形成酵母型菌落,表面黏稠,乳白色逐渐转变为橘黄色,最后成为棕褐色。尿素酶试验多为阳性,可作为与假丝酵母菌区分的依据之一。

新生隐球菌的荚膜由多糖组成,根据其抗原性将其分为 4 种血清型（A、B、C、D 型）,临床分离株多属于 A 型。后有学者 Kwou-Chung 进一步将其归为两组:新生隐球菌新生变种（*Cryptococcus neoformans var. neoformans*）,有性阶段为新生线黑粉菌（*Filobasidiclla neoformans*）,血清型表现为 A/D;新生隐球菌格特变种（*Cryptococcus neoformans var. gattii*）,有性阶段为棒杆孢线黑粉菌

(*Filobasidiclla bacillispora*),血清型表现为 B/C。在我国 A 型约占 70%,尚未发现 C 型。

（二）致病性

新生隐球菌可在土壤、鸟粪,尤其是鸽粪中大量存在,鸽是重要的传染源,但鸽对此菌有抵抗能力,并不被感染。一般认为,新生隐球菌主要从呼吸道吸入导致人和动物感染,引起隐球菌病(cryptococcosis),多为外源性感染。新生隐球菌也可存在于人体体表、口腔及肠道中,属于正常菌群成员,在机体免疫力降低时也可发生内源性感染。新生隐球菌的荚膜多糖是重要的致病物质,具有抗吞噬、诱使机体发生免疫反应、降低机体抵抗力。

原发感染常发生在肺部,患者多无症状或仅有流感样症状,且能自愈。免疫力低下的患者,病原菌可从肺部扩散至全身其他部位,尤其是中枢神经系统,引起慢性脑膜炎。脑及脑膜的隐球菌病常呈亚临床感染状态,若患者一旦出现临床症状而又未能及时治疗,时常导致死亡。有 5%～8% 的艾滋病患者伴有隐球菌性脑膜炎。

【知识拓展】

### 隐球菌感染的中枢神经嗜性

隐球菌感染的中枢神经嗜性一直是医学微生物学的研究热点,除了已知一些毒性因子,如多糖荚膜、产黑色素、分泌蛋白酶、尿素酶、磷脂酶等,隐球菌表面特殊配体可通过细胞因子的介导与血-脑脊液屏障相互作用,依赖"特洛伊木马"式途径、跨血管内皮细胞途径及细胞旁路途径等,穿过血-脑脊液屏障进入中枢神经系统。

（三）微生物学检查

1. 直接镜检　将脑脊液标本离心后取沉渣涂片,痰液和脓液等标本则直接涂片,做墨汁负染色镜检,若见 4～12 μm 的圆形菌体,其外有一圈肥厚的荚膜时即可确诊。

2. 分离培养　待检标本接种沙保弱培养基,置 37 ℃培养 2～5 日,可形成典型的隐球菌菌落。镜检可见圆形或卵圆形菌体、芽生孢子等。在 37 ℃培养检查尿素酶可鉴定该菌,或在含有二酚底物的培养基上培养,由于该菌具酚氧化酶,可在细胞壁中产生黑素,使菌落呈褐色。

3. 血清学试验　可用 ELISA、乳胶凝集试验等方法检查标本中新生隐球菌荚膜抗原。隐球菌脑膜炎的患者阳性率可达 90%,在治疗收效后抗原滴度逐渐下降。若抗原效价持续升高,则提示体内有新生隐球菌繁殖,患者预后不良。

（四）防治原则

注意个人和环境卫生,加强家鸽和广场鸽子饲养的卫生管理,及时处理鸽粪,防止鸽粪污染空气。非脑炎型隐球菌病可用氟胞嘧啶、酮康唑等治疗;隐球菌性脑炎可用两性霉素 B 或合用氟胞嘧啶治疗,同时需要关注患者的脑脊液压力及血钾浓度。目前,氟康唑耐药在隐球菌性脑膜炎治疗中不断增多,其机制未完全清楚。

## 三、曲霉

曲霉(*aspergillus*)是自然界中广泛分布的腐生菌,其种类繁多,分类鉴定比较复杂,其中少数属于机会性致病菌,最为多见的是烟曲霉(*A. fumigatus*)、黄曲霉(*A. flavus*)和黑曲霉(*A. niger*)。

1. 生物学性状　曲霉为多细胞真菌,具有分枝状有隔菌丝。接触培养基的菌丝部分可分化出厚壁而膨大的足细胞,并在此处向上生长出直立的分生孢子梗。孢子梗顶端膨大成顶囊,在顶囊上辐射状生出一到二层杆状小梗,小梗顶端再形成一串分生孢子,有黄、蓝、棕黑等颜色,呈球形或柱状,并形成一个菊花样的头状结构,称为分生孢子头(图 20-3)。

在沙保弱培养基上,室温或 37～45 ℃均能生长,形成绒毛状或絮状、丝状菌落,可呈现不同颜色。多数曲霉只有无性阶段,少数存在有性阶段。

2. 致病性　曲霉可以产生丰富的分生孢子,并易被烟雾化存在于空气中,人因吸入曲霉孢子而感染,机体许多部位被侵犯而导致疾病,统称为曲霉病(aspergillosis)。曲霉孢子主要由呼吸道侵入,故以肺部曲霉病多见。

（1）肺曲霉病:有 3 种类型:①真菌球型肺曲霉病(aspergilloma,fungus ball),是在呼吸器官已有

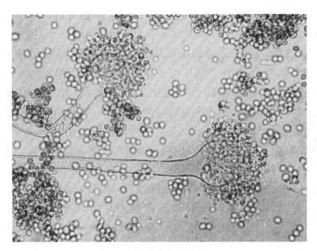

图 20-3　曲霉(×400)

空腔存在(如结核空洞、支气管扩张、鼻窦等)的基础上发生的,曲霉在此处生长,一般不侵犯组织,不扩散,故又称为局限性肺曲霉病。②肺炎性肺曲霉病,常见于免疫功能低下的患者,曲霉在肺内播散,引起坏死性肺炎,并可继发扩散到其他器官。③超敏性支气管肺曲霉病,一种超敏反应性疾病。

(2)全身性曲霉病:多发生在某些重症疾病的晚期,原发灶主要在肺,少见于消化道,常由败血症而引起全身性感染,预后较差。

(3)毒素中毒与致癌:有些曲霉产生的毒素可引起人和动物的急性或慢性中毒,损伤肝、肾和神经等组织,尤其是黄曲霉毒素与人类肝癌的发生关系密切。

3.防治原则　目前对曲霉病尚无有效的预防措施。治疗药物多选为两性霉素 B、氟胞嘧啶等,卡泊芬净已用于临床治疗两性霉素 B、伊曲康唑无效的侵袭性曲霉病病例。

## 四、毛霉

毛霉(*Mucor*)属于接合菌亚门,广泛分布于自然界中,常引起食物霉变。毛霉是人体的条件致病性真菌,引起的感染称为毛霉病(mucormycosis),多在机体免疫力极度降低的情况下发病。

毛霉为无隔的多细胞真菌,在沙保弱培养基上生长迅速,形成丝状菌落,开始为白色后转为灰黑色或黑色。镜下可见无隔菌丝,且分枝成直角。从菌丝上生长出长短不等的孢囊梗,顶端长着球形孢子囊,囊内充满着孢子囊孢子,成熟后孢子破囊而出。

毛霉感染多发生在鼻或耳部,经口腔唾液流入上颌窦和眼眶,引起坏死性炎症和肉芽肿,再经血流入脑部,引起脑膜炎,也可以扩散至肺、胃肠道等全身各脏器,多以动脉栓塞、组织缺血、梗死为主要病变,坏死组织又为毛霉生长适宜的环境,由此形成恶性循环,病情进展迅速。

标本(如痰、活体组织检查或尸检)直接镜检可见宽大、不规则、分枝状的无隔菌丝,如 HE 染色则菌丝清晰,且呈明显的嗜苏木精染色。沙保弱培养基培养后,镜检可见无隔菌丝和孢子囊孢子。

本菌引起的疾病尚无特效治疗方法,随着两性霉素 B 的应用、外科清创术、对伴发疾病的治疗、纠正电解质紊乱等,病死率开始逐渐降低。

## 五、肺孢子菌

肺孢子菌属(*pneumocystis*)广泛分布于自然界,如土壤、水等,也可以寄生于多种动物,如鼠、犬、猫、兔、羊、猪、马、猴等体内及健康人体。很长一段时间内它被认为是孢子虫类的原生动物,现在根据其形态、超微结构和分子遗传学特征等证实其归属为真菌。

肺孢子菌是单细胞真菌,兼有原虫和酵母的特点,其发育过程有小滋养体、大滋养体、囊前期和包囊等发育阶段。小滋养体由包囊释放的囊内小体形成,直径 1~2 $\mu m$,单核。大滋养体由小滋养体逐渐增大形成,壁较薄,单核,直径 2~5 $\mu m$,形态不规则,可以产生伪足,二分裂繁殖。大滋养体细胞膜逐渐增厚进入囊前期,一般呈椭圆形,直径 3~5 $\mu m$。随后囊壁继续增厚形成包囊,直径 5~8 $\mu m$,呈球形、圆形、椭圆形、瓢形,内部含有 8 个囊内小体,直径 1～1.5 $\mu$m,呈球形、半月形或阿米巴形,排列可规则或不规则。

肺孢子菌引起的肺部感染称为肺孢子菌肺炎(pneumocystis carini pneumonia,PCP),是艾滋病患者最常见、最严重的条件感染性疾病,病死率高达 70%～100%。肺孢子菌主要通过空气传播,经呼吸道吸入,多为隐性感染。肺孢子菌潜伏期一般为 2 周,而在艾滋病患者其潜伏期约为 4 周。当机体免疫力降低至一定程度时,体内潜伏状态的肺孢子菌以及新侵入的肺孢子菌则大量繁殖并引起肺孢子菌肺炎。发病无性别和季节差异。本病患者多见于早产儿、营养不良儿、化疗或器官移植患者以及艾滋病患者。肺孢子菌还可以引起中耳炎、肝炎和结肠炎等。

微生物学检查可采集痰标本,纤维支气管镜刷检、经支气管肺活体组织检查等标本,经革兰氏染色或亚甲蓝染色镜检,发现滋养体或包囊即可初步确诊。同时可用多种免疫学方法检测血清中的特异性抗体,但由于多数人都曾有肺孢子菌的隐性感染,故其仅可以作为辅助诊断。使用基因扩增、核酸探针技术较常规染色方法可明显提高诊断的敏感性和特异性,但尚未广泛推广使用。

目前对肺孢子菌肺炎尚无有效的预防方法。肺孢子菌对多种抗真菌药物不敏感,首选磺胺类药物。棘球白素类抗菌药如卡泊芬净等对肺孢子菌也有一定疗效。

## 本 章 小 结

皮肤癣菌是最常见的浅部感染致病真菌,常侵犯表皮、毛发和指(趾)甲,一般不侵犯皮下组织和内脏,以手足癣多见。有表皮癣菌属、毛癣菌属和小孢子菌属三个属。着色真菌、申克孢子丝菌为腐生菌,在自然界广泛分布,经创伤部位进入人体皮下组织,一般感染只限于局部,但可经血行或淋巴扩散至周围组织。白假丝酵母呈圆形或卵圆形,以出芽方式繁殖,在组织中可形成芽生孢子和假菌丝。白假丝酵母是正常菌群,当机体发生菌群失调或免疫力下降时,可引起皮肤黏膜感染、内脏感染、中枢神经系统感染,其中"鹅口疮"是艾滋病患者最先出现的条件性感染。新生隐球菌为酵母型真菌,外周有一层肥厚的、由多糖组成的荚膜,以出芽方式繁殖,不形成假菌丝。该菌主要经呼吸道感染人和动物,多为外源性感染,原发感染常发生在肺部,也可扩散至全身其他部位,尤其是中枢神经系统,预后严重,死亡率高。曲霉在自然界广泛分布,可以产生丰富的分生孢子,悬浮于空气中,呼吸道吸入是曲霉感染的主要途径,多导致肺曲霉病。某些曲霉产生毒素可以引起人和动物的急性或慢性中毒,尤其黄曲霉毒素与人类肝癌的发生关系密切。

(于广福)

# 第四篇

## 病毒学总论

# 第二十一章
## 病毒的基本性状

【学习目标】

知识目标：能够充分理解病毒的形态结构、遗传与变异机制。

能力目标：熟悉病毒的增殖周期，培养学生运用病毒的增殖周期的知识解释分析临床常用抗病毒药物的作用机制。

素质目标：激发学生的学习兴趣，引导学生刻苦学习，掌握服务人民本领。

病毒（virus）是一类体积最微小、结构最简单的非细胞型微生物，必须借助电子显微镜放大几万至几十万倍后方可观察到。病毒的主要特点是：①体积微小，能穿过细菌滤器；②结构简单，无完整的细胞结构；③单一核酸（RNA 或 DNA）；④专性活细胞内寄生，由于病毒自身缺少复制所必需的能量、原料及场所，在细胞外病毒不表现任何生命特征，必须在活细胞内才显示其生命活性；⑤以复制方式增殖，与细菌不同，不是二分裂，而是采取复制方式进行增殖，即根据病毒核酸的指令，通过改变宿主细胞的一系列生命活动，复制出大量的子代病毒，并导致宿主细胞发生多种改变。

# 第一节　病毒的形态与结构

## 一、病毒的大小与形态

1. 病毒的大小　结构完整且具有感染性的成熟病毒颗粒称为病毒体（virion）。病毒体是病毒在细胞外的结构形式，具有完整的和典型的形态结构，并且在体外具有感染性。由于病毒比细菌小得多，故其测量单位也与细菌不同，病毒体的测量单位是纳米（1 nm＝$10^{-9}$ m）或毫微米。各种不同的病毒体大小差别悬殊，多介于 20～250 nm 之间。极少数病毒为大型病毒，如痘类病毒，其大小约300 nm，在光学显微镜下勉强可以看到其轮廓（光学显微镜的最小分辨率为 250 nm）；脊髓灰质炎病毒是较小的一类病毒，大小只有 30 nm 左右。绝大多数病毒属于中小型病毒，必须在电子显微镜下才可以看到（图 21-1）。

2. 病毒的形态　病毒的形态大致可以分为五种类型：①球形（大多数动物病毒呈球形）；②杆状（植物病毒多为杆状）；③蝌蚪形（如噬菌体）；④弹状（如狂犬病病毒）；⑤砖形（如痘类病毒）。病毒与其他微生物大小和形态的比较见图 21-2。

测定病毒大小的方法有：①电子显微镜测量法，可观察病毒的形态与结构，测量病毒体的大小；②分级超过滤法，使用超滤膜，根据超滤膜的孔径，估计病毒颗粒的大小；③超速离心沉淀法，根据病毒颗粒的沉降系数，计算出病毒的相对分子质量与大小；④X 线晶体衍射分析法，研究病毒的结构和亚单位等。其中最常用的方法是电子显微镜测量法。

## 二、病毒的结构和化学组成

1. 病毒的结构　病毒的基本结构由核心（core）和衣壳（capsid）组成，核心和衣壳构成核衣壳（nucleocaosid）。简单的病毒只有核衣壳，称为裸露病毒（naked virus）；有些病毒在核衣壳外面还有包膜（envelope），有包膜的病毒称为包膜病毒（enveloped virus）（图 21-3）。

（1）核心：位于病毒体中心，主要成分是核酸，构成病毒的基因组（genome）。病毒的核酸携带病毒的遗传信息，控制着病毒的感染、增殖、遗传和变异。

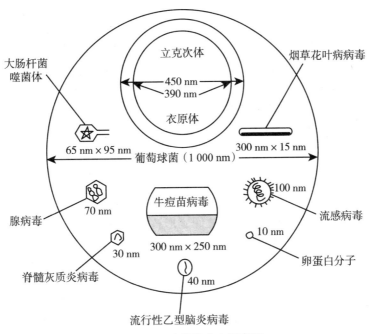

**图 21-1 病毒的大小示意图**

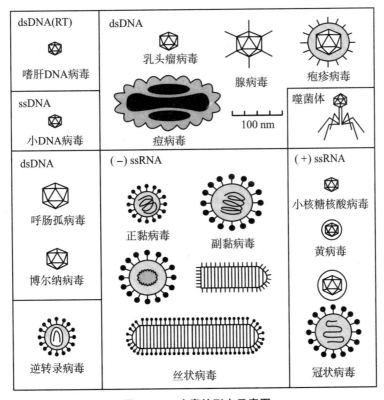

**图 21-2 病毒的形态示意图**

（2）衣壳：包围在病毒核心外面的一层蛋白质结构，称为衣壳，其主要功能是保护核酸免受核酸酶等因素的破坏，并能介导病毒核酸进入宿主细胞。衣壳由一定数量的壳粒（capsomere）组成。壳粒是电子显微镜下所见的形态学亚单位（morphologic subunit），每个壳粒由一个或几个多肽分子组成，这些多肽分子被称为化学亚单位或结构亚单位（structural subunit）。壳粒按一定的对称形式围绕核酸排列，不同的病毒体其衣壳所含的壳粒数目及排列方式不同，可作为病毒鉴别与分类的依据之一。

根据壳粒的数目和排列方式的不同可分为如下几种对称类型。

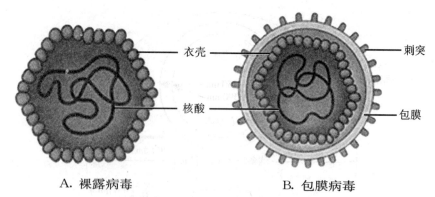

　　A. 裸露病毒　　　　　　　　　　　　B. 包膜病毒

**图 21‑3　病毒的结构模式图**

　　1）螺旋对称(helical symmetry)：壳粒沿着螺旋形核酸链对称排列，如流感病毒、狂犬病病毒等；螺旋对称型衣壳相对不坚固，衣壳外需要有包膜。

　　2）二十面体立体对称(icosahedral symmetry)：病毒核酸浓集在一起成球状，壳粒在外周排列成20 面体对称形式，由 12 个顶角、20 个面、30 个棱边构成的立体结构，如脊髓灰质炎病毒、腺病毒等；大多数病毒体顶端的壳粒由 5 个同样的壳粒包围，称为五邻体(penton)；在三角形面上的壳粒，周围都有 6 个同样的壳粒，称为六邻体(hexon)(图 21‑4)。以 20 面体构成的衣壳最为坚固，其内部容积最大，能包装更多的病毒核酸。

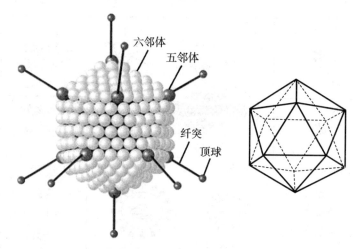

**图 21‑4　腺病毒结构模式图**

　　3）复合对称(complex symmetry)：壳粒排列既有螺旋对称又有立体对称者称为复合对称，如噬菌体、痘病毒等。

　　（3）包膜：病毒的包膜是包围在核衣壳外面的脂质双层膜。有些病毒在宿主细胞内以出芽(budding)方式成熟时，由宿主细胞膜、核膜或空泡衍生而来的。包膜的成分含有蛋白质、多糖及脂类，其中蛋白质是由病毒的基因组编码产生的，多糖和脂类则来自宿主细胞。有些病毒包膜的表面常有糖蛋白(glycoprotein)形成的突起，称为包膜子粒(peplomeres)或刺突(spike)。在有些病毒的包膜结构中还有一种非糖基化的基质蛋白(matrix protein)，又称为内膜蛋白，基质蛋白构成膜脂质双层与核壳之间的亚膜结构，具有支撑包膜、维持病毒体结构的作用。

　　2. 病毒的化学组成

　　（1）核酸：位于病毒体的中央，为病毒的核心成分，化学组成为 DNA 或 RNA。一种病毒只含有一种类型的核酸，即 DNA 或 RNA，因此，根据核酸的类型可将病毒分为 DNA 病毒和 RNA 病毒两大类。病毒的核酸具有多样性，可以是单链，也可以是双链，DNA 病毒大多为双链，RNA 病毒大多为单链。单链 RNA 病毒又分为单正链 RNA(＋ssRNA)病毒和单负链 RNA(‑ssRNA)病毒。单正链 RNA 可直接起 mRNA 的作用，而单负链 RNA 则需要先合成具有 mRNA 功能的互补链。病毒核酸携带病毒的全部遗传信息,是主导病毒感染、增殖、遗传和变异的物质基础。其主要功能有:① 病毒复制,病毒的增殖以其基因组为模板,经过转录、翻译过程合成病毒的前体形式;② 决定病毒的特性,病毒核酸带有病毒的全部遗传信息,决定了病毒的大小、形态、结构、抗原性等;③ 部分核酸具有感染性,去除病毒的衣壳,使裸露的核酸进入宿主细胞,如果也能复制出成熟的子代病毒,则称为感染性核酸(infectious nucleic acid)。由于感染性核酸不受病毒衣壳蛋白和宿主细胞表面受体的限制,所以易感细胞范围较广,同时也易被环境中核酸酶等因素破坏。因此,其感染性比完整的病毒体低。

(2)蛋白质:蛋白质约占病毒体总重量的70%,是病毒的主要组成部分。由病毒基因组编码,具有病毒的特异性。病毒蛋白分为结构蛋白和非结构蛋白。参与组成病毒体的蛋白质为结构蛋白质,如病毒的核衣壳、包膜和基质的主体成分是蛋白质。非结构蛋白为功能性蛋白,包括与病毒复制有关的一些酶类及调节因子等。病毒结构蛋白的功能有:① 保护病毒核酸,衣壳蛋白包绕着核酸,可避免环境中的核酸酶及其他理化因素对核酸的破坏;② 参与感染过程,病毒吸附蛋白(viral attachment protein,VAP)能与宿主细胞表面受体结合,介导病毒核酸进入宿主细胞,引起感染,同时也决定了病毒感染的宿主范围与组织亲嗜性;③ 具有抗原性,病毒的衣壳蛋白及包膜蛋白质均为良好抗原,病毒进入机体后能引起特异性体液免疫和细胞免疫。

(3)脂类和糖:脂类主要存在于病毒体的包膜中,主要来自宿主细胞膜或核膜,具有与宿主胞膜亲和及融合的性能。有些病毒含有少量糖类,主要以糖蛋白的形式存在,也是包膜的表面成分之一。包膜的主要功能:① 维护病毒体结构的完整性;② 包膜与宿主细胞膜的亲和与融合,具有辅助病毒感染的作用;③ 包膜表面抗原具有病毒种和型的特异性,是病毒鉴定与分型的依据之一。包膜对干燥、热、酸及脂溶剂敏感,乙醚等脂溶剂可去除病毒的包膜而使其失去感染性,在实验室中常用该方法鉴定病毒有无包膜。

# 第二节 病毒的增殖

病毒缺乏独立进行代谢的酶系统,因此,只能在易感的活细胞内增殖,需要依靠宿主细胞提供合成病毒核酸和蛋白质所需要的原料、能量以及场所。病毒的增殖方式是以其核酸为模板,在 DNA 聚合酶或 RNA 聚合酶等因素作用下,经过复杂的生化合成过程,复制出子代核酸,合成大量的病毒结构蛋白,经过装配,释放出成熟的子代病毒,病毒的这种增殖方式称为复制(replication)。

## 一、病毒复制周期

从病毒体侵入易感的宿主细胞到成熟的子代病毒释放的过程,称为一个复制周期(replication cycle),包括吸附、穿入、脱壳、生物合成及装配、成熟与释放五个步骤(图 21 - 5)。

1. 吸附(absorption) 病毒只有吸附于易感细胞后才能穿入,吸附是启动病毒感染的第一步。病毒的吸附可分为两个阶段:① 病毒与细胞的静电结合,这一阶段是非特异性的、可逆的过程;② 病毒表面结构与细胞表面受体特异性结合,与细胞表面受体特异性结合的病毒表面结构称为病毒吸附蛋白(virus attachment protein,VAP)。该阶段为真正的结合,是特异性的、不可逆的过程。特异性吸附决定了病毒的组织亲嗜性和感染宿主的范围。吸附过程一般在数分钟到数十分钟内完成。

2. 穿入(penetration) VAP 吸附到易感宿主细胞膜后,随即穿过细胞膜进入细胞内。这一过程在吸附后几乎立即发生,其穿入方式主要三种:

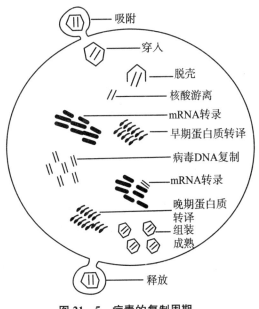

图 21 - 5 病毒的复制周期

①融合(fusion)，病毒包膜与宿主细胞膜融合，病毒的核衣壳进入胞质。有包膜的病毒，如流感病毒、疱疹病毒等以融合的方式穿入细胞。②吞饮(endocytosis)，病毒体与细胞表面受体结合后，细胞膜内陷形成吞噬泡，病毒进入细胞质内。无包膜的病毒多以吞饮方式进入易感宿主细胞内。③直接注入，有尾噬菌体吸附于宿主菌后，借助于噬菌体尾部末端的溶菌酶在宿主菌细胞壁上溶一小孔，然后通过尾鞘的收缩，将其头部的核酸直接注入菌体内，蛋白质衣壳则留在菌体外。

3. 脱壳(uncoating)　进入宿主细胞后多数病毒必须脱去蛋白质衣壳，核酸才能够发挥其作用。不同病毒的脱壳方式不同，多数病毒被吞饮后，在溶酶体酶的作用下，水解衣壳蛋白质，释放出病毒核酸；小 RNA 病毒与受体结合，通过衣壳蛋白的变构释放病毒的核酸；而痘病毒脱壳较为复杂，先由溶酶体酶作用脱去部分衣壳蛋白，再经病毒基因编码产生一种脱壳酶，在脱壳酶的作用下，使病毒 DNA 从衣壳中完全释放至细胞质；正黏病毒、乙型脑炎病毒等螺旋对称的 RNA 病毒，在核衣壳内即可进行转录。

4. 生物合成(biosynthesis)　病毒核酸一旦从衣壳中释放后，病毒复制就进入生物合成阶段。病毒基因组各不相同，其复制形式亦有多种，如半保留复制、全保留复制、复制中间体型复制和全转录形式复制。在生物合成阶段，病毒利用易感宿主细胞提供的原料和酶类复制病毒核酸、合成大量结构蛋白和一系列的非结构蛋白。病毒蛋白质的合成分为两个阶段：①早期蛋白的合成，病毒核酸转录早期mRNA、翻译出非结构蛋白，即病毒所需的复制酶及抑制宿主细胞自身核酸复制与蛋白质合成的酶和抑制宿主细胞代谢的酶；②晚期蛋白的合成，根据病毒核酸指令，病毒核酸大量转录晚期 mRNA、翻译合成病毒结构蛋白。在生物合成阶段，采用血清学方法和电镜检查，宿主细胞中找不到病毒颗粒，所以将这个阶段称为隐蔽期(eclipse period)。各种病毒隐蔽期长短不一，如脊髓灰质炎病毒较短，只有 3～4 小时，而腺病毒则长达 16～17 小时。

根据核酸类型不同可将病毒生物合成分为七大类，即双链 DNA 病毒(dsDNA)、单链 DNA 病毒(ssDNA)、单正链 RNA 病毒(＋ssRNA)、单负链 RNA 病毒(－ssRNA)、双链 RNA 病毒(dsRNA)、逆转录病毒和嗜肝 DNA 病毒。

人和动物的 DNA 病毒基因组大多数为 ds DNA，如疱疹病毒、腺病毒等。DNA 病毒一般在细胞核内合成 DNA 和转录 mRNA，在胞质内合成病毒蛋白质(痘病毒本身携带 DNA 多聚酶，DNA 和蛋白质都在胞质内合成)。

(1) 双链 DNA 病毒：病毒的复制可分为早期和晚期两个阶段。①早期阶段：病毒首先在细胞核内利用依赖 DNA 的 RNA 多聚酶转录出早期 mRNA，然后在胞质内核糖体上翻译成早期蛋白。这些早期蛋白为非结构蛋白，主要是合成病毒子代 DNA 所需要的 DNA 多聚酶、脱氧胸腺嘧啶激酶及调控病毒基因组转录和抑制宿主细胞代谢的多种酶类。②晚期阶段：在解旋酶的作用下病毒亲代双链 DNA 解链后，利用早期转录、翻译的酶等分别以正链 DNA 和负链 DNA 为模板，以半保留方式复制出两个结构相同的子代 DNA。同时，以子代 DNA 为模板转录晚期 mRNA，进入胞质，在核糖体上翻译出病毒的晚期蛋白，包括衣壳蛋白和其他结构蛋白。

(2) 单链 DNA 病毒：单链 DNA 病毒种类很少，其生物合成以亲代 DNA 为模板，在 DNA 聚合酶作用下先合成另一条互补链，与亲代 DNA 形成 DNA 双链的复制中间型(replicative intermediate，RI)，然后解链，再以新合成的互补链为模板复制出子代单链 DNA，转录 mRNA，翻译合成病毒蛋白质。

人与动物的 RNA 病毒大多数为单链 RNA 病毒，包括单正链 RNA 病毒与单负链 RNA 病毒。与其他含有 DNA 基因组生物体不同，RNA 病毒的生物合成是极其独特的一个过程。绝大多数 RNA 病毒的生物合成不需要 DNA 多聚酶参与。除了流感病毒及个别副黏病毒需要有一个细胞核内的生物合成阶段外，多数 RNA 病毒只需在宿主细胞质内合成子代 RNA 及病毒蛋白质。

(3) 单正链 RNA 病毒：单正链 RNA 病毒不含有 RNA 聚合酶，其 RNA 基因组不仅可作为模板复制子代病毒 RNA，同时还具有 mRNA 的功能，可直接附着于宿主细胞的核糖体上，翻译出依赖RNA 的 RNA 多聚酶等早期蛋白。在依赖 RNA 的 RNA 多聚酶的作用下，转录出与正链互补的负链RNA，形成双链 RNA，即复制中间型(RNA RI)。其中正链 RNA 起 mRNA 的作用，翻译出病毒衣壳等晚期蛋白；负链 RNA 起模板作用，复制出与其互补的子代病毒的单正链 RNA。

(4) 单负链 RNA：单负链 RNA 病毒的基因组与单正链 RNA 病毒的基因组不同之处是其本身不

具备 mRNA 的功能,因此,不能直接附着于胞质内的核糖体上翻译出病毒所需的蛋白质。单负链 RNA 病毒必须依靠其所携带的依赖 RNA 的 RNA 多聚酶,转录出与亲代基因组互补的正链 RNA,形成 RNA 复制中间型,再以其正链 RNA 为模板(具有 mRNA 的作用),转录出与其互补的子代负链 RNA,同时翻译出相应的结构蛋白。

(5)双链 RNA 病毒:双链 RNA 病毒的复制与双链 DNA 病毒不同,不是半保留复制。双链 RNA 病毒仅由负链 RNA 复制出正链 RNA,再由正链 RNA 复制出新的负链 RNA,子代病毒的两条链全部为新合成的,没有一条链是直接来源于亲代的,如呼肠病毒科的轮状病毒。

(6)逆转录病毒:逆转录病毒的特征是携带有逆转录酶(reversetranscriptase,RT),核酸类型为单正链 RNA,含有两个相同的正链 RNA 分子,但生物合成过程与单链 RNA 病毒完全不同。这类病毒体在逆转录酶作用下,以病毒亲代 RNA 为模板合成互补的 DNA 链,从而形成 RNA:DNA 中间体。随后,由细胞编码的 RNA 酶 H,该酶可以水解去除中间体中的 RNA,然后进入细胞核,余下的负链 DNA 经细胞的 DNA 多聚酶作用,以 DNA 链为模板合成互补的另一条 DNA 链而成为双链 DNA 分子。该双链 DNA 分子通过整合嵌入细胞的染色体 DNA 上,称为前病毒(provirus)。前病毒可随宿主细胞的分裂而存在于子代细胞内,被激活后还可在核内经依赖 DNA 的 RNA 多聚酶作用转录出病毒的 mRNA 与子代病毒的 RNA。

(7)嗜肝 DNA 病毒:乙型肝炎病毒(hepatitis B virus,HBV)属于该类型病毒,其基因组为不完全闭合 dsDNA,其复制有逆转录过程。逆转录过程发生在病毒转录后,在装配好的病毒衣壳中,以前的 DNA 转录的 RNA(前基因组)为模板进行逆转录,形成 RNA:DNA 中间体,RNA 水解后,以一ssDNA 为模板,合成部分互补+ssDNA,形成不完全双链的环状子代 DNA。

5. 装配、成熟与释放(assembly maturation and release) 病毒的种类不同,其子代病毒的核酸与结构蛋白在宿主细胞内装配的部位也不同。除痘病毒外,DNA 病毒均在细胞核内装配;RNA 病毒和痘病毒在细胞质内装配。装配以后病毒可以通过两种方式释放:① 宿主细胞裂解释放,无包膜病毒装配成的核衣壳即为成熟的病毒体,通过裂解宿主细胞并一次性地全部释放出子代病毒。由于病毒的增殖引起了宿主细胞的死亡,所以,无包膜病毒也称为杀细胞性病毒。② 出芽方式释放,有包膜的病毒装配成核衣壳后以出芽方式释放,病毒的释放虽然也可引起宿主细胞膜的损伤,但宿主细胞一般不立即死亡,所以,有包膜病毒也称为非杀细胞性病毒。包膜蛋白质由病毒基因编码,故具有病毒的特异性。

## 二、病毒的异常增殖与干扰现象

1. 病毒的异常增殖 进入宿主细胞后,并非所有的病毒都能完成其增殖过程,有些病毒虽然进行了吸附、穿入,甚至完成了部分生物合成,如果最终没有装配并释放出成熟的子代病毒,则称为病毒的异常增殖。造成病毒异常增殖的原因包括内因与外因两个方面。① 内因:是指病毒自身的原因,由于病毒基因组不完整或发生了变化,不能在细胞内完成其增殖过程和复制出有感染性的病毒。② 外因:是指宿主细胞的原因,因宿主细胞缺乏病毒复制所需的酶、能量等条件,病毒也不能复制出成熟病毒。

(1)缺陷病毒:由于基因组不完整或某基因位点改变而不能正常增殖的病毒体,称为缺陷病毒(defective virus)。有时缺陷病毒虽然不能复制,但却能干扰同种成熟病毒体进入细胞,则被称为缺陷干扰颗粒(defective interfering particles,DIP)。DIP 具有两面性,即在干扰野毒株的同时,野毒株的完整基因组也可弥补缺陷病毒基因组的不足,辅助缺陷病毒复制出完整病毒。当缺陷病毒与另一种病毒共培养时,若另一种病毒能够弥补缺陷病毒的不足,该病毒则称为缺陷病毒的辅助病毒(helper virus)。如腺病毒伴随病毒,必须有腺病毒辅助才能完成其复制周期,腺病毒即为它的辅助病毒。丁型肝炎病毒(HDV)为缺陷病毒,只有与乙型肝炎病毒(HBV)共存时才能完成其复制,此时的 HBV 是 HDV 的辅助病毒。

(2)顿挫感染:病毒进入宿主细胞后,如果细胞不能提供病毒复制所需的酶、能量及必要的成分,则不能复制出完整的病毒体,这种感染过程称为顿挫感染(abortive infection)。引起顿挫感染的细胞称为非容纳细胞(non-permissive cell);能支持病毒完成正常增殖的细胞则称为容纳细胞(permissive cell)。某种病毒在非容纳细胞内为顿挫感染,而在另一种细胞内则可能形成增殖性感染;

某种细胞对这种病毒为非容纳细胞,而对另一种病毒则可能是容纳细胞。例如,人腺病毒感染人胚肾细胞能正常增殖,若感染猴肾细胞则发生顿挫感染。猴肾细胞对人腺病毒而言,是非容纳细胞,但对脊髓灰质炎病毒则是容纳细胞。

2. 病毒的干扰现象　当两种病毒感染同一细胞时,可发生一种病毒抑制另一种病毒增殖的现象,称为干扰现象(interference)。干扰现象可发生在异种病毒之间,也可发生在同种、同型或同株之间。干扰现象不仅发生在活病毒之间,灭活病毒也可干扰活病毒。干扰现象产生的主要原因是:① 某一种病毒在细胞中可诱导细胞产生抑制病毒复制的一组蛋白质,称为干扰素(interferon,IFN),它可阻止病毒复制。干扰素是产生干扰现象的最主要原因。② 第一种病毒感染后,宿主细胞表面的受体被结合或细胞发生了代谢途径的变化,从而阻止了另一种病毒的吸附、穿入或生物合成。

# 第三节　病毒的遗传与变异

病毒与细菌不同,仅含有一种类型的核酸(DNA 或 RNA),其基因数较少,在 3～10 个之间,病毒的基因组很小,如丁型肝炎病毒(HDV)的基因组长度仅为 1.7 kb 的单链 RNA。为充分利用其核酸,病毒基因组中的多种基因常以相互重叠的形式存在,即基因中的编码序列外显子(exon)之间有重叠。病毒基因的转录与翻译均需在细胞内进行,故病毒基因组的组成与真核细胞的基因组相似,含有内含子(intron),以这些不编码的间隔序列将重叠的外显子分割开。利用病毒的基因数少、基因组小、增殖快的特点,最早即将病毒作为研究分子遗传学的工具。

## 一、突变

病毒的突变(mutation)是指基因组中核酸碱基顺序发生改变,如置换、缺失、插入或易位等。可以是一个核苷酸的改变,也可为成百上千个核苷酸的缺失或易位。病毒复制中的自然突变率为 $10^{-8}$～$10^{-6}$,而多种物理因素、化学诱变剂(mutagens)可提高其突变率,如温度、射线、5 - 溴尿嘧啶(5 - bromouracil,5 - BU)、亚硝酸盐等的作用均可诱发突变。突变株与原先的野生型病毒(wild - type virus)特性不同,表现为病毒的毒力、抗原组成、温度敏感性和宿主范围等方面的改变。

1. 毒力改变　毒力的改变包括病毒毒力的增强或减弱,毒力增强的变异株可被制成生物战剂(biological warfare agents),而毒力减弱者可制成弱毒活病毒疫苗,如脊髓灰质炎疫苗、麻疹疫苗等。

2. 条件致死突变株　病毒突变后只在特定条件下能增殖,在原来条件下则不能增殖。其中最主要的是温度敏感突变株(temperature sensitive mutant,ts 突变株),ts 突变株在特定温度(28～35 ℃)下孵育能增殖,在非特定温度(37～40 ℃)下孵育则不能繁殖,而野生型在两种温度下均能增殖,显然是由于在非特定温度下,突变基因所编码的蛋白缺乏其应有功能。大多数 ts 株同时又是减毒株。

3. 宿主范围突变株(host - range mutant,hr 突变株)　由于病毒基因组的突变而影响了对宿主细胞的感染范围,能感染野生型病毒不能感染的动物或细胞。如狂犬病病毒突变株适应在兔脑内增殖,由“街毒株”(street strain)变为“固定毒株”(fixed strain),可制成狂犬病疫苗。

4. 耐药突变株(drug - resistant mutant)　临床上应用针对病毒酶的药物治疗病毒感染时,有时病毒虽然可短暂地被抑制,但随后即失去了对该药物的敏感性。主要是由于编码病毒酶基因的改变而降低了靶酶对药物的亲和力或作用,从而使病毒产生抗药性而继续增殖。

## 二、基因重组

当两种有亲缘关系的不同病毒感染同一细胞时,其遗传物质可发生交换,产生具有两个亲代特征的子代病毒,并能继续增殖,称为基因重组(genetic recombination)。对于基因分节段的 RNA 病毒,如流感病毒、轮状病毒等,通过交换 RNA 节段而进行的基因重组,称为重配(reassortment)。

1. 活病毒间的重组　例如流感病毒两个亚型之间可发生基因重组,产生新的杂交株,具有一个亲代的血凝素和另一亲代的神经氨酸酶,这在探索病毒变异原理中具有重要意义。

2. 灭活病毒间的重组　例如用紫外线灭活的两种近缘病毒,单独培养时均不能增殖,若一同培养时可使灭活的病毒复活,产生出两种具有感染性子代病毒体,此称为多重复活(multiplicity reactiva-

tion），这是因为两种病毒核酸上受损害的基因部位不同，由于重组或相互弥补而得到复活。因此，不能用紫外线灭活病毒制备疫苗，以防病毒复活的危险。

3. 死活病毒间的重组　例如将能在鸡胚中生长良好的甲型流感病毒（A0 或 A1 亚型）疫苗株经紫外线灭活后，再加入亚洲甲型（A2 亚型）活流感病毒一同培养，产生出具有前者特点（快速增殖）的 A2 亚型流感病毒，可供制作疫苗，此称为交叉复活（cross reactivation）。

### 三、基因整合

在病毒感染宿主细胞的过程中，有时病毒基因组中的 DNA 片段可插入到宿主细胞染色体 DAN 中，病毒基因组与宿主细胞基因组的重组过程称为基因整合（gene integration）。转导噬菌体可引起宿主菌基因的普遍转导和局限转导，溶源性噬菌体可使宿主菌成为溶原状态（相关内容已在细菌遗传学中介绍）。多种 DNA 病毒、反转录病毒等均具有整合宿主染色体的特性，整合既可以引起病毒基因的变异，也可引起宿主细胞染色体基因的改变，如出现病毒癌基因（virus - oncogene，V - Onc），导致细胞发生转化，形成肿瘤等。

### 四、基因产物的相互作用

当两种病毒感染同一细胞时，除可发生基因重组外，也可发生病毒基因产物的相互作用。包括互补、表型混合及核壳转移等，引起子代病毒的表型变异。共感染（co - infection）常发生在相同或密切相关的病毒之间。

1. 表型混合（phenotype mixing）与表型交换（phenotype exchange）　两种病毒感染同一细胞，分别产生衣壳蛋白或包膜糖蛋白，但在子代病毒装配时，互相交换衣壳蛋白或包膜糖蛋白，形成镶嵌的衣壳或包膜，称为表型混合。表型交换是一种病毒的衣壳或包膜包裹了另一种病毒的基因组。表型混合与表型交换都不涉及遗传物质的改变，属于非遗传性变异，这种变异是不稳定的，传代后可恢复其原来的特性。无包膜病毒发生的表型交换则称为核壳转移（transcapsidation）。

2. 互补作用（complementation）　两种病毒通过其产生的蛋白质产物（如酶、衣壳或包膜）相互间补助其不足，例如辅助病毒与缺损病毒间、两个缺损病毒间、活病毒与灭活病毒间都可以通过提供基因产物进行互补，互补后可产生有感染性的子代病毒。

3. 增强作用（enhancement）　两种病毒混合培养时，一种病毒能促进或增强另一种病毒的产量，其机制可能是因为前者抑制了宿主细胞产生干扰素所致。

### 五、病毒变异的实际意义

病毒的变异具有重要的生物学意义。抗原性变异可以使病毒逃逸免疫监视作用，引发疾病或造成疾病的流行；病毒的变异亦可引起毒力的下降，应用人工变异方法获得稳定的减毒株，以制备减毒活疫苗用于疾病的预防；用人工方法构建的病毒载体，用于重组疫苗和基因治疗。

# 第四节　理化因素对病毒的影响

病毒受理化因素作用后丧失感染性称为灭活（inactivation）。灭活的病毒仍可保留其他一些特性，如抗原性、红细胞吸附和细胞融合等。不同的病毒对理化因素的敏感性不同，理化因素对病毒的灭活机制包括：① 直接破坏病毒核酸，如化学消毒剂、高温、射线等；② 引起病毒蛋白变性，如酸、碱、高温等；③ 破坏病毒包膜的脂质结构，如脂溶剂、去垢剂、冻融等。

### 一、物理因素

1. 温度　大多数病毒耐冷不耐热。0 ℃以下，特别是干冰温度（-70 ℃）、液氮温度（-196 ℃），可长期保持病毒的感染性。多数病毒室温下存活时间不长，56 ℃ 30 分钟或 100 ℃ 数秒即可灭活。但有少数病毒如甲型肝炎病毒（HAV）、乙型肝炎病毒（HBV）较耐热，HAV 100 ℃ 5 分钟、HBV 100 ℃ 10 分钟才被灭活。热对病毒的灭活作用，主要是使病毒的衣壳蛋白或包膜的糖蛋白发生变性，阻止病毒吸附于宿主细胞。

2. 射线与紫外线 α、β、γ射线和X射线等均能破坏核酸而灭活病毒。X射线能引起糖-磷酸盐骨架断裂而破坏核酸分子,在多核苷酸链上的任何一处发生致死性断裂,均能灭活病毒;紫外线易被病毒核酸吸收,在同一条多核苷酸链上形成二聚体(如胸腺核苷与尿核苷),抑制病毒DNA的复制和RNA的转录,因而灭活病毒。

3. pH 各种病毒对pH的耐受能力不同,大多数病毒在pH 6~8的范围较稳定,而在pH<5.0或pH>9.0时可迅速被灭活。对pH的稳定性常作为病毒体鉴定的指标之一。病毒实验室常用酸性或碱性消毒剂消毒病毒污染的器材和用具,如1%~3%盐酸溶液浸泡消毒等。保存病毒则以中性或稍偏碱性为宜,如50%中性甘油盐水常用于保存含病毒的组织块。

4. 干燥 病毒在常温干燥条件下易被灭活,但若冷冻后再进行真空干燥,则可使病毒长期存活,故常用于制备病毒毒种或冻干活疫苗。

## 二、化学因素

1. 脂溶剂 有包膜的病毒对脂溶剂敏感。乙醚、氯仿、去氧胆酸盐、阴离子去污剂等可使包膜病毒的脂质溶解而灭活病毒。包膜病毒进入肠道后其包膜即被胆汁破坏,所以,引起肠道感染的病毒通常没有包膜。乙醚对病毒包膜具有巨大的破坏作用,因此,乙醚灭活实验可用于鉴别包膜病毒和裸露病毒。

2. 化学消毒剂 醛类、酚类、醇类、氯化剂、卤素类等消毒剂对病毒也有很强的灭活作用。化学消毒剂灭活病毒的效果不如细菌,可能与病毒缺乏酶类有关。不同的病毒对化学消毒剂的敏感性不同。甲醛对病毒蛋白和核酸都有破坏作用,可使病毒失去感染性而保留其免疫原性,常用于制备病毒灭活疫苗;病毒对卤素类化学消毒剂很敏感,是有效的病毒灭活剂;70%乙醇溶液能使大多数病毒灭活;次氯酸、过氧乙酸等对肝炎病毒等有较好的消毒作用。

3. 抗生素和中草药 抗生素对病毒没有灭活作用,但是可抑制待检标本中的细菌,有利于病毒的分离培养。研究表明,一些中草药如大青叶、板蓝根、大黄、贯众、七叶一枝花等对某些病毒有一定的抑制作用。

【知识拓展】

### 中医药的抗病毒作用

中医药广泛应用于病毒性疾病的预防或治疗。在多种病毒感染疾病的防控中,中医辨证治疗均纳入其诊疗方案。例如,国家卫生健康委员会、国家中医药管理局发布的《流行性感冒诊疗方案》(2018年版、2019年版、2020年版),银翘散加减、麻黄汤加味、大青龙汤加减、麻杏石甘汤加减作为轻症流感辨证治疗的基本方药,宣白承气汤加味作为重症流感辨证治疗的基本方药,参附汤加减作为恢复期流感辨证治疗的基本方药。具有抗病毒作用的中草药种类也较多,如板兰根、穿心莲、大青叶、金银花、黄芩、紫草、贯众、大黄、茵陈、虎杖等,其机制或是抑制病毒增殖,或是通过增强机体特异和非特异性免疫应答而发挥抗病毒作用。

# 第五节 亚 病 毒

简单的病毒为核衣壳(裸露病毒),在自然界中还存在一类比裸露病毒结构更简单的微生物,即亚病毒(subvirus)。目前所知的亚病毒主要有类病毒和卫星病毒。

1. 类病毒 类病毒(viroid)为植物病毒,目前已发现12种植物病是由类病毒所致,但类病毒与人类疾病的关系目前尚不清楚。类病毒为共价闭合的单链环状RNA分子,由200~400个核苷酸组成。类病毒RNA没有mRNA活性,不编码任何蛋白,故无包膜或衣壳。类病毒在细胞核内增殖,利用宿主细胞的RNA多聚酶Ⅱ进行复制。丁型肝炎病毒(HDV)是一种特殊的嵌合分子,具有部分卫星病毒及部分类病毒的特性。

2. 卫星病毒 卫星病毒(satellite)多数为植物病毒。基因组为500~2 000个核苷酸组成的单链

RNA。卫星病毒可分为两大类，一类可编码自身的衣壳蛋白，另一类为卫星病毒 RNA 分子（又称为拟病毒，virusoid），需要辅助病毒提供蛋白质衣壳，与缺陷病毒不同，拟病毒与辅助病毒基因组间无同源性，复制时常干扰辅助病毒的增殖。卫星病毒单独没有侵染性，必须依赖辅助病毒才能侵染和复制。

# 第六节　病毒的分类

病毒的分类方法很多，常用的病毒分类方法有三种。

1. 根据寄生宿主分类　根据其寄生宿主的不同可分为动物病毒、植物病毒、昆虫病毒和细菌病毒（噬菌体）等。与人类疾病相关的病毒属于动物病毒的范畴。

2. 根据临床与流行病学分类　根据临床与流行病学将病毒分为呼吸道病毒、肠道病毒、肝炎病毒、虫媒病毒、出血热病毒、肿瘤病毒等。

3. 根据生物学性状分类　所涉及的生物学性状包括：① 核酸类型与结构（RNA、DNA、双链、单链、线状、环状、是否分节段）；② 病毒体的形状和大小；③ 病毒体的形态结构（衣壳的对称型、有无包膜）；④ 对脂溶剂的敏感性等。

根据其生物学性状，国际病毒分类委员会（international committee on taxonomy of viruses, ICTV）于 1995 年将病毒分为三大类，即 DNA 病毒类、RNA 病毒类及 DNA 和 RNA 逆转录病毒类。新增加的 DNA 和 RNA 逆转录病毒类包括了原属 RNA 病毒类的逆转录病毒科（HIV 属此科）和原属 DNA 病毒类的嗜肝 DNA 病毒科（乙型肝炎病毒属此科）。这两科病毒均有自 RNA 向 DNA 的逆转录过程。

## 本 章 小 结

病毒是一类体积最微小、结构最简单的非细胞型微生物，绝大多数病毒必须在电子显微镜下才可以看到。病毒的形态大致可分为球形、杆状、蝌蚪形、弹状、砖形五种。病毒基本结构是由核心和衣壳构成的核衣壳，其化学组成分别为核酸和蛋白质。

病毒缺乏独立进行代谢的酶系统，只能在易感的活细胞内增殖，其增殖方式为复制。病毒的一个复制周期包括吸附、穿入、脱壳、生物合成及装配、成熟与释放五个步骤。

病毒异常增殖的形式常包括缺陷病毒、顿挫感染和干扰现象。病毒变异具有重要的生物学意义。其变异机制包括突变、基因重组、基因整合、基因产物的相互作用等四个方面。

病毒容易受理化因素的影响。大多数病毒耐寒不耐热，$\alpha$、$\beta$、$\gamma$ 射线和 X 射线等均能破坏核酸而灭活病毒，大多数病毒在 pH 为 5.0～9.0 的范围较稳定，在常温干燥条件下易被灭活。有包膜的病毒对脂溶剂敏感。抗生素对病毒没有灭活作用。

（卢芳国）

# 第二十二章
## 病毒感染与免疫

【学习目标】
  知识目标:能够充分理解病毒的感染与免疫的机制。
  能力目标:熟悉病毒的传播方式与感染类型,培养学生运用其基本知识做好病毒感染防治科普宣传的能力。
  素质目标:引导学生树立正确的人生观、价值观,强化学生职业使命感和责任意识。

## 第一节　病　毒　感　染

  病毒侵入宿主机体并在易感细胞内复制增殖,与机体发生相互作用的病理过程称为病毒感染(viral infection)。病毒感染的结果取决于病毒的毒力、数量、感染途径及宿主免疫力等多方面因素。

### 一、病毒感染的传播方式与途径

  病毒感染是从病毒侵入宿主开始的,病毒侵入机体的方式和途径常决定感染的发生与发展。病毒主要通过破损的皮肤、黏膜侵入机体,在特定条件下也可直接进入血液循环感染机体。病毒感染的传播方式有水平传播和垂直传播两种。

  (一)水平传播(horizontal transmission)

  病毒在不同个体之间的传播称为水平传播,包括病毒在人群不同个体之间的传播,也包括从动物到动物再到人的传播。水平传播是大多数病毒的传播方式。病毒主要通过皮肤、黏膜、呼吸道、消化道、泌尿生殖道等途径进入机体,但在特定条件下病毒也可直接进入血液。

  (二)垂直传播(vertical transmission)

  垂直传播指病原体由宿主的亲代直接传给子代的传播方式,主要通过胎盘或产道传播,也可通过产后哺乳及微生物基因经生殖细胞遗传等方式传播。多种病毒可经垂直传播引起宿主子代感染,如风疹病毒、巨细胞病毒、人类免疫缺陷病毒、乙型肝炎病毒等。产前在宫内的胚胎或胎儿被感染,以及经生殖细胞的遗传称为先天性感染(congenital infection)。先天性感染常引起死胎、早产或新生儿畸形等。造成胎儿畸形的三个条件是:① 病毒感染孕妇和传入胎儿的能力;② 妊娠早期感染病毒;③ 病毒感染对胎儿的直接破坏力或母体感染病毒后的改变(如发热)对胎儿的间接破坏力。

  病毒多以一种相对固定的途径进入宿主机体,但有些病毒可通过多种途径进入机体,如人类免疫缺陷病毒可通过性传播、血液传播、垂直传播等途径感染。不同病毒也可经同一途径感染机体,这与病毒的生物学特性和侵入部位的微环境有关。

### 二、病毒感染的致病机制

  病毒为严格细胞内寄生的微生物,其在细胞内增殖可引起细胞损伤,病毒作为抗原刺激机体引起免疫反应,也可造成机体的病理损伤。

  (一)病毒对宿主细胞的直接作用

  1. 杀细胞效应　病毒在宿主细胞内复制增殖并引起细胞裂解死亡称为杀细胞效应(cytocidal infection)。引起杀细胞效应的主要是无包膜、杀伤性强的病毒,如脊髓灰质炎病毒、腺病毒等。其机制主要有:① 病毒在增殖过程中可抑制细胞核酸和蛋白质的合成,使细胞新陈代谢功能紊乱,引起细胞病变与死亡;② 病毒复制过程中能引起细胞膜、内质网、线粒体、细胞核的损伤,最终导致细胞裂解死亡;③ 某些病毒的衣壳蛋白对细胞具有毒性作用,可直接杀死宿主细胞;④ 病毒感染引起细胞内溶酶体膜通透性增高而释放溶酶体酶,导致细胞自溶。

2. 稳定状态感染(steady state infection) 某些病毒在感染细胞内能够复制增殖,但不引起细胞立即裂解死亡,多见于包膜病毒,如流感病毒等。病毒在细胞内复制后,以出芽方式释放子代病毒,其过程缓慢,不引起宿主细胞立即裂解死亡,但可引起宿主细胞融合及受染细胞表面出现新抗原。病毒感染的细胞因多次出芽释放病毒及机体免疫因子的作用,最终仍可造成死亡。

(1)细胞融合:某些病毒在宿主细胞内复制,能使感染细胞膜改变,导致感染细胞与邻近的细胞融合而形成多核巨细胞,如麻疹病毒、腮腺炎病毒等。借助于细胞融合,病毒可从感染的细胞扩散到邻近未受感染的细胞,故细胞融合是病毒扩散的方式之一。多核巨细胞的寿命不长,但具有病理学特征,可以辅助病毒鉴定。

(2)细胞表面出现新抗原:某些病毒在感染细胞内复制的过程中,病毒基因编码的抗原可表达于宿主细胞膜上,如流感病毒感染的细胞表面可表达血凝素。还有些病毒感染可引起宿主细胞表面抗原决定基的改变而暴露正常情况下隐蔽的抗原决定基。这些新抗原可使宿主细胞成为免疫系统攻击的靶细胞,引起免疫病理损伤。

3. 包涵体形成 在某些病毒感染的细胞内出现的,可用普通光学显微镜观察到的与正常细胞结构和着色不同的圆形、椭圆形或不规则形的斑块状结构,称为包涵体(inclusion body)。其本质是:① 病毒颗粒或未装配的病毒成分;② 病毒增殖留下的痕迹;③ 病毒感染引起的细胞反应物。包涵体的形态、大小、存在部位、染色性等因病毒种类不同而异,如狂犬病病毒在宿主胞质内形成嗜酸性包涵体,腺病毒在宿主胞核内形成嗜碱性包涵体,麻疹病毒在宿主胞核内和胞质内均可形成嗜酸性包涵体,故可用于病毒感染的诊断。

4. 细胞凋亡 细胞凋亡(apoptosis)是一种由基因控制的细胞生理性、程序性死亡过程。病毒引起感染的宿主细胞凋亡的机制十分复杂。某些病毒感染后,可由病毒编码的蛋白产物直接诱导细胞凋亡或通过刺激机体产生细胞免疫应答间接诱导细胞凋亡,如人类免疫缺陷病毒包膜蛋白 gp120 与 CD4$^+$ 细胞表面的 CD4 分子结合后可诱导 CD4$^+$ 细胞凋亡。有些病毒感染后则可通过多种途径抑制细胞凋亡,进而有利于病毒在宿主体内的存活,如 EB 病毒可通过诱导 Bcl - 2 高浓度表达而发挥抑制细胞凋亡的作用。研究病毒感染与细胞凋亡的关系,对于阐明某些病毒的致病机制有重要意义。

5. 基因整合与细胞转化 某些病毒感染后,将其全部或部分基因插入宿主细胞染色体中,称为基因整合。病毒基因整合于宿主细胞可有两种方式:① 反转录病毒在复制过程中合成的双链 DNA 全部整合于细胞染色体中;② 某些 DNA 病毒在复制过程中,将病毒基因组片段随机整合于细胞染色体 DNA 中。病毒基因整合可使细胞遗传性状发生改变,导致细胞转化。某些病毒蛋白也可诱导细胞转化。转化细胞获得旺盛的生长力,失去了细胞间接触抑制和分裂抑制作用,可以无限制地生长繁殖,若为恶性转化则可导致肿瘤的发生。

(二)病毒感染的免疫病理作用

病毒感染可诱导机体产生免疫应答,免疫应答可表现为对机体的保护作用,也可引起机体免疫病理损伤。免疫病理损伤主要包括特异性体液免疫和特异性细胞免疫造成的损伤,也可能有非特异性免疫造成的损伤。有些病毒感染可直接损伤免疫细胞、免疫器官或降低免疫系统对抗原的反应性,引起免疫抑制。

1. 体液免疫病理作用 病毒的包膜蛋白和衣壳蛋白均为良好的抗原,可刺激机体产生相应的抗体。许多病毒感染的细胞膜表面表达有病毒基因编码的抗原成分,与特异性抗体结合后可引起 Ⅱ 型超敏反应,通过激活补体、调理吞噬和 ADCC 作用等导致宿主细胞破坏。病毒抗原与相应抗体结合形成的免疫复合物可沉积于机体小血管的基底膜,可引起 Ⅲ 型超敏反应,导致局部组织损伤。如乙型肝炎病毒感染机体后,HBsAg 与抗- HBs 形成的免疫复合物可沉积于肾小球基底膜、关节滑膜等,引起Ⅲ型超敏反应,导致肾小球肾炎、关节炎等。

2. 细胞免疫病理作用 病毒为专性细胞内寄生的微生物,特异性细胞免疫是清除细胞内病毒的主要机制,在杀伤病毒感染的靶细胞时,造成宿主细胞的损伤。如乙型肝炎病毒感染的肝细胞膜表面可表达 HBsAg、HBcAg、HBeAg 等病毒抗原,特异性 CTL 可识别肝细胞表面的病毒抗原,在清除病毒的同时造成肝细胞的损伤。特异性 Th 细胞通过释放大量的细胞因子而引起机体组织损伤和炎症反应。

3. 自身免疫作用 某些病毒感染可使宿主细胞表面出现自身抗原,诱导机体产生自身免疫应答,造成组织细胞损伤。如乙型肝炎病毒感染的肝细胞表面可暴露出肝特异性脂蛋白(LSP)抗原,诱导机体产生相应性抗体和致敏淋巴细胞,导致肝细胞损伤。有些病毒蛋白与宿主细胞之间有共同抗原,病毒蛋白刺激机体产生的免疫应答也可损害宿主组织细胞,引起自身免疫损伤。

4. 免疫抑制作用 某些病毒的感染可抑制机体的免疫功能,甚至可导致免疫缺陷。如人类免疫缺陷病毒主要侵犯表达 CD4 分子的 CD4$^+$ Th 细胞和单核巨噬细胞,可通过多种机制使 CD4$^+$ Th 细胞数量大量减少,引起机体免疫功能下降乃至丧失。麻疹病毒、风疹病毒、巨细胞病毒等感染也可减弱机体免疫系统对抗原的反应能力,引起暂时性免疫抑制。病毒感染引起的免疫抑制可使机体易合并条件致病性微生物的感染或诱发肿瘤。

(三)病毒的免疫逃逸作用

病毒感染机体的过程中往往产生免疫逃逸现象,以逃避免疫系统对病毒的清除作用。常见的病毒免疫逃逸机制有:① 病毒为严格细胞内寄生,其在细胞内可逃避非特异性免疫物质、特异性抗体及药物的作用;② 某些病毒(如 HIV)可损伤免疫细胞或免疫系统;③ 某些病毒(如 HIV、甲型流感病毒等)很容易发生抗原变异,使得机体免疫应答滞后,不能有效清除病毒;④ 某些病毒(如腺病毒、巨细胞病毒等)可降低感染细胞膜表面 MHC I 类分子表达;⑤ 某些病毒(如鼻病毒、柯萨奇病毒等)抗原结构复杂,抗原多态性不利于免疫应答;⑥ 某些病毒(如登革病毒)再次感染,可出现抗体依赖的感染增强作用(ADE)。

### 三、病毒感染的类型

因病毒的种类、毒力、侵入数量、侵入途径以及宿主免疫力等诸多因素的不同,病毒感染后可表现为不同的感染类型。根据有无临床症状,可将病毒感染分为显性感染和隐性感染。根据病毒感染机体的过程及其在宿主体内滞留时间的长短,可分为急性感染和持续性感染。

(一)隐性感染和显性感染

1. 隐性病毒感染 病毒侵入机体但不引起临床症状者称为隐性感染(inapparent viral infection),又称为亚临床感染(subclinical viral infection)。隐性感染可能是由于侵入的病毒数量少、其毒力较弱或机体抵抗力较强,病毒在体内不能大量增殖,对组织细胞的损伤不明显;也可能是由于病毒进入机体后不能到达靶细胞,故机体不出现临床症状。大多数隐性感染者可获得对该病毒的特异性免疫力,将病毒清除而终止感染;少数隐性感染者一直不产生有效的免疫力,病毒在体内增殖并持续向外界排出病毒,成为病毒携带者(viral carrier)。隐性感染者可向体外排出病毒,但不表现临床症状,不易被自己及周围人发觉,是重要的传染源。

2. 显性病毒感染 病毒侵入机体后引起明显的临床症状或体征者称为显性感染(apparent infection),又称为临床感染(clinical viral infection)。由于经适当途径侵入机体且病毒毒力强、数量多,而机体的免疫力相对较弱,病毒则在体内大量增殖,机体的组织细胞受到损伤,导致机体生理功能发生改变,出现明显的症状或体征。

(二)急性感染和持续性感染

1. 急性病毒感染(acute viral infection) 病毒侵入机体内,经数日至数周的潜伏期后发病,病程仅数日至数周,疾病痊愈后机体内往往不再有该病毒存在,因此,急性感染又称为病原消灭型感染。如流行性感冒、流行性乙型脑炎、甲型肝炎等。其特点是潜伏期短,发病急,病程短。

2. 持续性病毒感染(persistent viral infection) 病毒在宿主体内持续存在数月、数年,甚至数十年。感染者可出现临床症状,也可不出现症状而成为长期的病毒携带者。此外,某些病毒的持续性感染可能与类风湿性关节炎、系统性红斑狼疮等自身免疫性疾病或肿瘤的发生相关。持续性病毒感染发生机制主要有:① 病毒存在于受保护部位或病毒抗原发生变异,导致免疫逃逸;② 病毒的抗原性弱,不能刺激机体产生有效的免疫应答而将其清除;③ 机体免疫功能弱,如细胞免疫应答功能低下,不能完全清除病毒,导致病毒在体内长期存留;④ 病毒基因整合在细胞基因组中,与宿主长期共存;⑤ 病毒在感染过程中产生缺陷性干扰颗粒,干扰病毒增殖,改变病毒感染过程。根据感染过程和致病机制不同,可将持续性病毒感染分为慢性感染、潜伏感染及慢发病毒感染三种类型。

(1)慢性感染(chronic infection):病毒长期存在于宿主体内,持续增殖并不断排出体外或经输血、注射而传播。感染者可出现症状,也可无症状而长期带毒。在慢性感染全过程中,感染者体内可检出病毒。如乙型肝炎病毒引起的慢性乙型肝炎。

(2)潜伏感染(latent infection):隐性或显性感染后,病毒长期存在于一定的组织或细胞中,与机体处于相对平衡状态,不产生感染性病毒体,机体也不出现临床症状。在某些条件下,潜伏的病毒被激活后开始增殖,引起感染急性发作,机体则出现临床症状。急性发作期可以检测出病毒的存在,而在潜伏期则查不出病毒。如单纯疱疹病毒 1 型感染后,可潜伏于三叉神经节和颈上神经节中,暂时不复制,此时机体既无临床症状也无病毒排出;由于机体免疫力降低或受到气候变化、情绪紧张、劳累、内分泌、辐射、生物等因素的影响,潜伏的病毒被激活,沿神经轴突扩散至感觉神经支配的皮肤和黏膜上皮细胞内继续增殖,引起疱疹复发。

(3)慢发病毒感染(slow virus infection):又称为迟发感染(delay infection),病毒感染后潜伏期很长,可达数月、数年,甚至数十年。机体一旦出现临床症状,多呈慢性发展的进行性加重的疾病过程,最终死亡。这类病毒感染如:① 人类免疫缺陷病毒感染引起的 AIDS;② 麻疹病毒感染引起的亚急性硬化性全脑炎(subacute sclerosing panencephalitis,SSPE)。

# 第二节 抗病毒免疫

机体抗病毒免疫包括固有免疫和适应性免疫两大部分,两者协同作用以清除病毒。

## 一、固有免疫

固有免疫是机体抵抗病毒感染的第一道防线,参与固有免疫的主要有屏障结构、吞噬细胞、NK 细胞及干扰素等。

(一)屏障结构

健康完整的皮肤黏膜是阻挡病毒侵入机体的良好屏障。发育完善的血-脑脊液屏障能阻止病毒从血液进入中枢神经系统。胎盘屏障能阻挡病毒从母体侵入胎儿体内,妊娠早期胎盘屏障发育不完善,此时母体感染的病毒可侵入胎儿,引起流产、死胎、胎儿畸形等。

(二)吞噬细胞和 NK 细胞

吞噬细胞,尤其是巨噬细胞能吞噬杀伤侵入机体内的病毒。病毒感染可刺激巨噬细胞产生干扰素、补体等细胞因子而发挥抗病毒作用。在干扰素、IL-2 等细胞因子作用下,巨噬细胞被激活,杀伤病毒的能力进一步增强。

NK 细胞是抗病毒免疫中较早起作用的一种固有免疫细胞,其杀伤作用无抗原特异性且不受MHC 限制。NK 细胞可通过其释放的穿孔素在靶细胞膜上形成跨膜孔道,导致靶细胞崩解死亡;其释放的颗粒酶(丝氨酸蛋白酶)可经穿孔素在靶细胞上形成的孔道进入靶细胞,诱导靶细胞凋亡;在干扰素、IL-2 等细胞因子作用下被激活后,活化的 NK 细胞可通过 Fas-FasL 途径诱导靶细胞凋亡,也可通过释放肿瘤坏死因子、干扰素等细胞因子而发挥抗病毒作用。特异性抗体产生后,NK 细胞还可通过 ADCC 作用杀伤病毒感染的靶细胞。

(三)干扰素

干扰素(interferon,IFN)是由病毒或其他种类的干扰素诱生剂刺激人和动物的巨噬细胞、淋巴细胞、体细胞等多种细胞产生的一类小分子糖蛋白,属于非特异性免疫活性物质,具有抗肿瘤、抗病毒、免疫调节等多种生物学功能。

1. 干扰素的种类 干扰素的种类繁多,包括人、动物、植物、昆虫、细菌干扰素等。干扰素具有种属特异性,人源性的干扰素才能在人体内发挥抗病毒作用。由人类细胞产生的干扰素,根据抗原性的不同可分为 α、β、γ 三种。α 干扰素主要由白细胞产生,β 干扰素主要由成纤维细胞产生,α、β 两型干扰素的性质相似,属 I 型干扰素,其抗病毒作用较强。γ 干扰素主要由活化 T 淋巴细胞产生,属 II 型干扰素,是重要的细胞因子,其免疫调节作用较强,又称为免疫干扰素。目前,三种干扰素都可通过基因工程技术生产。

2. 干扰素的诱生　编码人类Ⅰ型干扰素的基因位于第9号染色体短臂上,编码人类Ⅱ型干扰素的基因位于第12号染色体长臂上。正常情况下,编码干扰素的基因受某些抑制蛋白的作用,不能产生干扰素。病毒感染或干扰素诱生剂刺激可诱生抑制蛋白灭活因子,使干扰素基因活化,转译出干扰素。除病毒外,其他的干扰素诱生剂主要有人工合成的双链 RNA(如聚肌苷酸-聚胞苷酸,poly I:C)、胞内寄生微生物(如衣原体、结核分枝杆菌等)、脂多糖、真菌多糖、促有丝分裂原(如 PHA、ConA等)等。

3. 干扰素的抗病毒作用机制　干扰素具有广谱的抗病毒活性,但并非直接灭活病毒,而是通过诱导宿主细胞产生抗病毒蛋白而发挥抗病毒效应。人体细胞内有抗病毒蛋白的编码基因,正常情况下,这些基因处于抑制状态。干扰素与宿主细胞膜表面干扰素受体结合,可激活抗病毒活化信号通路,促使细胞内编码抗病毒蛋白的基因活化,进而转录抗病毒蛋白 mRNA,转译出多种抗病毒蛋白。抗病毒蛋白主要有 $2'-5'$ 腺嘌呤核苷合成酶、蛋白激酶、磷酸二酯酶等。这些抗病毒蛋白可抑制病毒蛋白的合成以发挥抗病毒作用。不同抗病毒蛋白抑制病毒蛋白合成的机制不同。

(1) $2'-5'$ 腺嘌呤核苷合成酶途径:干扰素与宿主细胞膜表面干扰素受体结合并在有双链 RNA 存在时,细胞内 $2'-5'$ 腺嘌呤核苷合成酶被激活,使 ATP 多聚化,形成长度不等的寡聚腺苷酸。寡聚腺苷酸再激活 RNA 酶 L,降解病毒 mRNA,通过阻断转录而抑制病毒蛋白质的合成。

(2) 蛋白激酶途径:在有双链 RNA 存在时,蛋白激酶产生自身磷酸化而被激活,激活的蛋白激酶使蛋白起始因子 eIF 磷酸化而失去启动蛋白质翻译的能力,阻断病毒多肽链的合成。

4. 干扰素的抗病毒作用特点

(1) 广谱性:由一种病毒或干扰素诱生剂刺激机体产生的干扰素对大多数病毒有抑制作用。

(2) 种属特异性:人类细胞产生的干扰素在人体内抗病毒活性最高。

(3) 间接性:干扰素不直接作用于病毒,而是通过诱导细胞产生抗病毒蛋白以抑制病毒增殖。

(4) 即刻性:病毒感染宿主细胞的 24 小时内,细胞即合成干扰素,并很快释放至细胞外,扩散到邻近细胞以发挥抗病毒作用。

(5) 早期性:干扰素在病毒感染的早期即发挥作用。

5. 干扰素的免疫调节及抗肿瘤作用　干扰素可激活巨噬细胞、NK 细胞;增加细胞表面 MHC 分子的表达,促进抗原的加工提呈;增强 CTL 等免疫细胞活性。干扰素可直接抑制肿瘤细胞的生长,增强吞噬细胞、NK 细胞杀伤肿瘤的作用。

【知识拓展】

### 干扰素的发现

Alick Isaacs 1921 年出生于英国格拉斯哥,1944 年毕业于格拉斯哥大学药学系。毕业之后,Isaacs 一直从事与病毒相关的基础研究,与当时的很多病毒学家一样,他也将很大的精力投入到了流感病毒相关的研究,并曾担任世界流感中心主任。1957 年,Alick Isaacs 和 Jean Lindenmann 在进行流感病毒实验时,发现鸡胚中注射灭活流感病毒后,鸡胚细胞膜中生成了一种物质,这种物质具有"干扰"流感病毒感染的作用,并将这种物质称之为 interferon,也就是我们所说的干扰素。之后,Isaacs 在伦敦国家医学研究院继续从事干扰素相关研究,主要研究方向为干扰素的提纯和分离、活化机制以及生化物理特性。

## 二、适应性免疫

病毒具有较强的免疫原性,可刺激机体产生适应性体液免疫和细胞免疫。病毒是严格细胞内寄生的非细胞型微生物,感染细胞内病毒的清除主要依赖于细胞免疫。

(一) 体液免疫

病毒感染后机体可产生特异性抗体,包括中和抗体、血凝抑制抗体、补体结合抗体等。

1. 中和抗体　中和抗体(neutralizing antibodies)可与细胞外游离的病毒结合,消除病毒的感染能力,是对机体起保护作用的主要抗体。IgM、IgG、IgA 三类免疫球蛋白都可发挥中和抗体作用。IgM 是感染后最早产生的抗体,一般感染后 2～3 日血清中就可出现,且维持时间短,故检测 IgM 可作为病毒感染的早期诊断指标之一。IgM 不能通过胎盘,如果在新生儿血中检测到特异性 IgM,则提示有宫内感染。IgG 在体液中含量最高,出现较晚,但持续时间长,是清除细胞外病毒及抑制病毒经血流播散至其他易感组织和器官(靶器官)的主要抗体。IgG 是唯一能通过胎盘的抗体,故 6 月龄以内的婴儿由于获得自然被动免疫而较少被病毒感染。SIgA 主要存在于黏膜分泌液中,在黏膜局部抗病毒感染中具有重要作用。

**2. 血凝抑制抗体** 血凝抑制抗体(haemagglutination inhibition antibodies,HIAb)是病毒表面血凝素抗原刺激机体产生的能抑制血凝素凝集红细胞作用的抗体,IgM、IgG 可具有血凝抑制抗体活性。某些病毒(如流行性乙型脑炎病毒)感染刺激机体产生的血凝抑制抗体也具有中和抗体活性。

**3. 补体结合抗体** 补体结合抗体(complement fixation antibodies)是由病毒内部抗原或病毒表面非中和抗原诱导机体产生的,不能中和病毒的感染性,但可发挥调理作用。检测补体结合抗体可用于某些病毒感染性疾病的辅助诊断。

(二)细胞免疫

细胞免疫的效应细胞主要是 $CD8^+$ 细胞毒性 T 细胞(CTL)和 $CD4^+$ Th1 细胞。

**1. $CD8^+$ 细胞毒性 T 细胞** 病毒抗原致敏的 CTL 通过其抗原受体与靶细胞表面的抗原肽 MHC Ⅰ类分子复合物结合,释放穿孔素、颗粒酶等毒性分子。穿孔素在靶细胞膜上形成跨膜孔道,引起靶细胞溶解。颗粒酶经穿孔素形成的孔道进入靶细胞内,诱导靶细胞凋亡。活化的 CTL 表面可表达大量的 FasL,FasL 与靶细胞膜表面组成性表达的 Fas 分子结合,诱导靶细胞凋亡。CTL 攻击靶细胞后自身不受损伤,可连续杀伤多个靶细胞。靶细胞损伤后释放的病毒可在抗体、巨噬细胞等的作用下被清除。活化的 CTL 可分泌 IFN-γ、TNF 等多种细胞因子,发挥抗病毒作用。

**2. $CD4^+$ Th1 细胞** 活化的 Th1 细胞可释放 IFN-γ、IL-2、IL-12 等多种细胞因子,通过激活巨噬细胞和 NK 细胞,促进 CTL 的分化和成熟等发挥抗病毒作用。

### 三、抗病毒免疫持续时间

抗病毒免疫持续时间的长短在各种病毒之间差异很大。有显著病毒血症的全身性感染,如麻疹、乙型脑炎、腮腺炎等,因病毒抗原与机体免疫系统广泛接触,感染后机体易获得持久免疫力。而一些仅局限于局部或黏膜表面的病毒感染,无病毒血症期,如流感病毒和鼻病毒等,感染后仅获得短暂免疫力。流感病毒不产生牢固免疫的另一个原因是易发生变异,而鼻病毒则因血清型较多(有 100 多个血清型),感染后所建立的免疫对其他血清型病毒感染无交叉保护作用。

## 本 章 小 结

病毒侵入宿主机体并在易感细胞内复制增殖,与机体发生相互作用的病理过程称为病毒感染。病毒感染的传播方式有水平传播和垂直传播两种。垂直传播指病原体由宿主的亲代直接传给子代的传播方式,可引起先天性感染,与流产、先天性畸形等密切相关。

病毒感染的致病机制包括直接作用、免疫病理作用、免疫逃逸作用等三个方面,病毒感染类型包括隐性感染和显性感染、急性感染和持续性感染,其中持续性病毒感染又包括慢性感染、潜伏感染、慢发病毒感染三种类型。

干扰素是由病毒或其他种类的干扰素诱生剂刺激人和动物多种细胞产生的一类具有抗病毒、抗肿瘤、免疫调节等多种生物学功能的小分子糖蛋白,其抗病毒作用并非直接灭活病毒,而是通过诱导宿主细胞产生抗病毒蛋白而发挥抗病毒效应。

(卢芳国)

# 第二十三章

## 病毒感染的诊断与防治

【学习目标】

知识目标：记忆病毒感染临床标本采集与送检的原则；列举并描述病毒分离鉴别方法以及血清学诊断和快速诊断技术；比较常见的病毒疫苗的优缺点。

能力目标：选择恰当的检测程序和检查方法对病毒感染进行检查。

素质目标：加深对病毒疫苗的认识，体会科学研究在疾病防治中的重要作用，激发科研热情。

病毒感染非常普遍，病毒所致传染病占传染病的 75％左右，且传染性强。正确的病原学诊断不仅有助于指导临床治疗，而且可为控制病毒性疾病的传播和流行提供依据。目前对多种病毒感染性疾病尚无理想的治疗药物，因此，病毒感染的预防显得尤为重要。

# 第一节　病毒感染的诊断

病毒感染的实验室诊断方法主要包括直接检测病毒体及其所致宿主细胞的病理变化、检测病毒蛋白和核酸成分、病毒的分离鉴定及检测机体内抗病毒抗体等。随着科学技术的进步，病毒感染的诊断方法不断向更加简便、快速、敏感、特异的方向发展。

## 一、标本的采集与运送

标本采集与运送质量直接影响病毒感染的检测结果，其基本原则与细菌相似，但应特别注意以下事项：

1. 标本采集　用于分离病毒或检测病毒成分（蛋白质或核酸）的标本应在疾病的早期或急性期采集，疾病后期机体产生抗体可影响病毒的分离，且疾病后期常并发细菌感染，给病毒检测带来一定困难。本身带有其他微生物的标本（如粪便、痰等）应使用抗菌药物进行处理，以抑制标本中的细菌或真菌的生长。

2. 冷藏速送　病毒离开机体后在室温中易失活，故标本采集后应冷藏速送。若距离实验室较远，应将标本置于 4 ℃环境下冷藏运送。烈性传染病标本应置于不易泄漏和破碎的容器内，由专人运送。暂时不做检查的标本应置于－70 ℃保存。粪便、病变组织等标本可置于含抗生素的 50％甘油缓冲盐水中低温保存。

3. 采集双份血清　用于血清学诊断的标本，通常在疾病的急性期和恢复期各取 1 份血清，以便于动态观察双份血清中抗体效价的变化。

## 二、病毒的分离与鉴定

病毒为严格活细胞内寄生的微生物，必须由宿主细胞为其提供原料、能量和场所才能增殖。实验室分离培养病毒常用的方法有动物接种、鸡胚培养和组织培养。病毒的分离鉴定是诊断病毒感染的"金标准"，但因所需时间长、操作复杂、要求严格等，故很少用于病毒感染的临床常规诊断，而多用于实验室研究和流行病学调查。

（一）病毒的分离培养

1. 动物接种　是最原始的病毒分离培养方法。常用的动物有小鼠、大鼠、豚鼠、猴、家兔等，常用的接种途径有鼻内、脑内、腹腔、皮内、皮下、静脉等。可根据病毒的亲嗜性选择敏感动物及适宜的接种途径,如嗜神经病毒(脑炎病毒)通常选用小鼠进行脑内接种。接种后以试验动物发病、死亡作为感染的指标,试验结果容易观察,但应注意:① 动物对许多人类病毒不敏感或感染后症状不明显;② 动物体内常有潜在病毒存在,应避免将这些潜在的病毒当作接种的病原体。

动物接种在病毒学研究中常用于:① 病毒的分离与鉴定;② 制备疫苗及诊断抗原;③ 制备特异性抗体;④ 研究病毒的致病性、免疫性及病毒感染的防治措施等。

2. 鸡胚培养　鸡胚对多种病毒敏感,通常选用孵化 9～12 日的鸡胚,常用的接种部位有卵黄囊、羊膜腔、尿囊腔、绒毛尿囊膜和鸡胚脑内等(图 23-1)。根据病毒种类不同选用不同的接种部位,如卵黄囊适合接种流行性乙型脑炎病毒、狂犬病病毒等嗜神经病毒,羊膜腔常用于流感病毒的初次分离培养,尿囊腔常用于腮腺炎病毒、流感病毒等的传代培养,绒毛尿囊膜常用于天花病毒、人类疱疹病毒等的培养,鸡胚脑内接种常用于狂犬病病毒的分离培养。接种后孵育 2～3 日,观察鸡胚的活动与死亡情况,并收集相应的囊液、羊水或组织进行病毒鉴定。

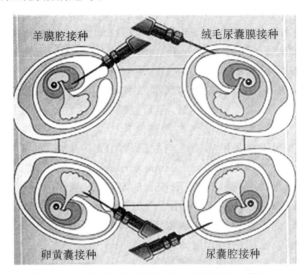

图 23-1　鸡胚培养病毒的常用接种部位示意图

3. 组织培养　组织培养泛指体外的组织、器官和细胞在模拟体内生理条件的试管或培养瓶内培养,使其生存或生长。组织培养包括组织(块)培养(tissue culture)、器官培养(organ culture)和细胞培养(cell culture)。多种病毒可以在这些培养的组织细胞内增殖。病毒的组织培养常用于分离培养病毒、研究病毒感染细胞的机制、生产疫苗和抗原等。在组织培养方法中以单层细胞培养最常用。

细胞培养根据细胞来源、染色体特征及传代次数等可分为原代细胞培养(primary cell culture)、二倍体细胞培养(diploid cell cultune)及传代细胞培养 (continous cell culture)三种类型。① 原代细胞:是用胰酶等将新鲜组织消化、分散成单个细胞后加入营养液,在细胞培养皿或培养瓶内培养的细胞,对多种病毒敏感,但只能传 2～3 代即退化衰亡。大多数组织可用于制备原代细胞,常用的组织细胞有人胚肾细胞、人胚肺细胞、兔肾细胞、猴肾细胞等。② 二倍体细胞:是在体外分裂 50～100 代后仍可保持其二倍体染色体数目的单层细胞,目前常用的细胞株有人胚肺成纤维细胞 WI-38 细胞株和WI-26细胞株等。二倍体细胞多用于生产病毒疫苗,也用于病毒的分离培养。③ 传代细胞系:多为肿瘤细胞或由二倍体细胞突变而来,细胞生长迅速,可无限传代,对病毒的敏感性稳定,现广泛用于病毒的分离培养,但不能用于生产病毒疫苗。

病毒在细胞内增殖的指标有:① 细胞病变,某些病毒在细胞内增殖可引起特有的细胞形态学改变称为细胞病变效应(cytopathogenic effect,CPE),常见的CPE 有细胞变圆、聚集、融合形成多核巨细胞、坏死、脱落、形成包涵体等(图23-2)。② 红细胞吸附(hemadsorption),某些包膜上有血凝素(hemagglutinin)的病毒(如流感病毒)在细胞内增殖后,细胞膜表面可表达血凝素,能吸附脊椎动物的红细胞,此现象称为红细胞吸附现象,可作为含血凝素的病毒复制的一个指标。若加入相应的抗体,可抑制红细胞吸附

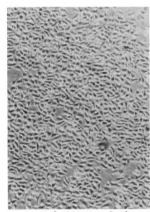
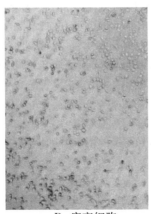

A. 正常 ECV304 细胞　　　　　B. 病变细胞

图 23-2　病毒所致细胞病变(×100)

现象的发生,称为红细胞吸附抑制试验,可用于病毒的鉴定。③病毒干扰作用(viral interference),某些病毒感染细胞后虽不产生 CPE,但可干扰后感染的另一种病毒在该细胞中的增殖,抑制后者所产生的特有的病变。④细胞代谢的改变,某些病毒感染可使细胞的代谢发生变化,进而导致如培养液的pH 值发生改变等。

（二）病毒的鉴定

病毒鉴定常用的方法有:①形态学鉴定,通过电子显微镜或免疫电镜直接检查病毒的大小、形态、结构;②血清学鉴定抗原检测,用已知抗体鉴定病毒的种、型和亚型,常用的试验方法为血凝抑制试验和免疫标记技术;③分子生物学鉴定,利用核酸杂交、PCR、基因芯片、基因测序等分子生物学技术检测病毒的核酸。

鉴定新分离的未知病毒尚需增加以下程序:①测定病毒的核酸类型;②检测病毒颗粒的大小、形态、结构、衣壳对称类型、有无包膜等理化性状;③进行基因测序和生物对比等。

（三）病毒感染性与数量测定

测定病毒的感染性与数量常用以下方法:

1. 空斑形成试验(plaque formation test)　将适当稀释的病毒液定量接种于生长有敏感单层细胞的培养皿中,待病毒吸附细胞后,覆盖未凝固的薄层琼脂于细胞上,待琼脂凝固后继续培养,病毒增殖使局部单层细胞死亡,用中性红等活性染料着色后,在红色的背景中可见没有着色的空斑。每一个空斑通常由单个感染性病毒增殖所致,称为一个空斑形成单位(plaque forming unit,PFU),以测定样本中感染性病毒的数量,常用 PFU/ml 表示。

2. 50%组织细胞感染量(50% tissue culture infectious dose,TCID 50)测定　该方法通过测定能使 50%组织培养细胞发生感染所需要的最小病毒量,以估计病毒感染性的强弱和含量。一般是将病毒液做 10 倍系列稀释,将不同稀释度的病毒液分别接种单层细胞,培养后观察 CPE 等病毒增殖指标,以能感染 50%细胞的最高病毒稀释度作为判定终点,用统计学方法计算出 50%组织细胞感染量。

3. 红细胞凝集试验(red cell agglutination test)　又称为血凝试验。将病毒液做系列稀释后,加入定量动物红细胞,以能使 50%红细胞凝集的病毒最大稀释度作为血凝效价,可定量检测病毒体的总含量。

### 三、病毒感染的血清学诊断

用已知病毒抗原检测患者血清中相应抗体,可辅助诊断病毒感染。检测 IgM 型抗体可用于病毒感染的早期诊断;若检测 IgG 型抗体,则需恢复期抗体含量是急性期的 4 倍及以上才有辅助诊断价值。常用的方法有中和试验、血凝抑制试验、酶联免疫吸附试验、补体结合试验和蛋白印迹(Western印迹杂交)试验等。

1. 中和试验(neutralization test,NT)　是病毒在细胞培养中或活体内感染过程中被特异性抗体中和而失去感染性的一种试验。将系列稀释的患者血清与定量的已知病毒混合,在适宜温度下作用一段时间后接种于组织培养细胞或敏感动物,以能保护 50%组织培养细胞不出现 CPE 或能使 50%实验动物免于发病或免于死亡的血清最高稀释度作为抗体效价。NT 常用于病毒感染的流行病学调查。

2. 血凝抑制试验(hemagglutination inhibition test)　有血凝素的病毒(如流感病毒、乙型脑炎病毒等)能凝集豚鼠、鸡、人等动物的红细胞,称为血凝现象。血凝抑制抗体与病毒表面的血凝素结合后,能够抑制血凝现象,称为血凝抑制试验,血凝抑制试验可用于病毒感染的诊断及流行病学调查,也可用于鉴定病毒的型和亚型。

### 四、病毒感染的快速诊断

直接检测病毒颗粒、抗原、核酸、包涵体及抗病毒 IgM 型抗体等,往往在数小时内即可得出结果,常用于病毒感染的快速诊断。

（一）形态学检查

1. 电镜和免疫电镜检查　含高浓度病毒颗粒的标本可直接用电子显微镜观察。免疫电镜技术是先将标本与特异性抗体混合,使病毒颗粒凝聚后在电子显微镜下观察,可提高病毒的检出率和检测的特异性。

2. 光学显微镜检查 检查较大的病毒颗粒(如痘类病毒)及病毒在感染组织或脱落细胞内形成的特征性包涵体,可辅助诊断某些病毒感染性疾病。

### (二)病毒抗原检测

用已知抗体直接检测标本中的病毒特异性抗原,操作简便、敏感、特异,现已广泛用于病毒感染的快速诊断。常用的方法有酶联免疫技术、免疫荧光技术、放射免疫测定法、蛋白印迹试验等。

### (三)特异性 IgM 抗体检测

病毒感染的早期,患者血清中即可检出特异性 IgM 抗体,故 IgM 抗体检测可用于病毒感染的早期诊断。IgM 抗体相对分子质量大,不能通过胎盘,新生儿血清中检出 IgM 抗体常提示有宫内感染。

### (四)病毒核酸检测

1. 核酸杂交 用放射性核素或非放射性物质(如生物素、地高辛等)标记的已知单链 DNA 或 RNA 作为探针与标本进行杂交,以检测标本中有无相应的病毒核酸,有很高的敏感性和特异性。目前常用于病毒检测的有原位杂交、斑点杂交、DNA 印迹杂交(Southern 印迹杂交)和 RNA 印迹杂交(Northern 印迹杂交)等。

2. PCR 技术 选择特异性和保守性高的基因序列作为靶基因片段,设计相应的病毒基因引物,体外扩增靶基因片段后检测,标本中含极微量的病毒核酸即可检出。PCR 技术能准确地对病毒的 DNA 和 RNA 进行定性和定量分析,现广泛用于病毒感染的诊断,尤其适用于培养困难或增殖缓慢的病毒。

3. 基因芯片技术 将大量的基因探针有序地排布于小块硅片等载体上,与标本中的基因序列进行杂交后,检测并分析杂交信号,一次性可完成大量样品的基因检测和分析,在病毒感染的诊断和流行病学调查中具有广阔的应用前景。

4. 基因测序 由于对某些病毒已完成了全基因组序列测定,故可将测得的病毒特异性基因序列与基因库中的病毒标准基因序列进行比较比对,快速诊断病毒感染。

病毒核酸阳性并不代表标本中存在有感染性的活病毒,且对于未知基因序列的病毒及新病毒不适用上述方法。

# 第二节 病毒感染的防治

## 一、病毒感染的特异性预防

### (一)人工主动免疫

人工主动免疫是将疫苗接种于人体,刺激机体免疫系统主动产生抗病毒免疫力,常用于预防相应病毒的感染。

1. 灭活疫苗 灭活疫苗(inactivated vaccine)是将纯化的病毒用理化方法(常用甲醛液)灭活其感染性,而保留病毒结构蛋白的抗原性。目前常用的有流行性乙型脑炎疫苗、人用狂犬病疫苗、流感疫苗、甲型肝炎疫苗等。

2. 减毒活疫苗 减毒活疫苗(attenuated vaccine)是选用无毒或低毒的病毒变异株制成。可以通过在宿主中连续传代培养诱导出减毒株或无毒株,也可筛选自然减毒株或无毒株。其优点是免疫原性强、一般只需接种一次,接种剂量小、可刺激机体产生持久的免疫力;缺点是稳定性差、不易保存、有回复毒力的潜在危险。目前常用的有脊髓灰质炎疫苗、甲型肝炎疫苗、麻疹疫苗、腮腺炎疫苗、风疹疫苗等。

3. 亚单位疫苗 亚单位疫苗(subunit vaccine)是选用病毒结构成分(保护性抗原)制成的不含有核酸、能诱导机体产生免疫应答的疫苗。根据制备方法不同,可将亚单位疫苗分为两种。① 化学提取或人工合成疫苗:裂解病毒,提取病毒包膜或衣壳上的结构蛋白成分制成或根据病毒抗原的氨基酸序列人工合成多肽作为疫苗,如狂犬病病毒刺突糖蛋白、HBsAg 等;②基因工程疫苗:利用 DNA 重组技术将编码病毒保护性抗原的基因导入原核或真核表达系统,高效表达后提取保护性抗原制成,如重组乙肝疫苗。

4. 重组载体疫苗 重组载体疫苗(recombinant carrier vaccine)是将编码病毒保护性抗原的基因转入减毒的病毒或减毒的细菌制成的疫苗。常用的载体为痘苗病毒,现已用于乙型肝炎病毒、单纯疱疹病毒、麻疹病毒等重组载体疫苗的研制。

5. 核酸疫苗 核酸疫苗(nucleic acid vaccine)分为 DNA 疫苗和 RNA 疫苗两种,是将编码病毒保护性抗原的基因片段重组到质粒真核表达载体上,然后将含有编码病毒抗原基因序列的该重组质粒直接导入宿主体内,使其在宿主细胞翻译产生病毒保护性抗原而诱导机体产生免疫应答。

(二)人工被动免疫

人工被动免疫是直接给机体输入免疫效应物质,使机体立即获得特异性免疫力,主要用于感染性疾病的紧急预防和治疗。

1. 免疫球蛋白 含有抗多种病毒特异性抗体的血清丙种球蛋白、胎盘丙种球蛋白及含有针对某一特异性病毒的高效价免疫球蛋白,可用于对某些病毒感染性疾病(如甲型肝炎、脊髓灰质炎、麻疹、乙型肝炎等)的紧急预防。

2. 细胞免疫制剂 常用的有干扰素、肿瘤坏死因子、白细胞介素、集落刺激因子等细胞因子以及淋巴因子激活的杀伤细胞(LAK 细胞),主要用于某些病毒感染性疾病和肿瘤的治疗。

## 二、病毒感染的治疗

病毒感染性疾病的发生是病毒与机体相互作用的结果,抗病毒治疗应采取综合措施,一方面抑制病毒复制,另一方面提高机体的免疫力。从理论上讲,阻断病毒复制的任一环节都可抑制病毒增殖,控制病毒感染的发生,但要区别病毒复制与细胞的正常生理过程非常困难。目前虽已研制出许多抗病毒药物,但迄今尚无真正理想的药物。

(一)抗病毒化学制剂

1. 核苷类药物 是最早用于临床的抗病毒药物。在病毒复制时,核苷类药物可以模拟核苷掺入到病毒基因组 DNA 中或竞争病毒复制酶,使子代病毒基因的合成和表达受阻,从而抑制病毒的复制。有些核苷类药物可抑制病毒基因的转录。

(1)阿昔洛韦(无环鸟苷,aciclovir,ACV)和更昔洛韦(丙氧鸟苷,ganciclovir,GCV):这两种药物为脱氧鸟嘌呤核苷或鸟嘌呤核苷的类似物,可阻断病毒 DNA 链的复制及延长,现广泛用于治疗疱疹病毒感染。

(2)阿糖腺苷(adenine arabinoside,Ara-A):为嘌呤类核苷类似物,能与正常核酸前体竞争磷酸化酶和病毒 DNA 多聚酶,阻断病毒 DNA 合成。常用于治疗单纯疱疹、带状疱疹、疱疹性脑炎等疱疹病毒引起的感染。此类药物还有 5-碘脱氧尿嘧啶核苷(又称为碘苷、疱疹净)、阿糖胞苷等。

(3)叠氮胸苷(azidothymidine,AZT):为胸腺嘧啶核苷类似物,主要通过阻断反转录而抑制 HIV 的复制。可用于治疗 AIDS,但该药毒副反应较多,可影响中枢神经系统和造血系统的功能。

(4)双脱氧肌苷(didanosine,DDI)、双脱氧胞苷(dideoxycytosine,DDC)、拉米夫定(lamivudine)、司他夫定(stavudine):这几种核苷类似物对 HIV 有明显抑制作用,可用于治疗 AIDS。近年研究发现,拉米夫定能迅速抑制慢性乙型肝炎患者体内 HBV 的复制,可用于治疗慢性乙型肝炎。

(5)利巴韦林(ribovirin):即 3′-氮唑核苷,能抑制多种 RNA 病毒和 DNA 病毒的复制,目前主要用于治疗流感病毒和呼吸道合胞病毒引起的感染。

2. 非核苷类反转录酶抑制剂 通过抑制反转录酶的活性来抑制病毒 DNA 合成,属于非竞争性抑制作用。常用的有奈韦拉平(nevirapine)、地拉韦定(delavirdine)、依法韦仑(efavirenz)等。这些药物常与其他抗反转录病毒药联合用来治疗 HIV 感染。

3. 病毒蛋白酶抑制剂 通过抑制病毒蛋白酶的活性来抑制病毒的复制。以病毒自身的酶蛋白作为作用靶位,可增加药物作用的特异性和效力,有利于减少药物的不良反应。常用的病毒蛋白酶抑制剂有赛科纳瓦(saquinavir)、瑞托纳瓦(ritonavir)、英迪纳瓦(indinavir)等,主要用于 HIV 感染的治疗。

4. 其他抗病毒药物

(1)金刚烷胺(amantadine)和甲基金刚烷胺(riamantadine):两者活性相似,都能阻止病毒的吸附或脱壳,主要用于治疗流感。

（2）甲酸磷霉素（phosphonoformic，PFA）：可选择性抑制病毒 DNA 聚合酶和反转录酶，主要用于疱疹病毒感染的治疗。

（3）奥司他韦（oseltamivir）：为神经氨酸酶抑制剂，主要用于流感的治疗。

### （二）干扰素和干扰素诱生剂

干扰素抗病毒谱广，对机体的毒性小，主要用于肝炎病毒、疱疹病毒、鼻病毒、乳头瘤病毒等感染的治疗。聚肌胞（poly I：C）是一种高效的干扰素诱生剂，有抗病毒作用和免疫调节作用。

### （三）中草药

目前发现具有抗病毒作用的中草药有 200 多种，可用于预防和治疗病毒感染，如板蓝根、黄芪、大青叶、贯众、艾叶、空心莲子草等均有抑制病毒增殖的作用。

### （四）抗病毒基因治疗剂

抗病毒基因治疗剂主要有反义寡核苷酸、干扰 RNA 和核酶等。目前抗病毒基因治疗尚处于研究阶段，许多问题有待于进一步解决。

## 【知识拓展】

### RNA 干扰技术（RNAi）在病毒感染性疾病治疗中的作用

病毒在活细胞内复制的过程与宿主细胞的生物合成极其相似，两者难以区分。理想的抗病毒药物应选择性作用于病毒，而又不影响细胞代谢。然而目前临床上还缺乏这种抗病毒药物。具有特异性和高效性的 RNAi 技术的出现，为选择性抑制病毒提供了可能。RNAi 技术是新兴的高效基因沉默工具，其抗病毒机制为：当 RNA 病毒在宿主细胞内复制时，其基因组 RNA 以及复制中间体双链 RNA（dsRNA）可被 Dicer 酶降解成 siRNA，从而诱导产生 RNAi，沉默病毒的靶基因，抑制病毒的增殖。RNAi 技术用于治疗病毒性疾病时，表现出药效强、不良反应小的特性，有望成为继化学制药、生物制药后的第三代高效抗病毒感染基因治疗的有效工具。

## 本 章 小 结

病毒传染性强，感染率高，变异速度快，新发病毒感染层出不穷，掌握正确的病毒诊断和防治方法对于指导临床治疗、控制病毒性疾病的传播和流行具有重要意义。

病毒感染标本采集后应冷藏速送，用于分离病毒或检测病毒成分的标本应采自早期或急性期，用于血清学诊断的标本应取急性期和恢复期双份血清。

病毒的分离培养方法有动物接种、鸡胚培养和组织培养，观察病毒感染细胞的特殊病理变化、红细胞吸附现象、干扰作用等，判断病毒是否成功增殖。通过电镜观察、抗原检测、分子生物学方法等对病毒进行鉴定。用空斑形成实验、50％组织细胞感染量对病毒进行定量。

病毒感染的血清学诊断是指用已知病毒的抗原检测患者血清中的特异性抗体，IgM 抗体的出现或升高提示病毒的早期感染。必要时需要双份血清动态观察抗体效价的变化。

病毒的特异性免疫可通过人工主动免疫和被动免疫获得。主动免疫包括灭活疫苗、减毒活疫苗、亚单位疫苗、重组载体疫苗和核酸疫苗等，人工被动免疫是直接给机体输入免疫效应物质，用于感染性疾病的紧急预防和治疗。

抗病毒药物的作用机制包括阻断病毒核酸合成、抑制逆转录酶的活性、抑制病毒蛋白酶活性以及阻断病毒的吸附、脱壳或释放等，但目前尚无真正理想的药物。

（季晓飞）

# 第五篇

病毒学各论

# 第二十四章
## 呼吸道感染病毒

【学习目标】

知识目标：能够充分理解各类呼吸道病毒，尤其是流行性感冒病毒的生物学特性、致病性。

能力目标：熟悉麻疹病毒、风疹病毒和腮腺炎病毒感染的防治原则，培养学生运用病毒生物学特性的知识和致病性特点解决临床实际问题能力；能够应用 SARS-CoV-2 的防治知识做好宣传。

素质目标：培养学生正确的职业使命感和人文关怀精神，激发学生的责任意识。

呼吸道感染病毒（viruses associated with respiratory infections）是指主要以呼吸道为侵入门户，在呼吸道黏膜上皮细胞中增殖，并引起呼吸道局部感染或呼吸道以外组织器官病变的病毒。据统计，90%以上急性呼吸道感染由病毒引起，病毒经空气中的飞沫传播，其传染性强，传播速度快，所致疾病潜伏期短。主要的呼吸道感染病毒及其所致疾病见表 24-1。

表 24-1　常见呼吸道感染病毒及所致主要疾病

| 病毒科 | 病毒种类 | 引起的主要疾病 |
| --- | --- | --- |
| 正黏病毒 | 甲、乙、丙型流感病毒 | 流行性感冒 |
| 副黏病毒 | 副流感病毒 1~5 型 | 上呼吸道感染、支气管炎等 |
|  | 呼吸道合胞病毒 | 婴儿支气管炎、支气管肺炎 |
|  | 麻疹病毒 | 麻疹 |
|  | 腮腺炎病毒 | 流行性腮腺炎 |
|  | 人偏肺病毒 | 毛细支气管炎、肺炎、上呼吸道感染 |
| 冠状病毒 | 新型冠状病毒 | 新型冠状病毒感染 |
|  | 人其他型别冠状病毒 | 急性上呼吸道感染 |
| 披膜病毒 | 风疹病毒 | 风疹、胎儿畸形或先天性风疹综合征 |
| 小 RNA 病毒 | 鼻病毒 | 急性上呼吸道感染 |
| 腺病毒 | 腺病毒 | 小儿肺炎 |

常见的呼吸道感染病毒主要包括正黏病毒科（Orthomyxoviridae）的流感病毒；副黏病毒科（Paramyxoviridae）的麻疹病毒、腮腺炎病毒、呼吸道合胞病毒、副流感病毒、人偏肺病毒；冠状病毒科（Coronaviridae）的冠状病毒，以及其他病毒科中的一些病毒，如腺病毒、风疹病毒、鼻病毒等。副黏病毒与正黏病毒的形态及血凝作用相似，但具有不同的抗原性、免疫性及致病性等。病毒呈球形，较大，直径在 150~300 nm。核酸为不分节段的单负链 RNA，核衣壳呈螺旋对称。副黏病毒与正黏病毒的比较如表 24-2 所示。

表 24-2　副黏病毒与正黏病毒的比较

| 特性 | 副黏病毒 | 正黏病毒 |
| --- | --- | --- |
| 基因特性 | 不分节段，单负链 RNA，对 RNA 酶稳定 | 分 8 个节段，单负链 RNA，对 RNA 酶敏感 |
| 病毒形态 | 有包膜，球形，大小 150~300 nm | 有包膜，球形或丝形，大小 80~120 nm |
| 抗原变异 | 低频率 | 高频率 |
| 血凝特点 | 有 | 有 |

续　表

| 特性 | 副黏病毒 | 正黏病毒 |
| --- | --- | --- |
| 溶血特点 | 有 | 无 |
| 释放部位 | 在感染细胞的胞质膜上出芽释放 | 在感染细胞膜上出芽释放 |
| 包膜表面糖蛋白 | HA 蛋白（麻疹病毒） | HA 蛋白和 NA 蛋白 |
|  | HN 蛋白（副流感病毒、腮腺炎病毒） |  |
|  | 无 HA 和 NA 蛋白（呼吸道合胞病毒） |  |

# 第一节　流行性感冒病毒

　　流行性感冒病毒（influenza virus）简称为流感病毒，属于正黏病毒科（Orthomyxoviridae）成员。正黏病毒是指对人或某些动物细胞表面的黏蛋白有亲和性，具有分节段 RNA 基因组的一类病毒。流感病毒是引起人和动物（包括猪、禽类等）流行性感冒的病原体，分为甲（A）、乙（B）、丙（C）三型，其中甲型流感病毒抗原性易发生变异，曾多次引起世界性大流行。例如 1918～1919 年的流感世界大流行，死亡人数约为 4 000 万；乙型流感病毒致病性较低，可引起局部流行，仅感染人类；丙型流感病毒只引起人类轻微的或不明显的上呼吸道感染，很少流行。

## 一、生物学性状

（一）形态与结构

　　流感病毒一般为球形，直径为 80～120 nm，初次从患者体内分离出的病毒呈丝状或杆状。病毒体的结构由内向外分为三个部分，即核衣壳、包膜和刺突（如图 24-1）。

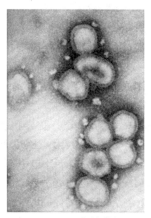

A. 电镜像

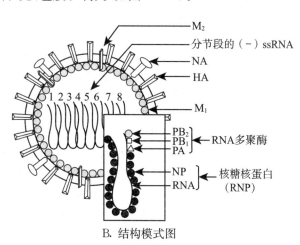

B. 结构模式图

**图 24-1　流行性感冒病毒**

　　1. 核心　病毒的核心为核衣壳，由病毒核酸、核蛋白（nucleoprotein，NP）及 RNA 聚合酶复合体（PB1、PB2 和 PA）组成。病毒核酸为分节段的单负链 RNA。甲型和乙型流感病毒有 8 个 RNA 节段，丙型流感病毒有 7 个 RNA 节段，每个节段均为独立基因组，进入细胞后分节段复制，病毒成熟时再重新装配于子代病毒体中。这一特点使基因在复制中易发生基因重组而致病毒变异。流感病毒基因组总长度为 13 600 bp，各节段的长度在 890～2 341 bp 之间，每个 RNA 节段的末端有 12～13 个核苷酸高度保守，与病毒复制有关。每个基因节段分别编码不同的蛋白质，第 1～6 节段分别编码 RNA 多聚酶（PB2、PB1、PA）、血凝素（HA）、核蛋白（NP）和神经氨酸酶（NA），第 7 节段编码基质蛋白（M1 和 M2），第 8 节段编码非结构蛋白（NS1 和 NS2）。NP 是主要的结构蛋白，构成病毒衣壳，与病毒的 RNA 节段一起形成核糖核蛋白（ribonucleoprotein，RNP），即为核衣壳，呈螺旋对称排列。每条 RNP 都联有 PB1、PB2、PA 三种 RNA 蛋白组成的聚合酶复合体。NP 为可溶性抗原，其抗原结构稳定，与

M蛋白一起决定病毒的型特异性,很少发生变异,其抗体无中和病毒的能力。

2. 包膜 流感病毒包膜有两层结构,内层为基质蛋白(matrix protein,MP)M1,约占病毒蛋白的40%,其不仅增加了包膜的坚韧度,与病毒包装、出芽与形态有关,而且自身抗原结构较稳定,呈型特异性,其抗体无中和病毒的能力。包膜外层为来自宿主细胞的脂质双层膜,其中镶嵌离子通道型M2蛋白,每个病毒颗粒上只有几个拷贝,它的存在有利于病毒脱壳。

3. 刺突 病毒体的包膜上镶嵌有两种刺突,以疏水末端插入到脂质双层中,即血凝素(hemagglutinin,HA)和神经氨酸酶(neuraminidase,NA)。血凝素的数量较神经氨酸酶多,为(4~5):1,HA和NA的抗原结构不稳定,易发生变异,是划分甲型流感病毒亚型的主要依据。

(1)血凝素:占病毒蛋白的25%,为糖蛋白三聚体,呈柱状。每条单体前体(HA0)由血凝素1(HA1)和血凝素2(HA2)通过精氨酸和二硫键连接而成,当HA0经细胞蛋白酶水解活化裂解形成HA1和HA2时,才具有感染性。HA1是病毒与红细胞、宿主细胞受体(唾液酸)结合的部位,与病毒吸附与感染有关;HA2具有膜融合活性,促进病毒包膜与细胞膜的融合并释放核衣壳。

HA主要功能有:①凝集红细胞,HA能与人、鸡、豚鼠等多种动物红细胞表面的糖蛋白受体结合,使红细胞发生凝集现象,称为血凝现象。血凝现象可被特异性抗体所抑制,称为血凝抑制(HI)。②吸附宿主细胞,通过与细胞表面特异性受体结合而吸附到宿主细胞上,构成病毒感染宿主细胞的第一步。③具有抗原性,HA刺激机体产生的特异性抗体称为血凝抑制抗体,能抑制血凝现象和中和病毒感染性,为保护性抗体。

(2)神经氨酸酶:占病毒蛋白的5%,为4个亚单位组成的糖蛋白四聚体,呈蘑菇状,其纤维状末端嵌于包膜的脂质膜中。

NA主要功能有:①参与病毒释放,通过水解病毒感染细胞表面糖蛋白末端的N-乙酰神经氨酸,促使成熟病毒体的芽生释放;②促进病毒扩散,通过破坏细胞膜上病毒特异的受体,液化细胞表面的黏液,促进病毒从细胞上解离,有利于病毒的扩散;③具有抗原性,NA刺激机体产生的特异性抗体能抑制酶的水解作用,但不能中和病毒的感染性。

(二)分型与变异

根据NP和MP的抗原性不同将流感病毒分为甲、乙、丙三型。甲型流感病毒再根据其表面HA和NA抗原性的不同,又分为若干亚型,迄今发现18种HA(H1~H18)抗原和11种NA(N1~N11)抗原。在人间流行的亚型主要由H1、H2、H3和N1、N2等抗原构成的亚型,但近年来发现H5N1、H9N2、H7N7等型禽流感病毒也可以感染人。乙型、丙型流感病毒尚未发现亚型。

流感病毒易发生抗原性变异,病毒表面抗原HA和NA是主要的变异成分。变异包括两种形式:①抗原性漂移(antigenic drift),变异幅度小,HA、NA氨基酸的变异率<1%,由点突变所造成,属量变,即亚型内变异,并与人群免疫力选择有关,每2~5年出现一个新的变异株,引起甲型流感周期性的局部中小型流行;②抗原性转变(antigenic shift),变异幅度大,HA氨基酸的变异率为20%~50%,属质变,形成新亚型,由于人群完全缺少对新亚型变异病毒株的免疫力,从而引起世界性的流感暴发流行,随后该亚型进入抗原漂移阶段,直至新亚型的出现。甲型流感病毒的抗原性变异与流感人间大流行见表24-3所示。

表24-3 甲型流感病毒抗原性变异及人间大流行情况

| 流行年代 | 亚型类别 | 代表株 |
|---|---|---|
| 1918~1919 | Hsw1N1 | 猪流感病毒相关 |
| 1946~1957 | H1N1(亚甲型) | A/FM/1/47 |
| 1957~1968 | H2N2(亚洲甲型) | A/Singapore/1/57 |
| 1968~1977 | H3N2(香港甲型) | A/Hongkong/1/68 |
| 1977~至今 | H3N2、H1N1(苏联甲型与新甲型) | A/USSR/90/77 |
| 1997~至今 | H5N1 | 禽流感病毒亚型 |
| 2009~至今 | H1N1 | 猪流感病毒亚型 |

（三）培养特性

流感病毒可在鸡胚和培养细胞中增殖。初次分离接种羊膜腔，传代培养接种尿囊腔。细胞培养一般可用原代猴肾细胞（PMK）或狗肾传代细胞（MDCK）。病毒在鸡胚和细胞中增殖不引起明显的细胞病变，可根据红细胞凝集试验或红细胞吸附试验判定有无病毒增殖。

（四）抵抗力

流感病毒抵抗力较弱，不耐热，56 ℃ 30分钟被灭活。室温下其传染性很快丧失，0～4 ℃可存活数周，－70 ℃以下可长期保存。对干燥、日光、紫外线以及乙醚、甲醛、乳酸等敏感。

## 二、致病性与免疫性

（一）致病性

流感是传染性极强的急性呼吸道疾病。传染源主要是患者和隐性感染者，被感染的动物也可能是传染源。乙型流感病毒也可引起流行，但为局部中小型流行，而丙型流感病毒多为散发感染。

流感流行多发生于冬季，主要传染途径是病毒经飞沫、气溶胶通过呼吸道在人群中传播。病毒仅在局部增殖，一般不入血。病毒进入人体后，首先在呼吸道上皮细胞内增殖，引起细胞空泡变性，纤毛丧失，最终坏死脱落。产生的子代病毒扩散到邻近细胞，重复病毒增殖周期，最终导致呼吸道黏膜屏障功能丧失。病毒的NA可降低呼吸道黏液层的黏度，使细胞表面受体暴露，有利于病毒的扩散，还可促进含病毒的液体散布至下呼吸道，因此，严重感染者可致病毒性肺炎。全身症状与病毒感染刺激机体产生的干扰素和免疫细胞释放的细胞因子有关。

人群普遍易感，潜伏期一般为1～4日，突然发病，有畏寒、发热、头痛、肌痛、乏力、鼻塞、流涕、咽痛及咳嗽等症状。体温可达38～40 ℃，持续1～5日。在症状出现的1～2日内，病毒随分泌物大量排出，以后则迅速减少。流感的特点是发病率高，病死率低，死亡病例多见于婴幼儿、老年人和慢性病患者。

甲型流感病毒宿主范围广泛，能感染人、动物及禽类，感染禽类引起禽流感。禽类是甲型流感病毒最主要的储存宿主，也是病毒的基因储存库。目前发现能感染人类的禽流感病毒亚型为H5N1、H9N2、H7N7，其中感染H5N1的患者病情重，病死率高。1997年以来，中国香港和多个国家与地区发生了H5N1高致病性禽流感感染病例，但均为散发。目前禽流感的传播途径主要是由禽传人，不能在人间直接传播，但重组的新病毒可能引起人间流行。能抵抗干扰素和肿瘤致死因子的抗病毒作用、引起机体免疫病理损伤是高致病性禽流感病毒H5N1的主要致病机制。

（二）免疫性

人体感染流感病毒后可引起特异性的体液免疫和细胞免疫。血清中抗HA特异性抗体（IgM、IgG）为中和性抗体，有抗病毒感染作用，可持续数月至数年，对同型病毒有牢固免疫力，但亚型间无交叉免疫。呼吸道黏膜局部SIgA抗体有阻断病毒感染的作用，但仅存留数月。抗NA抗体可以抑制病毒的释放与扩散，但不能中和病毒的感染性。流感病毒特异性的CD4$^+$T细胞可以辅助B淋巴细胞产生特异性抗体，CD8$^+$T细胞可产生亚型间交叉免疫，发挥交叉抗病毒作用，参与病毒的清除与疾病的恢复。

## 三、微生物学检查

在流感流行时，根据典型临床症状可以初步诊断，实验室检查主要用于鉴别诊断和分型，对了解新变异株出现、预测流行趋势和提出疫苗预防建议有重要意义。检查方法如下：

1. 病毒分离与鉴定　采集发病3日内患者的咽洗液或鼻咽拭子，经抗生素处理后接种于9～11日龄鸡胚羊膜腔，于33～35 ℃孵育3～4日后，收集羊水进行血凝试验。如血凝试验阳性，再用已知免疫血清进行血凝抑制试验（hemagglutination inhibition test，HI试验），以鉴定分离病毒的型别。若血凝试验阴性，则需用鸡胚盲目传代3次以上，仍不能出现血凝则判断为病毒分离阴性。细胞培养（如人胚肾或猴肾）也可用于分离病毒，判定有无病毒感染和增殖情况可用红细胞吸附方法或荧光抗体方法。确定病毒的种类与型别则采用红细胞吸附抑制试验。

2. 血清学诊断　采取患者急性期（发病5日内）和恢复期（发病2～4周）双份血清，用血凝抑制试验检测抗体效价,如果恢复期比急性期抗体效价升高 4 倍或以上,即有临床诊断意义。正常人血清中含有非特异性抑制物,实验前可用胰蛋白酶等处理血清。用补体结合试验检测 NP、MP 抗体,该抗体出现早、消失快,可以作为新近感染的指标。

3. 快速诊断　采用免疫荧光法、ELISA 法直接从患者呼吸道分泌物、呼吸道脱落上皮细胞中检测抗原或用 RT - PCR、核酸杂交或基因序列分析等方法检测病毒核酸和进行分型。

### 四、防治原则

流行期间避免人群聚集,公共场所每 100 m³ 空间用 2～4 ml 乳酸加 10 倍水混匀,加热熏蒸,可灭活空气中的流感病毒进行必要的空气消毒。接种疫苗可明显降低发病率或减轻症状,但由于流感病毒的变异,必须与当前流行株的型别基本相同。流感疫苗有灭活疫苗、裂解疫苗、亚单位疫苗和基因工程疫苗。目前较多使用的为三价灭活疫苗(甲型 2 个亚型和 1 个乙型)。经皮下注射可产生大量的 IgG 抗体,但局部 SIgA 抗体产生较少,需多次接种。亚单位疫苗和基因工程疫苗迄今仍处于研制阶段。

流感的治疗以预防继发性细菌感染和对症治疗为主。金刚烷胺及其衍生物可抑制甲型流感病毒的穿入和脱壳,奥司他韦(oseltamivir)为 NA 抑制剂。干扰素滴鼻及中药板蓝根、大青叶等有一定疗效。

## 第二节　麻 疹 病 毒

麻疹病毒(measles virus)属于副黏病毒科,是麻疹的病原体。过去麻疹曾是儿童时期最为常见的急性传染病,其传染性很强,以丘疹、发热及呼吸道症状为特征,发病率几乎达 100%,常因并发症而导致死亡。我国自 20 世纪 60 年代初应用减毒活疫苗以来,儿童的发病率显著下降,但在发展中国家仍然是儿童死亡的一个主要原因。另外,麻疹病毒感染还与亚急性硬化性全脑炎(subacute sclerosing panencephalitits,SSPE)的发生有关。

### 一、生物学性状

1. 形态与结构　麻疹病毒呈球形,直径 120～250 nm,核衣壳呈螺旋对称,有包膜,核心为不分节段的单负链 RNA,基因组有 N、P、M、F、H、L 6 个基因,分别编码核蛋白、磷蛋白、M 基质蛋白、融合蛋白、血凝素蛋白和依赖 RNA 的 RNA 聚合酶 6 个结构和功能蛋白。病毒包膜表面有两种刺突,即 HA 和溶血素(haemolysin,HL),它们的成分都是糖蛋白。HA 只能凝集猴红细胞,能与宿主细胞受体吸附,参与病毒感染。HL 具有溶血和促使细胞发生融合形成多核巨细胞的作用。HA 和 HL 有抗原性,其相应抗体对机体具有保护作用。麻疹病毒包膜上无神经氨酸酶 NA。

2. 培养特性　麻疹病毒可在许多原代和传代细胞(如人胚肾、人羊膜、Vero、HeLa 等细胞)中增殖,产生细胞融合、形成多核巨细胞。在胞质及胞核内均可见嗜酸性包涵体。

3. 抗原性　麻疹病毒抗原性较稳定,只有一个血清型,但近年有麻疹病毒抗原发生变异的报道。根据核苷酸序列不同,世界上流行株可分为 A～H 8 个不同的基因组,23 个基因型。

4. 抵抗力　病毒抵抗力较弱,加热 56 ℃ 30 分钟可被灭活,对脂溶剂及一般消毒剂都敏感,对酸不稳定,pH 4.5 以下可灭活病毒,对日光及紫外线也敏感。

### 二、致病性与免疫性

1. 致病性　人是麻疹病毒唯一自然宿主。传染源是急性期患者,在患者出疹前 6 日至出疹后 3 日内有传染性,易感者接触后几乎全部发病。麻疹病毒主要通过飞沫传播,也可经用具、玩具和密切接触传播。潜伏期为 9～12 日。CD46 分子是麻疹病毒受体,因此,具有 CD46 分子的组织细胞均为麻疹病毒感染的靶细胞。病毒经呼吸道进入机体后,首先与呼吸道上皮细胞结合并在其中增殖,继之侵入淋巴结增殖,入血后形成第一次病毒血症。病毒随血流到达全身淋巴组织,大量增殖后再次入血,形成第二次病毒血症。此时眼结膜、口腔黏膜、鼻黏膜、呼吸道黏膜、消化道黏膜、小血管均有病毒增殖,开始出现发热,继之出现畏光、眼结膜充血、咳嗽、流涕等结膜炎和上呼吸道感染症状。病毒也在真皮层内增殖,口腔两颊内侧黏膜出现中心灰白、周围红色的 Koplik 斑,对临床早期诊断有一定意义。随后,1～2 日进入出疹期,先颈部,然后躯干,最后四肢出现红色斑丘疹,压之退色。皮疹出齐需要 2～3 日,皮疹形成的原因主要是局部产生超敏反应。一般患儿皮疹出齐 24 小时后发热减退,皮疹开始消退、呈麦麸样脱屑,呼吸道症状 1 周左右消退。

有些年幼体弱的患儿,易并发细菌感染,出现细菌性肺炎、中耳炎、急性喉炎和支气管炎,是麻疹患儿死亡的主要原因。免疫缺陷儿童感染麻疹病毒后常无皮疹,但可发生严重致死性麻疹巨细胞肺炎。大约有 0.1% 的患者发生脑脊髓炎,它是一种迟发型超敏反应性疾病,常于病愈 1 周后发生,伴有永久性后遗症,其病死率约为 15%。另外,约 1/100 万的麻疹患者在其恢复后若干年(平均 7 年),出现 SSPE,为急性病毒感染的迟发并发症,表现为反应迟钝、进行性智力降低、癫痫、精神异常和运动障碍,病程 6～9 个月,最后导致昏迷死亡。SSPE 患者血液和脑脊液中有异常高水平的麻疹病毒抗体,但是麻疹病毒的分离很困难,现认为脑组织中的病毒为麻疹缺陷病毒,因 M 基因变异而缺乏合成麻疹病毒 M 蛋白的能力,病毒不能正常装配、出芽与释放。因此,通过 SSPE 尸检脑组织细胞与对麻疹病毒敏感细胞(如 HeLa、Vero 等)的共同培养,可分离出麻疹病毒。

2. 免疫性　麻疹病后机体可获得终身免疫力,主要包括体液免疫和细胞免疫。感染后机体可产生抗 HA 抗体和 HL 抗体,两者均有中和病毒作用,而且 HL 抗体还能阻止病毒在细胞间扩散,感染初期以 IgM 为主,而后以 IgG 为主。麻疹的恢复主要靠细胞免疫,如免疫球蛋白缺陷的人患麻疹能够痊愈并抵抗再感染,但细胞免疫缺陷的人感染麻疹其后果极其严重,甚至导致死亡。在出疹初期末梢血中即可检出特异的杀伤性 T 细胞。麻疹多见于 6 个月至 5 岁的婴幼儿,这是由于 6 个月内的婴儿因从母亲体内获得 IgG 抗体,故不易感染,但随着年龄增长,抗体逐渐消失,易感性也随之增加。

### 三、微生物学检查

典型麻疹通过临床表现即可诊断,无须进行实验室检查,对轻型和不典型病例则需做微生物学检查进行确诊。由于病毒分离鉴定方法复杂、费时,至少需 2～3 周,因此,临床上多用血清学诊断。

1. 病毒分离与鉴定　取患者发病早期的咽洗液、咽拭子标本或血液接种于人胚肾、猴肾或人羊膜细胞中进行病毒分离培养。一般经 7～10 日以后可出现典型 CPE,形成多核巨细胞、胞内或核内有嗜酸性包涵体。常用免疫荧光技术对培养物中的麻疹病毒抗原进行鉴定。

2. 血清学诊断　检测血清中的特异性抗体,取患者急性期和恢复期双份血清,进行 HI 试验、补体结合试验和/或中和试验等,可以检测病毒特异性抗体。当恢复期血清抗体效价比急性期增高 4 倍或 4 倍以上可辅助诊断麻疹病毒感染。此外,也可用间接免疫荧光法或 ELISA 法检测特异性 IgM 抗体。

3. 快速诊断　用荧光标记抗体检查患者卡他期咽漱液或尿沉渣中脱落细胞的麻疹病毒抗原,以及用核酸分子杂交技术或 RT-PCR 技术检测细胞内病毒核酸。

### 四、防治原则

预防麻疹的主要措施是隔离患者,对儿童进行人工主动免疫,以提高机体的免疫力。目前国内外普遍实行麻疹减毒活疫苗的预防接种,大大降低了麻疹的发病率。我国免疫程序是 8 月龄为初次免疫,1 年后及学龄前再加强免疫。疫苗接种后其抗体阳性率可达 90% 以上,免疫力可持续 10 年左右。

对接触麻疹患者的易感者,可在接触后的 5 日内肌内注射健康成人全血、麻疹恢复期人血清或丙种球蛋白,都有一定的预防效果。

# 第三节　腮腺炎病毒

腮腺炎病毒(mumps virus)属于副黏病毒科德国麻疹病毒属(*Rubulavirus*),是流行性腮腺炎的病原体,此外,还可并发脑膜炎、睾丸炎和卵巢炎等。

### 一、生物学性状

腮腺炎病毒呈球形,直径为 100～200 nm,核衣壳呈螺旋对称,有包膜,核酸为非分节段的单负链 RNA,共编码 7 种蛋白质,即核蛋白(NP)、磷蛋白(P)、基质蛋白(M)、融合蛋白(F)、膜相关小疏水蛋白(SH)、血凝素/神经氨酸酶(HN)和 L 蛋白依赖 RNA 的 RNA 聚合酶(L)。包膜上有 HA 和 NA 等突起,其成分是糖蛋白。病毒可在鸡胚羊膜腔内增殖,在猴肾细胞、Vero 和 HeLa 细胞培养中增殖能使细胞融合形成多核巨细胞。腮腺炎病毒仅有一个血清型。

### 二、致病性与免疫性

腮腺炎病毒主要通过飞沫传播,也可通过玩具传播。传染源是患者和病毒携带者,人是唯一储存易感宿主。好发于冬春季节。5～15 岁儿童易感,5 岁以下儿童感染腮腺炎病毒常表现为上呼吸道感染而无腮腺炎症状。

病毒经呼吸道侵入人体后,首先于鼻或呼吸道上皮细胞中增殖,随后入血引起病毒血症,再扩散至唾液腺及其他器官,如胰腺、睾丸、卵巢和肾等引起相应症状,严重者可并发脑炎。

疾病的潜伏期一般为 1～3 周,平均为 18 日,排毒期为发病前后 1 周。患者表现为乏力及食欲减退等前驱症状,接着出现一侧或双侧腮腺肿大,并伴有疼痛和低热。腮腺肿胀 2～3 日达高峰,持续 4～5 日后逐渐消退,整个病程持续 7～12 日。30% 感染后无症状,青春期感染者,男性易合并睾丸炎(25%),可导致睾丸萎缩或不育。女性易合并卵巢炎。病毒性脑炎亦常见,其病死率约 1%,通常预后良好,无后遗症。

病后可获得牢固免疫力,甚至亚临床感染也能获得终身免疫。婴儿可从母体获得被动免疫,故 6 个月以内婴儿很少患腮腺炎。

### 三、微生物学检查

临床上对典型病例很容易作出诊断,但对于不典型病例或首发病例需要进行实验室检查。可取患者尿液、唾液或脑脊液等进行病毒分离。常用豚鼠红细胞进行血球吸附试验以证实病毒增殖;取患者血清检测特异性 IgM 或有 4 倍及 4 倍以上升高的特异性 IgG 有助于临床诊断;也可用 RT-PCR 等方法检测病毒核酸。

### 四、防治原则

预防腮腺炎应及时隔离患者,防止传播。疫苗接种是唯一有效的预防措施。目前,主要采用麻疹病毒-腮腺炎病毒-风疹病毒三联疫苗(measles-mumps-rubella vaccine,MMR)进行接种,取得较好免疫效果,该疫苗已纳入国家计划免疫项目。目前尚无有效药物治疗,中草药有一定治疗效果。

## 第四节 冠 状 病 毒

冠状病毒(coronavirus)属于冠状病毒科(Coronaviridae)冠状病毒属(Coronavirus)。由于病毒包膜上有向四周伸出的突起,形如花冠而得名。冠状病毒在自然界分布广泛,引起人类疾病的主要包括 229E、OC43(HcoV OC43)、NL63、HKU1、SARS 冠状病毒(SARS-CoV-1)、人肠道冠状病毒及新型冠状病毒(SARS-CoV-2)和中东呼吸综合征冠状病毒(Middle East respiratory syndrome coronavirus,MERS-CoV)等 7 种感染人的冠状病毒和多种感染动物的冠状病毒。

### 一、生物学性状

冠状病毒呈不规则的圆形或卵圆形,直径为 80～160 nm,核衣壳呈螺旋对称,病毒结构蛋白包括核衣壳蛋白(N)、基质蛋白(M)和包膜糖蛋白(S)。有包膜,核酸为单正链 RNA。冠状病毒可在人胚肾、肺的原代细胞中生长,受染细胞开始 CPE 不明显,经盲目传代后可增强其致病作用。病毒对乙醚、氯仿、紫外线等理化因子较敏感,37 ℃数小时便丧失感染性。

SARS 冠状病毒与普通冠状病毒形态结构及基因组相似,电镜下病毒颗粒呈不规则形,有包膜,包膜表面有向四周伸出的突起,形如花冠(图 24-2)。基因组全长约 29.7 kb,编码 20 多个蛋白,除编码 RNA 聚合酶外,编码的主要结构蛋白是 N、S、M、E 等蛋白。N 蛋白为结构蛋白,结合于 RNA 上,在病毒的转录、复制和成熟中起作用;S 蛋白是刺突蛋白,为病毒的主要抗原,参与病毒的吸附与穿入;M 蛋白为跨膜蛋白,在病毒核心的稳定、包膜形成与出芽过程中起作用;E 蛋白是一种相对较小的蛋白质,散在分布于病毒包膜上,参与病毒的组装过程。病毒对乙醚等脂溶剂敏感,对热的抵抗力比一般冠状病毒强,在粪便或尿液中至少可存活 1~2 日,56 ℃ 30 分钟、紫外线照射 30 分钟、丙酮室温固定 15 分钟及 1:2 000 甲醛在 2~8 ℃ 24 小时可灭活病毒。该病毒可在 Vero 和 FRhk-4 细胞中增殖,引起病变效应。

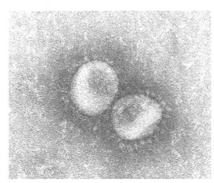
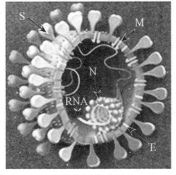

A. 电镜像　　　　　　　　B. 结构模式图

**图 24-2　SARS 冠状病毒**

## 二、致病性与免疫性

冠状病毒感染在世界各地普遍存在,有高度种属特异性。病毒经飞沫传播,粪-口途径亦可传播,主要感染成人或较大儿童,引起普通感冒和咽喉炎,下呼吸道感染少见,某些毒株还可引起成人腹泻。疾病的潜伏期短,平均为 3 日,病程一般 6~7 日,以鼻炎和乏力为主要表现。病后免疫力不牢固,可发生再次感染。

SARS 冠状病毒(SARS coronavirus,SARS-CoV-1)是引起严重急性呼吸综合征(severe respiratory syndrome,SARS)的病原体。SARS 冠状病毒以近距离飞沫传播为主,在密闭的环境中易于传播,故有医院和家庭明显聚集现象。人类对 SARS 冠状病毒无天然免疫力,人群普遍易感,潜伏期为 2~10 日,一般为 4~5 日。绝大多数患者临床首发症状为发热,体温高于 38 ℃,伴有头痛、关节痛、乏力,继而出现干咳、胸闷、气短等肺部感染症状。胸部 X 线平片出现双侧或单侧阴影。严重者肺部进展极快,出现呼吸困难和低氧血症、休克、DIC 等症状,病死率较高,如有冠心病、糖尿病、哮喘及肺气肿等基础病的老年患者,更易造成死亡。其致病机制不完全清楚,免疫病理损伤可能参与致病。

SARS-CoV-2 主要引起新型冠状病毒感染,2019 年底暴发以来,造成世界范围大流行。人群普遍易感,传染源主要为病毒感染者,传播途径为经呼吸道飞沫和密切接触传播。在老年人群及有潜在合并症的个体中发病率和死亡率相对较高。由于抗原漂移,病毒出现多种变异株,如 Alpha、Beta、Gamma、Delta 和 Omicron 等。病毒进入机体,通过将其刺突蛋白 S 附着于宿主细胞膜表面的血管紧张素转换酶 2(angiotensin-converting enzyme 2,ACE2),介导病毒进入细胞,进行复制及播散。患者可出现头痛、嗅觉和味觉丧失、鼻塞和流鼻涕、咳嗽、肌肉疼痛、咽痛、发热、腹泻和呼吸困难等。严重者出现高热、肺炎、意识不清,甚至死亡。细胞因子风暴和血液高凝状态可能为导致重症感染的发病机制。

## 三、微生物学检查及预防

一般采用鼻分泌物、咽漱液混合标本分离病毒,可提高分离阳性率。可选用 Vero 或 Vero-E$_6$ 细胞培养,但 CPE 不明显。临床上常采取双份血清做中和试验、补体结合试验和 HI 试验进行血清学诊断。快速诊断可采用荧光抗体技术、酶免疫技术和 RT - PCR 技术检测病毒的抗原和核酸。SARS 虽为乙类传染病但要求按甲类传染病进行管理,SARS 相关样本处理、病毒培养和动物试验均要求在生物安全三级(BSL - 3)实验室,一般实验室不能进行。

因 SARS 为法定传染病,其传染性强、致死率高,故对 SARS 患者及疑似病例要进行严格的隔离和治疗,目前尚无疫苗预防,也无特效药物治疗。

**【知识拓展】**

新型冠状病毒(SARS - COV - 2)的基因组在复制过程中可通过多种机制发生变异。一些关键基因,如刺突(spike,S)蛋白编码基因发生突变,可导致变异株传染力和致病性增强。

目前,Alpha、Beta、Gamma、Delta 和 Omicron 5 种变异株受到关注。Alpha 突变株于 2020 年 12 月在英国发现,17 个突变位点中含 S 蛋白 8 个突变位点,使其与人 ACE2 受体结合亲和力提高,促进病毒的黏附、侵入。2020 年 12 月在南非发现了 Beta 变异株,其中 S 蛋白受体结合域的 3 个突变增强了与宿主 ACE2 的结合亲和力,使病毒传染性增强。Gamma 变异株于 2021 年 1 月在巴西发现,携带 S 蛋白 10 个突变。Delta 变异株于 2020 年 12 月首先在印度被检出,S 蛋白有 10 个突变,具有增强与 ACE 受体亲和力、降低抗体识别的双重作用。2021 年 11 月,Omicron 变异株在博茨瓦纳被检出。

# 第五节　风疹病毒

风疹病毒(rubella virus)为披盖病毒科(Togaviridae)风疹病毒属(*Rubivirus*)的唯一成员,是风疹(又名德国麻疹)的病原体。

## 一、生物学性状

风疹病毒呈不规则球形,直径为 50～70 nm,核衣壳呈二十面立体对称,核酸为单正链 RNA,编码两种非结构蛋白(NSP)和三种结构蛋白(C、E2、E1)。衣壳外有包膜,包膜表面有小刺突,刺突具有血凝和溶血活性。该病毒能在多种细胞内增殖,不出现 CPE,对热、脂溶剂和紫外线敏感。风疹病毒只有一个血清型。

## 二、致病性与免疫性

人是风疹病毒唯一的自然宿主。风疹病毒经呼吸道传播,在呼吸道局部淋巴结增殖后,经病毒血症播散全身,主要易感者是儿童。潜伏期为 10～21 日,其症状为发热、麻疹样皮疹、伴有耳后和枕下淋巴结增大。成人感染则症状较严重,除出疹外,还有关节炎、关节疼痛、血小板减少及出疹后脑炎等,但疾病大多预后良好。

孕妇妊娠早期(妊娠 20 周内)感染风疹病毒,病毒可通过胎盘感染胎儿,胎儿细胞的正常生长、有丝分裂和染色体结构可因病毒感染而发生变化,引起流产或死胎,还可引起胎儿发生先天性风疹综合征(congenital rubella syndrome,CRS)。CRS 主要表现为先天性心脏病、白内障和耳聋三大主症。因此,有计划地接种风疹疫苗对优生优育意义重大。风疹病毒自然感染后可获得持久免疫力,正常人群中 95% 以上风疹病毒抗体阳性,大多数人已得到保护。孕妇血清中的抗体有保护胎儿免受风疹病毒感染的作用。

## 三、微生物学检查及预防

对孕妇感染风疹病毒进行早期诊断很重要,可以减少畸形儿的出生。常用的诊断方法有:① 通过检测孕妇血液中的特异性 IgM,阳性者可认为是近期感染;② 检测胎儿羊水或微绒毛中有无风疹病毒的特异性抗原或病毒核酸等,进行产前诊断;③ 取羊水或绒毛膜进行病毒分离鉴定,但比较烦琐。风疹减毒活疫苗接种是预防风疹的有效措施,通常与麻疹、腮腺炎组合成三联疫苗(MMR)使用。我国自行研制的 MMR 减毒活疫苗免疫原性良好,现已投入生产。

# 第六节　其他呼吸道感染病毒

## 一、腺病毒

腺病毒(adenovirus)属腺病毒科(Adenoviridae)哺乳动物腺病毒属(*Mastadenovirus*)，1953年首次分离到，1962年正式命名。约有100个血清型，其中人类腺病毒目前有49个血清型，根据基因的同源性分为A～F 6个组。多数腺病毒能在人类呼吸道、胃肠道、尿道和眼结膜细胞中增殖而引起疾病。腺病毒3、7、11、21、14型等是引起婴幼儿肺炎和上呼吸道感染的常见病原体。

腺病毒形态为球形，直径为60～90 nm，无包膜，核衣壳为二十面立体对称，核酸为线状双链DNA，衣壳由252个壳粒组成，其中240个壳粒是六邻体(hexon)，具有属和型抗原特异性；位于二十面体12个顶角的壳粒组成五邻体(penton)，每个五邻体包括基底部分和仲出表面的一根末端有顶球的纤突，具有种和亚属抗原特异性。腺病毒可在Hep-2、HeLa细胞和人胚原代细胞中增殖，出现细胞肿胀变圆、聚集成葡萄串状的典型CPE。对酸和脂溶剂不敏感，但56 ℃ 30分钟可被灭活。

腺病毒主要通过呼吸道、胃肠道和密切接触在人群中传播，亦可通过手、污染物品传播到眼，消毒不充分的游泳池水也能引起本病毒感染的暴发流行。腺病毒主要感染儿童和免疫力低下人群，可引起临床多种疾病，成人感染一般不常见。一种血清型可引起不同的临床疾病，不同血清型也可引起同一种疾病。

腺病毒的感染根据临床表现和流行情况可初步诊断。可采用咽拭子、眼分泌物、粪便和尿液等，加抗生素处理后接种于敏感细胞(Hep-2、HeLa细胞和人胚原代细胞等)，37 ℃孵育后观察细胞肿胀、变圆、细胞聚集成葡萄串等病变，再用血清学方法鉴定。用间接免疫荧光技术、酶联免疫吸附试验及特异性IgM测定可以进行快速诊断。

目前尚无理想疫苗及有效抗病毒药物。

## 二、呼吸道合胞病毒

呼吸道合胞病毒(respiratory syncytial virus，RSV)属于副黏病毒科肺病毒属。它是6个月以下婴儿细支气管炎和肺炎等下呼吸道感染的主要病原体，对较大儿童和成人可引起鼻炎、感冒等上呼吸道感染。

病毒形态为球形，直径为120～200 nm，核衣壳为螺旋对称，核酸为单负链RNA，主要编码10种蛋白质，即3种跨膜蛋白(F、G、SH)、2种基质蛋白M1和M2，3种核衣壳蛋白N、P和L以及2种非结构蛋白NS1和NS2。有包膜，包膜上有F和G两种糖蛋白刺突，无HA、NA。在鸡胚中不生长，但可在HeLa、HEP-2等多种细胞培养中缓慢增殖，2～3周出现细胞病变。病变特点是多个细胞融合为多核巨细胞，胞质内有嗜酸性包涵体。目前发现RSV只有一个血清型。

病毒抵抗力较弱，对热、酸及胆汁敏感。对冻融也很敏感，因此，标本宜直接接种于培养细胞中，避免冻存处理。

RSV传染性较强，也是医院内交叉感染的主要病原之一，多流行于冬季和早春。RSV主要经飞沫传播，也能经污染的手和物体表面传播。病毒开始于鼻咽上皮细胞中增殖，进而扩散至下呼吸道，但不形成病毒血症。潜伏期为4～5日，可持续1～5周排毒。RSV感染只引起轻微的呼吸道纤毛上皮细胞损伤，但在婴儿，特别是2～6个月的婴儿可引起严重呼吸道疾病，如细支气管炎和肺炎，其原因主要是免疫病理损伤。呼吸道合胞病毒感染后免疫力不持久，不能阻止再感染。母体通过胎盘传给胎儿的抗体亦不能防止婴儿感染。

RSV感染需要微生物学实验室检查才能确诊，可以通过抗体检查和病毒分离进行诊断。快速诊断常用免疫荧光、放射免疫、免疫酶标等技术检查鼻咽部脱落上皮细胞内有无RSV抗原，以及RT-PCR检测病毒核酸进行辅助诊断。至今尚无特异的治疗药物和有效的预防疫苗。

## 三、副流感病毒

副流感病毒(parainfluenza virus)属于副黏病毒科的德国麻疹病毒属，是婴幼儿严重下呼吸道感染的重要病原体,在临床上仅次于 RSV,在成人及年长儿童只引起轻度上呼吸道感染。

病毒形态为球形,直径为 125～250 nm,核酸为单负链 RNA,核蛋白呈螺旋对称,有包膜,包膜上有两种刺突,一种是 HN 蛋白,具有 HA 和 NA 作用;另一种是 F 蛋白,具有使细胞融合及溶解红细胞的作用。根据抗原构造不同,副流感病毒分为 5 个型。

病毒主要通过气溶胶飞沫传播,进入人体后于呼吸道上皮细胞中增殖,病毒血症罕见。副流感病毒可引起各年龄组上呼吸道感染,尤其是可引起婴幼儿及儿童严重呼吸道疾病,如小儿哮喘、细支气管炎和肺炎等,以 1、2、3 型副流感病毒为人类感染的主要型别。成人感染潜伏期为 2～6 日,婴幼儿感染的潜伏期尚不清楚,但排毒期为 7～10 日。婴儿可自母体被动获得副流感病毒抗体,但没有保护作用。自然感染产生的 SIgA 对再感染有保护作用,但数月内即消失,因此,常发生再感染。

实验室诊断可用原代细胞或动物肾细胞分离培养及鉴定病毒,也可取免疫荧光法或 ELISA 法检查鼻咽部脱落细胞中的病毒抗原。目前尚无有效的预防疫苗。

### 四、鼻病毒

鼻病毒(rhinovirus)属于小 RNA 病毒科鼻病毒属,生物学特性与肠道病毒基本相似。鼻病毒最适生长温度为 33 ℃,能在人二倍体成纤维细胞中生长,不耐酸,在 pH 为 3.0 时迅速被灭活的特点与肠道病毒不同。现发现有 114 个血清型,新型病毒还在不断地被发现。

鼻病毒通常寄居于上呼吸道,在成人主要引起普通感冒等上呼吸道感染,在婴幼儿和慢性呼吸道疾病患者,除上呼吸道感染外还能引起支气管炎和支气管肺炎。潜伏期为 1～2 日,临床症状有流涕、鼻塞、打喷嚏、头痛、咳嗽、咽部疼痛,体温不增高或略有增高。为自限性疾病,一般 1 周左右自愈。大多数人感染后呼吸道局部可产生 SIgA,对同型病毒感染有免疫力。因鼻病毒型别较多,且有些型别可发生抗原性漂移而引起反复再感染。鼻病毒的微生物学检查对临床诊断意义不大。疫苗预防有困难。

# 本 章 小 结

呼吸道病毒是一类以呼吸道作为侵入机体门户的病毒,可引起呼吸道和呼吸道以外的组织器官感染。常见的呼吸道病毒包括流行性感冒病毒、副流感病毒、呼吸道合胞病毒、冠状病毒、麻疹病毒、腮腺炎病毒、鼻病毒、腺病毒等。

流行性感冒病毒为单负链分节段的 RNA 病毒,可引起流行性感冒,由核衣壳、胞膜和刺突组成。胞膜表面有两种刺突:血凝素(HA)和神经氨酸酶(NA),流感病毒分为甲、乙、丙三个型别,其中甲型流感病毒宿主广泛,最易发生变异,根据 HA 和 NA 的抗原性差异可分为若干亚型。金刚烷胺和奥司他韦为甲型流感病毒的有效治疗药物。

麻疹病毒引起麻疹;腮腺炎病毒是流行性腮腺炎的病原体;风疹病毒引起人类的风疹,上述三种疾病均是儿童常见的急性传染病。麻疹以皮丘疹、发热及呼吸道症状为特征,麻疹病毒感染与亚急性硬化性全脑炎(subacute sclerosing panencephalitis,SSPE)有关。腮腺炎是以腮腺肿胀、疼痛为主要症状。风疹症状类似且轻于麻疹,是一种以全身红色斑疹伴随耳后淋巴结肿大的急性呼吸道传染病。另外风疹病毒可垂直传播,导致胎儿发生先天性风疹综合征(congenital rubella syndrome,CRS),或胎儿畸形、流产或死胎。麻疹、风疹、腮腺炎病毒均以人作为唯一宿主,且抗原性稳定仅有一个血清型。我国儿童计划免疫接种麻疹-腮腺炎-风疹三联疫苗,预防效果好。

冠状病毒是一类有包膜的单正链 RNA 病毒,目前引起人类疾病的主要有普通冠状病毒 229E、OC43、NL63、HKU1、SARS 冠状病毒(SARS-CoV-1)、新型冠状病毒(SARS-CoV-2)和中东呼吸综合征冠状病毒(MERS-CoV)。SARS-CoV-1 可引起严重急性呼吸综合征(severe acute respiratory syndrome,SARS),又称为传染性非典型肺炎。MERS-CoV-1 引起严重急性呼吸综合征伴多器官受损,死亡率高。SARS-CoV-2 于 2019 年底暴发且呈世界范围大流行,经呼吸道和密切接触传播,在老年人群及有潜在合并症的个体中发病率和死亡率相对较高。对于绝大多数呼吸道病毒感染,目前缺少有效疫苗预防,也缺乏有效的治疗药物。

(包丽丽)

# 第二十五章
## 肠道病毒与急性胃肠炎病毒

【学习目标】

知识目标：能够充分理解脊髓灰质炎病毒的生物学特性、致病性、免疫性和防治原则；理解柯萨奇病毒和埃可病毒的致病性。

能力目标：熟悉新肠道病毒(68型、71型)的致病性、人类轮状病毒的生物学特点和致病性、诺如病毒的生物学特点与致病性、急性胃肠炎病毒的种类及致病性、急性胃肠炎的防治原则。

素质目标：培养学生增强社会责任感，理解预防急性胃肠炎在公共卫生中的重要性，积极参与相关健康促进活动。

肠道病毒(Enterovirus)是指主要通过粪-口途径传播的病毒。人类肠道病毒归属于小RNA病毒科(Picornaviridae)肠道病毒属(*Enterovirus*)，与人类疾病关系密切的为脊髓灰质炎病毒(poliovirus)、柯萨奇病毒(coxsackie virus)、埃可病毒(echovirus)和新型肠道病毒(new enterovirus)。

急性胃肠炎病毒主要包括呼肠病毒科(Reoviridae)的轮状病毒(rotavirus)，杯状病毒科的诺瓦克病毒和沙波病毒，腺病毒科的腺病毒40和41型以及星状病毒科的星状病毒。而通过粪-口途径传播的甲型肝炎病毒在核酸和氨基酸组成上与肠道病毒差异较大，1991年国际病毒分类委员会(International Comittee on Taxonomy of Viruses, ICTV)重新分类为小RNA病毒科嗜肝病毒属。

# 第一节 肠道病毒

肠道病毒共同特征：①形态结构，无包膜的小RNA病毒，球形，直径20~30 nm，衣壳为二十面体对称结构。基因组为单正链RNA，具有感染性。②复制增殖，整个复制周期在细胞质内完成，以裂解形式释放出子代病毒。③培养特性，多数小RNA病毒可以感染培养的细胞，如脊髓灰质炎病毒、柯萨奇病毒均可感染宫颈癌细胞(HeLa细胞)，可见明显的细胞病变效应。④抵抗力强，耐酸、乙醚和去污剂，在污水和粪便中可存活数月。⑤所致疾病，肠道病毒主要通过消化道传播，但主要病变在肠外，引起人类多种严重疾病，如脊髓灰质炎、心肌炎、脑炎、手-足-口病、胸肌痛以及婴儿全身性感染等。不同肠道病毒可引起相同的临床症状，一种肠道病毒可引起几种不同的临床疾病。

## 一、脊髓灰质炎病毒

脊髓灰质炎病毒(poliovirus)是引起脊髓灰质炎的病原体。病毒侵犯中枢神经系统，损害脊髓前角细胞，导致迟缓性肢体麻痹(flaccid paralysis)，即脊髓灰质炎(poliomyelitis)。脊髓灰质炎曾是一种多见于儿童的急性传染病，也称为小儿麻痹症。

（一）生物学性状

1. 形态结构　病毒呈球形颗粒，无包膜。直径20~30 nm，衣壳呈二十面体对称结构(图25-1)。壳粒由VP1、VP2、VP3和VP4四种衣壳蛋白组成。

2. 基因组　基因组为长约7.4 kb的线性单正链RNA，有一个ORF。5'非编码区含有内部核糖体结合

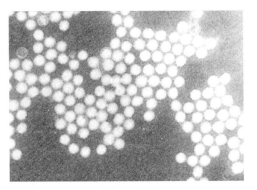

**图25-1　脊髓灰质炎病毒(×100 000)**

位点(internal ribosome entry site,IRES),可以与核糖体40S亚基结合,3′非编码区具有Poly A尾,非编码区与其他肠道病毒的同源性显著。基因组类似mRNA结构,具有感染性,进入靶细胞后,直接用于蛋白质的翻译,产物是约2 200个氨基酸的大分子前体蛋白,在自身2A、3C蛋白酶的切割作用下,形成结构蛋白和各种功能蛋白。

3. 复制增殖 病毒体首先与细胞膜表面特异性受体结合,触发病毒体构型改变,释放病毒RNA进入细胞质,在胞质中,病毒RNA与核糖体结合,翻译成前体蛋白,前体蛋白在2A、3C蛋白酶的作用下裂解为成熟病毒蛋白,其中功能蛋白进入细胞内质网,继续合成子代病毒RNA,最后子代病毒以破胞释放的形式释放出细胞外。病毒的整个复制周期需5~10小时。

4. 培养特性 宿主范围很窄,人是其唯一宿主。多数病毒株能感染来自人或猴的原代细胞或传代细胞,引起典型的CPE。

5. 分型 脊髓灰质炎病毒有三个血清型,即Ⅰ型、Ⅱ型和Ⅲ型,其中Ⅱ型对Ⅰ型、Ⅲ型的干扰作用更明显。三型病毒间无交叉免疫反应。

（二）致病性和免疫性

传染源为患者和隐性感染者,其中85%由Ⅰ型脊髓灰质炎病毒引起。通过病毒污染的食物、生活用品等经粪-口途径传播。

病毒以咽喉、肠道为入侵门户,先在口咽部和肠道集合淋巴结中增殖,入血后形成第一次病毒血症,进而扩散至带有相应受体的靶组织,主要为网状内皮组织,病毒增殖后再次入血形成第二次病毒血症,侵入靶器官。脊髓灰质炎病毒识别的受体为免疫球蛋白超家族的细胞黏附分子,这种受体存在于脊髓前角细胞、背根神经节细胞、运动神经元、骨骼肌细胞和淋巴细胞等细胞表面,因此,脊髓灰质炎病毒感染这些细胞后可引起相应的临床症状。

脊髓灰质炎的潜伏期一般为7~14日。90%以上感染者为隐性感染,无症状或仅有发热、疲倦、头痛、恶心、呕吐、咽痛等亚临床症状,数日后即可恢复。1%~2%为非麻痹型脊髓灰质炎或无菌性脑膜炎,其中仅有0.1%~2%感染者因病毒侵犯中枢神经系统,破坏脊髓前角运动神经元,造成运动神经冲动传递障碍,导致迟缓性肢体麻痹,即脊髓灰质炎。脊髓灰质炎的发生以下肢为多见,瘫痪肌群分布不均匀、不对称,同侧上下肢均瘫者少见。发生上行性瘫痪而达延髓者,预后严重,瘫痪出现后,腱反射减弱或消失,严重者出现持久性肌肉瘫痪,导致肢体或躯干畸形。本病多见于儿童,故又称为小儿麻痹症,恢复后遗留肢体运动障碍残疾。在极个别患者,病毒可侵入颅下神经及脊髓颈区前角神经细胞,造成咽、软腭、声带麻痹,患者常因呼吸、循环衰竭而死亡。有1/5的脊髓灰质炎患者在若干年后发生脊髓灰质炎后综合征,本病多在发生急性感染后25~30年发病,本病的病因尚不完全清楚。

VP1是主要的中和抗原,可诱生中和抗体,常在病毒感染后不久产生并持续多年。主要是体液免疫,中和抗体IgM,IgG可阻止病毒的播散,在预防疾病的发生和发展中起着重要的作用。SIgA可阻止病毒在口咽部、肠道内的吸附,使得病毒的感染阻断在肠道,利于疾病的恢复。

（三）微生物学检查

1. 病毒分离培养 取患者感染早期的咽拭子、直肠拭子或粪便标本,经抗生素处理后接种人胚肾细胞系、猴肾细胞系或非洲绿猴肾细胞系(Vero细胞)等,37 ℃培养3~6日,若出现CPE,应用Ⅰ型、Ⅱ型和Ⅲ型标准血清做中和试验进行分型。

2. 血清学检测 取患者急性期和恢复期血清双份分别进行中和试验,若恢复期抗体效价水平是急性期的4倍或4倍以上或急性期抗体阴性而恢复期阳性则有诊断意义。

3. 核酸检测 应用Northern blot及RT-PCR等方法检测病毒的RNA,并能区分野生株和疫苗株。

（四）防治原则

目前在大部分国家和地区已没有脊髓灰质炎病例。接种脊髓灰质炎疫苗是预防脊髓灰质炎病毒感染的唯一有效的方法。疫苗有两种,即脊髓灰质炎灭活疫苗(inactivated polio virus vaccine,IPV)

和脊髓灰质炎减毒活疫苗(oral poliovirus vaccine,OPV),过去均为三价混合疫苗。

灭活疫苗有缺点,不能产生肠道免疫,需多次接种,接种剂量大,而且接种面广。口服减毒活疫苗自 1962 年在世界范围广泛应用以来,取得良好的免疫效果。其优点是类似于自然感染,可诱发机体建立特异性免疫力,尤其是在肠道黏膜产生 SIgA,而且免疫力持久,也会引起间接免疫。缺点是病毒有可能突变或回复突变,发生疫苗相关的脊髓灰质炎。至 1999 年全球已消除脊髓灰质炎病毒Ⅱ型野毒株,而疫苗相关脊髓灰质炎多由Ⅱ型病毒导致。自 2016 年 5 月 1 日起,实施新的脊髓灰质炎免疫策略,停用三价 OPV。我国新的免疫程序是先接种 1 剂 IPV,再口服 3 剂二价 OPV,分别为 2、3、4 月龄和 4 岁时常规接种。

【知识拓展】

### "糖丸爷爷"顾方舟

1955 年,俗称为小儿麻痹的脊髓灰质炎在我国多地流行,疫苗研制迫在眉睫。1957 年,顾方舟临危受命,跟死神争分夺秒,面对未知的风险,他甚至用自己的孩子试验疫苗,幸运的是,实验终获成功。我国自 1965 年起全国范围接种糖丸后,病例数大幅下降,于 2000 年实现了无脊髓灰质炎目标。顾方舟成为了孩子们口中的"糖丸爷爷"。2019 年 1 月 2 日,顾方舟在北京逝世,享年 92 岁。2019 年 9 月,顾方舟被授予"人民科学家"国家荣誉称号。

## 二、柯萨奇病毒

柯萨奇病毒(coxsackievirus)是 1948 年从美国纽约州 Coxsackie 镇 1 名疑似脊髓灰质炎的患儿粪便中用乳鼠接种的方法分离发现的,该病毒能够引起人类多种疾病,从轻症的呼吸道感染到 B 组病毒引起的心肌炎、心包炎、脑膜脑炎以及严重的婴儿全身性疾病。

(一)生物学性状

柯萨奇病毒按抗原性不同分为 30 个血清型。与脊髓灰质炎病毒不同,柯萨奇病毒对新生小鼠有明显的致病性。根据该病毒对新生小鼠的致病特点分为两个组,即 A 组和 B 组,其中 A 组有 24 个血清型,B 组有 6 个血清型。A 组病毒感染新生小鼠能引起骨骼肌的广泛肌炎,导致松弛性麻痹;B 组病毒则产生心肌炎、心包炎、脑炎和无菌性脑膜炎。柯萨奇病毒的形态结构、基因组成、复制方式、对环境的抵抗力方面都类似于脊髓灰质炎病毒。

(二)致病性和免疫性

患者和无症状带毒者是传染源。其主要传播途径为消化道传播,潜伏期为 2～9 日。人在感染早期能从咽部、粪便和血液中分离出病毒,有时能持续 5～6 周。多数感染者为亚临床感染。B 组病毒引起的婴儿感染及病毒性心脏病常能致死。

1. 心肌炎 B 组病毒可引起成人及儿童的原发性心肌病,约占心脏病的 5%,A 组病毒也可引起心肌感染。

2. 手足口病 手足口病(hand - foot - mouth disease,HFMD)主要是由新型肠道病毒 71 型(EV71)和柯萨奇病毒 A 组 16 型 CV - A16 引起。最近研究发现,病毒 A 组 5 型也能引起,好发于 6 个月到 3 岁婴幼儿。手足口病临床表现主要为发热、不适、咽痛,口腔黏膜、舌面、手掌、足底、臀部的水疱疹,部分病例因脑神经、心肌等感染而死亡。

3. 无菌性脑膜炎 由 B 组病毒和 A 组病毒 7、9 型引起。临床早期症状为发热、头痛、全身不适、呕吐和腹痛、轻度麻痹,1～2 日后出现颈强直、脑膜刺激症状。

4. 疱疹性咽峡炎 由 A 组病毒 2～6、8、10 型引起。典型症状为发热、咽喉痛、软腭及腭垂周围出现水疱性溃疡损伤。

5. 婴儿全身性感染 是一种非常严重的多器官感染性疾病,包括心脏、肝和脑。经胎盘感染胎儿或护理不当造成接触性感染引起。婴儿感染后常有嗜睡、吸乳困难、呕吐,伴有或不伴有发热等症状,进一步发展为心肌炎或心包炎,甚至死亡。

该病毒还可引起呼吸道感染、胃肠道疾病、胸肌痛等疾病。B 组病毒在小鼠体内可引起胰腺病变,可能与糖尿病 1 型发生有关。

人体感染柯萨奇病毒后可产生特异性中和抗体,对同型病毒有持久的免疫力。

（三）微生物学检查

1. 病毒分离培养　常取咽洗液或咽拭子、结膜拭子、粪便等标本进行病毒分离鉴定,接种原代细胞或传代猴肾细胞,培养 5～14 日内出现细胞病变,再根据病理损伤和免疫学方法进行鉴定。

2. 血清学检测　应用免疫荧光法检测细胞中的抗原或 ELISA 法检查抗体。

3. 核酸检测　采用 RT‐PCR 方法检查其特异性核酸片段进行分子生物学检测。

（四）防治原则

目前尚无预防柯萨奇病毒感染的疫苗。

## 三、埃可病毒

人类肠道致细胞病变孤儿病毒（enteric cytopathogenic human orphan virus）简称为埃可病毒（ECHO virus）。埃可病毒引起人类多种疾病,从轻型的呼吸道感染到心肌炎、心包炎、出疹性疾病以及神经系统症状等。

（一）生物学性状

埃可病毒有 34 个血清型,其形态结构、基因组成、复制方式及理化性状都类似于脊髓灰质炎病毒。ECHO 病毒也能在人胚肾或猴肾细胞中增殖,产生 CPE。

（二）致病性和免疫性

患者和无症状带毒者为传染源,主要通过粪‐口途径传播。潜伏期为 2～9 日。人在感染早期能从咽部、粪便和血液中分离出病毒,有时能持续 5～6 周。多数感染者为亚临床症状。引起以下疾病:

1. 心肌感染　由埃可病毒 1、6、9 型引起,新生儿感染常引起死亡,其他年龄感染可造成明显的心肌细胞的损伤,且可出现持续感染,促发导致心肌病的自身免疫应答。

2. 无菌性脑膜炎　埃可病毒很多型别都能引起,临床早期症状为发热、头痛、全身不适、呕吐、腹痛和轻度麻痹,1～2 日后出现颈强直、脑膜刺激症状等。

3. 婴儿全身性感染　埃可病毒某些型别引起,婴儿感染后常有嗜睡、吸乳困难和呕吐,伴有或不伴有发热等症状,进一步发展为心肌炎或心包炎,甚至死亡。

人体感染埃可病毒后可产生特异性中和抗体,对同型病毒有持久免疫力。

（三）微生物学检查

1. 病毒分离培养　取咽洗液或咽拭子、粪便、结膜拭子等标本,接种原代或传代猴肾细胞,培养 5～14 日,逐日观察细胞病变,再应用免疫学方法鉴定。

2. 血清学检测　应用免疫荧光法检查细胞中的抗原,ELISA 检查抗体。

3. 核酸检测　用 RT‐PCR 方法检测其特异性核酸片段。

（四）防治原则

目前尚无预防埃可病毒感染的疫苗。

## 四、新型肠道病毒

1969 年以前发现的肠道病毒有 67 个型别(脊髓灰质炎病毒 1～3 型,柯萨奇病毒 A、B 两组共 30型,埃可病毒 34 型),新型肠道病毒是指 1969 年以来分离并鉴定的肠道病毒,主要包括新型肠道病毒 68、69、70、71 型。这些病毒能在猴肾细胞系中增殖,具有与其他肠道病毒相似的形态结构和理化特性。

新型肠道病毒 68 型分离自患支气管炎或肺炎儿童的呼吸道。69 型分离自健康儿童的直肠标本,致病性尚不明确。70 型不具有肠道细胞亲嗜性,直接感染眼结膜,是急性出血性结膜炎（acute heamorrhagic conjunctivitis）的主要病因,该病又称为流行性出血性结膜炎（epidemic heamorrhagic conjunctivits),为世界范围内的流行性传染性眼病,俗称为"红眼病"。该疾病以点状或片状的突发性结膜下出血为特征,主要通过眼-手-眼或眼-污染物品-眼传播。免疫力短暂,易再次感染,以成人多见,常侵犯双眼、自然病程短,一般 8～10 日可自愈,无特异性治疗药物,预后较好。

新型肠道病毒 71 型,简称 EV71,于 1969 年首次从加利福尼亚患有中枢神经系统疾病的婴儿粪便标本中分离出来,在恒河猴肾细胞(rhesus monkey kidney cell,RhMK)及人胚二倍体细胞(human fetal diploid cell)中可生长。EV71 为目前肠道病毒属中最晚发现的病毒,其感染性强且致死率高,主要引起人类中枢神经系统疾病,呈世界性流行。EV71 主要引起脑炎、无菌性脑膜炎、类脊髓灰质炎、神经源性肺水肿等多种疾病,也可引起婴幼儿手足口病及疱疹性咽峡炎。手足口病和中枢神经系统感染是 EV71 感染而引起的两大常见疾病。

# 第二节 急性胃肠炎病毒

急性胃肠炎病毒是经消化道感染和传播,主要引起急性肠道内感染,其常见病毒包括轮状病毒、杯状病毒和肠道腺病毒。本节主要介绍轮状病毒(rotavirus)。

1973 年,澳大利亚学者 Bishop 等从患有急性腹泻患儿的十二指肠黏膜超薄切片中发现了病毒颗粒,形似车轮,命名为轮状病毒。1983 年,我国学者洪涛发现了成人腹泻轮状病毒(adult diarrhea rotavirus)。轮状病毒是引起婴幼儿重症腹泻及腹泻死亡的主要病原体,其主要感染小肠上皮细胞,从而造成细胞损伤,引起腹泻。在分类上属于呼肠病毒科轮状病毒属。据统计,全世界每年约有 1.4 亿婴幼儿患轮状病毒腹泻,造成数十万儿童死亡,是婴幼儿急性胃肠炎重要的病原体。

## 一、生物学性状

1. 形态结构 轮状病毒为球形,直径 60～80 nm,无包膜,双层衣壳,二十面体对称结构,在电镜下观察,病毒外形呈车轮状(图 25-2)。

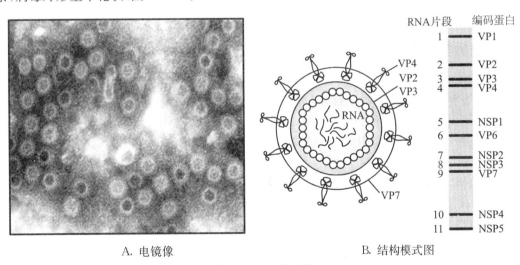

A. 电镜像　　　　　　　　　B. 结构模式图

**图 25-2 轮状病毒**

2. 基因组与功能 基因组为双链 RNA(dsRNA),相对分子质量为 18 550,由 11 个不连续的节段组成。每个分段即是一个基因,并且依照分子量由大到小依次编号为 1 到 11。每一个基因编码一种蛋白质,包括 6 个结构蛋白(structural protein,SP)和 5 个非结构蛋白(nonstructural protein,NSP)。SP 组成整个病毒颗粒(病毒体),分别被称为 VP1、VP2、VP3、VP4、VP6 与 VP7;5 个 NSP 仅在轮状病毒感染的细胞中产生,而没有构成病毒体的结构。这 5 个非结构性蛋白质分别称为 NSP1、NSP2、NSP3、NSP4 与 NSP5。每种蛋白质有各自的功能。

3. 分型 该病毒抗原成分较为复杂。根据内衣壳蛋白 VP6 的特异抗原性不同将轮状病毒分为

A～G 7 个组。其中 A、B 及 C 组与人腹泻有关,其他组与其他脊椎动物腹泻有关。另外,根据 VP7 抗原的不同,可将其分为 14 个 G 血清型;根据 VP4 抗原的不同,将其分为 19 个 P 血清型。

4. 培养特性　常用 Vero 细胞进行培养,标本应用胰酶消化后接种细胞,可增加病毒穿入细胞的能力,增强病毒对细胞的感染性。

5. 抵抗力　该病毒对理化因素有较强的抵抗力,耐酸、耐碱,能在 pH 为 3.5～10 的环境中存活。耐乙醚、氯仿。55 ℃下 30 分钟可被灭活,但在室温下相对稳定。在粪便中可存活数日到数周。经胰酶作用后,感染性增强。

### 二、致病性与免疫性

A 组轮状病毒感染最为常见,是引起 6 个月至 2 岁婴幼儿严重胃肠炎的主要病原体,占病毒性胃肠炎的 80% 以上,是导致婴幼儿死亡的主要原因之一。

传染源为患者和无症状带毒者,主要通过粪-口途径传播,温带地区以秋、冬季为流行季节,在我国常被称为"秋季腹泻"。潜伏期为 1～4 日。典型症状为发热、腹痛、水样腹泻,每日可达 5 次以上,伴呕吐。病毒侵入人体后,在小肠黏膜绒毛细胞内增殖,10～12 小时内即可产生大量子代病毒并释放到肠腔内而感染其他的细胞,造成微绒毛萎缩、脱落和细胞溶解死亡,使肠道吸收功能受损,刺激细胞内 $Ca^{2+}$ 升高,引发肠液过度分泌,水和电解质分泌增加,重吸收减少,出现严重腹泻。重者可出现脱水和酸中毒,若不及时治疗,可导致婴幼儿死亡。

B 组轮状病毒是引起成人腹泻的病原体。通过粪-口途径传播,主要感染 15～45 岁的青壮年,潜伏期 2 日左右,病程 2.5～6 日。临床症状为水样腹泻、腹胀、恶心、呕吐,病死率低,常为自限性。也可产生暴发流行。

C 组轮状病毒在儿童腹泻中常为散发,其致病性与 A 组轮状病毒相似,但发病率低。

感染后机体可产生型特异性抗体 IgM、IgG 和 SIgA,对同型病毒感染有保护作用,其中肠道 SIgA 最为重要,由于婴幼儿 SIgA 含量低,可重复感染。抗体对异型病毒只有部分保护作用,故仍可感染其他型别。

### 三、微生物学检查

1. 病毒分离培养　患者粪便中可存在大量病毒颗粒,直接进行电子显微镜检查或免疫电镜检查,易检出轮状病毒颗粒,若看到双衣壳且呈车轮状的病毒,可快速初步诊断。也可用原代猴肾细胞系或传代猴肾细胞系分离病毒,但因程序复杂,要求条件高且费时间,临床上一般很少采用。

2. 抗原检测　采用直接或间接 ELISA 法检测粪便上清液中的轮状病毒抗原,具有较高的敏感性和特异性。

3. 核酸检测　从粪便标本中提取病毒 RNA,采用聚丙烯酰胺凝胶电泳法,根据基因组 RNA 中 11 个基因片段分布情况进行诊断或分辨流行组别。RT－PCR 也可用于轮状病毒的诊断,利用引物设计技术还可进行 G、P 血清型的鉴别。

### 四、防治原则

轮状病毒疫苗是用于预防轮状病毒腹泻的疫苗,接种对象是 2 个月至 3 岁的婴幼儿,包括口服轮状病毒减毒活疫苗和重组轮状病毒活疫苗。

儿童受轮状病毒感染后常因腹泻和呕吐造成机体大量失水,导致电解质紊乱。因此,治疗时应及时补充水分和电解质,纠正酸中毒,以减少病死率。目前尚无治疗轮状病毒感染的有效药物。

## 本 章 小 结

肠道病毒是经消化道感染和传播、能在肠道中复制的胃肠道感染病毒,引起的病变主要在肠道外,从严重麻痹到无菌性脑膜炎、心肌炎、手足口病等多种疾病。脊髓灰质炎病毒是脊髓灰质炎的病原体,主要侵犯脊髓前角运动神经元,导致急性弛缓性肢体麻痹,患者以儿童多见,也称"小儿麻痹"。目前已有预防脊髓灰质炎的灭活疫苗和减毒活疫苗被广泛应用。

急性胃肠炎病毒是经消化道感染和传播,主要引起急性肠道内感染性疾病的胃肠道感染病毒,包括轮状病毒等。A组轮状病毒是婴幼儿重症腹泻最常见的病原体。

(佟　雷)

# 第二十六章

# 肝炎病毒

【学习目标】

知识目标：① 识别和分析肝炎病毒的分类及其特征；② 认识急性肝炎与慢性肝炎的临床表现，并分析实验室检查、诊断标准及预后的不同点。

能力目标：① 能区分不同肝炎病毒的传播途径；② 能够探讨和评估肝炎病毒感染的预防措施及其重要性。

素质目标：① 能够分析肝炎病毒感染对肝脏的病理生理学影响，理解病程发展、免疫反应、病毒复制与病变之间的关系；② 能够运用所学知识分析和解读临床案例，探讨不同类型肝炎的临床特征和诊断思路。

肝炎病毒（hepatitis virus）是一大类主要侵犯肝脏并引起病毒性肝炎的病原体，病毒性肝炎是危害人类健康的最严重疾病之一。现已知可引起肝炎的病毒主要有 A、B、C、D、E、G 及 TT 7 个型，又称为甲、乙、丙、丁、戊、庚型肝炎病毒及 TT 病毒。其中 A、B、C、D、E 5 型肝炎病毒为公认的肝炎病毒，庚型肝炎病毒及 TT 病毒为肝炎相关病毒。各型肝炎病毒分别属于不同病毒科，其形状结构和传播途径等有显著不同。

此外，还有一些病毒如 EB 病毒、巨细胞病毒、单纯疱疹病毒、风疹病毒、黄热病病毒等有时也可引起肝炎，但未列入肝炎病毒的范畴。

## 第一节　甲型肝炎病毒

甲型肝炎病毒（hepatitis A virus，HAV）是甲型肝炎的病原体。1973 年，Feinstone 采用免疫电镜技术在急性肝炎患者的粪便中发现了 HAV 颗粒。根据 HAV 形态与核酸类型曾归属于小核糖核酸病毒科（Picornaviridae）肠道病毒属（Enterovirus），一度称为新肠道病毒 72 型，现归类于小 RNA 病毒科的嗜肝病毒属（Hepatovirus）。

### 一、生物学性状

1. 形态与结构　HAV 呈球形，直径 27～32 nm，呈二十面体立体对称结构，无包膜（图 26 - 1）。HAV 分为实心和空心两种类型，实心为成熟的病毒体，具有感染性，沉降系数为 150S，空心为缺少病毒核酸的空心衣壳，所以无感染性，其沉降系数仅为 70S，但具有相同的免疫原性。HAV 抗原性稳定，只有一个血清型。

在 HAV 的核心为＋ssRNA，病毒的核酸除决定病毒的遗传特性外，还具有 mRNA 的功能，并有传染性。HAV 基因组长约 7 400 个核苷酸，其中央为一个编码长度为 2 200 个氨基酸的开放读框（open reading frame，ORF），分为 P1、P2、P3 共 3 个功能区（图 26 - 2），P1 区编码 VP1～VP4 4 种蛋白，其中 VP1～VP3 构成 HAV 的衣壳蛋白，可保护病毒的核酸，具有抗原性，可诱导机体产生相应抗体。VP4 含量很少，其功能尚不清楚。P2 区、P3 区编码与病毒复制有关的 RNA 多聚酶、蛋白酶等非结构蛋白。在 ORF 的 3′末端有多聚的腺苷序列，在 5′末端有以共价形式连接的由病毒基因编码的细小蛋白质，称为病毒基因组蛋白（Viral protein genomic，VPg）。VPg 在病毒复制过程中，能使病毒核酸附着于宿主细胞的核蛋白体上，以促进病毒蛋白质的生物合成。

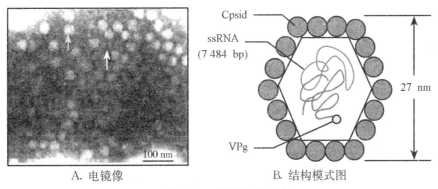

图 26‑1 甲型肝炎病毒

A. 电镜像　　　　　　B. 结构模式图

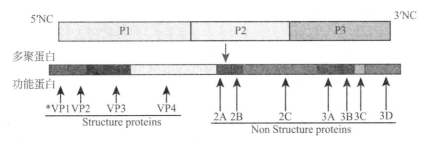

图 26‑2 甲型肝炎病毒的基因组结构

2. 病毒感染模型与细胞培养　黑猩猩、绒猴和猕猴对 HAV 敏感,经口或静脉注射接种后均可使其发生肝炎。感染动物的肝细胞及其粪便中可检出 HAV 颗粒,恢复期血清中也能检出相应抗体。1979 年,Provost 等首次成功地于绒猴传代的病毒株进行原代肝细胞或恒河猴胚肾细胞 FRh K6 株培养。我国学者也先后成功地使用肝癌细胞株及人胚肺进行了二倍体细胞培养 HAV。病毒虽然可以在细胞培养中增殖,但不产生 CPE,且增殖速度非常缓慢。尽管 HAV 增殖速度缓慢,HAV 细胞培养成功对于其病原学的研究、疫苗研制等具有重大意义。

3. 抵抗力　HAV 与其他肠道病毒一样,对外界抵抗力较强。乙醚、氯仿、酸稳定;60 ℃ 1 小时不被灭活,在 25 ℃ 干燥条件下至少能存活 1 个月,但 100 ℃ 煮沸 5 分钟可灭活。过氧乙酸(2%,4 小时)、甲醛(0.35%,37 ℃,72 小时)等均可消除其传染性。

## 二、致病性与免疫性

1. 传染源与传播途径　HAV 的主要传染源为患者或隐性感染者。甲型肝炎的潜伏期为 15～50 日(平均 30 日)。研究显示,在潜伏期末与临床症状出现前即有大量病毒从感染者粪便排出,粪便中 HAV 颗粒的浓度可达 $10^8/g$,其中有感染性的病毒颗粒至少在 $10^6/g$ 以上。发病后 2 周开始,随着肠道中抗‑HAV IgA 及血清中抗‑HAV IgM、IgG 的产生,粪便中不再排出病毒。

HAV 主要经粪-口途径传播,其传染性强。HAV 随患者或隐性感染者的粪便排出体外,通过污染水源、食物、海产品(如毛蚶等)、食具等引起传播,造成散发性流行或大流行,目前我国人群中 HAV 感染率为 70%～80%。由于 HAV 比一般的肠道病毒更耐热,并可在污染的废水、海水及食品中存活数月或更久,故 HAV 更易引发感染。1988 年上海曾因食用被 HAV 污染的毛蚶而发生了甲型肝炎的暴发流行,患者多达 30 余万,危害十分严重。由于 HAV 在血液中持续时间远短于 HBV,所以通过输血或注射等途径传播 HAV 的概率较低。

2. 致病性与免疫性　HAV 的感染以儿童和青少年为主,多表现为隐性感染,少数为急性感染。HAV 经口侵入人体,早期可在口咽部或唾液腺中增殖,然后在肠黏膜及局部淋巴结中增殖,病毒侵入血流后形成病毒血症,并最终侵入肝脏,在肝细胞内增殖引起甲型肝炎。动物实验证明,除了病毒的直接作用外,机体的免疫病理反应也参与肝细胞损害过程。

无论显性感染或隐性感染,机体均可产生抗‑HAV IgM 和抗‑HAV IgG,IgM 类抗体在感染早期即出现,维持 2 个月左右开始下降,IgG 类抗体在急性期后期或恢复期早期出现,并可长期存在,提供对 HAV 的免疫保护,预防再次感染。

### 三、微生物学检查

检测患者血清中抗- HAV IgM 是甲型肝炎早期诊断最常用的方法。甲型肝炎患者从出现症状开始到病后 12 周,其抗- HAV IgM 一般均为阳性。抗- HAV IgM 持续时间短,除检测抗- HAV IgM 外,也可在发病初期和恢复期采集双份血清进行抗- HAV IgG 检测,若恢复期抗体效价升高 4 倍或 4 倍以上则表明近期感染 HAV。若仅抗- HAV IgG 阳性,且动态观察其效价无明显增高,则说明是既往感染过 HAV。血清抗- HAV IgG 检测主要用于流行病学调查。

对怀疑被污染的食品,可用 ELISA 法检测 HAV 抗原或采用核酸杂交、RT - PCR 等检测 HAV RNA。

### 四、防治原则

甲型肝炎的预防应以加强卫生宣传教育、加强粪便管理、保护好水源、搞好食品卫生为主要预防措施,以阻断 HAV 粪-口传播途径。目前,预防甲型肝炎的疫苗有减毒活疫苗和灭活疫苗。我国成功研制了甲型肝炎减毒活疫苗($H_2$ 株和 L - A - 1 株),免疫效果良好,接种后可获得持久的免疫力。国外广泛使用 HAV 灭活疫苗。由于 HAV 在细胞培养中增殖缓慢,故 HAV 的基因工程疫苗是其研究的方向。

食入 HAV 污染的食物或密切接触过急性甲型肝炎患者后,应及时注射人血清免疫球蛋白(ISG)进行紧急预防。ISG 制品的抗- HAV 浓度应≥200 U/L,注射后有明显的预防效果。

# 第二节　乙型肝炎病毒

乙型肝炎病毒(hepatitis B virus,HBV)是乙型肝炎的病原体,在分类上属于嗜肝 DNA 病毒科(Hepadnaviridae)正嗜肝 DNA 病毒属(Orthohepadnavirus)。1963 年,Blumberg 在研究人类血清蛋白多样性时发现澳大利亚土著人血清中存在一种异常的蛋白质,认为该蛋白质是澳大利亚人所特有的抗原,故称为澳大利亚抗原,简称为澳抗。通过纯化抗原、制备抗体,并与临床研究联系,最后确认所谓的澳大利亚抗原就是 HBV 的表面抗原。HBV 传播广泛,全世界乙型肝炎患者及无症状 HBV 携带者可达 3.5 亿人。我国是乙型肝炎的高流行区,HBV 的携带率约为 10%。乙型肝炎的危害性远大于甲型肝炎,HBV 感染后有多种临床类型,可表现为重症肝炎、急性肝炎、慢性肝炎、慢性活动性肝炎或无症状携带者等,其中部分慢性肝炎可演变为肝硬化或原发性肝细胞癌,已构成了严重的社会问题。

### 一、生物学性状

1. 形态与结构　对于乙型肝炎患者的血清用电镜观察可以看到三种不同形态的颗粒(图 26 - 3),即大球形颗粒、小球形颗粒和管型颗粒。

(1) 大球形颗粒:直径 42 nm,具有双层衣壳结构。外衣壳相当于一般病毒的包膜,由脂质双层及镶嵌于其中的嵌入蛋白(membrane spanning protein,MSP)组成,MSP 包括 HBV 表面抗原(hepatitis B surface antigen,HBsAg)、前 S1(Pre - S1)抗原和前 S2(Pre - S2)抗原。内层为病毒的核心,直径约 27 nm,相当于病毒的核衣壳,呈二十面体立体对称,内层衣壳为核心抗原(hepatitis B core antigen,HBcAg)。其内部为双股未闭合的环状 DNA 和 DNA 聚合酶。大球形颗粒是完整的 HBV,具有传染性。该颗粒是 Dane 于 1970 年在乙型肝炎患者血清中首先发现的,故名 Dane 颗粒。

(2) 小球形颗粒:直径 22 nm,是 HBV 感染者血清中最常见的颗粒。为中空颗粒,不含 DNA 和 DNA 聚合酶,成分为 HBsAg,是病毒在组装过程中过剩的外衣壳,因此,不具有传染性。

(3) 管型颗粒:直径同小球形颗粒,也是 22 nm,但长短不一,在 100~500 nm 之间。管型颗粒实际上是若干个小球形颗粒聚合而成的,也存在于 HBV 感染者血清中,其成分与小球形颗粒相同。

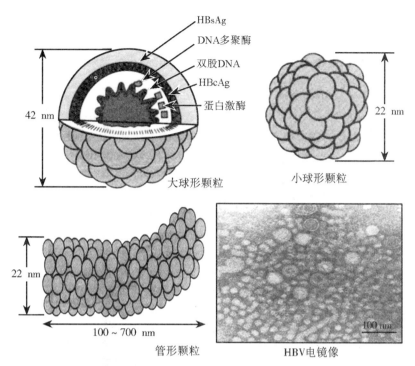

图 26 - 3　乙型肝炎病毒结构模式图与电镜图

2. 基因结构　HBV DNA 为不完全闭合的环状双链 DNA，长链为负链，完全闭合，有固定的长度，约含 3 200 个核苷酸。短链为正链，其长度不固定，为负链的 50%～100%。在负链 DNA 核苷酸序列上具有 4 个 ORF，分别称为 S、C、P、X 区，ORFs 之间可互相重叠，以提高基因组的利用率（图26 - 4）。S 区中有 S 基因、Pre - S1 基因与 Pre - S2 基因，编码 HBV 的外衣壳蛋白（HBsAg、Pre - S1 及 Pre - S2 抗原），C 区包括 C 基因和前 C 基因，分别编码 HBcAg 及 HBeAg。P 区最长，编码 DNA 多聚酶，该酶既具有 DNA 聚合酶的功能，也具有反转录酶和 RNA 酶 H 的活性。X 区最短，仅存在于哺乳类的嗜肝 DNA 病毒中，X 区的 X 基因编码 X 蛋白（HBxAg）。该抗原具有反式转录激活作用，可反式激活病毒及细胞的启动子，与原发性肝癌的发生发展有关。

3. 复制方式　HBV 的复制方式较为特殊（图 26 - 5）。

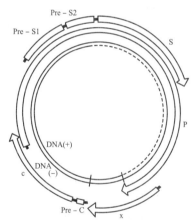

图 26 - 4　乙型肝炎病毒基因结构

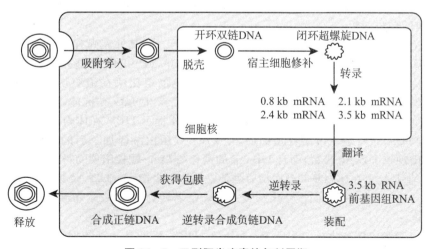

图 26 - 5　乙型肝炎病毒的复制周期

(1) HBV 通过 Pre‐S1 和 Pre‐S2 与肝细胞表面特异性受体结合,吸附并进入肝细胞内,在胞质中脱去衣壳,HBV DNA 进入宿主细胞核内。

(2) 在 HBV DNA 聚合酶作用下,以负链 DNA 为模板,对正链裂隙区进行修补,形成完整的共价、闭合、环状双链 DNA cccDNA。

(3) 完整环状双链 DNA 再形成超螺旋环状 DNA,在细胞 RNA 聚合酶的作用下,以负链 DNA 为模板,转录出 0.8 kb、2.1 kb、2.4 kb、3.5 kb 的 m RNA。0.8 kb 的 mRNA 编码 HBxAg;2.1 kb 的 mRNA 编码 Pre‐S2 及 HBsAg;2.4kb 的 mRNA 编码 Pre‐S1、Pre‐S2 及 HBsAg;3.5 kb 的 mRNA 可编码 P 蛋白、HBcAg 及 HBeAg 前体蛋白,同时还作为 HBV 的前基因组 RNA。

(4) 3.5 kb 的 mRNA 转移至细胞质中,与依赖 RNA 的 DNA 聚合酶一起装入核衣壳中。在 DNA 聚合酶作用下,从 mRNA 5′端开始反转录合成负链 DNA,在 RNA 酶 H 的作用下前基因组被降解而消失,再以负链 DAN 为模板复制出正链 DNA。

(5) 长短不等的正链 DNA 与完整的负链 DNA 组成病毒的基因组,在肝细胞的内质网与高尔基体上装配成完整的病毒颗粒,以出芽或肝细胞死亡方式释放。

因为 HBV DNA 聚合酶的功能具有特殊性,所以 HBV 的复制方式较为特殊,它既能以 RNA 为模板反转录 DNA,也能以 DNA 为模板复制 DNA,因此,现已将 HBV 列为反转录病毒(retroviruses)。其意义不仅单纯局限于病毒复制过程的理论性研究及致病机制的研究,而且也与治疗药物的研制与开发有关。

4. 抗原组成　HBV 的抗原包括 HBsAg、前 S1 抗原、前 S2 抗原、HBcAg 和 HBeAg。

(1) 表面抗原(HBsAg):为糖蛋白,由糖基化的 gp27 和非糖基化的 p24 亚单位,通过二硫键连接形成的二聚体蛋白,HBsAg 可大量存在于感染者血清中。在小球形颗粒、管形颗粒及 Dane 颗粒均具有 HBsAg。HBsAg 的存在是感染 HBV 的主要标志。

已知 HBsAg 有不同的亚型,各亚型均具有共同抗原决定簇 a 和互相排斥的两组亚型决定簇 d/y 与 w/r。按照不同的组合,HBsAg 具有 4 种亚型,即 adw、adr、ayw、ayr。HBsAg 亚型的分布具有明显的地区性差异,且与种族有关。我国汉族以 adr 多见,少数民族以 ayw 为主,而欧美各国以 adw 为主,中东则以 ayw 为主。

HBsAg 具有免疫原性,可刺激机体产生抗‐HBs,抗‐HBs 是一种中和抗体,对机体有保护作用。血清中出现 HBsAg 是 HBV 感染的标志,反之,血清中出现抗‐HBs 可视为乙型肝炎恢复的标志。HBsAg 是制备疫苗的主要成分,因各亚型均具有共同抗原决定簇 a,故制备的疫苗对各亚型的感染均具有交叉保护作用。

前 S1(Pre‐1)抗原及前 S2(Pre‐2)抗原与 HBsAg 一起存在于 Dane 颗粒的外衣壳上,通常认为该抗原比 HBsAg 具有更强的抗原性,约 70% 的急性乙型肝炎患者其血清 Pre‐2 抗原阳性。抗‐Pre‐2 持续时间短,一般仅为 2~3 个月,而抗‐Pre‐1 持续时间较长。Pre‐1 抗原除具有增进 HBsAg 的免疫原性的作用外,还有助于 HBV 吸附至肝细胞上,故有学者主张在 HBV 疫苗中如果包含上述成分,可能会增强疫苗的免疫效果。

(2) 核心抗原(HBcAg):存在于 Dane 颗粒的内衣壳上。因其外表尚有 HBsAg 覆盖,所以在感染者的血循环中不易检出。如果用非离子去垢剂 Triton×100 或 NP40 处理去掉其外衣壳后也能从血清中检出 HBcAg。HBcAg 也可表达在肝细胞表面,用免疫组化法在组织切片上可检测到该抗原。HBcAg 其抗原性强,可刺激机体先产生 IgM 类抗体,然后产生 IgG 类抗体,后者可在血清中存在多年。抗‐HBc 无中和 HBV 的作用,而高效价抗‐HBc IgM 提示 HBV 在体内复制。

(3) e 抗原(HBeAg):是一可溶性蛋白质,是 Pre‐C 蛋白翻译加工后的产物,可游离于血清中。由于 HBeAg 的出现较 HBsAg 短暂,而且 HBeAg 的消长与 Dane 颗粒出现的时间及 DNA 多聚酶消长基本一致,故 HBeAg 是病毒在体内复制及血清有强传染性的一个指标。HBeAg 持续存在时间一般不超过 10 周,如果超过 10 周则提示感染向慢性化发展。HBeAg 若转为阴性,表示病毒复制速度减慢,传染性下降,病情趋于静止。

HBeAg 可以刺激机体产生抗‐HBe,抗‐HBe 对 HBV 感染有一定的保护作用,但中和病毒的能力不如抗‐HBs。

5. 抵抗力 HBV 对外界环境抵抗力很强。能耐受低温、干燥、紫外线和一般消毒剂的作用,不被70%乙醇灭活。高压蒸汽灭菌、100 ℃煮沸 10 分钟、0.5%过氧乙酸、5%次氯酸钠、3%漂白粉溶液和环氧乙烷等均可灭活 HBV,消除其传染性。应指出的是,在对外界抵抗力方面,HBV 的传染性和 HBsAg 的抗原性并不一致,上述消毒手段仅能使 HBV 失去传染性,但仍可保留 HBsAg 的抗原性。

## 二、致病性和免疫性

1. 传染源 HBV 的主要传染源是乙型肝炎患者和无症状 HBV 携带者。乙型肝炎的潜伏期为30～160 日(平均 60～90 日)。潜伏期、急性期、慢性活动期患者及无症状携带者的血清均有传染性。无症状 HBV 携带者的血液长期含有 HBV,但无症状,是更重要的传染源。除血液外,在唾液、精液、乳汁、阴道及宫颈分泌物、羊水中也可检出 HBV。

2. 传播途径 HBV 的传播途径主要有血液或血制品传播、母婴传播和性接触传播三种。

(1)血液、血制品传播:人对 HBV 极其易感,极微量含有 HBV 的血液(0.004 μl)进入人体即可导致感染,如血液、血液制品、手术、注射、针刺、拔牙、内镜等均可造成医源性传播,共用剃刀或牙刷也可传播 HBV。

(2)母婴传播:在 HBsAg 和 HBeAg 均阳性的孕妇,胎儿宫内感染率为 10%。在分娩时新生儿经产道也可被感染。HBsAg 和 HBeAg 均阳性的母亲所生的婴儿 1 年内 HBsAg 阳转率为 64%,说明围生期感染率较高,此外,哺乳也可传播 HBV。

(3)性接触传播:从 HBV 感染者的精液和阴道分泌物中可检出 HBV,HBsAg 阳性的配偶较其他家庭成员更易感染 HBV,表明 HBV 可以经性接触传播。

3. 致病性与免疫机制 HBV 感染后其临床表现呈多样性,如无症状带病毒者、急性肝炎、慢性肝炎、慢性活动性肝炎、重症肝炎等。HBV 的致病机制目前尚未完全清楚,HBV 在肝细胞内增殖并不直接导致肝细胞的凋亡。研究表明,免疫病理反应及病毒与宿主细胞间的相互作用是肝细胞损伤的主要原因。免疫反应的强弱与病情的轻重程度及其转归有密切关系。

(1)细胞免疫介导的免疫病理损伤:HBV 在肝细胞内增殖可使细胞膜表面整合有 HBsAg、HBeAg 或 HBcAg,致敏的 T 细胞对细胞膜表面带有病毒抗原的靶细胞发挥杀伤效应以清除病毒。这种由杀伤性 T 细胞(CTL)介导的效应具有双重性:既可清除病毒以控制感染,同时也能造成肝细胞的损伤。细胞免疫应答的强弱程度与临床病程及转归有密切关系,当病毒感染所波及的肝细胞数量不多、免疫应答处于正常状态时,特异的 CTL 可摧毁病毒感染细胞,释放至细胞外的 HBV 可被抗体中和而清除,临床上通常表现为急性肝炎,病情可较快恢复。相反,若受染的肝细胞数量众多,机体的细胞免疫应答超过正常范围,引起大量肝细胞迅速坏死、肝衰竭,则表现为重症肝炎。当机体免疫功能低下,病毒在感染细胞内复制仅受到 CTL 的部分杀伤作用,病毒仍不断释放,并感染其他肝细胞而引起慢性肝炎。慢性肝炎导致的肝病变又可促进成纤维细胞增生,引起肝硬化。

(2)体液免疫介导的免疫病理损伤:HBV 感染后可诱导机体产生抗- HBs、抗- Pre1、抗- Pre2 等特异性抗体,阻断 HBV 对肝细胞的吸附而发挥抗感染作用。在部分患者血液循环中,常可检出 HBsAg 与抗- HBs 结合所形成的免疫复合物。可能导致肾小球肾炎、关节炎等肝外损害,或在肝内引发血管栓塞和急性肝坏死。

(3)自身免疫应答介导的病理损害:HBV 感染肝细胞后,在肝细胞表面结构发生改变,使隐蔽抗原肝特异性脂蛋白(liver specific protein, LSP)暴露。LSP 可诱导机体产生自身抗体,通过 ADCC、CTL 或淋巴因子直接或间接引起肝细胞损伤。常见于慢性肝炎患者血清中检测到 LPS 抗体或其他自身抗体。

(4)免疫耐受与慢性肝炎:机体对 HBV 的免疫耐受是导致 HBV 持续性感染的重要原因。当感染者特异性细胞免疫和体液免疫处于较低水平或完全缺乏时,机体既不能有效地清除 HBV,也不能产生有效的免疫应答以杀伤靶细胞,故病毒与宿主处于相对"平衡状态"而形成免疫耐受,在临床上表现为 HBV 无症状携带者或慢性持续性肝炎。幼龄感染 HBV 后,免疫系统未成熟,可形成免疫耐受,导致低水平抗体反应,允许病毒长期存在。此外,感染 HBV 后如果机体免疫功能低下,诱导 IFN 产生能力下降,且使靶细胞的 MHC - I 类抗原表达低下。因 CTL 破坏受染细胞时需有 MHC - I 类抗原的参与,如靶细胞 MHC - I 抗原表达低下,则 CTL 作用减弱而不能有效地清除病毒。

4. HBV 与原发性肝癌    HBV 感染与原发性肝癌具有明显相关性。其根据是：① 乙型肝炎患者原发性肝癌的发生率远高于正常人群，HBsAg 携带者较未感染 HBV 者发生肝癌的危险性高 217 倍；② 原发性肝癌患者的肝细胞核内可整合有 HBV - DNA；③ 初生时即感染土拨鼠肝炎病毒的土拨鼠，经 3 年饲养后几乎 100％发生肝癌，而未感染土拨鼠肝炎病毒的动物无一只发生肝癌。

### 三、微生物学检查

1. HBV 抗原抗体系统的检测    目前临床上通常采用 ELISA 法检查 HBV 抗原和抗体，主要包括 HBsAg、抗- HBs、HBeAg、抗- HBe 及抗- HBc，俗称五项指标或"两对半"。检测 HBV 抗原、抗体是诊断乙型肝炎最常用的方法。乙型肝炎的临床表现与血清学反应有一定关系（图 26 - 6）。

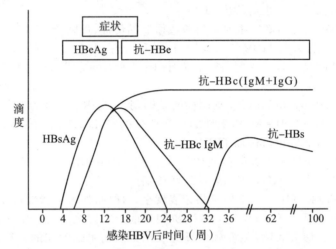

**图 26 - 6  乙型肝炎的临床表现与血清学反应示意图**

2. HBV 抗原抗体检测结果临床分析    临床表现及类型与 HBV 抗原抗体的免疫学标志的关系较为复杂，必须对各种指标综合分析，方可为临床提供可靠的诊断依据（表 26 - 1）。

表 26 - 1  HBV 抗原、抗体检测结果的临床分析

| HBsAg | 抗- HBs | HBeAg | 抗- HBe | 抗- HBc | 结果分析 |
|---|---|---|---|---|---|
| + | − | − | − | − | HBV 感染或无症状携带者 |
| + | − | + | − | − | 急性或慢性乙型肝炎或无症状携带者 |
| + | − | + | − | + | 急、慢性乙型肝炎（俗称"大三阳"） |
| + | − | − | + | + | 急性感染趋向恢复（俗称"小三阳"） |
| − | + | − | + | + | 既往感染恢复期 |
| − | + | − | + | − | 既往感染恢复期 |
| − | − | − | − | + | 既往感染或"窗口期" |
| − | + | − | − | − | 既往感染或接种过疫苗 |

（1）HBsAg 和抗- HBs：HBsAg 是 HBV 感染后第一个出现的血清学标志物，是 HBV 感染的指标之一，也是筛选献血员的必检指标。在急性乙型肝炎潜伏期末期，大多数患者血清中开始出现HBsAg，在急性期可达到高峰，然后则迅速下降。

（2）HBeAg 和抗- HBe：HBeAg 出现较为短暂，与 DNA 聚合酶活性基本相符，为病毒复制和传染性强的指标。在慢性持续性感染中也可出现 HBeAg 阳性，多见于 HBsAg 滴度较高的病例。抗-HBe 出现后血清中 HBeAg 常转为阴性，表示其血液传染性降低，机体已产生了一定的免疫力。近年来发现 HBV 的 Pre - C 区突变株，在该区出现终止密码子，使 Pre - C 基因不能与 C 基因共同转译出完整的 HBeAg。由于变异株的免疫逃逸作用，即使机体产生了抗- HBe，HBV 仍大量增殖。因此，对抗- HBe 阳性的患者也应注意检测血中的 HBV DNA，以全面了解病情、判断预后。

（3）HBcAg 和抗-HBc：由于 HBcAg 仅存在于肝细胞内，不易在血清中检出，只有将 Dane 颗粒外衣壳除去后才能检测到 HBcAg，由于其方法烦琐，且抗-HBcIgM 与 HBcAg 所代表的意义基本相同，所以 HBV 抗原、抗体系统检测一般不查 HBcAg。

3. HBV 抗原、抗体系统检测的用途

（1）乙型肝炎的诊断：HBsAg、HBeAg、抗-HBc(IgM)阳性，结合临床症状与肝功能检查结果可诊断为乙型肝炎。

（2）判断传染性：血清中出现 HBsAg、HBeAg 和抗-HBcIgM 阳性，均表示具有传染性。抗-HBc IgM 和 HBeAg 通常出现于含高效价 HBsAg 的血清中。

（3）判断预后：HBsAg、HBeAg、抗-HBc 阳性，并持续 6 个月以上，应考虑乙型肝炎已由急性转为慢性。HBsAg、HBeAg 转阴表示乙型肝炎进入恢复期，预后良好。

（4）筛选献血员：HBV 主要通过输血、注射传播，因此，必须严格筛选献血员。只有五项指标均阴性者（接种过乙肝疫苗后抗-HBs 阳性者除外）才能作为献血员。

（5）检测乙肝疫苗接种效果：接种乙肝疫苗后如果出现抗-HBs 阳性，说明机体获得了对 HBV 的免疫力，如果抗-HBs 仍然阴性，则需要再次接种。

（6）流行病学调查：根据 HBV 抗原抗体检测结果可以帮助了解人群（未接种疫苗）中 HBV 自然感染率，且可发现无症状 HBV 携带者。HBV 携带者在传播乙型肝炎上具有重要意义，因此，必须给予高度重视。

4. 血清 HBV DNA 检测　应用 PCR 法既可定性，亦可定量检测 HBV DNA，是确定病毒存在与复制的最可靠指标，故广泛应用于临床诊断和治疗效果评价。

5. 血清 DNA 多聚酶检测　根据 DNA 多聚酶的检测结果可以判断机体内是否存在病毒复制。

【知识拓展】

#### 乙型肝炎病毒生物标志物的研究进展

目前临床上用于监测乙型肝炎病毒感染的传统标志物包括 HBsAg 及抗-HBs、HBeAg 及抗-HBe、抗-HBc 和 HBV DNA。这些传统标志物可以在一定程度上反映 HBV 感染状态和复制水平，但在抗病毒治疗过程中出现 HBsAg 消失或 HBV DNA 检测不到的慢性病毒性肝炎患者，其肝细胞内可能仍然存在共价闭合环状 DNA(cccDNA)的转录复制，这部分患者停止抗病毒治疗可能存在病毒学复发风险。随着检测研究进展和检测手段的更新，乙肝表面抗原定量（qHBsAg）、乙肝核心抗体定量、HBV RNA 和乙肝核心相关抗原（HBcrAg）等生物标志物在反映肝内 cccDNA 水平、指导慢性病毒肝炎患者抗病毒药物选择、监测治疗效果、停药后复发风险评估和肝癌风险分层等方面，为患者临床精确管理提供有效的参考依据。

### 四、防治原则

1. 一般预防　针对 HBV 的传播途径采取综合性预防措施，严格血制品检查，严格筛选献血员，手术器械、牙科器械、注射器、针头、针灸针应严格灭菌。

2. 特异性预防　包括人工被动免疫和人工主动免疫。

（1）人工被动免疫：注射含高效价抗-HBs 的人免疫球蛋白（HBIg），主要用于伤口意外接触 HBsAg 阳性血液或被污染针头刺入时的应急预防。使用剂量为 0.08 mg/kg，接触 HBV 后 7 日内注射，1 个月后重复注射 1 次，通常可获得免疫保护。

（2）人工主动免疫：接种乙型肝炎疫苗是最有效的预防方法。第一代疫苗是从 HBsAg 携带者的血浆中提取 HBsAg，并灭活所得，第二代为基因工程制备。基因工程疫苗的优点是可以大量制备且排除了血源疫苗中可能存在的未知病毒感染，已广泛应用，其效果与血源疫苗相同。对于新生儿采用出生时、出生后 1 个月、出生后 6 个月（0、1、6）各注射 1 次，共 3 次，预防效果较好。在基因工程疫苗中，可增添 Pre-S1 区、Pre-S2 区，以增强免疫效果，HBsAg 多肽疫苗以及 HBV DNA 核酸疫苗均在研制中，它们被称为第三代疫苗。

3. 治疗　对于乙型肝炎的治疗至今尚无特效方法，目前多采用广谱抗病毒药物和调节机体免疫功能的药物同时治疗。常用药物有拉米夫定、利巴韦林、阿糖腺苷（Ara-A）、干扰素及清热解毒、活血化瘀的中草药等,对 HBV 的感染有一定的疗效。

乙型肝炎病毒的体细胞免疫疗法,是生物免疫疗法中的细胞治疗技术,也是目前国际公认的最具应用前景的治疗技术之一。它主要是根据细胞与分子免疫学原理,将患者自身的免疫细胞,在体外诱导产生大量能特异性识别并杀灭 HBV 及其感染细胞的效应细胞（cytokine Induced Killer cells, CIK）,将其回输患者自身后,对 HBV 进行精确性、特异性、主动式攻击,杀灭体内 HBV 病毒,实现了真正的个体化治疗。另外,乙型肝炎免疫调控是一个复杂的系统工程,并非一个树突状细胞能够全面概括,因此,通过体细胞免疫治疗并非所有类型的乙型肝炎都能得以根治。

# 第三节 丙型肝炎病毒

丙型肝炎病毒（hepatitis C virus,HCV）可引起丙型肝炎,过去曾称为肠道外传播的非甲非乙型肝炎（parenterally transmitted nonA,nonB hepatitis,PT-NANB）。HCV 在血液中含量很少,每毫升约 100 个病毒体。1994 年,Kaito 等将 2 份 HCV 高效价血清,经反复超速离心浓缩 1 000 倍后,在电镜下发现了 HCV 颗粒。

## 一、生物学性状

1. 形态与结构　病毒体呈球形,直径约 50 nm,有包膜,包膜表面有 7 nm 长的突起,包膜内为 30～35 nm 的核衣壳,含病毒核酸（图 26-7）。

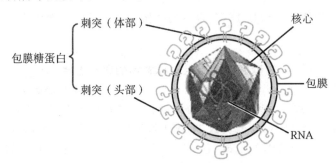

图 26-7　丙型肝炎病毒的结构模式图

2. 基因组结构　HCV 基因组为一条单正链线状 RNA,长度约 9.5 kb,由 9 个基因区组成,自 5′端开始依次为 5′端非编码区、核心蛋白（core,C）区、包膜蛋白-1（E1）区、包膜蛋白-2/非结构蛋白-1（E2/NS1）区、非结构蛋白-2（NS2）区、非结构蛋白-3（NS3）区、非结构蛋白-4（NS4）区、非结构蛋白-5（NS5）区和 3′端非编码区（图 26-8）。其中 C 区和 E1 区为病毒结构蛋白编码区,即编码病毒的衣壳及包膜蛋白。5′端非编码区的核苷酸序列保守性强,可用于基因检测诊断。E1、E2/NS1 区基因容易发生变异,使包膜蛋白的抗原性不断改变而不易被原有的抗包膜抗体识别,使病毒持续存在,这是 HCV 易导致慢性丙型肝炎的原因之一。C、NS3、SN4 及 NS5 区基因的表达产物,可用于检测患者血清中的抗-HCV。

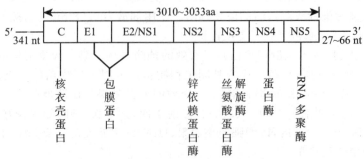

图 26-8　丙型肝炎病毒的基因组结构

3. 基因分型　根据 HCV 毒株基因序列的差异,可将 HCV 分为 6 个不同的基因型。其中欧美各国流行株多为 Ⅰ 型、亚洲地区以 Ⅱ 型为主,Ⅲ 型为辅,Ⅳ 型主要在中东地区流行,南非以 Ⅴ、Ⅵ 型为主,我国以 Ⅰ、Ⅱ 型为主。

4. 培养特性　HCV 目前尚不能在体外培养。黑猩猩是研究 HCV 感染的可靠模型,其感染过程、急性期表现、宿主免疫应答及长期感染后果等与人类感染 HCV 非常相似。

5. 抵抗力　HCV 对理化因素的抵抗力较弱,对酸、热、脂溶剂敏感,紫外线照、20% 次氯酸等均可使其感染性丧失。

## 二、致病性与免疫性

1. 传染源与传播途径　HCV 的传染源为丙型肝炎患者和无症状携带者。其传播途径主要为输血、注射传播和医源性传播。

2. 临床表现　HCV 感染后表现轻重不等,有急性肝炎、慢性肝炎和无症状携带者。HCV 感染其慢性化比例较高,有 40%～50% 的丙型肝炎患者可转变为慢性肝炎,约 20% 慢性肝炎可发展为肝硬化。一般认为 Ⅱ 型 HCV 的致病性较强,复制快,血流中病毒量相对较多,故症状也较重。HCV 感染与原发性肝癌有密切关系,在意大利、希腊、日本等国肝癌患者血中,50%～70% 抗- HCV 阳性,我国肝癌患者血中约 10% 存在抗- HCV。自癌组织提取 RNA,用 RT－PCR 检测,约 10% 有 HCV RNA。

3. 致病机制　HCV 的致病机制与病毒的直接作用及免疫病理损伤有关。免疫组化染色证实,病毒不仅存在于肝细胞中,在肝外(如淋巴细胞)亦有存在。肝穿刺病理学检查可见肝内淋巴细胞浸润及肝细胞坏死,部分丙肝患者可出现肾小球肾炎,提示 HCV 的抗原抗体复合物可沉积于肾小球基底膜。HCV 感染慢性化的机制可能与 HCV 基因易发生变异有关,从而逃逸清除作用。HCV 存在于肝外组织如外周血单核细胞中,使病毒不易被清除,可能是导致 HCV 感染慢性化的一个原因。

4. 免疫性　HCV 基因易发生变异,机体感染 HCV 后,虽然可依次出现抗- HCV IgM 和 IgG 型抗体,但丙型肝炎患者恢复后免疫力不牢固。实验感染黑猩猩恢复后,再用同一毒株攻击,几乎无保护力,也提示其免疫力不强。

## 三、微生物学检查

1. 检查病毒 RNA　因 HCV 在血液中含量很少,故需用极敏感的方法进行检测。如采用套式 RT－PCR 法,即从患者血清中提取病毒 RNA,经反转录酶作用合成 cDNA,再用两对引物先后扩增,以求扩增出极微量的病毒 RNA。由于 5′端非编码区序列最为保守,故两对引物的序列均应选自该区。目前临床上常采用 PCR-荧光法检测 HCV RNA,此法不但可以定性,亦可定量检测。

2. 检查抗体　以核心区蛋白与 NS3、NS4 及 NS5 区蛋白为抗原,用 ELISA 法检测相应抗体,可快速过筛献血员并可用于诊断丙型肝炎患者。抗- HCV 阳性者表示已被 HCV 感染,不可献血。还可用蛋白印迹法检测相应抗体以进行确诊。

## 四、防治原则

我国已规定检测抗- HCV 是筛选献血员的必需步骤,对血制品亦需进行检测以防污染。因 HCV 免疫原性不强,毒株包膜抗原易发生变异,故疫苗的研制尚有一定难度。目前对 HCV 感染也缺乏特效的治疗药物。

# 第四节　丁型肝炎病毒

丁型肝炎病毒(hepatitis D virus, HDV)最初被称为 δ 因子(δ 抗原),由意大利学者 Rizzetto 于 1977 年用免疫荧光法检测乙型肝炎患者的肝组织切片时首先发现的。HDV 属于沙粒病毒科(Arenaviridae)δ 病毒属(*Deltavirus*),HDV 是一种缺陷病毒(defective virus),必须在 HBV 或其他嗜肝 DNA 病毒辅助下才能复制。

## 一、生物学性状

1. 形态与结构　HDV 为球形,直径 35～37 nm,HDV 颗粒由 HBsAg 构成其外壳,内部由 HDV RNA 及与之结合的丁型肝炎病毒抗原(HDAg)组成。HBsAg 是由同时感染宿主细胞的 HBV 提供的,可防止 HDV RNA 水解,在 HDV 致病中具有重要作用。HDAg 有 24 kDa 和 27 kDa(P24 和 P27)两种多肽形式,P24 可促进 HDV 的复制,P27 则抑制 HDV 的复制。HDAg 主要存在于肝细胞内,也可存在于血清中。HDAg 出现早,维持时间短,仅持续 2 周左右,故血清中一般不易检测到 HDAg。

2. 基因组　HDV 基因组为共价闭合环状的单负链 RNA,有 9 个 ORF,其中 ORF5 编码 HDAg。基因组长度约 1.7 kb,是已知动物病毒中最小的基因组。HDAg 可刺激机体产生抗- HD,该抗体为非保护性抗体,不能中和与清除病毒,抗- HD 若持续高效价存在,可作为判断丁型肝炎的指标。目前已知 HDV 只有一个血清型,但容易发生变异。

3. 培养特性　对 HDV 敏感的动物为黑猩猩、美洲旱獭及土拨鼠,通常利用这些动物作为 HDV 感染临床研究的动物模型。我国学者用人胚胎肝细胞成功建立了 HDV、HBV 感染的体外培养系统。

## 二、致病性与免疫性

HDV 感染以输血、注射为主要传播途径,也可通过密切接触和母婴传播。人对 HDV 普遍易感,HDV 有两种感染方式:① 联合感染(coinfection),即同时感染 HBV 和 HDV。联合感染可引起典型的急性病毒性肝炎,个别病例可发展为危及生命的重症肝炎。② 重叠感染(superinfection),即乙型肝炎患者或 HBsAg 携带者再感染 HDV。由于 HDV 感染常导致 HBV 感染者的症状加重、病情恶化或慢性化,故在重症肝炎发生时,应注意 HDV 的重叠感染。

流行病学调查表明,HDV 感染呈世界性分布,各地流行情况有所差异,如美国流行率低,主要通过静脉吸毒传播;意大利和希腊部分地区流行率较高,主要通过家庭密切接触传播;我国以四川等西南地区较多见,输血、注射为主要传播途径。全国各地报道的乙型肝炎患者中,HDV 的感染率为 0～10%。在 HDV 感染早期,HDAg 主要存在于肝细胞核内,随后可出现血清中。HDAg 刺激机体首先产生特异性抗- HD IgM,然后产生抗- HD IgG。

## 三、微生物学检查

HDV 感染后 2 周机体即可产生抗- HD IgM,1 个月达到高峰,随之迅速下降,而抗- HD IgG 产生较迟,通常在恢复期出现。可用免疫荧光法、ELISA 或 RIA 检测肝组织或血清中的 HDAg,但患者标本应先经去垢剂处理,以除去病毒颗粒表面的 HBsAg,暴露出 HDAg。也可用血清斑点杂交法或 PCR 检测 HDV 基因组进行诊断。

## 四、防治原则

HDV 与 HBV 传播途径相似,所以,预防乙型肝炎的措施也同样适用于丁型肝炎。除切断其传播途径外,接种乙型肝炎疫苗也可预防 HDV 感染。由于 HDV 是缺陷病毒,如能抑制其辅助病毒(乙型肝炎病毒),则 HDV 亦不能复制。

# 第五节　戊型肝炎病毒

戊型肝炎病毒(hepatitis E virus,HEV)引起戊型肝炎,过去曾称为肠道传播的非甲非乙型肝炎 [enterically transmitted nonA,nonB hepatitis,HNANB(E)]。1986 年,我国新疆南部地区发生了戊型肝炎流行,约 12 万人发病,死亡 700 余人,是迄今世界上最大的一次流行。1989 年,美国学者 Reyes 等应用基因克隆技术,获得了该病毒基因组 cDNA 克隆。同年 7 月在日本东京举行的国际非甲非乙型肝炎学术会议上正式命名为戊型肝炎病毒。

### 一、生物学性状

1. 形态与结构　HEV 呈球状,直径为 27～34 nm,无包膜,表面有锯齿状突起,形似杯状,故将其归类于杯状病毒科(Caliciviridae)杯状病毒属(Calicivirus)。HEV 有实心和空心两种颗粒,实心颗粒内部致密,为完整的 HEV 结构,空心颗粒呈透亮区,为含不完整 HEV 基因的缺陷颗粒。

2. 基因组与分型　HEV 基因组为单正链 RNA,全长约 7.5 kb,3′端具有 poly A 尾。基因组包括 3 个相互重叠的 ORF。ORF1 长 5 079 bp,编码 1 693 个氨基酸长肽,以后裂解为转甲基酶、Y 蛋白酶、解旋酶、RNA 多聚酶等非结构蛋白,这些酶与 HEV 的复制有关。ORF2 长约 1 980 bp,编码 660 个氨基酸,构成病毒的核衣壳蛋白和信息蛋白。ORF3 只有 369 bp,至少含有 4 个抗原表位,与 ORF1 和 ORF2 有部分重叠。

目前,国际上将 HEV 分为 8 个基因型,基因型 Ⅰ 和基因型 Ⅱ 分别以缅甸株(HEV-B)和墨西哥株(HEV-M)为代表。在我国流行的主要为 Ⅰ 型和 Ⅳ 型。

3. 培养特性　HEV 的易感宿主为人、灵长类动物、猪及大鼠等,常用的动物模型是黑猩猩、绒猴、恒河猴等。HEV 体外细胞培养目前尚未成功。

4. 抵抗力　本病毒对高盐、氯化铯、氯仿等敏感,在－70～8 ℃中易裂解,但在液氮中保存稳定。

### 二、致病性与免疫性

1. 传染源与传播途径　HEV 的传染源为戊型肝炎患者和隐性感染者,主要经粪-口途径传播,感染后其潜伏期为 10～60 日,平均约 40 日。HEV 经胃肠道进入血液,在肝细胞内复制,释放到血液和胆汁中,然后经粪便排出体外,污染水源、食物和周围环境而引起传播。潜伏期末和急性期初的患者粪便排毒量最大,其传染性最强,是本病的主要传染源。HEV 的传播有明显季节性,多发生于雨季或洪水后。

2. 致病性　HEV 主要侵犯青壮年,感染后以急性肝炎多见,儿童接触 HEV 后,多表现为隐性感染。HEV 经口侵入人体,从肠道经门静脉进入肝细胞,在肝细胞内复制,导致肝细胞的炎症或坏死,引起戊型肝炎。戊型肝炎临床类型可分为急性黄疸型肝炎、急性无黄疸型肝炎、重症肝炎以及胆汁淤滞性肝炎 4 类。感染 HEV 后多数患者预后较好,一般不发展为慢性肝炎。孕妇感染 HEV 后病情常较重,尤以妊娠 6～9 个月最为严重,常发生流产或死胎,病死率高达 10%～20%。

3. 免疫性　HEV 感染有明显的自限性,发病后 6 周可自然康复,并可获得一定的免疫力,但病后免疫力的维持时间尚不清楚。

### 三、微生物学检查

通过 HEV 感染的病原学诊断,可以区分甲型肝炎和戊型肝炎。用电镜或免疫电镜技术检测患者粪便滤液中的 HEV 颗粒,也可用 RT-PCR 法检测粪便或胆汁中的 HEV RNA。临床上诊断戊型肝炎目前常用的方法是检查血清中的抗-HEV IgM 或 IgG,如抗-HEV IgM 阳性,则可确诊患者受 HEV 感染,如血清中存在抗-HEV IgG,则不能排除为既往感染,因为抗-HEV IgG 在血中持续存在的时间可达数月至数年。

### 四、防治原则

HEV 与 HAV 传播途径相似,主要为粪-口途径传播,所以,一般性预防与甲型肝炎相同,主要是加强水源和粪便的管理,改善供水条件,注意个人和环境卫生等。我国用大肠埃希菌表达的 HEV GST-ORF2.1(6 326～7 145 nt)重组蛋白疫苗正在研制中。

## 第六节　庚型肝炎病毒

1967 年,Deinhardt 等人用来自一名黄疸患者的血清标本接种狨猴(tamarin)后,可使狨猴发生肝炎,并可在狨猴中传代感染,因此,根据患者名字的首字将这种致病因子命名为 GB 因子。1995 年,美国科学家从接种患者血清的狨猴中获得了 2 个肝炎相关全序列,即 GBV－A 和 GBV－B,并最终在人群中扩增出 GBV－C 的全序列。动物实验表明,GBV－C 可引起人类非甲～戊型肝炎。几乎与此同时,美国另一实验室在患者中也发现了与非甲～戊型肝炎病毒相关的基因组全序列,称为 HGV。研究表明,GBV－C 和 HGV 的核苷酸和氨基酸同源性分别为 85％和 95％,因此,被认为是同种病毒的不同分离株,将其统称为庚型肝炎病毒(hepatitis G virus,HGV)。

## 一、生物学性状

HGV 归类于黄病毒科,基因组结构与 HCV 相似,长约 9.5 kb,为＋ssRNA。整个基因组仅有一个 ORF,编码一个长约 2 900 个氨基酸的多蛋白前体,该前体蛋白经病毒和宿主细胞蛋白酶水解后,可形成不同的结构蛋白和非结构蛋白。在 ORF 的两侧分别为 5′-非编码区(5′-NCR)和 3′-非编码区(3′-NCR)。基因组 5′端的结构基因依次编码核心蛋白(C)和包膜蛋白(E1、E2)。3′端的非结构基因区编码病毒的功能蛋白,其中 NS3 区编码病毒解旋酶、锌蛋白酶和丝氨酸蛋白酶,NS5b 编码 RNA 依赖的 RNA 聚合酶。

根据基因序列的差异,可将 HGV 至少分为 3 个基因型,其中Ⅰ型主要来源于西非,Ⅱ型主要来源于南美洲和欧洲,Ⅲ型在亚洲人群中多见。HGV 不同分离株的核心蛋白氨基酸长度不一,有些分离株甚至无核心蛋白。

HGV 的 C 区常有缺陷,目前有人认为它是其他肝炎病毒的伴随病毒。

## 二、致病性

HGV 的传播途径与 HBV、HCV 相似,主要经输血、注射等非肠道途径传播,也存在母婴传播和医源性传播等,常与 HBV 或 HCV 合并感染。HGV 单独感染时肝损害较轻,症状常不明显。如 HCV 感染者合并 HGV 感染时,有些患者的 HCV 消失,丙氨酸氨基转移酶(ALT)可恢复正常,而 HGV 感染持续存在,提示 HGV 可干扰 HCV 复制或协同机体清除 HCV。用 HGV RNA 阳性者的血清接种黑猩猩,动物血清中 HGV RNA 持续阳性,但血清 ALT 及肝组织病理学检查无明显异常。然而,有学者用类似的血清静脉注射感染猕猴,1 周后陆续出现血清 HGV RNA 阳转、ALT 升高、抗-HGV 阳性等改变,且感染 HGV 的原代猕猴血清可传代感染另外的猕猴。因此,对 HGV 的致病性还需进一步研究。

## 三、微生物学检查

HGV 感染的诊断以 RT-PCR 为主,扩增待测标本中的 HGV 基因片段。由于 E2 抗体的出现与 HGV RNA 的消失相关,可将 E2 抗体作为 HGV 感染恢复的标志。目前已经利用真核系统表达了 E2 抗原,并建立了 ELISA 方法检测 E2 抗体。已有商售 HGV ELISA 和 RT-PCR 诊断试剂盒,可用于诊断、筛选献血员及流行病学调查。

## 四、防治原则

对庚型肝炎目前尚无有效疫苗以进行特异性预防。所以,庚型肝炎的预防主要是严格筛选献血员、职业献血员,尤其是只献血浆而回输红细胞的职业献血员。HGV 流行较 HCV 严重,但多数 HGV 感染者 ALT 均属正常,所以,必须加强血制品的检测。

## 本 章 小 结

本章介绍了不同类型肝炎病毒的生物学特性、传播途径、基因结构、致病性及其感染的预防治疗方法。重点介绍了甲型、乙型和丙型肝炎病毒。甲型肝炎病毒形态为球型,无包膜,通过粪-口传播。乙型肝炎病毒形态为大球形颗粒、小球形颗粒和管型颗粒,基因组为环状双链 DNA,通过血液传播。丙型肝炎病毒基因组为单正链 RNA,通过输血、注射传播。肝炎病毒的防治原则包括综合性预防、人工被动免疫和人工主动免疫,治疗采用广谱抗病毒药物和免疫调节药物。

(乌仁塔娜)

# 第二十七章
## 虫 媒 病 毒

【学习目标】

知识目标:认识乙型脑炎病毒、登革病毒、森林脑炎病毒的病原特征和传播途径。

能力目标:利用病例分析等方法,认识虫媒病毒引起的不同疾病临床表现及诊断方法。

素质目标:根据不同虫媒病毒的传播途径,分析相应疾病的防治策略。

虫媒病毒(arbovirus)是指通过吸血的节肢动物(蚊、蜱、白蛉等)叮咬易感的人与脊椎动物而传播相应疾病的病毒。该病毒可以在节肢动物体内繁殖,并能经卵传代,但节肢动物本身不发病,通过叮咬人或脊椎动物以维持病毒在自然界中循环,因此,虫媒病毒所引起的疾病是人兽共患的自然疫源性疾病,吸血的节肢动物既是病毒的传播媒介,也是其储存宿主。虫媒病毒的种类多、分布广,与人类疾病关系密切的虫媒病毒主要归属于披膜病毒科(Togaviridae)、黄病毒科(Flaviviridae)、布尼亚病毒科(Bunyaviridae)和沙粒病毒科(Arenaviridae)。目前我国流行的虫媒病毒主要有黄病毒科黄病毒属(Flavivirus)的流行性乙型脑炎病毒、登革病毒、森林脑炎病毒和某些地区分离到的披膜病毒科甲病毒属(Alphavirus)的东方马脑炎病毒、西方马脑炎病毒、辛德毕斯病毒、委内瑞拉马脑炎病毒等(表27-1)。

表27-1　重要虫媒病毒及所致疾病

| 病毒 | 媒介 | 储存宿主 | 疾病 | 主要分布 |
| --- | --- | --- | --- | --- |
| 黄病毒属(Flavivirus) | | | | |
| 流行性乙型脑炎病毒 | 蚊 | 猪、鸟 | 脑炎 | 亚洲、太平洋 |
| 登革病毒 | 蚊 | 人、猴 | 登革热、登革出血热 | 热带、亚热带 |
| 森林脑炎病毒 | 蜱 | 鸟、啮齿动物 | 脑炎 | 欧洲、亚洲、北美 |
| 黄热病病毒 | 蚊 | 人、猴 | 出血热、肝炎 | 非洲、南美洲 |
| 西尼罗病 | 蚊 | 鸟 | 脑炎、发热、关节炎 | 非洲、亚洲、欧洲、北美 |
| 圣路易脑炎病毒 | 蚊 | 鸟 | 脑炎 | 美洲 |
| 墨累山谷脑炎病毒 | 蚊 | 鸟 | 脑炎 | 澳大利亚 |
| 甲病毒属(Alphavirus) | | | | |
| 东方马脑炎病毒 | 蚊 | 鸟 | 脑炎 | 美洲 |
| 西方马脑炎病毒 | 蚊 | 鸟、兔 | 脑炎 | 美洲 |
| 基孔肯雅病毒 | 蚊 | 人、猿猴 | 发热、关节炎 | 非洲、亚洲 |
| 罗斯河病毒 | 蚊 | 人、袋鼠 | 发热、关节炎 | 澳洲、南太平洋 |
| 委内瑞拉马脑炎病毒 | 蚊 | 马 | 脑炎 | 南美洲 |
| 辛德毕斯病毒 | 蚊 | 鸟 | 发热、关节炎 | 非洲、澳大利亚、亚洲 |

黄病毒属和甲病毒属除核酸的结构和复制方式有区别外,其他特征基本相同。①病毒呈球形,直径为40~70 nm,有包膜,衣壳呈二十面体立体对称,核酸为单股正链 RNA。②病毒在细胞质内增殖,但甲病毒属病毒增殖周期比黄病毒属短,黄病毒属的结构基因位于 5′端,先合成聚合蛋白,再加工剪切为结构蛋白和非结构蛋白,在内质网中组装芽生获得包膜,通过裂解细胞或胞吐释放子代病毒。甲病毒属的结构基因位于 3′端,分别合成早期非结构蛋白和晚期结构蛋白,通过细胞膜芽生释放。③病毒抵抗力弱,对去氧胆酸钠、热、脂溶剂等敏感,在 pH 为 3~5 的条件下不稳定。④吸血的节肢

动物是病毒的传播媒介和储存宿主,致病具有明显的季节性和地域性。

黄病毒和甲病毒感染人后的临床表现多样,分为五种类型:① 脑炎或脑脊髓炎,如乙型脑炎、东部马脑炎、森林脑炎;② 主要表现为肝炎的全身性感染,如黄热病;③ 无特殊部位的全身性感染,如登革热;④ 主要表现为出血热的全身性感染,如登革出血热;⑤ 主要表现为关节炎的全身性感染,如基孔肯雅热。

# 第一节　流行性乙型脑炎病毒

流行性乙型脑炎病毒(epidemic type B encephalitis virus)简称为乙脑病毒,在分类上属于黄病毒科(Flaviviridae)黄病毒属(*Flavivirus*)。首先(1935 年)在日本由乙脑患者脑组织中分离获得,因此,又称日本脑炎病毒(Japanese encephalitis virus,JEV)。乙脑病毒经蚊等吸血节肢动物叮咬传播,引起流行性乙型脑炎,简称为乙脑。乙脑是一种自然疫源性疾病,流行于夏秋季,儿童易感,可侵犯中枢神经系统,临床上以高热、意识障碍、惊厥、呼吸衰竭及脑膜刺激征为特征,部分患者留有严重后遗症,重症患者病死率较高。

## 一、生物学性状

1. 形态与结构　乙脑病毒呈球形,直径约 40 nm,有包膜。病毒的核心含单股正链 RNA,基因组全长 10.9 kb,含有一个开放的读码框架(ORF),自 5′至 3′端基因的编码顺序依次是 5′-非编码序列-C(衣壳蛋白基因)- prM(M)(前膜蛋白基因)- E(包膜蛋白基因)- NS1(非结构蛋白基因)- NS2a - NS2b - NS3 - NS4a - NS4b - NS5 -非编码序列-3′端。E 蛋白为刺突蛋白,和病毒的吸附、穿入有关,带有特异性中和抗原决定簇和型特异性抗原表位,能凝集鸡、鹅、羊等动物红细胞,诱导机体产生中和性抗体和血凝抑制抗体;M 蛋白为内膜蛋白,C 蛋白为衣壳蛋白,参与病毒的装配与成熟。非结构蛋白 NS1 可能参与病毒复制,诱导机体产生特异性细胞免疫,但不产生中和抗体。NS2 蛋白可能和 NS3 蛋白活性有关。NS3 蛋白具有激酶和解旋酶功能,NS5 蛋白与病毒 RNA 的复制有关。

RNA 包装于单股多肽的衣壳中,构成核衣壳,呈二十面体立体对称。包膜由内层的膜蛋白和外层的脂质双层膜构成,膜内镶嵌着包膜糖蛋白刺突。

乙脑病毒的抗原性比较稳定,只有一个血清型,但和其他的黄病毒成员具有交叉抗原位点。

2. 培养特征　乳鼠是乙脑病毒的易感动物,乳鼠脑内接种乙脑病毒后 3～4 日即可发病。白蚊伊蚊细胞(C6/36)、Vero 等传代细胞和乳地鼠肾细胞(BHK - 21)、猪肾细胞等原代细胞是分离培养该病毒常用的敏感细胞,可引起明显的细胞病变效应。

3. 抵抗力　乙脑病毒对理化因素抵抗力较弱,56 ℃ 30 分钟或 100 ℃ 2 分钟即可被灭活,对脂溶剂及常用的化学消毒剂敏感。在酸性条件下不稳定,最适 pH 为 8.5～9.0。对低温和干燥的抵抗力很强,－70 ℃可以保存毒株,将感染病毒的脑组织加入至 50%甘油缓冲盐水中在 4 ℃条件下储存,病毒活力可维持数月。

## 二、致病性与免疫性

1. 传播媒介与流行地区及流行季节　我国乙脑病毒的主要传播媒介是三带喙库蚊。蚊子感染乙脑病毒后可携带病毒越冬并经卵传代,因此,蚊子还是乙脑病毒的长期储存宿主,故乙脑在各地流行高峰的时间与当地蚊子密度的高峰时间一致。此外,蠛蠓也可能是其传播媒介之一。我国是乙脑的主要流行区,除青海、西藏和新疆外均有流行,以夏、秋季节流行为主,尤其在 7～9 月份达高峰。

2. 传染源及传播途径　乙脑的主要传染源是带毒的家畜和禽类。人感染病毒后仅发生短期病毒血症且血中病毒数量较少,故患者及隐性感染者作为传染源的意义不大。自然界中有 60 多种动物可感染乙脑病毒,如猪、马、驴、牛、犬、鸭、鹅等家畜家禽和各种鸟类,尤其是幼猪,在乙脑的流行期间,其感染率可高达 100%,能形成高滴度病毒血症,为本病重要的动物传染源。由于猪生长周期短,更新率快,新生幼猪被蚊子叮咬后发生病毒血症,通过蚊-猪-蚊的不断循环,使乙脑病毒广泛的播散,因此,猪又是乙脑病毒主要中间宿主和扩散宿主。蝙蝠感染乙脑病毒后可带毒越冬,因此,蝙蝠也可能是乙脑的传染源和长期储存宿主。蚊子感染乙脑病毒后,病毒在其唾液腺和肠道内增殖,带毒蚊子再叮咬易感动物而形成蚊-动物-蚊间的不断循环,人通常被带毒的蚊子叮咬后感染。

3. 致病性 人群对乙脑病毒普遍易感,特别是 10 岁以下的儿童。当带毒蚊子叮咬人时,病毒先在皮肤毛细血管内皮细胞及局部淋巴结等处增殖,病毒入血引起第一次病毒血症,病毒随血循环播散到肝、脾等处大量增殖,再次入血形成第二次病毒血症,引起发热、寒战、头痛及全身不适等流感样症状,表现为隐性感染或轻型感染,数日后可好转。少数患者由于血-脑脊液屏障发育不完善,病毒可通过血-脑脊液屏障进入脑组织神经细胞内增殖,引起脑膜及脑实质病变,临床上表现为高热、抽搐、意识障碍及脑膜刺激征,重症患者可能出现中枢性呼吸衰竭或脑疝死亡,病死率高达 10%,部分幸存者可留有严重后遗症,如失语、瘫痪、痴呆等。

4. 免疫性 乙脑隐性感染或显性感染后均可获得持久免疫力。机体的抗病毒免疫主要依赖于体液免疫,人感染 1 周左右可出现 IgM 抗体,随后出现 IgG 血凝抑制抗体和中和抗体,于 5 年内维持高水平,甚至维持终身。此外,细胞免疫和血-脑脊液屏障也起重要作用。

### 三、微生物学检查

1. 病毒分离 取疾病早期患者血液、脑脊液或尸检脑组织接种于敏感细胞或乳鼠脑内分离病毒。病毒的鉴定用免疫荧光试验、红细胞吸附试验及观察细胞病变等方法。由于病毒分离阳性率低,故较少用作临床常规诊断。

2. 检测病毒抗原 应用 ELISA 或免疫荧光等技术检测发病早期患者脑脊液或血液中的病毒抗原,若结果阳性对早期诊断有意义。

3. 血清学检查 乙脑发病早期即可产生特异性 IgM,2～3 周达到高峰,可用捕捉 ELISA 法检测特异性 IgM,以作出早期诊断,阳性率可达 90% 以上。用血凝抑制试验检测血凝抑制抗体,若双份血清抗体效价增高 4 倍及以上或单份血清抗体效价在 1:320 以上者有诊断意义,本法敏感性高,但特异性较低。中和抗体体内维持时间久,对于流行病学调查和病毒鉴定有价值,其特异性和敏感性都较高。补体结合抗体病后出现较早而维持时间短,适用于近期感染的诊断。

4. 病毒核酸检测 应用 RT-PCR 技术检测标本中乙脑病毒核酸片段,特异性和敏感性均较高,可用于乙脑病毒感染的早期快速诊断。

### 四、防治原则

防蚊灭蚊是预防乙脑的关键。在易感人群中(9 个月至 10 岁儿童)接种乙脑疫苗是预防乙脑流行的重要环节。乙脑疫苗有灭活疫苗和减毒活疫苗两种,灭活疫苗是用地鼠肾细胞培养增殖,甲醛灭活制成,在流行前 1～2 个月接种,初次免疫时,接种 2～3 次,间隔 7～10 日,其后 2、3、7、13 岁时分别加强接种 1 次,接种后保护率达 60%～90%。目前我国应用的减毒活疫苗 SA$_{14}$-14-2 株进行预防接种,取得了良好的效果,只需皮下注射 1 次,安全有效,已大量应用于人群。做好家畜和家禽的管理工作,幼猪是乙脑病毒的传染源和中间宿主,给流行区的幼猪接种乙脑疫苗,也可控制乙脑病毒在猪群和人群中的传播与流行。

目前乙脑尚无特效的治疗方法,主要采用对症处理及支持疗法。

# 第二节 登革病毒

登革病毒(dengue virus)在分类上属于黄病毒科黄病毒属,主要经伊蚊传播,引起登革热(dengue fever,DF)、登革出血热(dengue haemorrhagic fever,DHF)/登革休克综合征(dengue shock syndrome,DSS)。登革病毒引起的是一种自然疫源性疾病,流行于热带、亚热带地区,尤其以东南亚和南亚地区最为严重。我国主要在广东、海南、广西及台湾等地流行。近年来,由于环境改变和国际人口大量流动,登革病毒感染范围逐渐扩大,已成为世界上分布最广、发病人数最多、危害较大的一种虫媒病毒性疾病。

## 一、生物学性状

1. 形态与结构　登革病毒形态结构与乙脑病毒相似。病毒为球形,有包膜。病毒主要有 3 种结构蛋白和至少 7 种非结构蛋白。病毒的 3 种结构蛋白包括:① E 蛋白,为包膜糖蛋白刺突,是病毒表面的主要抗原成分,含有登革病毒亚群和型特异性抗原表位,和黄病毒群和亚群有交叉抗原表位。E 蛋白与病毒的吸附、穿入等有关,具有凝血活性,能诱导机体产生中和性抗体和血凝抑制抗体,并和抗体依赖性感染增强作用(antibody - dependent enhancement,ADE)有关。② M 蛋白,为非糖基化的最小的毒粒结构蛋白,与病毒的装配有关,C 蛋白为衣壳蛋白,M 蛋白和 C 蛋白也具有抗原性,但不能诱导机体产生中和性抗体。③ 非结构蛋白 NS1,可能参与基因组的复制,并能诱导机体产生特异性抗体,在无中和性抗体存在下可通过补体依赖的方式对机体起到一定的保护作用。

根据登革病毒抗原性不同把病毒分为 1、2、3、4 四个血清型,其中 2 型传播最广泛,各型病毒间有交叉抗原性,且与乙脑病毒和西尼罗病毒也有部分抗原位点相同。

2. 培养特征　易感动物是乳鼠,脑内接种乳鼠可出现典型症状。白蚊伊蚊细胞(C6/36 细胞株)是分离登革病毒最敏感细胞,能引起明显的细胞病变效应。乳地鼠肾细胞(BHK - 21)、恒河猴肾细胞(LLC - MK2 细胞株)等也可用于病毒培养。

3. 抵抗力　登革病毒对理化因素抵抗力较弱,56 ℃ 30 分钟即可灭活,对乙醚、去氧胆酸钠、紫外线以及常用化学消毒剂也较敏感。最适 pH 为 7.0～9.0,-70 ℃可保存多年。

## 二、致病性与免疫性

人和森林中某些灵长类动物是登革病毒的自然宿主,灵长类动物感染登革病毒后也产生病毒血症,但无明显症状,因此,是丛林型疫源地的主要传染源和储存宿主。在城市型疫源地区患者和隐性感染者是主要的传染源和宿主。感染者在发病前 6～18 小时到发病 3 日内可使叮咬患者的蚊虫感染。登革病毒的传播媒介为埃及伊蚊和白纹伊蚊。蚊虫叮咬病毒血症时期的患者或隐性感染者后,病毒在蚊虫唾液腺内增殖,经 8～10 日的潜伏期,病毒即可分布到蚊虫全身,蚊虫再次吸血时病毒可随唾液进入易感动物体内,把病毒传播给健康人或猴而形成蚊-人(猴)-蚊间的不断循环。因此,登革病毒的播散与伊蚊消长有关,多发生在高温多雨地区或季节,在东南亚、南亚、西太平洋、加勒比海、拉丁美洲等地经常发生流行或暴发流行。我国主要在广东、广西、海南等南方地区流行,病例多发生在 3～11 月,7～9 月达到高峰。

人对登革病毒普遍易感。病毒感染后先在毛细血管内皮细胞及单核-吞噬细胞系统中增殖,然后经血流扩散,引起两次病毒血症。临床表现有两种类型,即普通型登革热(DF)和登革出血热/登革休克综合征(DHF/DSS)。DF 病情较轻,表现发热,头痛,乏力,肌肉、骨骼和关节痛,约半数伴有恶心、呕吐、皮疹或淋巴结增大。DHF/DSS 病情较重,初期有典型的登革热症状,随后继发出血和休克。目前对 DHF/DSS 的致病机制尚未清楚。多数学者认为与病毒感染的抗体依赖感染增强作用(ADE)有关。登革病毒有 4 个血清型,在抗原结构上有一定的相关性,但中和表位不产生交叉反应。初次感染登革病毒后,机体可产生非中和性 IgG 抗体,再次感染同型或异型登革病毒后(其中以 2 型最为多见),病毒与非中和性 IgG 抗体形成免疫复合物,然后与具有 Fc 受体的单核巨噬细胞和成熟的树突状细胞结合,增强了病毒对细胞的吸附和感染作用。活化的单核巨噬细胞或树突状细胞可释放 IL-2、IFN-γ、TNF-α、IL-6、血小板活化因子等炎症细胞因子,使毛细血管通透性增加,血浆渗出,引起出血和休克等严重症状。此外,大量登革病毒抗原与抗体在血循环中形成的免疫复合物,可激活补体系统而引起血管通透性增高,与休克的发生也有关系。

## 三、微生物学检查

1. 病毒分离　取发病早期患者血清接种于 C6/36 细胞株分离病毒,或用乳鼠脑内接种、蚊体胸内接种分离病毒。病毒的鉴定主要采用单克隆抗体免疫荧光试验。

2. 血清学检查　应用捕捉 ELISA 法检测登革病毒特异性 IgM 抗体,是最常用的早期快速诊断技术。若检测登革病毒特异性 IgG 抗体,需采集患者双份血清,当抗体效价增高 4 倍或以上时有诊断意义。

3. 病毒核酸检测　应用 RT‐PCR 技术检测标本中登革病毒核酸片段,可用于病毒的早期快速诊断和分型。

## 四、防治原则

目前,针对登革热病毒尚无批准的安全有效的疫苗,正在研究的疫苗有利用反向遗传学方法制备的新型四价减毒活疫苗、重组亚单位疫苗、灭活疫苗和 DNA 疫苗,其中四价减毒活疫苗已进入临床研究阶段,登革病毒 2 型灭活疫苗也取得了一定进展。防蚊灭蚊是预防登革热的有效措施。对于登革病毒感染无特效的治疗方法,主要以对症支持疗法为主。

# 第三节　森林脑炎病毒

森林脑炎病毒(forest encephalitis virus)在分类上属于黄病毒科黄病毒属,由蜱传播,通常称为蜱传脑炎病毒(tick‐borne encephalitis virus)。森林脑炎病毒引起的疾病最早发现于俄罗斯远东地区,以春、夏季发病为主,故又称为俄国春夏脑炎病毒(russian spring‐summer encephalitis virus)。森林脑炎是森林地区的一种自然疫源性疾病,在世界范围内广泛分布,我国东北森林地带和西北的一些林区曾有流行。本病主要侵犯中枢神经系统,临床上以发热及神经症状为特征,重型患者疾病恢复后可留有精神异常、瘫痪等后遗症。

## 一、生物学性状

森林脑炎病毒形态结构与乙脑病毒相似。目前至少有 3 个亚型,即欧洲亚型、远东亚型和西伯利亚亚型。森林脑炎病毒动物感染范围较广,以小鼠的敏感性最高,多种接种途径如脑内、腹腔等均能使小鼠感染,另外,恒河猴、绵羊、山羊、野鼠脑内接种也可引起脑炎。病毒能在鸡胚中增殖,人、羊、鼠胚肾细胞以及地鼠肾细胞等也可用于病毒分离。

## 二、致病性与免疫性

蜱是森林脑炎病毒的传播媒介,尤其是森林硬蜱(如全沟硬蜱、篦子硬蜱)的带病毒率最高,为主要传播媒介。病毒感染蜱后,既可以在蜱内增殖,又可以经卵传代,因此,蜱也是森林脑炎病毒的储存宿主。森林中的野生动物均可作为传染源,如啮齿类动物、刺猬、野兔、鸟类等。在自然疫源地,病毒通过蜱叮咬感染野生动物,这些野生动物感染后为轻症感染或隐性感染,可形成病毒血症,再通过蜱的叮咬感染蜱,形成了病毒在野生动物间的自然循环。人类对森林脑炎病毒普遍易感,通常人进入疫源地被带毒的蜱叮咬后而感染,因此,森林脑炎病毒的传播与蜱的活动时间有关,通常流行于春夏季,易感人群主要是林区工作者和来林区旅游者。另外,未消毒的山羊奶中也可有病毒,因此,病毒也可经消化道传播。人感染病毒后大多数为隐性感染,少数感染者经 8～14 日潜伏期后发生脑炎,出现高热、脑膜炎、肌肉麻痹,严重者伴有意识障碍、昏迷致死,病死率可高达 30%。少数痊愈者可遗留肌肉麻痹等后遗症。人类感染病毒后无论是否发病均可产生持久的牢固免疫力。

## 三、微生物学检查

分离病毒及血清学检验方法与乙脑相同。病初可从患者的血清与脑脊液中分离病毒,但阳性率低。死亡病例可取脑组织分离病毒。ELISA 或间接免疫荧光试验检测血清中 IgM 抗体,可早期诊断该病。RT‐PCR 方法可直接检测脑脊液、血清样本中的病毒 RNA。

## 四、防治原则

该病预防应以灭蜱及防蜱叮咬为主,进入林区时应穿防护服及高筒靴,头戴防虫罩等,做好个人防护。严禁喝生山羊奶,实验室操作应严格按操作规定进行等也能减少森林脑炎的发生。目前我国使用的疫苗是地鼠肾细胞制备的灭活疫苗,但该疫苗诱导抗体产生慢,维持时间短,不良反应大,有效保护率低,新型疫苗正在研究中。目前对该病尚无特效治疗方法。

## 【知识拓展】

### 虫媒病毒的研究

目前,虫媒病毒的研究主要集中在虫媒病毒的疫苗研发、传播途径和生态学研究、早期诊断技术以及防控策略的优化。对于乙型脑炎病毒,研究者们致力于开发更广泛覆盖的疫苗,探索病毒在蚊子中的传播动态,以及气候变化对其传播的影响。登革病毒的研究更侧重于提升疫苗对四种血清型的保护效果,并开发快速检测技术。森林脑炎病毒的研究关注蜱的生态变化对病毒传播的影响,并改进疫苗及诊断方法。

综合防控策略的优化,包括公共卫生政策、环境管理及个人防护措施,旨在减少这些病毒引发的疾病负担。

## 本 章 小 结

本章介绍了乙型脑炎病毒、登革病毒和森林脑炎病毒的病原特征和传播途径。乙型脑炎病毒(Japanese encephalitis virus,JEV)由蚊子传播,主要影响中东、东南亚和南亚地区,常导致严重的脑炎症状。登革病毒(dengue virus,DV)通过蚊子传播,主要在热带和亚热带地区流行,可引发高热、皮疹及严重的登革出血热或登革休克综合征。森林脑炎病毒(tick-borne encephalitis virus,TBEV)通过蜱传播,主要存在于中欧和北欧,感染后可能引起脑炎或脑膜炎。通过病例分析,可以了解这些病毒引起的疾病的不同临床表现和诊断方法。乙型脑炎表现为急性脑炎,登革热出现为高热和皮疹,森林脑炎则有发热和神经系统症状。不同病毒的防治策略包括:乙型脑炎通过疫苗接种和控制蚊子繁殖,登革热需要加强蚊虫控制和环境卫生,森林脑炎则通过防蜱措施和疫苗接种。综合应用这些策略能有效减少虫媒病毒引发的疾病。

(乌仁塔娜)

# 第二十八章

## 出血热病毒

【学习目标】

知识目标：能够充分理解汉坦病毒形态、结构、培养特性、主要型别、流行环节、致病性及免疫性。能够理解埃博拉病毒致病性与传播方式。能够了解克里米亚-刚果出血热病毒致病性及传播媒介，防治原则。

能力目标：能够运用所学知识，准确分析出血热疫情的流行病学资料，评估疫情风险；具备查阅和分析最新科研文献的能力，以了解出血热病毒研究的前沿动态，为临床实践和科学研究提供理论支持。

素质目标：培养学生的公共卫生意识和社会责任感，认识到出血热防控对于维护公共卫生安全的重要性。

出血热病毒（hemorrhagic fever virus）是指由啮齿动物或节肢动物携带和传播的，引起以发热和出血为主要临床症状的一些病毒。出血热病毒的种类较多，分属于汉坦病毒科、内罗病毒科、白细病毒科、黄病毒科、披膜病毒科、沙粒病毒科和丝状病毒科 7 个病毒科，均为自然疫源性疾病。目前在我国流行的出血热病毒主要是登革病毒、汉坦病毒和克里米亚-刚果出血热病毒。

## 第一节 汉坦病毒

汉坦病毒（hantavirus）在分类上属于汉坦病毒科（Hantaviridae）正汉坦病毒属（*Orthohantavirus*）。汉坦病毒的命名来自此病毒属的原型汉滩病毒（hantaan virus），最早在 1978 年由韩国李镐汪等从韩国汉滩河附近肾综合征出血热（hemorrhagic fever with renal syndrome，HFRS）疫区捕获的黑线姬鼠中分离出，此后各地相继从不同动物及患者体内也分离到该病毒。汉坦病毒是肾综合征出血热和汉坦病毒肺综合征（hantavirus pulmonary syndrome，HPS）的病原体。以往 HFRS 在亚洲和欧洲有不同的名称，在中国和日本被称为流行性出血热，在朝鲜和韩国被称为朝鲜出血热，在前苏联被称为远东出血热和出血性肾病肾炎，北欧国家被称为流行性肾病，1982 年，WHO 将其统一命名为肾综合征出血热。

### 一、生物学性状

1. 形态结构　病毒体呈圆形、卵圆形或多形性，直径为 78～210 nm，平均直径 122 nm。有包膜，包膜上有短丛状刺突（图 28-1）。病毒的核酸类型为单股负链 RNA，分为长（L）、中（M）、短（S）三个片段，L 片段编码依赖 RNA 的 RNA 多聚酶，有转录酶和复制酶的功能。M 片段编码包膜 Gn 和 Gc 糖蛋白刺突，刺突蛋白上存在中和抗原位点和血凝活性位点。S 片段编码核衣壳蛋白（nucleocapsid protein，NP），该蛋白免疫原性强，含有补体结合抗原位点，无中和抗原位点，机体早期产生的抗体主要是抗 N 蛋白抗体，N 蛋白上还带有 T 细胞识别表位，诱导细胞免疫产生，N 蛋白呈螺旋对称分别包裹病毒 RNA 的三个片段，形成核衣壳。汉坦病毒在细胞质内增殖产生子代病毒核酸和蛋白，刺突蛋白通常形成异二聚体聚集在高尔基复合体中，然后核衣壳通过出芽获得包膜和刺突。

根据汉坦病毒抗原性和基因结构的不同，目前全球至少有 40 多个型别，其中 WHO 参考中心认定的有 Ⅰ 型汉滩病毒、Ⅱ 型汉城病毒、Ⅲ 型普马拉病毒、Ⅳ 型希望山病毒（表 28-1）。汉滩病毒、汉城病毒、普马拉病毒和多布拉伐-贝尔格莱德病毒等是 HFRS 的主要病原体，辛诺柏病毒等是 HPS 的主要病原体。我国是 HFRS 的高流行区，引起 HFRS 的血清型主要是 Ⅰ 型汉滩病毒和 Ⅱ 型汉城病毒。

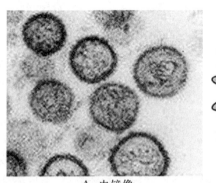
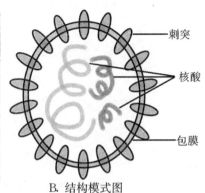

A. 电镜像　　　　　　　　B. 结构模式图

右侧标注：刺突、核酸、包膜

**图 28 - 1　汉坦病毒**

表 28 - 1　汉坦病毒的主要型别

| 汉坦病毒型 | 主要宿主 | 分布地区 | 所致疾病 |
| --- | --- | --- | --- |
| 汉滩病毒 | 黑线姬鼠 | 亚洲、俄罗斯远东 | 重型 HFRS |
| 多布拉伐-贝尔格莱德病毒 | 黄颈姬鼠 | 巴尔干半岛、欧洲 | 重型 HFRS |
| 汉城病毒 | 褐家鼠、黑家鼠 | 亚洲、世界各地海港 | 中型 HFRS |
| 图拉病毒 | 普通田鼠 | 欧洲 | 未知 |
| 普马拉病毒 | 棕背䶄 | 欧洲、中国、韩国、日本 | 轻型 HFRS |
| 泰国病毒 | 印度板齿鼠 | 泰国 | 轻型 HFRS |
| 辛诺柏病毒 | 鹿鼠 | 美国西南部、西部 | HPS |
| 希望山病毒 | 田鼠 | 美国 | 未知 |
| 哈巴罗夫斯克病毒 | 东方田鼠 | 俄罗斯远东 | 未知 |

2. 培养特性　多种动物对汉坦病毒易感,如黑线姬鼠、长爪沙鼠、乳小鼠、小白鼠、大白鼠等,在实验感染的鼠的肺和肾等组织中可检出大量病毒,除乳小鼠感染后可发病及致死外,幼鼠和成鼠可不表现症状。实验室常用非洲绿猴肾传代细胞(Vero E6)、人肺传代细胞(A549)分离病毒,也用人胚肺二倍体细胞(2BS)、金黄地鼠肾原代细胞(GHKC)等分离培养病毒并进行疫苗的研制。病毒在细胞内生长缓慢,1～2 周病毒滴度才达高峰,不引起明显的细胞病变。

3. 抵抗力　病毒抵抗力比较弱。60 ℃ 1 小时可灭活,对酸(pH 3.0)和氯仿、丙酮、乙醚等脂溶剂敏感。紫外线和一般消毒剂如苯扎溴铵等也能灭活病毒。

### 二、致病性与免疫性

1. 致病性

(1) 传染源:HFRS 和 HPS 是汉坦病毒引起的自然疫源性疾病,啮齿类动物是病毒的主要动物宿主及传染源,如姬鼠、家鼠和鹿鼠等 20 多种啮齿类动物均可自然携带病毒。不同鼠种所携带的汉坦病毒型别不同,依此可将疫区及疫源地分为姬鼠型疫区、家鼠型疫区和混合型疫区(姬鼠与家鼠),各疫区汉坦病毒的传染源和动物宿主主要是黑线姬鼠和(或)褐家鼠,病毒还可经螨传播。

(2) 传播途径:汉坦病毒的传播途径可能存在 3 种,即动物源性传播(包括通过呼吸道、消化道和伤口 3 种途径)、虫媒传播(螨媒)和垂直传播。其中动物源性传播是主要的传播途径,鼠感染汉坦病毒后 10 日左右即可从尿、粪便和唾液向外界排出病毒,从尿中排出病毒可长达 1 年以上,从粪便和唾液排毒可持续 1 个月左右,带毒鼠及其排泄物污染环境,人或动物通过呼吸道、消化道或直接接触感染动物(鼠咬伤或接触破损伤口)而受到传染。感染病毒的孕妇有可能经胎盘传给胎儿,尚未见人与人之间水平传播 HFRS 的报道,但已证实了 HPS 在人与人之间可水平传播。

(3) 致病过程:人对汉坦病毒普遍易感,大部分人表现为隐性感染,只有少数人发病。HFRS 的潜伏期一般为 2 周左右,起病急,发展快,主要以肾组织的急性出血、坏死为主,典型的临床表现包括发热期、低血压期、少尿期、多尿期和恢复期。HFRS 的发病过程及病理变化复杂,有些环节尚不清楚,目前一般认为所致疾病与病毒直接作用及免疫病理损伤有关。病毒感染后,对毛细血管内皮细胞及免疫细胞有较强的亲嗜性和侵袭力,在感染细胞内增殖后病毒释放入血引起病毒血症导致全身毛细血管和小血管损伤,引起出血、血浆渗出和微循环障碍等造成低血压或休克。患者早期血清补体水平下降,出现大量循环免疫复合物沉积在血管壁、肾小球和肾小管,表明Ⅲ型超敏反应造成的免疫病理损伤参与了 HFRS 的发病过程。HFRS 病程早期血液中 IgE 水平也增高,提示Ⅰ型超敏反应也可能通过血管活性物质的作用,使小血管扩张,渗出增加。另外,血清中也可检出抗心肌和抗基底膜抗体,说明Ⅱ型超敏反应和 HFRS 的发病有关。电镜检查发现淋巴细胞可直接攻击肾小球上皮细胞,提示患者体内可能存在Ⅳ型超敏反应。机体血小板数量减少和功能缺陷,各种细胞因子和炎性介质的作用等,也可能是引起广泛出血的原因之一。

2. 免疫性　HFRS 病后可获得对同型病毒的持久免疫力,很少再次感染,但隐性感染产生的免疫力多不能持久。感染后抗体出现早,发病 1～2 日即可检测出特异性 IgM 抗体,第 7～10 日达高峰;发病 2～3 日可检测出 IgG 抗体,第 14～20 日 IgG 抗体达高峰,并在体内可持续存在多年。在不同的抗体成分中,对机体起免疫保护作用的主要是由病毒包膜糖蛋白刺激产生的中和抗体和血凝抑制抗体,由 N 蛋白刺激产生的特异性抗体和细胞免疫在抗病毒感染中也起到一定的免疫保护作用。

### 三、微生物学检查

1. 病毒分离　患者急性期血液、尸检组织或感染动物的肺、肾等组织标本接种 Vero - E6 细胞分离病毒,由于细胞病变不明显,可用免疫荧光染色法检查细胞内是否有病毒抗原。也可取材后接种易感动物如小白鼠乳鼠,接种后逐日观察动物有无发病或死亡,定期取动物脑、肺等组织,用免疫荧光法或 ELISA 法检查病毒抗原。对细胞或动物分离培养阴性者要连续盲传三代阴性方能确定。

2. 血清学检查　选用间接免疫荧光法和 ELISA 法检测血清标本中特异性 IgM 和 IgG 抗体,其中以 IgM 捕捉法的敏感性和特异性最好,具有早期诊断价值。近年来,国内外开发的基于胶体金的免疫层析法,又称为 IgM 抗体的捕捉法,胶体金标记试纸条快速检测法,是当前检测时限最短的实验室诊断方法。IgG 抗体出现也较早,但维持时间很长,检测时需双份血清,恢复期血清抗体滴度比急性期升高 4 倍及以上可确诊,IgG 抗体还可用于血清流行病学调查。

### 四、防治原则

1. 预防　一般预防主要采取灭鼠、防鼠、灭虫、消毒、做好个人防护、加强实验动物管理等措施。特异预防主要是接种疫苗,目前国内已初步研制出三类 HFRS 疫苗,即纯化鼠脑灭活疫苗(汉滩型)、细胞培养灭活单价疫苗(汉滩型、汉城型)、细胞培养灭活双价疫苗(汉滩型和汉城型)。这三类疫苗在不同疫区进行大量人群接种,接种后均可刺激机体产生中和抗体,抗体阳性率高达 94%,2 年内的保护率在 90% 以上,对 HFRS 的预防具有较好的效果。

2. 治疗　目前尚无特效疗法,主要采取综合对症治疗措施,早期应用利巴韦林对 HFRS 有一定疗效,对 HFRS 要坚持早发现、早休息、早治疗、就近治疗的治疗原则。

## 第二节　克里米亚-刚果出血热病毒

克里米亚-刚果出血热病毒(Crimean - Congo hemorrhagic fever virus)引起克里米亚-刚果出血热,主要特征为发热、出血、高病死率。1965 年,在我国新疆塔里木地区出现以急性发热伴严重出血为特征的急性传染病,定名为新疆出血热,后来从患者的血液、尸体内脏组织及疫区捕获的硬蜱中分离出的病毒,经证实与克里米亚-刚果出血热病毒相同,所以该病毒也被称为新疆出血热病毒(Xinjiang hemorrhagic fever virus)。

### 一、生物学性状

病毒颗粒有包膜,多呈圆形或长圆形,直径在 90～120 nm,中央含少量致密细点或细管。包膜上有宽约 10 nm 的表面突起。病毒的结构、培养特性和抵抗力等与汉坦病毒相似，但抗原性、传播方式和致病性等与汉坦病毒不同。

## 二、致病性与免疫性

克里米亚-刚果出血热是一种自然疫源性疾病，有明显的地区性，在我国主要分布于有硬蜱活动的新疆南部、北部荒漠和牧场，青海、云南等地方也有自然疫源地。硬蜱特别是亚洲璃眼蜱是主要的传播媒介，病毒在蜱体内可经卵传代，因此，蜱又是病毒的储存宿主。除啮齿类动物外，牛、羊、马、骆驼等家畜及野兔、刺猬和狐狸等野生动物和鸟类也是病毒的储存宿主。克里米亚-刚果出血热的发生有明显的季节性，与蜱在自然界的消长情况及牧区活动的繁忙季节相一致，每年 4 月下旬到 5 月中旬为流行高峰。人被带毒蜱叮咬或通过皮肤伤口接触急性期患者的血液、带毒动物的血或排泄物而感染。克里米亚-刚果出血热的潜伏期为 5～7 日，突然发病，表现为发热、头痛、极度的疲乏、肌肉疼痛、恶心、呕吐等症状。患者早期面部、颈部和胸部皮肤潮红，继而口腔黏膜及其他部位皮肤有出血点，严重者有鼻出血、便血、血尿甚至休克等，一般不引起肾损害。本病具体发病机制尚不清楚，但基本病理变化是全身毛细血管扩张、充血，管壁胶原纤维肿胀破裂，血管通透性及脆性增加，全身各脏器弥散性血管内凝血（DIC），从而导致血液成分外渗，皮肤黏膜、体腔浆膜以及全身各组织脏器不同程度的充血、出血，肝、肾、肾上腺、垂体等实质性器官的实质细胞有不同程度的变性、坏死，可能与病毒在机体内增殖直接损伤和免疫病理损伤有关。

发病后 5 日血清中可出现 IgM 抗体，第 14 日达高峰，随后 1～2 日出现 IgG 抗体，并可维持多年，病后可获得持久免疫力。

## 三、微生物学检查

采集急性期患者血液标本接种于小白鼠乳鼠脑内进行病毒分离，阳性率高，反向被动血凝试验可检测血液中的病毒抗原，抗体捕捉 ELISA 法检测 IgM 抗体，作为临床早期特异性诊断，免疫荧光技术和间接 ELISA 法可检测 IgG 抗体，抗体滴度升高 4 倍及以上可诊断。

## 四、防治原则

预防克里米亚-刚果出血热的主要措施是：加强卫生宣传教育，灭蜱和防蜱，防止接触感染，研制安全有效的疫苗。我国研制的乳鼠脑精制灭活疫苗，在牧区试用表明有一定的预防效果。

目前对克里米亚-刚果出血热治疗方法有限，主要采取对症支持疗法。早期应用利巴韦林有一定疗效。

# 第三节　埃博拉病毒

埃博拉病毒（ebola virus，EBV）在分类上属于丝状病毒科（Filoviridae）埃博拉病毒属（*Ebolavirus*），源于 1976 年在非洲扎伊尔北部埃博拉河流域发生的急性出血热，其病原体被命名为埃博拉病毒。

## 一、生物学性状

1. 形态与结构　埃博拉病毒的形态不一，多为杆状、丝状，直径 70～90 nm，长度差异大，最长 1 400 nm，平均 1 000 nm，有包膜。病毒的核心含线状单股负链 RNA，全长 18.9 kb，基因组编码顺序为 3′头端- NP - VP35 - VP40 - GP - VP30 - VP24 - L - 5′尾端，分别编码核蛋白（nucleoprotein，NP）、病毒结构蛋白 VP30 和 VP35、基质蛋白 VP24 和 VP40、糖蛋白 GP（glycoprotein）和 EBV 特有的分泌型小糖蛋白 sGP（small glycoprotein）及非结构蛋白巨蛋白（large protein or polymerase，L）。核心外是螺旋状的核衣壳，包膜含一种糖蛋白刺突。

目前已确定埃博拉病毒有 5 个亚型，即埃博拉病毒-扎伊尔型（EBV - Z）、埃博拉病毒-苏丹型（EBV - S）、埃博拉病毒-莱斯顿型（EBV - R）、埃博拉病毒-科特迪瓦型（EBV - C）和埃博拉病毒-本迪布焦型(EBV－B)。5 种亚型毒力各不相同,但相互间存在血清学交叉反应。除 EBV－R 亚型病毒呈隐形感染外,其余 4 种亚型病毒都对人有致死性,其中 EBV－Z 病毒是最早发现的,对人的致死率在 90% 以上。

2. 培养特征　恒河猴和食蟹猴对 EBV 高度敏感,食蟹猴对 EBV－Z 最敏感,临床症状出现最快,恒河猴接种病毒后发生的症状与人类感染十分相似,实验室人工感染常引起死亡。埃博拉病毒可以在多种培养细胞中增殖,并使一些原代细胞和传代细胞株如 Vero 细胞、恒河猴肾细胞、地鼠肾细胞(BHK)、人胚肺纤维母细胞等产生明显的细胞病变。

3. 抵抗力　埃博拉病毒的抵抗力不强,60 ℃加热 30 分钟可灭活,对紫外线、γ 射线和多种化学消毒剂如过氧乙酸、次氯酸钠、甲醛和去氧胆酸钠等敏感。病毒在常温下较稳定,4 ℃可存活数日,－70 ℃可以长期保存。

## 二、致病性与免疫性

埃博拉出血热主要流行于中非热带雨林地区和东南非洲热带大草原,在北美洲和亚洲的泰国及欧洲也发现了该病。该病季节分布不明显,全年均有发病。

病毒在猴群中传播,埃博拉出血热的首发病例与患者接触感染埃博拉病毒的猴有关,通过猴传给人,并在人群中传播和流行。人感染后产生高滴度的病毒血症,患者的血液、唾液、尿液、呕吐物、排泄物、汗液、精液及其他分泌物中均带病毒,是最主要的传染源。

埃博拉病毒在人群间传播的主要途径是密切接触,也可通过气溶胶、医源性或性接触传播。临床痊愈后 7 周,仍可通过精液传播。

单核巨噬细胞和树突状细胞是埃博拉病毒感染的早期靶细胞,病毒黏附到细胞表面之后,主要依靠组织蛋白酶 B 和组织蛋白酶 L 将蛋白质外壳降解,随后将遗传物质注入细胞内进行复制,病毒释放入血液引起病毒血症,使肝细胞、肾上腺上皮细胞、成纤维细胞和血管内皮细胞感染,导致细胞裂解、器官坏死。单核巨噬细胞系统被激活后,可释放大量的细胞因子,增加血管内皮细胞的通透性,引起皮肤、黏膜、脏器的广泛出血,90% 的埃博拉病毒感染者出现内出血症状。

埃博拉出血热的潜伏期为 2～21 日,平均 7 日,感染病毒后可不发病或呈轻型,典型病例表现为突然起病,高热、头痛、肌肉疼痛、恶心、结膜充血及相对缓脉。随后出现呕吐、腹痛、腹泻,病后 4～5 日可出现谵妄、嗜睡等神志改变,有些患者可出现麻疹样皮疹,重症患者可出现咯血,鼻、口腔、结膜下、胃肠道、阴道及皮肤出血或血尿,并可因出血休克、肝肾衰竭及致死性并发症而死亡,病死率可高达 50%～90%。

感染埃博拉病毒后 7～10 日,患者血清里就可检出特异 IgM、IgG 抗体,但有时即使在恢复期也检测不到病毒的中和抗体,说明体液免疫反应可能和疾病的恢复无关,埃博拉病毒感染后能抑制 IFN－α 和 IFN－γ 的表达,干扰单核巨噬细胞和树突状细胞的活性等非特异性免疫功能。因此,疾病的恢复可能和细胞免疫有关。

## 三、微生物学检查

埃博拉病毒是高度危险的病原体,必须在 P4 级实验室中进行病毒的分离与鉴定。可用电镜直接观察急性期患者标本中病毒颗粒;也可取患者或死亡者的血液或组织,接种于 Vero 细胞或豚鼠腹腔分离病毒,用免疫荧光法和 ELISA 法检测病毒抗原;或用 RT－PCR 技术检测病毒核酸。急性期患者血清中特异性抗体水平相当低,出现晚,血清特异性 IgM 不能满足早期诊断的需要,IgG 抗体可持续存在很长时间,主要用于血清流行病学调查。

【知识拓展】

### 跨越万里的"逆行"

2014 年,埃博拉疫情在非洲肆虐,中国迅速响应,派遣医疗队援助几内亚。医疗队员们冒着巨大风险,在缺医少药的环境下,不仅救治病患,还培训当地公共卫生师,提升防控能力。他们的英勇行动,为非洲抗击埃博拉疫情贡献了重要力量,展现了中国作为负责任大国的担当。利比里亚总统瑟利夫曾称赞说:"面对埃博拉疫情,中国是最早作出回应的国家之一,在第一时间用专机送来抗击埃博拉的设备、物资和药品,为利比里亚其他合作伙伴树立了良好的榜样。"

## 四、防治原则

目前对埃博拉病毒尚无安全、有效的疫苗,我国目前未发现埃博拉出血热,因此,控制传染源是防控该病的有效措施,包括及时发现和隔离控制输入性病例,加强对灵长类和蝙蝠等野生动物的检疫工作,对前往该病流行地区的旅游和医护工作人员,进行有关埃博拉出血热防病知识的普及和教育,提高警惕意识,做好个人防护。本病尚无特效治疗方法,主要采取强化支持疗法。

## 本 章 小 结

出血热病毒是一组能引起发热、皮肤和黏膜瘀斑、不同脏器的出血和损害,以及低血压和休克等为主要特征的病毒。出血热病毒分属于不同的病毒科,主要有汉坦病毒、克里米亚-刚果出血热病毒、埃博拉病毒等。汉坦病毒主要引起肾综合征出血热和汉坦病毒肺综合征,肾综合征出血热是自然疫源性疾病,主要宿主动物和传染源为啮齿类动物,螨类也可能是传播媒介,主要表现为发热、出血、肾脏损害和免疫功能紊乱。克里米亚-刚果出血热病毒又称为新疆出血热病毒,引起克里米亚-刚果出血热,也是一种自然疫源性疾病,蜱既是传播媒介也是储存宿主。埃博拉病毒具有高度传染性,可引起高致死性的出血热。

(佟 雷)

# 第二十九章

# 人类疱疹病毒

【学习目标】

知识目标:学生能够认识各种人类疱疹病毒的基本特征、传播途径和感染机制,深入理解每种病毒的临床表现、并发症及其在不同人群中的流行病学特点。

能力目标:具备分析病毒感染病例的能力,能够评估病毒感染的风险因素和流行趋势,并且能够应用所学知识,为病毒感染的预防、诊断和治疗提供科学依据。

素质目标:培养学生对病毒性疾病的责任感,意识到个人和公共卫生措施在疾病控制中的重要性。发展批判性思维,能够区分不同病毒感染的相似症状,对病毒性疾病的诊断和治疗方案进行合理评估。

疱疹病毒(herpesvirus)生物分类归属于疱疹病毒科(Herpesviridae),是一群结构相似、中等大小、有包膜的双链 DNA 病毒。该病毒科现有成员 100 多种,可分别感染人、非人灵长类及其他的哺乳动物、禽类、两栖类动物与爬行动物、鱼类等,有宿主特异性。引起人类疾病的疱疹病毒称为人类疱疹病毒(human herpesvirus,HHV),目前确认的有 8 种,分别称为单纯疱疹病毒 1 型(herpes simplex virus 1,HSV-1)、单纯疱疹病毒 2 型(herpes simplex virus 2,HSV-2)、水痘-带状疱疹病毒(vari-cella-zoster virus,VZV)、人巨细胞病毒(human cytomegalovirus,HCMV)、EB 病毒(Epstein-Barr virus,EBV)以及人疱疹病毒 6 型(human herpesvirus 6,HHV-6)、人疱疹病毒 7 型(human herpes-virus 7,HHV-7)、人疱疹病毒 8 型(human herpesvirus 8,HHV-8)。依据其生物学特性的不同,分为 3 个亚科,分别称为 α、β 和 γ 疱疹病毒。

疱疹病毒的共同特点:

1. 形态与结构　病毒体呈球形,基因组为线性双股 DNA,二十面体立体对称衣壳。核衣壳周围有一层厚薄不等的非对称性披膜。最外层是病毒包膜,有糖蛋白刺突。

2. 病毒增殖　除 EB 病毒、HHV-6 和 HHV-7 外均能在二倍体细胞核内复制,产生明显的 CPE,受染细胞核内出现嗜酸性包涵体。病毒可通过细胞间桥直接扩散。感染细胞可与邻近未感染的细胞融合成多核巨细胞。

3. 感染类型　病毒感染宿主细胞可表现为:① 显性感染,病毒大量增殖,并使细胞破坏,出现临床症状。② 潜伏感染,疱疹病毒在感染宿主细胞时均可在宿主体内特定的细胞中潜伏,此时病毒并不增殖,与宿主细胞处于暂时平衡状态,在一定的条件下,潜伏病毒可被激活,表现为显性感染。③ 整合感染,病毒基因组的一部分可整合于宿主细胞的 DNA 中,导致细胞转化。某些疱疹病毒的致癌机制与此密切相关。④ 先天性感染,某些疱疹病毒可通过胎盘感染胎儿,造成新生儿先天性畸形的发生。

## 第一节　单纯疱疹病毒

### 一、生物学性状

单纯疱疹病毒(HSV)具有典型的疱疹病毒形态结构特点。病毒体呈球形、直径 120～150 nm。核心为 160 kb 的双股 DNA,病毒的基因组有 34 个基因,编码 170 多种蛋白。病毒衣壳呈二十面体对

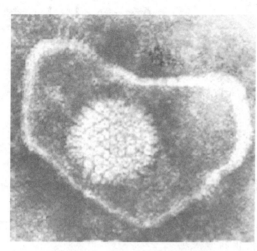

图 29-1 单纯疱疹病毒电镜像

称,外覆一层厚薄不匀的被膜,最外层为典型的脂质双层包膜(图 29-1),上有多种病毒特异性的糖蛋白刺突,如 gB、gC、gD、gE、gG、gH、gL、gM 等。其中,gH 与 gL 形成复合物与病毒入侵有关;gB 和 gD 与病毒吸附有关,并具有诱生中和抗体(gD 最强)和细胞毒作用;gG 具有型特异性,诱导产生的抗体可将 HSV 分为 HSV-1 和 HSV-2 两个血清型。

HSV 对动物和组织细胞具有广泛的敏感性,常用的实验动物有小鼠、豚鼠、家兔等,多种原代人胚细胞、二倍体细胞以及动物细胞均可用于 HSV 的分离培养。HSV 感染细胞后很快导致受染细胞病变,表现为细胞肿大、变圆、折光性增强,可见有核内嗜酸性包涵体。HSV 的增殖周期短,需 8~16 小时,其抵抗力较弱,易被脂溶剂灭活。

## 二、致病性与免疫性

HSV 在人群中的感染较为普遍,呈全球性分布。人是 HSV 唯一的自然宿主,主要通过直接密切接触和性接触传播。传染源为患者及健康携带者。病毒可经口腔、呼吸道、生殖道黏膜和破损皮肤等多种途径侵入机体,孕妇生殖道疱疹可在分娩时传染新生儿。人初次感染恢复后,常转为潜伏感染。两种不同血清型 HSV 的感染部位及临床表现各不相同,HSV-1 主要引起咽炎、唇疱疹、角膜结膜炎,HSV-2 则主要导致生殖器疱疹。

1. 感染类型　HSV 感染可表现为原发感染、潜伏感染、整合感染及先天性感染。

(1) 原发感染:6 个月至 2 岁的婴幼儿易发生原发感染。此时来自母体的抗体大多已消失,易发生 HSV-1 的原发感染。临床表现为牙龈炎,在口腔、齿龈、咽及面颊部等处的黏膜、皮肤出现疱疹,疱疹破裂后可形成溃疡。原发疱疹过后,病毒可在感染者三叉神经节中终身潜伏,并随时可被激活而引起复发性唇疱疹。此外,HSV-1 还可引起疱疹性角膜结膜炎、疱疹性脑膜炎。HSV-2 主要通过性接触传播,引起生殖器疱疹。新生儿接触母亲生殖器疱疹或途经有 HSV-2 感染的产道时,可被病毒感染,引发严重的新生儿疱疹。患儿病死率高达 60%。

(2) 潜伏感染与复发感染:原发感染后,随着机体特异性免疫的建立,大部分的病毒被清除,但有少数的病毒以潜伏状态存在于神经细胞内,与机体处于相对平衡状态。HSV-1 常潜伏于三叉神经节、颈上神经节和迷走神经节;HSV-2 则潜伏于骶神经节。潜伏的 HSV 对神经组织并不导致损伤,其基因组大多处于非复制状态。当人体受到各种非特异性刺激,如日晒、月经、发热、寒冷、情绪紧张以及某些细菌或病毒感染时,潜伏的病毒可被激活,并沿神经纤维轴索至末梢,从而进入神经支配的皮肤和黏膜而重新增殖,再度引起病理改变,导致局部疱疹的复发。

(3) 先天性感染:HSV 可通过胎盘感染胎儿,影响胚胎细胞有丝分裂,从而引起胎儿畸形、流产、智力低下等。分娩时,胎儿通过有疱疹病损的产道,可发生新生儿疱疹。

(4) HSV-2 与宫颈癌:HSV-2 可引起生殖器疱疹。近年来的研究显示,患过生殖器疱疹的妇女,宫颈癌的发病率高。宫颈癌患者中 HSV-2 的抗体阳性率明显高于正常对照人群,并发现 HSV-2 DNA 可使许多细胞发生转化。分子杂交证明宫颈癌细胞中有 HSV-2 的基因片段,HSV-2 感染与宫颈癌的发生有密切的关系。

2. 免疫性　感染疱疹病毒后,患者可获得特异性体液免疫和细胞免疫,中和抗体能灭活细胞外的病毒,阻止病毒经血液播散;细胞免疫可破坏受感染的宿主细胞,清除细胞内的病毒,但对潜伏于神经节细胞内的病毒,宿主的免疫系统则不能发挥作用。

### 三、微生物学检查

1. 病毒分离培养 病毒分离培养是确诊 HSV 感染的"金标准"。采取水疱液、唾液、脑脊液、眼角膜刮取物、阴道棉拭子等标本接种于人胚肾、人羊膜或兔肾等易感细胞,培养 24～96 小时,即可出现明显的 CPE。然后进一步采用型特异性单克隆抗体进行中和试验、免疫荧光检测等,以鉴别病毒的型别。

2. 快速诊断 可采用免疫荧光或免疫组化染色法检测病毒抗原。应用原位核酸杂交和 PCR 法检测 HSV DNA。HSV 抗体测定对临床诊断意义不大,但可用于流行病学调查,常用 ELISA 方法进行检测。

### 四、防治原则

对单纯疱疹病毒感染的预防目前尚无特异性方法。避免同患者接触可减少感染的机会。剖宫产可有效地降低新生儿疱疹的发生率。因 HSV-2 与宫颈癌的发生密切相关,故一般不主张用活疫苗或含有疱疹病毒 DNA 的疫苗。目前 HSV 亚单位(包膜糖蛋白)疫苗正在研究中。

5-碘脱氧尿嘧啶核苷(疱疹净)、阿糖胞苷等治疗疱疹性角膜结膜炎效果较好,阿昔洛韦(ACV)可选择性地抑制 HSV-DNA 多聚酶,从而干扰病毒的复制。临床已用于治疗口唇疱疹、疱疹性脑炎、生殖器疱疹等,但不能防止潜伏感染复发。

# 第二节　水痘-带状疱疹病毒

水痘-带状疱疹病毒(VZV)是水痘或带状疱疹的病原体,在儿童初次感染时引起水痘,恢复后病毒潜伏在体内,至成年或老年时复发,则引起带状疱疹。

### 一、生物学性状

VZV 与 HSV 同属于 α 疱疹病毒亚科,具有典型的疱疹病毒科形态与结构。VZV 的生物学性状类似于 HSV,编码的蛋白多达 30 余种,其中糖蛋白至少有 gB、gC、gE、gH、gI、gL 等 6 种与 HSV 糖蛋白的抗原性有交叉反应。该病毒只有一个血清型。人或猴的成纤维细胞是 VZV 的敏感细胞。病毒在人胚组织细胞中增殖可形成典型的核内嗜酸性包涵体及多核巨细胞,产生的细胞病变较局限。

### 二、致病性与免疫性

人是 VZV 的唯一自然宿主。VZV 引起的水痘好发于冬春季节,潜伏期为 11～21 日。其主要传播途径是呼吸道,也可通过与水痘、疱疹等皮肤损伤部位的接触而传播。

1. 水痘 是儿童常见的一种传染病,属于 VZV 的原发性感染。病毒经呼吸道、口咽黏膜、结膜、皮肤等处侵入机体后,在局部黏膜组织短暂复制,经血液和淋巴液播散至肝、脾等组织,并随血流向全身扩散,尤其是皮肤、黏膜,导致水痘。临床表现为全身皮肤出现丘疹、水疱疹及脓疱疹。皮疹分布主要是向心性,以躯干较多,水痘消退后不留瘢痕,病情一般较轻,但偶可并发间质性肺炎和感染后脑炎。免疫功能缺陷、白血病、肾病及使用皮质激素、抗代谢药物的水痘患儿,易发展成为严重的、涉及多器官的致死性感染。成人水痘症状较重,且常并发肺炎,病死率较高。如孕妇患水痘除病情严重外并可导致胎儿畸形、流产或死亡。

2. 带状疱疹 仅发生于曾患过水痘的成年人和老年人。儿童期患过水痘后,病毒可潜伏在脊髓后根神经节或脑神经的感觉神经节等部位,当机体受到某些刺激,如药物、发热、受冷、机械压迫、X 射线照射时,可诱发潜伏的 VZV 的复活,活化的病毒经感觉神经纤维轴索到达所支配的皮肤细胞内繁殖而引起带状疱疹。带状疱疹一般在躯干呈单侧性,也可在面部或颈部。成串的疱疹水疱集中于感觉神经支配的皮区,疱液内含大量感染性病毒颗粒。带状疱疹伴随的疼痛十分严重,可达数周以上。

细胞与体液免疫均具有一定的抗感染作用。特异性的循环抗体能防止病毒血流播散,但对潜伏在神经节内的病毒无效。细胞免疫在带状疱疹的发生、发展中起重要的作用,老年人、肿瘤患者、接受骨髓移植者等免疫功能低下者,潜伏的病毒易被激活而发生带状疱疹。

### 三、微生物学检查

依据临床症状和皮疹特点即可对水痘和带状疱疹作出诊断,一般不需作实验室诊断。必要时可从疱疹病损基部取材进行细胞涂片染色,检查细胞核内嗜酸性包涵体。亦可用单克隆荧光抗体染色检测皮损细胞内的病毒抗原,有助于快速诊断。

### 四、防治原则

对未感染过 VZV 的人群接种减毒活疫苗,可有效地预防水痘感染和流行。带状疱疹 mRNA 疫苗现已处于临床研究阶段。应用含特异性抗体的人免疫蛋白预防 VZV 有一定效果。临床上使用阿昔洛韦、阿糖腺苷、泛昔洛韦及大剂量干扰素,可限制水痘和带状疱疹的发展及缓解局部症状。

# 第三节 巨细胞病毒

巨细胞病毒(CMV)是巨细胞包涵体病的病原体,由于病毒感染的细胞增大,并有巨大的核内包涵体而得名。

### 【知识拓展】

#### 巨细胞病毒的发现

巨细胞病毒的发现始于 20 世纪 50 年代,当时科学家们在研究先天性缺陷和智力发育迟缓的儿童时,注意到一种特殊的细胞变化。这些细胞体积巨大,内含特征性的包涵体,这一现象引起了研究者的兴趣。1956 年,美国科学家托马斯·H.韦勒(Thomas H. Weller)成功从患有巨细胞包涵体病(cytomegalic inclusion disease)的婴儿尿液中分离出了这种病毒。韦勒因其对寄生虫和病毒的研究,特别是对脊髓灰质炎病毒的研究,与他人共同获得了 1954 年的诺贝尔生理学或医学奖。巨细胞病毒的发现揭示了该病毒与先天性感染、器官移植后排斥反应以及免疫抑制患者中多种并发症的关系。这一发现不仅增进了我们对病毒性疾病的理解,也为后来的抗病毒治疗和疫苗研发提供了科学依据。

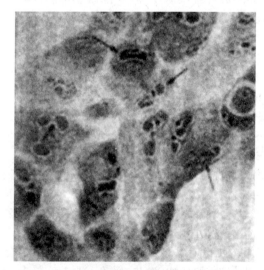

**图 29 - 2　人巨细胞病毒感染人胚成纤维细胞形成的包涵体(×400)**

### 一、生物学性状

CMV 具有典型的疱疹病毒形态与结构,是人类疱疹病毒中基因组最大的病毒,约 240 kb,具有严格的种属特异性。人巨细胞病毒(human cytomegalovirus,HCMV)只能感染人,在人成纤维细胞中增殖,生长缓慢。初次分离培养需 2~6 周才出现 CPE,其特点是细胞增大变圆,核变大,核内出现周围绕有一轮"晕"的大型嗜酸性包涵体(图 29 - 2)。

### 二、致病性与免疫性

HCMV 在人群中的感染非常普遍,初次感染多在 2 岁以下,以隐性感染居多,少数人有临床症状。初次感染 HCMV 后,病毒潜伏在唾液腺、乳腺、肾、白细胞和其他腺体中,可长期或间歇性从尿、唾液、乳汁、精液、宫颈及阴道分泌物排出病毒。据报道,

60%~90%的成人体内可检测到 HCMV 抗体。在孕妇,HCMV 原发或复发感染均可引起胎儿宫内感染或围生期感染,导致胎儿畸形、智力低下或发育弛缓等,称为巨细胞包涵体病。在艾滋病、器官移

植、恶性肿瘤和免疫抑制患者中可引起严重的并发感染。病毒可通过垂直和水平方式进行传播。

1. 母婴垂直传播　孕妇感染 HCMV 后可直接感染胎儿、新生儿或婴儿。HCMV 主要经胎盘、产道及母乳三种方式传播。经胎盘感染胎儿属于先天性垂直传播,经产道或母乳则归于围生期感染。

（1）先天性感染:HCMV 是先天性病毒感染中最常见的一种,初次感染或潜伏感染病毒的母体可通过胎盘将病毒传给胎儿,患儿可发生黄疸、肝脾大、血小板减少性紫癜、溶血性贫血等症状。少数出现小头、智力低下、神经肌肉运动障碍、耳聋和脉络视网膜炎等,严重者造成早产、流产、死产或生后死亡等症状。HCMV 复发感染的孕妇虽可导致先天性感染,但由于孕妇特异性抗体的被动转移,很少引起先天性异常。

（2）围生期感染:妊娠后期,孕妇体内处于潜伏状态的 HCMV 可被激活,从泌尿道和宫颈排出,分娩时,新生儿经过产道可被感染。HCMV 还可通过哺乳传播给婴儿。多数患儿症状轻微或无临床症状,偶有轻微呼吸障碍或肝功能损伤。

2. 水平传播　通过直接密切接触、性接触及输血均可感染 HCMV。儿童和成人的 HCMV 感染多数是无症状的。在成人约 10% 可引起单核细胞增生样综合征;接受组织或器官移植者、艾滋病患者及免疫功能缺陷患者,潜伏的病毒可以复活并导致非常严重的感染。

3. 细胞转化与可能的致癌作用　HCMV 和其他疱疹病毒一样,能使细胞转化,提示其具有潜在的致癌作用。近年来研究表明,在宫颈癌、结肠癌、前列腺癌、卡波西肉瘤等肿瘤组织中,HCMV DNA 检出率高,HCMV 抗体滴度亦高于正常人。

HCMV 感染后可诱导机体产生免疫应答,包括体液免疫和细胞免疫。细胞免疫在限制 HCMV 播散和潜伏病毒激活中起主要的作用。机体产生的中和抗体(IgM、IgG、IgA)虽可维持终身,但保护作用不强。

### 三、微生物学检查

1. 病毒分离培养　取患者血液、唾液、尿液、宫颈分泌物等标本接种于人成纤维细胞分离培养,2～4 周可观察到细胞增大等病变特征。也可取病变组织标本涂片,常规 HE 染色,直接观察 CPE 和核内嗜酸性包涵体。

2. 病毒核酸检测　应用 PCR 与核酸杂交等方法,可快速、敏感地检测 HCMV 特异性的 DNA 片段。

3. 病毒抗原检测　应用特异性抗体做免疫荧光检测,直接检测白细胞、活体组织切片、支气管肺泡洗液等临床标本中的 HCMV 抗原。在外周血白细胞中测出 HCMV 抗原表明有病毒血症。该法敏感、快速、特异。

4. 病毒抗体检测　为了确定急性或活动性 HCMV 感染,了解机体的免疫状况及筛选献血员和器官移植供体,常需做 HCMV 抗体检测。检测特异性 IgG 类抗体,可了解人群感染状况,需测双份血清以作临床诊断,而检测 IgM 抗体只需检测单份血清来确定 HCMV 活动性感染。

### 四、防治原则

对患儿应予以隔离,避免交叉感染。孕妇要避免接触 HCMV 感染者。重视对献血员的检查,避免将 HCMV 阳性的血液输给易感者。

临床应用抗巨细胞病毒的药物有阿昔洛韦、阿糖腺苷、更昔洛韦及磷甲酸等。其中更昔洛韦和磷甲酸的效果较好。其毒性较低,使用后可减轻患者的症状,延长存活期,但目前耐药性 HCMV 毒株的出现使其疗效受到了影响。

巨细胞病毒活疫苗的免疫效果较好。因 HCMV 活疫苗存在潜伏-再激活的特点及全病毒的致癌隐患,使其应用受到限制。人巨细胞病毒包膜糖蛋白 gB、pp65 基质蛋白及包膜糖蛋白的 gH 等亚单位疫苗正在研制中。动物实验表明其有较好的免疫原性。针对 HCMV 的核酸疫苗正在研究中。

# 第四节　EB 病 毒

EB 病毒（EBV）是 1964 年 Epstein 和 Barr 从非洲儿童恶性淋巴瘤组织通过培养细胞发现的一种新病毒,现归属于疱疹病毒 γ 亚科。EBV 是传染性单核细胞增多症的病原体,并且与 Burkitt 淋巴瘤以及鼻咽癌等恶性肿瘤的发生有关,是一种重要的人类肿瘤病毒。

## 一、生物学特性

EBV 具有与其他疱疹病毒相似的形态结构。核心为 172 kb 的线型双链 DNA,二十面体对称衣壳,包膜表面有糖蛋白刺突,在衣壳与包膜之间由基质蛋白相连。EBV 具有较强的细胞嗜性,对常规的疱疹病毒培养方法不敏感。一般用人脐血淋巴细胞或从外周血分离的 B 淋巴细胞培养 EBV。EBV 在 B 淋巴细胞中存在增殖性感染和潜伏感染两种状态,不同感染类型病毒蛋白的表达有差异。① 病毒潜伏感染时表达的抗原:包括 EBV 核抗原（EB nuclear antigen,EBNA）和潜伏感染膜蛋白（latent membrane protein,LMP）,EBNA 存在于 B 细胞核内,为 DNA 结合蛋白。LMP 表达于宿主细胞膜表面,是具有癌基因功能的膜蛋白。EBNA 和 LMP1 与细胞的转化和永生化有关。② 病毒增殖性感染相关的抗原:包括 EBV 早期抗原（early antigen,EA）、EBV 衣壳抗原（virual capsid antigen,VCA）和 EBV 膜抗原（membrane antigen,MA）。EA 是病毒增殖早期诱导的非结构蛋白,是病毒增殖的标志;VCA 是病毒增殖后期合成的结构蛋白,与病毒 DNA 共同组成核衣壳,存在于胞质和核内;MA 是病毒的中和抗原,存在于病毒包膜表面和病毒感染的细胞表面,能诱导产生中和抗体。

## 二、致病性与免疫性

EBV 在人群中感染非常普遍,传染源是隐性感染者和患者。病毒主要通过唾液传播,输血及性接触也可传播此病毒。我国 3～5 岁儿童的 EBV 抗体阳性率高达 90% 以上。病毒侵入机体后,首先在口咽部上皮细胞中增殖,表现为增殖性感染。释放病毒,感染局部淋巴组织中的 B 细胞,B 细胞入血导致全身性的 EBV 感染。EBV 亦能以潜伏感染方式长期潜伏于少数被感染的 B 细胞内,在一定条件下,潜伏的 EBV 基因可被激活,转为增殖性感染。EBV 在潜伏状态时表达的与转化有关的蛋白,可诱导 B 淋巴细胞和上皮细胞转化、永生化。与 EBV 感染有关的疾病有:① 传染性单核细胞增多症,为一种良性的全身淋巴细胞增生性疾病,预后良好;② 非洲儿童恶性淋巴瘤,呈地方性流行,多见于 6 岁左右儿童,是一种分化程度较低的 B 淋巴细胞瘤;③ 鼻咽癌,多发生于 40 岁以上的中老年人,在我国广东、广西、福建及湖南等地发病率较高;④ 淋巴组织增生性疾病,免疫缺陷患者易发生 EBV 诱发的淋巴组织增生性疾病,如淋巴瘤、舌毛状白斑症及霍奇金病等。

人体原发感染 EBV 后,可诱生病毒特异性抗体,如 EBNA 抗体、EA 抗体、VCA 抗体及 MA 抗体。也能产生与病毒感染不相关的抗羊、马和牛红细胞等异嗜性抗体。其中,MA 抗体为中和抗体,能中和 EBV,防止外源性再感染,但不能完全清除潜伏在细胞内的 EBV。细胞免疫能清除转化的 B 淋巴细胞。

## 三、微生物学检查

EBV 分离培养较为困难,现一般多用血清学方法作辅助诊断,如免疫酶染色法或免疫荧光法检测病毒特异性抗体 VCA - IgA 或 EA - IgA,若抗体效价持续升高,对鼻咽癌有辅助诊断意义。检测异嗜性抗体有助于对传染性单核细胞增多症的诊断,亦可用原位杂交或 PCR 法检测标本中 EBV DNA。

## 四、防治原则

EBV 疫苗目前正在研制过程中,将对预防传染性单核细胞增多症有积极的作用。应尽量避免与患者接触,养成良好的卫生习惯。测定 EBV、EA - IgA、VCA - IgA 抗体有助于鼻咽癌的早期诊断与及早治疗。治疗可选用无环鸟苷（阿昔洛韦）,有一定疗效。

# 第五节　新型人类疱疹病毒

与人类感染相关的疱疹病毒还包括人类疱疹病毒 6 型、7 型和 8 型。

## 一、人类疱疹病毒 6 型

人类疱疹病毒 6 型(human herpesvirus - 6,HHV - 6),1986 年分离于淋巴增殖性疾病患者的外周血淋巴细胞。早期的研究认为,HHV - 6 只能够在新鲜分离的 B 淋巴细胞中生长,并归类于人类 B 淋巴细胞病毒(human B - lymphotropic virus,HBLV)。目前已经清楚,此类病毒更易感染 CD4$^+$ T 淋巴细胞。

HHV - 6 具有典型的疱疹病毒的形态与结构特征。根据其抗原性的不同可分为 A 和 B 两个亚型,即 HHV - 6A 和 HHV - 6B。两亚型间存在共同抗原,同时也有各自特异性抗原。两型 HHV - 6 的遗传性相近,但其流行病学和临床特性不同。

HHV - 6A 的致病性尚不十分清楚,而 HHV - 6B 是引起儿童疱疹和其他疾病的主要因素。HHV - 6 可感染淋巴细胞,包括 T 淋巴细胞、单核细胞、B 淋巴细胞等。潜伏于 T 细胞中的 HHV - 6,在有丝分裂原刺激下可活化并形成溶细胞性感染。静息淋巴细胞和来自免疫健全个体的淋巴细胞能够抵抗 HHV - 6 的感染。HHV - 6 在人群中的感染十分普遍,健康带毒者是主要的传染源,经唾液传播,垂直传播也时有发生。HHV - 6 原发感染后多无症状,少数可引起幼儿丘疹或婴儿玫瑰疹。此外,HHV - 6 感染可导致中枢神经系统症状,包括癫痫、脑膜炎和大脑炎等。较近的研究显示,HHV - 6 DNA 存在于许多肿瘤组织中,提示 HHV - 6 与肿瘤的发生、发展可能有一定的关系。HHV - 6 很少引起成人原发感染。

迄今为止,尚无有效的预防措施,亦未研制出有应用价值的疫苗。

## 二、人类疱疹病毒 7 型

人类疱疹病毒 7 型(human Herpesvirus 7,HHV - 7),是 Frenkel 等于 1990 年首先从健康成人活化的 CD4$^+$ T 淋巴细胞中分离获得的一种新型疱疹病毒。HHV - 7 电镜下形态与 HHV - 6 相似。研究表明,HHV - 7 与 HHV - 6 存在某些共同抗原,可发生交叉反应。血清流行病学调查表明,HHV - 7 是一种普遍存在的人类疱疹病毒,2~4 岁儿童其抗体阳性率达到 50%,75% 健康人唾液可检出此病毒。HHV - 7 主要潜伏在外周血单个核细胞和唾液腺中,人与人的密切接触可传播该病毒,唾液传播是其主要途径。从婴儿急性、慢性疲劳综合征和肾移植患者的外周血单核细胞中均可分离出 HHV - 7。

目前,HHV - 7 原发感染与疾病关系尚不确定。有学者认为,HHV - 7 感染可能与幼儿急疹、玫瑰疹、神经损害和组织器官移植并发症有关。从发病年龄看,HHV - 7 感染晚于 HHV - 6,但机制尚不清楚,有待进一步研究。

目前尚无有效的预防和治疗措施。

## 三、人类疱疹病毒 8 型

人类疱疹病毒 8 型(human herpesvirus 8,HHV - 8),1994 年从艾滋病患者卡波西肉瘤(Kaposi sarcoma,KS)组织中发现,故又称为卡波西肉瘤相关性疱疹病毒(Kaposi sarcoma - associated herpesvirus,KSHV)。该病毒基因组为双链 DNA(165 kb),主要存在于艾滋病卡波西肉瘤组织和淋巴瘤组织中。HHV - 8 与卡波西肉瘤的发生、血管淋巴细胞增生性疾病(multicentric castleman disease,MCD)及一些增生性皮肤疾病的发病有关。

HHV - 8 可通过性接触传播,在发达国家的同性恋男性,发展中国家的同性恋男性、女性中均有发现。由于病毒可在 B 淋巴细胞中复制,故能通过输入污染的血细胞传播,而血浆则无传播病毒的作用。

感染 HHV - 8 后可通过测定血液中的 HHV - 8 抗体、测定末梢血细胞中(主要是 B 细胞)

HHV-8 核酸序列、检测卡波西肉瘤组织中病毒及其基因等进行临床诊断。近年来,已有应用免疫荧光、ELISA、免疫印迹等方法检测血清抗原、抗体的报道。血清学方法的敏感性高于病毒核酸序列测定。

## 本 章 小 结

人类疱疹病毒是一类具有相似结构特征的双链 DNA 病毒。目前确认的人类疱疹病毒共有 8 种,分别是单纯疱疹病毒 1 型和 2 型(HSV-1 和 HSV-2)、水痘-带状疱疹病毒(VZV)、人巨细胞病毒(HCMV)、EB 病毒(EBV)以及人类疱疹病毒 6 型、7 型和 8 型(HHV-6、HHV-7、HHV-8)。人类疱疹病毒的共同特点:具有中等大小有包膜的球形病毒体,线性双股 DNA 的基因组,二十面体立体对称的核衣壳,以及非对称性被膜。它们在宿主细胞内的增殖方式多样,可引起显性感染、潜伏感染、整合感染和先天性感染。显性感染导致病毒大量繁殖和细胞破坏,出现临床症状;潜伏感染则在宿主细胞内不增殖,与宿主处于平衡状态,特定条件下可被激活。HSV-1 和 HSV-2 主要通过接触传播,引起口腔和生殖器疱疹;VZV 通过呼吸道传播,引起水痘和带状疱疹;HCMV 具有严格的种属特异性,可引起先天性畸形和免疫功能低下者的严重感染;EBV 与传染性单核细胞增多症、某些肿瘤(如鼻咽癌)有关。HHV-6 和 HHV-7 主要感染 $CD4^+ T$ 淋巴细胞,HHV-8 则与卡波西肉瘤的发生有关。人类疱疹病毒感染的预防措施包括避免接触患者、剖宫产降低新生儿疱疹发生率、接种疫苗等。抗病毒药物如阿昔洛韦可用于治疗某些疱疹病毒感染,但无法防止潜伏感染者发生显性感染。

(宋利华)

# 第三十章

## 逆转录病毒

【学习目标】

知识目标：能够充分理解人类免疫缺陷病毒的生物学特性、致病性。

能力目标：熟悉人类免疫缺陷病毒感染的防治原则，培养学生运用病毒的结构特点解决临床实际问题能力，会应用艾滋病防治知识做好宣传。

素质目标：培养学生树立正确的人生观、价值观，树立正确的职业使命感和人文关怀精神，激发学生的责任意识。

逆转录病毒（retroviruses）归类属于逆转录病毒科（Retroviridae），是一大类含有逆转录酶（reverse transcriptase）的 RNA 病毒，包括正逆转录病毒亚科（Orthoretrovinae）和泡沫逆转录病毒亚科（Spumaretrovirinae）。正逆转录病毒亚科的成员有 α 逆转录病毒属（*Alpharetrovirus*）、β 逆转录病毒属（*Betaretrovirus*）、γ 逆转录病毒属（*Gammaretrovirus*）、δ 逆转录病毒属（*Deltaretrovirus*）、ε 逆转录病毒属（*Epsilonretrovirus*）和慢病毒属（*Lentivirus*）等 6 个属，其中对人致病的主要有慢病毒属中的人类免疫缺陷病毒（human immunodeficiency virus，HIV）和 δ 逆转录病毒属中的人类嗜 T 淋巴细胞病毒（humanT‐lymphotropic virus，HTLV）。

逆转录病毒的共同特性为：① 病毒颗粒呈球形，直径为 80～120 nm，有包膜，表面有刺突；② 核心为两条相同的单股正链 RNA，在 5′端通过部分碱基互补配对形成双体结构；③ 病毒体含多种酶，如逆转录酶（RNA 依赖的 DNA 多聚酶）、核酸内切酶、整合酶和 RNA 酶 H 等，这些酶与病毒核酸的逆转录及病毒的整合作用有关；④ 基因组相似，均含有序列及功能相似的 *gag*、*pol* 和 *env* 等 3 个结构基因以及多个调节基因；⑤ 病毒增殖的突出特点是逆转录和整合，即以病毒 RNA 为模板，在逆转录酶的作用下逆转录为 DNA（因此，被称为逆转录病毒），形成 RNA‐DNA 复制中间型（RI），DNA 进入细胞核而整合到宿主细胞染色体。

## 第一节　人类免疫缺陷病毒

人类免疫缺陷病毒（human immunodeficiency virus，HIV）为获得性免疫缺陷综合征（acquired immunodeficiency syndrome，AIDS，艾滋病）的病原体，艾滋病最早于 1981 年在美国的同性恋人群中发现。1983 年，法国巴斯德研究所的 Montagnier 等首先从患有慢性淋巴结增大的男性同性恋患者的血中分离到一株逆转录病毒，曾命名为淋巴结病相关病毒（lymphadenopathy associated virus，LAV）。1986 年，国际病毒分类委员会将 LAV 正式命名为人类免疫缺陷病毒（HIV）。HIV 主要有 HIV‐1 和 HIV‐2 两种型别，美国、加拿大和欧洲的大部分 AIDS 是由 HIV‐1 引起。HIV‐2 在西非部分地区较常见，其毒性相对较轻。AIDS 严重危害人类的健康，已成为全世界最重要的公共卫生问题之一。目前，AIDS 已经从一种致死性疾病变为一种可控的慢性病。

### 一、生物学形状

（一）形态和结构

病毒体呈球形，直径为 100～120 nm，典型的 HIV 颗粒由核衣壳和包膜两部分组成（图 30‐1）。电镜下可见致密的圆锥状核心，病毒核心含 RNA、逆转录酶、整合酶和蛋白酶。核心外面为病毒的衣壳，由内膜蛋白（P17）和衣壳蛋白（P24）组成。病毒最外层是包膜，嵌有病毒的特异性糖蛋白 gp120 和

gp41。gp120 构成包膜刺突,为病毒表面抗原,gp41 是跨膜糖蛋白,gp120 与 gp41 通过非共价作用结合。

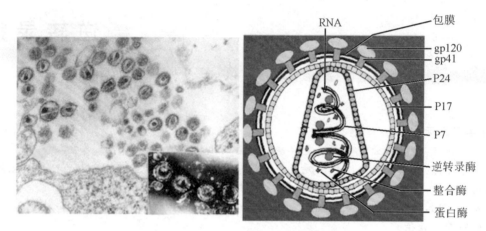

A. 电镜像      B. 结构模式图

**图 30 - 1 人类免疫缺陷病毒**

（二）基因组及其编码蛋白

HIV 基因组为两条相同的正股 RNA 链,在 5′端通过部分碱基互补配对而成双聚体。每条 RNA 长 9.2～9.8 kb。5′端和 3′端均有一段相同的核苷酸序列,称为长末端重复序列(long terminal repeats,LTR),含顺式调控序列,控制前病毒的表达。在 LTR 中间含有 *gag*（组特异性抗原基因）、*pol*（多聚酶）和 *env*（包膜）3 个结构基因;还含有 *tat*（反式激活因子）、*rev*（毒粒蛋白表达调节子）、*nef*（负调控因子）、*vpr*（病毒 r 蛋白）、*vpu*（病毒 u 蛋白）和 *vif*（毒粒感染性因子）6 个调节基因(图 30 - 2)。

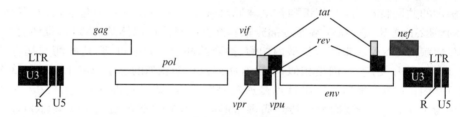

**图 30 - 2 人类免疫缺陷病毒的基因组结构**

1. 结构基因    *gag* 基因能编码约 500 个氨基酸组成的聚合前体蛋白 P55,随后被 *pol* 基因编码病毒蛋白水解酶裂解,形成基质蛋白 P17(matrix,MA),衣壳蛋白 P24(capsid,CA)与 RNA 结合的核衣壳蛋白 P9(necleocapsid,NC)使 RNA 不受外界核酸酶破坏。*env* 基因编码 863 个氨基酸的病毒前体蛋白并糖基化成 gp160,在细胞蛋白酶的作用下被切割成外膜蛋白 gp120 和跨膜蛋白 gp41,gp120 与靶细胞表面 CD4 分子结合,gp41 负责病毒包膜与宿主细胞膜融合,促使病毒进入靶细胞内。*pol* 基因编码聚合酶前体蛋白 P66/P54 和 P31,经切割形成与病毒复制有关的逆转录酶、蛋白酶、整合酶、核酸内切酶(RNase H)。LTR 是病毒基因组两端重复的一段核苷酸序列,为非翻译区,不编码蛋白质,内含启动子、增强子序列、包装信号(package signal)以及多个与病毒和细胞调节蛋白反应的区域,影响病毒基因的启动和表达。

2. 调节基因

（1）*tat* 基因编码 Tat 蛋白(P14),Tat 是一种反式激活的转录因子,可与 LTR 结合,增加病毒所有基因的转录,并能在转录后促进病毒 mRNA 的翻译。

（2）*rev* 基因编码 Rev 蛋白(P19),Rev 是一种顺式激活因子,增强 *gag*、*pol* 和 *env* 编码的结构蛋白的合成。

（3）*nef* 基因编码 Nef 蛋白(P27),Nef 对病毒的结构蛋白和调节蛋白的表达有负调控作用。

（4）*vif* 基因编码 23KD Vif 蛋白,Vif 能增强病毒的感染性。

（5）*vpu* 基因为 HIV - 1 所特有,HIV - 2 无 *vpu* 基因,但 HIV - 2 有一功能尚不明的 *vpx* 基因。

Vpu 蛋白能介导 HIV 的复制及病毒的装配与成熟。

（6）*vpr* 基因编码一种弱的转录激活物,在细胞内对病毒的增殖周期有一定的作用。

（三）感染细胞与病毒复制

1. 靶细胞　HIV 的主要靶细胞是人体 CD4$^+$T 淋巴细胞,也可感染单核/巨噬细胞、皮肤的朗格汉斯(Langgerhans)细胞、树突状细胞、心肌细胞、肠上皮细胞、子宫颈上皮细胞和神经胶质细胞等。

2. 细胞受体　主要受体是细胞表面的 CD4 分子,全部慢病毒均以 CD4 分子作为受体。

另外,还需要一些辅助受体(coreceptor)以介导病毒包膜与细胞膜发生融合,只有在 CD4 分子和辅助受体同时存在的条件下,HIV 才能有效地与靶细胞结合。迄今发现有 10 多种 HIV 的辅助受体,均与趋化因子受体家族有关,其中嗜 T 细胞性毒株的协同受体(CXCR4)和嗜巨噬细胞性毒株受体(CCR5)是最主要的辅助受体。HIV 的辅助受体主要表达在淋巴细胞、胸腺细胞、巨噬细胞、神经元细胞、结肠及宫颈细胞表面。有 CCR5 基因缺失而导致蛋白突变的个体不被 HIV 感染。

3. 复制过程

（1）吸附与膜融合:HIV 包膜刺突蛋白 gp120 与靶细胞表面的特异性的 CD4 分子结合,随后与辅助受体结合,形成 CD4 - gp120 - CXCR4(或 CCR5)三分子复合物,导致 gp120 发生构象变化,暴露出被其掩盖的 gp41,活化病毒糖蛋白 gp41 疏水性 N 末端的融合肽,使其插入靶细胞膜,破坏膜结构,使病毒包膜和靶细胞膜融合。

（2）穿入:核衣壳进入宿主细胞。

（3）脱壳:HIV 病毒脱去衣壳释放病毒正链 RNA。

（4）逆转录与环化:在病毒自身逆转录酶作用下,以病毒 RNA 为模板,以宿主细胞的 tRNA 为引物,逆转录合成互补负链 DNA,形成 DNA:RNA 中间体。中间体中的 RNA 被病毒 RNA 酶 H 水解去除,再以负链 DNA 为模板合成正链 DNA,形成双链 DNA(dsDNA)。此时基因组的两端形成 LTR 序列,双链 DNA 转运到细胞核。

（5）整合:在整合酶的作用下,病毒 DNA 基因组插入宿主细胞基因组,形成前病毒(provirus)。前病毒以非活化方式潜伏下来形成持续性感染。

（6）转录与翻译:当某些因素刺激前病毒活化而进行自身转录时,LTR 有启动和增强转录的作用,在宿主细胞的 RNA 多聚酶的作用下,以整合入宿主细胞内的前病毒 DNA 作为模板,转录病毒的 RNA,其中有些 RNA 经拼接形成 mRNA,经加帽加尾修饰后在细胞核糖体上转译成子代病毒的结构蛋白和调节蛋白;另一些 RNA 可直接作为子代病毒基因组 RNA。

（7）装配、成熟与释放:病毒子代基因组 RNA 与病毒结构蛋白装配成核衣壳,从细胞膜出芽释放时获得包膜,组装成为病毒颗粒,释放到细胞外,形成完整的有传染性的子代病毒体(图30-3)。

（四）型别与变异

HIV 根据血清学试验和病毒核酸序列分为 HIV-1 型和 HIV-2 型。在 HIV-1 型内,根据编码包膜蛋白的 *env* 基因和编码衣壳蛋白的 *gag* 基因序列的同源性分为 3 个组,即 M 组(main 即主要组)、O 组(outline 即外围组)和 N 组(new, or non-M,non-O 新组或非 M 非 O 组),M 组

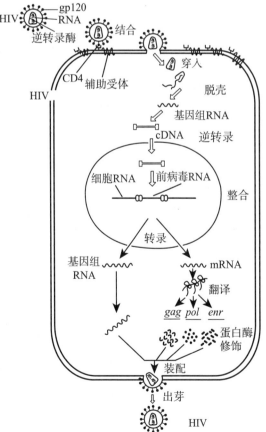

**图 30-3 人类免疫缺陷病毒的复制过程**

内又根据膜蛋白基因变化分为 A～K 11 个亚型,HIV-2 有 A～G 7 个亚型。HIV-1 的 M 组病毒呈全球性流行。HIV-1 的 O 组、N 组和 HIV-2 型主要在非洲某些局部地区流行。

HIV-1 型和 HIV-2 型在传播和疾病进展方面显著不同,HIV-1 性传播和母婴传播的几率较低,HIV-2 感染的潜伏期长。

HIV 基因组具有高度变异性,主要是 *env* 基因和调节基因 *nef* 变异性最大,这是 HIV 在免疫和药物选择压力下赖以生存的基础,基因核苷酸序列的变异导致编码氨基酸的改变,使抗原性发生变异,这是病毒难以清除的重要原因和疫苗研制的主要障碍。HIV 变异的频率是真核细胞 DNA 基因组的 100 万倍。高频复制、逆转录酶较高的错配率和缺乏校正功能导致了 HIV 基因的高度变异性。

（五）抵抗力

HIV 对理化因素抵抗力较低,不耐高温,对热、干燥、消毒剂和去污剂敏感,常温下只生存数小时至数日。使用 0.2％次氯酸钠、0.1％漂白粉、70％乙醇、35％异丙醇、50％乙醚、0.3％过氧化氢和 0.5％甲酚皂液处理 5～10 分钟均能灭活病毒。1％NP-40 和 0.5％Triton-X-100 能灭活病毒。对紫外线、γ 射线有较强抵抗力。

## 二、致病性及免疫性

（一）传染源

HIV 携带者和艾滋病患者是本病的传染源。感染者的血液、精液、阴道分泌物、皮肤黏膜破损或炎症溃疡的渗出液均含有大量 HIV,具有强传染性;乳汁也含病毒,有一定传染性;唾液、泪水、汗液和尿液中也能发现病毒,但含病毒很少,传染性不大。

（二）传播途径

艾滋病主要有性接触传播、血液传播和母婴传播三条传播途径。

1. 性接触传播　是 HIV 的主要传播方式,与已感染的伴侣发生无保护的性行为,包括同性和异性间的性接触。

2. 血液传播　①输入被 HIV 污染的血液或血液制品。②静脉药瘾者共用注射器。③日常生活中共用生活用具,如与感染者共用牙刷、剃刀。④使用被污染的医疗器械而被感染,如牙科器械和手术器械等;或使用文身、文眉等美容器械。⑤救护出血的伤员时,救护者本身破损的皮肤接触伤员的血液。⑥医务人员可因针头刺伤或黏膜被污染的血液溅污而感染。

3. 母婴传播　在妊娠、分娩和母乳喂养过程中,感染 HIV 的母亲传播给胎儿及婴儿。产妇的高病毒载量是传播的危险因素。

（三）易感人群

人群普遍易感。高危人群包括男性同性恋者、异性恋者、静脉吸毒者、与 HIV 携带者经常有性接触者、经常输血及血制品者和 HIV 感染母亲所生婴儿。

（四）致病机制

HIV 选择性的感染带有 CD4 分子的 T 淋巴细胞、单核巨噬细胞、树突状细胞等。通过直接和间接方式损伤多种免疫细胞,导致机体免疫功能紊乱和不同程度的缺陷。

1. HIV 感染对免疫系统的损伤

（1）HIV 损伤 $CD4^+$ T 细胞的机制:$CD4^+$ T 细胞是 HIV 作用的主要靶细胞,一旦 $CD4^+$ T 细胞受到破坏就会引发免疫功能不全或 AIDS。$CD4^+$ 细胞损伤机制尚未完全明确,可能通过以下方式起作用:①病毒直接损伤,HIV 感染宿主免疫细胞后以每日产生 $10^9$～$10^{10}$ 颗粒的速度繁殖,HIV 包膜蛋白插入细胞或病毒出芽释放导致细胞膜通透性增加,产生渗透性溶解,直接使 $CD4^+$ 细胞破坏;受感染细胞内 CD4-gp120 复合物与细胞器(如高尔基体等)的膜融合,使之溶解,导致受感染细胞迅速死亡。②抑制宿主细胞蛋白质合成,HIV 感染对细胞的蛋白质等大分子合成具有抑制作用,导致感染细胞的损伤。③免疫损伤,gp120 与 $CD4^+$ 细胞结合成为靶细胞,被 $CD8^+$ 细胞毒性 T 细胞介导的细胞毒作用及抗体依赖性细胞毒作用攻击而破坏,致 $CD4^+$ T 细胞减少。HIV 可诱导树突状细胞发挥其细胞毒效应,导致 T 细胞裂解。④形成多核巨细胞,感染 HIV 的 $CD4^+$ T 细胞表达的 gp120 能与未感染细胞膜上的 CD4 分子结合,在病毒糖蛋白 gp41 作用下融合形成多核巨细胞而溶解死亡。⑤来源减少,

HIV 可感染骨髓干细胞,使 CD4$^+$T 细胞产生减少。HIV 外膜蛋白 gp120 可抑制原始 T 淋巴细胞向 CD4$^+$T 细胞转化,导致 CD4$^+$T 细胞减少。⑥自身免疫,HIV 可诱导自身免疫,如 gp41 与 CD4$^+$T 细胞膜上的 MHC Ⅱ类分子有一同源区,抗 gp41 抗体可与 CD4$^+$T 细胞发生交叉反应,导致细胞破坏。⑦细胞凋亡,HIV 感染后通过对 CD4$^+$细胞的信号激活而引起细胞凋亡(apoptosis)。

(2)HIV 感染单核/巨噬细胞:单核/巨噬细胞的表面有 CD4 分子和 CCR5 辅助受体,HIV 感染单核/巨噬细胞,降低巨噬细胞表面 MHC 分子的表达水平,处理抗原的能力减弱。HIV 在单核/巨噬细胞内复制,但不能导致其死亡,故可作为 HIV 的储存场所,促进 HIV 病毒在机体内的潜伏和扩散,甚至可携带 HIV 通过血-脑脊液屏障,造成中枢神经系统的感染。

2. HIV 感染对神经系统的直接损伤　HIV 也是一种嗜神经病毒,可被巨噬细胞吞噬,通过血-脑脊液屏障侵入脑组织并在神经胶质细胞中增殖。HIV 感染后期约 70% AIDS 患者有中枢神经系统症状,出现不同程度的神经异常,包括病毒性脑膜炎、脑神经或周围神经炎、空泡性脊髓病(vacuolar myelopathy)、亚急性脑炎和 AIDS 痴呆综合征。

(五)临床表现

HIV 感染潜伏期较长,一般为 3～5 年,或长达 10 年之久。HIV 感染包括原发感染、潜伏感染、AIDS 相关综合征和典型 AIDS 4 个时期,从感染病毒到发病全过程大约 10 年,一般在发生典型临床症状后 2 年死亡。

1. 原发感染(primary infection)期　HIV 初次感染人体后,病毒进入血液形成病毒血症。临床表现为发热、淋巴结增大、乏力、咽炎等流感样症状或单核细胞增多症样表现。多为自限性,持续数周后可自行缓解。1～8 周出现 HIV 抗体。体内感染的 HIV 病毒可整合在宿主细胞染色体内,进入无症状的潜伏感染期。

2. 潜伏感染(latency infection)期　此期一般为 1～8 年,亦可长达 10 年。感染者一般无临床症状,这对早期发现患者及预防都造成很大困难。潜伏期不是静止期,更不是安全期,病毒在体内持续存在并复制及 CD4$^+$细胞的不断死亡,使 CD4$^+$T 细胞数量逐渐下降。

3. AIDS 相关综合征(AIDS - related complex)期　潜伏感染期后逐渐出现与 AIDS 有关的症状和体征,如发热、腹泻、全身淋巴结肿大及体重下降等,其症状逐渐加重。

4. 典型艾滋病期　是 HIV 感染的最终阶段。此期具有三个基本特点:①严重的细胞免疫缺陷,特别是 CD4$^+$T 细胞的严重缺损,通常降至 200 细胞/$\mu$l 以下;②各种机会性感染,如原虫感染(刚地弓形虫、隐孢子虫等)、真菌感染(卡氏肺孢子菌、白假丝酵母菌)、细菌(鸟胞内分枝杆菌、结核分枝杆菌)、病毒(EB 病毒、巨细胞病毒、疱疹病毒);③多种恶性肿瘤,常见恶性肿瘤包括卡波西肉瘤(Kaposi's sarcoma)、非霍奇金淋巴瘤、直肠癌、宫颈癌等;④神经系统症状,40%～90%的患者出现不同程度的中枢神经系统疾病,包括 HIV 脑病、外周神经疾病、AIDS 痴呆综合征等。AIDS 的 5 年内病死率约为 90%,死亡常发生于临床症状出现后的 2 年内。

(六)免疫性

HIV 感染后机体产生抗 HIV 的多种抗体,如包膜糖蛋白 gp120、gp41 和核心蛋白 P24 抗体等,其中包膜抗体具有一定的保护作用,由于 HIV 包膜糖蛋白易发生抗原性变异,且 HIV 病毒可隐藏在单核巨噬细胞内,抗体常不能发挥作用。整合在细胞染色体中的前病毒也不能被免疫系统识别,从而逃避免疫清除。

## 三、微生物学检查

HIV 感染的实验室诊断方法主要有 HIV 抗体检测、病毒培养、核酸检测和抗原检测。其中抗体检测是常规使用的方法。由于这类检测特异性强、敏感性高,方法相对简便、成熟,更重要的是 HIV 抗体在病毒感染后的整个感染过程中长期稳定地存在并可被检测到。在一些特殊情况下,当抗体检测无法满足 HIV 感染诊断的需要时,病毒分离及测定、核酸检测、抗原检测也可作为辅助诊断手段。

(一)检测抗体

病毒感染后血清抗体的出现平均时间一般为 3～4 周,大多数人在感染后 6～12 周测到抗体。在这段时期之前,常规检测技术无法检测出 HIV 相关抗体,称为"HIV 感染窗口期"。"窗口期"的存在,使受血者输入 HIV 抗体阴性的血液后仍可感染。

检测抗-HIV 的 ELISA 法是国际上应用最早、发展最快,至今在血源筛查中普遍使用的检测技术。常用 ELISA 进行初筛,抗体阳性者须进行重复实验,重复实验阳性者尚需进一步做免疫印迹实验(westernblot,WB)确证。WB 的检测结果常被作为鉴别其他检验方法优劣的"金标准"。WB 的敏感性不低于初筛实验,但特异性很高,这主要是基于 HIV 不同抗原组分的分离以及浓缩和纯化,能够检测针对不同抗原成分的抗体,因而用 WB 方法鉴别初筛实验的准确性,避免 ELISA 结果的假阳性。

(二)抗原检测

P24 抗原的检测通常是采用 ELISA 夹心法。为提高检测血清中 P24 抗原的敏感性,需先将血清中免疫复合物解离后再进行测定,目前已发展了免疫复合物解离(immun-complex disassociate,ICD)P24 抗原测定试剂,用于 HIV-1 P24 抗原测定。即使将复合物解离,敏感性提高,也只能在大约 50%无症状感染者中检出 P24 抗原。

HIV-P24 抗原出现时间较 HIV 抗体出现的时间更早,因此,HIV-P24 抗原检测可以用于 HIV 早期感染的诊断,在进行 HIV 抗体检测时,同时进行 HIV-P24 抗原的检测可以减少假阴性。除此之外,HIV-P24 抗原检测也可以用于体外 HIV 在细胞培养液中浓度的测定和抗病毒治疗效果评价等方面。

(三)核酸检测

应用 PCR 法检测 HIV 的前病毒 DNA,确定细胞中 HIV 感染情况。也常采用 RT-PCR 法检测临床标本中 HIV-RNA。HIV 核酸检测有定性和定量两类,定性检测用于 HIV 感染的辅助诊断,定量检测常用于监测 HIV 感染者的病程进展和抗病毒治疗效果。

(四)病毒分离与培养

常用方法为共培养法,即用 HIV 敏感的细胞如正常人外周血液分离淋巴细胞、脐血淋巴细胞或 T 淋巴细胞株,经植物血凝集素(PHA)刺激后,培养 3~4 日,然后接种患者血液的单核细胞、骨髓细胞、血浆或脑脊液标本,共培养 2~4 周后观察病毒生长情况。如出现不同程度的细胞病变效应说明有病毒增殖。也可用间接免疫荧光法检测培养细胞中的病毒抗原,或用生化方法测定培养液中 HIV 逆转录酶的活性,以确定患者标本中是否有 HIV。HIV 的分离培养对实验室条件要求较高,一般不作为临床常规诊断。

## 四、防治原则

(一)特异性预防

1. HIV 疫苗  预防性疫苗是控制 HIV 病毒感染最有效的方式。在 HIV 疫苗研发的 30 余年中,尚无有效的 HIV 疫苗上市。目前研发的疫苗有 HIV 灭活疫苗、减毒活疫苗、亚单位疫苗、活载体病毒蛋白疫苗、DNA 疫苗、治疗性疫苗等。其中只有 3 种疫苗(AIDSVAX、V520、RV144)完成了全部临床实验评估,其他疫苗都在早期临床试验中无效而淘汰。AIDSVAX 是 HIV-1 衣壳蛋白重组蛋白疫苗;V520 是一个用减毒的腺病毒作为载体,含有 3 种 HIV 基因($gag$、$pol$、$nef$)的疫苗;RV144 是迄今为止唯一似乎有保护作用的疫苗。HIV 疫苗研发困难的原因可能有以下几点:① 传统的疫苗制备方法不能获得有效的 HIV 疫苗,HIV 病毒灭活后失去免疫源性,减毒活疫苗具有危险性。② 疫苗如有免疫原性,诱导机体产生大量的中和抗体,也不能产生良好的保护作用,因为人体的免疫系统本身不能彻底清除 HIV。③ 细胞毒性 T 淋巴细胞是免疫系统控制 HIV 感染的主要细胞,HIV 疫苗激活 HIV 特异的细胞毒性 T 淋巴细胞反应很困难。④ HIV 不同的亚型、不同病毒株间基因差异很大,尤其是表达很多抗原表位的 $env$ 基因。因此,疫苗必须能诱导机体产生"广谱"的免疫反应,否则疫苗无作用。⑤ HIV 病毒易变异。病毒的逆转录酶缺乏校对功能,逆转录的过程中可能造成大量的突变。HIV 病毒复制能力非常强,每日人体内能产生 10 亿个病毒颗粒,大量的突变病毒累积使突变的病毒逃逸免疫系统,使疫苗无效。同时,HIV 病毒的很多抗原表位高度糖基化,好像病毒戴上了盔甲,抵抗免疫系统的清除。⑥ HIV 病毒可整合在被感染细胞的基因组中,造成持续感染,逃逸机体的免疫系统。

2. 阻断母婴传播 CD4$^+$T 细胞＞200×10$^6$/L 的 AIDS 孕妇,用齐多夫定于产前、产程内及对婴儿治疗,有一定的保护效果。

（二）药物治疗

1. 抑制 HIV 与宿主细胞结合及穿入 重组的可溶性 CD4 分子(rsCD4)能与 HIV 结合,占据 CD4 结合部位,使 HIV gp120 不能与 CD4$^+$T 淋巴细胞上的 CD4 分子结合,不能感染 CD4$^+$T 淋巴细胞。

2. HIV 逆转录酶抑制剂 通过抑制逆转录酶,阻断 HIV 复制。逆转录酶抑制剂有两种:① 核苷类逆转录酶抑制剂(Nucleoside Reverse Transcriptase Inhibitors,NRTIs),NRTIs 是合成 HIV 的 DNA 逆转录酶底物脱氧核苷酸的类似物,在体内转化成活性的三磷酸核苷衍生物,与天然的三磷酸脱氧核苷竞争性与 HIV 逆转录酶结合,抑制逆转录酶的作用,阻碍前病毒的合成。主要包括齐多夫定和双脱氧胞苷等。② 非核苷类逆转录酶抑制剂(Non－nucleoside Reverse Transcriptase Inhibitors,NNRTIs),如奈韦拉平和地拉韦定。

3. 蛋白酶抑制剂 蛋白酶抑制剂(Protease Inhibitors,PIs)可阻断 HIV 复制和成熟所必需的蛋白质合成。包括沙奎那韦、英地那韦等。

4. 整合酶抑制剂 整合酶抑制剂(integrase Strand Transfer Inhibitor,INSTI)能干扰病毒复制。2004 年,欧盟批准首个整合酶抑制剂类抗 HIV 药雷特格韦上市,与其他抗逆转录病毒药物联用治疗 HIV－1 感染。

5. 融合抑制剂 融合抑制剂通过阻断病毒与靶细胞膜的融合而抑制病毒进入靶细胞,在感染早期切断 HIV 传播。多肽类融合抑制剂 T－20,已于 2003 年经美国 FDA 批准上市。

6. CCR5 拮抗药 CCR5 拮抗药(CCR5 Antagonist)通过抑制 HIV 与辅助受体 CCR5 结合而发挥抗病毒作用。

7. 鸡尾酒疗法 鸡尾酒疗法(cocktail therapy)是指将核苷类和(或)非核苷类逆转录酶抑制剂与蛋白酶抑制剂组合成二联或三联的高效抗逆转录病毒治疗(highy active antiretroviral therapy,HAART)。该疗法的应用可以减少单一用药产生的抗药性,最大限度地抑制病毒的复制,使被破坏的机体免疫功能部分甚至全部恢复,从而延缓病程进展,延长患者生命。

## 【知识拓展】

### 鸡尾酒疗法

鸡尾酒疗法又称为"高效抗逆转录病毒治疗"(highly active anti－retroviral therapy,HAART),是由国际著名的艾滋病专家、美籍华裔科学家何大一于 1996 年提出的。该疗法是通过三种或三种以上的抗病毒药物(如抗病毒蛋白酶药物、抗病毒逆转录药物等)联合使用来治疗艾滋病。鸡尾酒疗法可以减少单一用药所产生的抗药性,也能够在很大程度上对艾滋病病毒的复制产生抑制。但是,该疗法还有一定的局限性,主要表现在对早期患者治疗效果比较显著,但对于晚期则没有明显帮助,而且长期使用该疗法,还有一定的不良反应。虽然该疗法对治疗艾滋病有很好的疗效,但不能彻底治愈,最好的方法还是要等待疫苗的研制成功。

（三）综合预防

广泛的宣传教育,让公众掌握 HIV 传播途径及预防方法等相关知识;对献血人群进行 HIV 感染的筛查,以确保血液及血液制品的安全;进行安全性行为教育,推广使用安全套,避免通过性接触途径感染;远离毒品,对吸毒人群进行行为干预,避免共用注射器;对 HIV 血清阳性母亲采取母婴阻断措施,即妊娠期抗病毒治疗,择期剖宫产,避免母乳喂养,采用人工喂养;加强医疗美容等场所的消毒隔离措施,日常生活中避免共用剃须刀、牙刷等;建立 HIV 感染和 AIDS 监测系统,及时掌握其流行动态,对高危人群实行监测,严格管理 AIDS 患者和病毒携带者;加强国境检疫,避免 AIDS 传入。

# 第二节 人类嗜 T 淋巴细胞病毒

人类嗜 T 淋巴细胞病毒(human T - lymphotropic virus,HTLV)是人类发现的第一个与癌症相关的逆转录病毒。在 20 世纪 70 年代末,分别从 T 淋巴细胞白血病和毛细胞白血病患者的外周血淋巴细胞中分离,属正逆转录病毒亚科(Orthoretrovinae)逆转录病毒属(Deltaretrovirus),分为 HTLV-1型和 HTLV-2 型两型,HTLV 间基因组约有 50% 的同源性。HTLV 在人类可引起多种疾病:HTLV-1 可引起成人 T 细胞白血病(adult T - cell leukemia)、热带痉挛性截瘫/HTLV 相关性脊髓病(tropical spastic paraparesis,TSP/HTLV - associated myelopathy,HAM)等;HTLV-2 与 T-多毛细胞/巨粒细胞白血病(T - hairy cell/largegranulocytic leukemia)等疾病相关。HTLV-1 主要在加勒比海地区、南美东北部、日本西南部以及非洲的某些地区呈地方性流行。我国也在部分沿海地区发现少数病例。HTLV-2 主要在美洲的土著印第安人群中流行,包括北美洲的美国,南美洲的哥伦比亚、阿根廷、巴西和智利等国的土著印第安人群。近年在北美洲、欧洲国家以及东南亚国家有 HTLV-2 的报道。

## 一、生物学性状

1. 形态与结构 HTLV 呈二十面体立体对称结构,外层是病毒包膜,直径为 80~130 nm,包膜表面有刺突,嵌有特异性糖蛋白 gp46,能与 CD4 分子结合,与病毒侵入细胞有关。内层衣壳含有 p15、p19 和 p24 三种结构蛋白,核心内含有两个相同的单链 RNA、逆转录酶和 gag 蛋白。

2. 基因结构与编码蛋白 病毒基因组两端均为 LTR(长末端重复序列:R,U5,U3),中间有三个结构基因(gag、pol、env)和 2 个调节基因(tax、rex)。① gag 基因编码病毒的聚合蛋白前体,通过蛋白酶切割形成 p19,p24 和 p15 三种蛋白,分别构成了病毒的基质、衣壳和核蛋白。三种蛋白均具有抗原性,在感染者体内出现相应抗体;② pol 基因编码逆转录酶、RNase H 和整合酶;③ env 基因编码病毒跨膜糖蛋白 gp21 和外膜糖蛋白 gp46;④ tax 基因编码 p40 蛋白,分布于感染细胞核内,是一种反式激活因子,不需要特殊的整合位点,p40 蛋白一方面活化 HTLV 病毒的 LTR,促进病毒的转录,另一方面可活化宿主细胞 IL-2 及其受体的基因,发挥细胞促生长作用,与肿瘤形成有关;⑤ rex 基因编码 p27 和 p26 蛋白,均为磷酸化蛋白,存在于感染细胞的核内,能与病毒 mRNA 的特定结构结合,阻止 mRNA 转运到细胞质。tax 和 rex 调节基因的主要功能是激活病毒基因的复制和调解病毒蛋白的表达,与 HTLV 致病性有关。

3. 抵抗力 HTLV 抵抗力不强,在外环境中易受热、干燥、阳光、脂溶剂等灭活,但在低温下稳定,于 20% 胎牛血清中置-70 ℃冰箱可长期保存其感染力。

## 二、致病性与免疫性

(一)传播途径

HTLV 的传播途径与 HIV 相似,主要通过输血、注射或性接触传播,也可通过胎盘、产道或哺乳等途径垂直传播。

(二)所致疾病

HTLV-1 引起成人 T 细胞白血病,肿瘤细胞主要是活化的 $CD4^+/CD25^+$ T 淋巴细胞。HTLV 感染的潜伏期较长,多为 40 岁以上的成人发病,大多数无临床症状,约有 5% 的感染者发生急性和慢性成人 T 细胞白血病。临床表现为淋巴细胞数异常升高、淋巴结及肝脾肿大等。HTLV-1 还可引起热带痉挛性截瘫/HTLV 相关性脊髓病和 B 细胞淋巴瘤。

HTLV-2 可引起毛细胞白血病和慢性 $CD4^+$ 细胞淋巴瘤。

(三)致病机制

两型 HTLV 均可通过其表面包膜糖蛋白与易感细胞的 CD4 分子结合而感染,受染细胞可发生转化而恶变,其机制尚不明。目前研究表明,逆转录病毒诱导癌症发生的机制主要有三种:① 病毒通过激活宿主细胞癌基因(C-onc)诱发癌变。② 插入突变,如前病毒插入特定的细胞基因组部位,引起原癌基因的异常表达,致使细胞的生长失控。由此机制导致的人类肿瘤尚无报道。③ 多阶段演变,HTLV-1 和 HTLV-2 所致的 T 淋巴细胞白血病是多阶段演变过程。病毒首先与 CD4$^+$ 细胞结合并活化受染细胞,经病毒逆转录酶作用形成病毒 DNA,并整合于宿主细胞染色体形成前病毒。在病毒 *tax* 基因产物的作用下,CD4$^+$ 细胞 IL-2 及其受体的基因异常表达,使受染细胞大量增殖,但并不引起细胞的破坏。带有前病毒的宿主细胞可因病毒 DNA 整合部位的多样性,转化成不同的细胞克隆,并在细胞继续增殖过程中某一克隆的某一细胞 DNA 发生突变而演变成白血病细胞,进而形成白血病细胞克隆。由 HTLV 感染 CD4$^+$ 细胞到白血病细胞克隆的形成需要 3~6 周的时间。

（四）免疫性

HTLV 病毒感染人体后出现 HTLV 抗体,该抗体可下调病毒抗原的表达,影响细胞免疫清除病毒感染的靶细胞。目前认为,细胞免疫在 HTLV 的感染免疫中起到重要的作用,尤其是 CD8$^+$ 细胞毒性 T 淋巴细胞可有效抑制 HTLV 前病毒的载量,降低发生热带痉挛性截瘫/HTLV 相关性脊髓病的风险。

### 三、微生物学检查

检查 HTLV 抗体是实验室诊断 HTLV 感染的主要依据。用全病毒裂解产物或重组病毒蛋白作为抗原,通过 ELISA 法检测血清中相应抗体,用于 HTLV-1 感染的筛查,如抗体阳性再用免疫印迹法进行确证,其诊断标准是出现对 *gag* 基因产物（gp19 或 gp24）和 *env* 基因产物（gp21 或 gp46）的条带。免疫印迹法可以区别 HTLV-1、HTLV-2 和 HIV 三种病毒的抗体。用 PCR 方法检测外周血 T 淋巴细胞中 HTLV 前病毒 DNA,是一种较为灵敏的分子生物学手段。

### 四、防治原则

目前尚无有效的预防 HTLV 感染的疫苗,也无成熟的抗病毒治疗方案。HTLV 基因组相对稳定,病毒株间变异小,这些都是对成功开发 HTLV 疫苗的有利条件,并且预防牛和猫白血病相关逆转录病毒的疫苗已经有成功的先例,为成功开发 HTLV 疫苗带来了希望。在抗病毒药物中,核苷类逆转录酶抑制剂齐多夫定对治疗 HTLV-1 感染有一定疗效。

综合预防 HTLV 感染的措施与预防 HIV 感染一样,应加强卫生知识的宣传、避免与患者的体液尤其是血液或精液等接触,对供血者可行 HTLV 抗体检测,以保证血源的安全性。强化对 HTLV 感染的监测,及时了解流行状况,采取应对措施;严格国境检疫,防止传入。

## 本 章 小 结

逆转录病毒是一大类含有逆转录酶的 RNA 病毒,其中对人致病的主要有人类免疫缺陷病毒（human immunodeficiency virus,HIV）和人类嗜 T 淋巴细胞病毒（human T-cell leukemia virus,HTLV）。

人类免疫缺陷病毒 HIV 为获得性免疫缺陷综合征（acquired immune deficiency syndrome, AIDS）的病原体,又分为 HIV-1 和 HIV-2 两型。HIV 病毒核心含 RNA、逆转录酶、整合酶和蛋白酶。病毒衣壳由内膜蛋白（P17）和衣壳蛋白（P24）组成。病毒基因组为两条相同的正股 RNA 链。

HIV 主要通过性接触、血液和母婴等途径传播,病毒通过选择性地感染带有 CD4 分子的 T 淋巴细胞、单核巨噬细胞、树突状细胞等使机体造成免疫缺陷。病毒感染过程包括原发感染、潜伏感染、AIDS 相关综合征和典型 AIDS 4 个时期。HIV 感染的实验室诊断方法主要有 HIV 抗体检测、病毒培养、核酸检测和抗原检测。目前尚无有效的 HIV 疫苗,治疗常用鸡尾酒疗法。HTLV 是与人类恶性肿瘤有关的逆转录病毒,主要通过输血、注射、性接触传播,也可通过胎盘、产道或哺乳等途径传播。检查 HTLV 抗体是实验室诊断 HTLV 感染的主要依据。目前尚无有效的预防 HTLV 感染的疫苗,也无成熟的抗病毒治疗方案。

（陈　廷　杨海霞）

# 第三十一章
## 人乳头瘤病毒

【学习目标】

知识目标：能够充分理解人乳头瘤病毒的型别与所致疾病（与宫颈癌发生的关系）；了解人乳头瘤病毒的微生物学检查法。

能力目标：能够运用所学知识分析 HPV 感染与相关疾病的关系，具备初步评估患者 HPV 感染风险及预后的能力。

素质目标：培养学生的医学人文素养和职业道德。通过深入了解 HPV 感染对个体健康及公共卫生的影响，增强学生的社会责任感，激发其参与疾病预防、健康教育和公共卫生政策制定的热情。

人乳头瘤病毒（human papillomavirus，HPV）属于乳头瘤病毒科（Papillomaviridae），是一种嗜上皮性环状双链 DNA 病毒。由于 HPV 广泛存在于自然界，人的皮肤、消化道、呼吸道、生殖道等都携带有这种病毒。HPV 能引起人体皮肤黏膜上皮细胞增殖，引起寻常疣、生殖器疣（尖锐湿疣）、扁平疣、跖疣等。

【知识拓展】

### HPV 感染与《诸病源候论》

1933 年，美国学者在绵尾兔体内首次发现乳头瘤病毒，随后相继在人和各种动物中发现了乳头瘤病毒。而早在公元 610 年，我国隋代著名医家巢元方撰写的《诸病源候论 瘿瘤等病诸候 疣目候》中已有记载："疣目者，人手足边或生如豆，或如结筋，或五个或十个相连肌里，粗强于肉，谓之疣目。"对 HPV 所致疣目（寻常疣）的好发部位和皮损形态进行了描述。

## 一、生物学性状

HPV 为双链 DNA 病毒，直径为 52～55 nm，衣壳呈二十面体立体对称，含 72 个壳微粒，无包膜。

HPV 基因组是一闭环双股 DNA，约 8 000 bp。按功能可分为早期区（E 区）、晚期区（L 区）和非编码区（NCR）三个区域。E 区分为 E1～E7 开放读码框，主要编码与病毒复制、转录调控和细胞转化有关的蛋白。L 区分 L1 和 L2，分别编码主要衣壳蛋白和次要衣壳蛋白。NCR 是 E 区与 L 区间约 1.0 kb 的 DNA 片段，可负责复制和基因表达的调控。

通过对 HPV 克隆基因的 DNA 杂交试验及酶谱分析，至今已发现 200 多型 HPV。每一型别都与体内特定感染部位和病变有关。HPV 各型之间有共同抗原，即属特异性抗原，存在于 L1 蛋白，它与牛乳头瘤病毒（BPV）有交叉反应。L2 蛋白为型特异性抗原，各型间不发生交叉反应。

HPV 具有宿主和组织特异性，对皮肤和黏膜上皮具有高亲嗜性，且只能感染人的皮肤和黏膜，不能感染动物。因 HPV 复制需要依赖与细胞分化阶段密切相关的上皮细胞因子等成分，故目前尚不能在常规的体外细胞中培养。病毒在感染的皮肤上层的细胞核中增殖，细胞核着色深，核周围有一个不着色的空晕，这种病变细胞称为空泡细胞（koilocytotic cell）。

HPV 抵抗力强，能耐受干燥并长期保存，加热或经甲醛处理可灭活，高温消毒和 2% 戊二醛消毒可灭活。

## 二、致病性与免疫性

人类是 HPV 的唯一自然宿主。HPV 主要通过直接或间接接触污染物品或性传播感染。HPV

引起的生殖道感染是性传播疾病之一。病毒也可在母亲分娩时通过产道感染新生儿。病毒感染仅局限于皮肤和黏膜中，不产生病毒血症。

病毒感染人体后，可潜伏在基底层细胞，在表皮细胞层则复制。病毒以染色体外或整合到宿主染色体的方式存在，并严格随角质形成细胞的角化过程、分化成熟而开始进行病毒早期和晚期基因的转录翻译，组装形成病毒颗粒。HPV 侵入细胞核，引起细胞迅速分裂，同时伴随病毒颗粒的繁殖与播散，形成特征性的乳头瘤。晚期基因表达结构多肽，即出现结构蛋白装配颗粒，病毒主要集中在颗粒层中的细胞核内，在表皮的颗粒层出现凹空细胞增多，病毒随表皮更新而排出体外，可造成自身接种传染或人与人之间的传染。HPV 的不同的型别引起不同的临床表现，其中以尖锐湿疣和宫颈癌危害性大。根据侵犯的组织部位不同可分为：① 皮肤低危型，包括 HPV1、2、3、4、7、10、12、15 等，与寻常疣、扁平疣、跖疣等相关；② 皮肤高危型，包括 HPV5、8、14、17、20、36、38 等，与疣状表皮发育不良有关；③ 黏膜低危型，如 HPV6、11、13、32、34、40、42、43、44、53、54 等，与感染生殖器、肛门、口咽部、食管黏膜有关；④ 黏膜高危型，如 HPV16、18、30、31、33、35、39 等，与宫颈癌、直肠癌、口腔癌、腭扁桃体癌有关，其中与宫颈癌发生密切相关的是 HPV16、18 型。

HPV 的致癌机制与感染的 HPV 型别、病毒致癌产物、病毒基因与宿主细胞的整合、机体的免疫状态、病毒的免疫逃逸以及紫外线照射等因素密切相关，往往是多种因素相互作用的结果。

有关 HPV 免疫反应研究较少。在感染病灶出现 1～2 个月内，血清内出现抗体，阳性率为 50%～90%，病灶消退后，抗体尚维持数月到数年，但无保护作用。用白细胞移动抑制和淋巴细胞转化等试验检测细胞免疫的结果不一致，有人观察到病灶消退时细胞免疫增强。

### 三、微生物学检查

对典型的疣状病损根据临床表现作出临床诊断。对不确诊的病例，可选用下列方法进一步确诊。

1. 核酸检测　采用分子生物学方法检测 HPV DNA，在诊断同时可确定其型别。如用标记的 HPV 特异性探针进行斑点杂交；在组织切片上进行原位杂交；DNA 印迹法以及 HPV 型特异性引物进行 PCR 扩增等方法进行鉴定。

2. 血清学诊断　用重组表达的 HPV 蛋白如 HPV L1 和 L2 为抗原，用免疫印迹法检测患者血清中的特异性抗体。

3. 染色镜检　将疣状物做组织切片或宫颈阴道冲洗液收集脱落细胞，涂片经 HE 染色后光镜下观察到特征性的空泡细胞或皮肤黏膜表层过度角化崩解等组织学改变，可初步诊断为 HPV 感染。

### 四、防治原则

HPV 感染引起的尖锐湿疣是一种常见的性传播疾病，加强性安全教育，杜绝不洁性行为，对控制或减少尖锐湿疣和宫颈癌的发生具有重要意义。

通过重组 DNA 技术表达 L1 蛋白，可诱导机体产生中和抗体，以预防 HPV 感染。

目前，预防 HPV 的特异性疫苗有葛兰素史克公司研发的二价(16、18 型)Cervarix 疫苗和美国默克公司研发的重组 HPV 四价(16、18、6、11 型)Gardasil 疫苗。这两种疫苗已获美国食品药品监督管理局(Food and Drug Administration，FDA)批准上市，主要用于预防 HPV 引起的宫颈癌和尖锐湿疣。HPV 疫苗是采用 L1 蛋白制备的病毒样颗粒疫苗，包括二价(HPV16、18)、四价(HPV6、11、16、18)和九价(HPV6、11、16、18、31、33、45、52、58)疫苗，可以预防宫颈癌及生殖器疣。

对寻常疣和尖锐湿疣可用局部药物治疗，亦可用冷冻、电灼、激光或手术等疗法去除。

## 本 章 小 结

人乳头瘤病毒包括 100 多个型别，对皮肤和黏膜上皮细胞有高度的亲嗜性，引起多种不同类型的疣。HPV 相关性传播生殖器病变也较常见。大部分 HPV 型别感染是良性的，HPV16 和 18 型感染与宫颈癌密切相关。已经有二价、四价和九价的预防 HPV 的疫苗，可以预防宫颈癌及多种 HPV 引起的生殖器疣和皮肤疣。

（佟　雷）

# 第三十二章

## 狂犬病病毒

**【学习目标】**

　　知识目标:能够准确认识狂犬病病毒的结构、传播途径和致病机制,深入理解狂犬病的临床症状、诊断方法和预防措施。

　　能力目标:具备分析狂犬病疫情数据的能力,能够评估不同防控策略的有效性。学生能够应用所学知识,为狂犬病的预防和控制提供合理的建议。

　　素质目标:培养对公共卫生问题的责任感,意识到个人行为对疾病传播的影响。发展批判性思维,能够区分科学信息与非科学信息,对狂犬病的相关信息进行合理判断。

　　狂犬病病毒(rabies virus)是一种嗜神经病毒,在分类上属于弹状病毒科(Rhabdoviridae)狂犬病病毒属(Lyssavirus)。该病毒可以引起多种野生动物和家畜等的自然感染,并可通过动物咬伤、抓伤或密切接触等形式在动物间或动物-人类间传播而引起狂犬病。狂犬病(rabies)是一种人兽共患的自然疫源性疾病,在世界大部分地区都有流行。该病病死率高,一旦发病,病死率近乎100%,至今尚无有效的治疗方法。因此,预防狂犬病的发生尤其重要。

**【知识拓展】**

### 狂犬病的科学探索

　　人类对于狂犬病的科学探索始于古代,但重大突破归功于19世纪的法国微生物学家路易·巴斯德(Louis Pasteur)。1882年,巴斯德团队首次从患兔中分离出病毒,并发现其通过神经传播。巴斯德团队通过将病毒在兔脑中连续传代,逐渐减弱了病毒的毒力,最终制备出了一种减毒活疫苗。1885年,巴斯德成功地为一个被疯狗咬伤的9岁男孩约瑟夫·梅斯特(Joseph Meister)接种了这种疫苗。经过2周的接种和观察,梅斯特康复了,这标志着人类首次成功预防狂犬病。巴斯德的这一成就不仅展示了科学的力量,也奠定了现代疫苗学的基础,至今仍在挽救无数生命。尽管狂犬病目前尚无治疗方法,但通过疫苗接种和适当的暴露后预防措施,狂犬病的发病率已在许多地区得到有效控制。

## 一、生物学性状

　　1. 形态与结构　狂犬病病毒形态似子弹状,一端钝圆,另一端扁平,平均大小为长130~300 nm,宽60~85 nm,有包膜。病毒包膜由外层G蛋白和内层M2蛋白组成,包膜表面有许多糖蛋白刺突,主要成分为糖蛋白G,与病毒的感染性、血凝性和毒力等相关;病毒RNA与N、M1和L蛋白共同组成螺旋对称的核衣壳(图32-1)。

　　2. 基因组与蛋白质　病毒基因组为不分节段的单负链RNA,基因组总长12 kb,从3′到5′端依次为约50个核苷酸的先导序列和编码N、M1、M2、G和L蛋白的5个结构基因,各个基因间含有非编码序列,主要编码5种蛋白,包括组成核衣壳的核蛋白(nucleoprotein,NP),具有保护RNA功能;基质蛋白(matrix protein,M)M1和M2,分别构成病毒衣壳和包膜的基质成分;糖蛋白(glycoprotein,G)存在于病毒包膜,构成病毒糖蛋白刺突;L蛋白(large protein,L)为依赖RNA的RNA聚合酶(RNA dependent RNA polymerase),存在于核衣壳中。

　　3. 复制周期　狂犬病病毒的复制主要在感染细胞的细胞质中完成。病毒包膜糖蛋白G与神经细胞表面的乙酰胆碱受体特异结合而吸附,引起吸附病毒处的细胞膜内陷并包裹病毒而穿入,随后病毒包膜与细胞膜融合并脱壳,将病毒核酸(-ssRNA)释放至细胞质中,随后进行生物合成,一方面病毒-ssRNA 分别指导 mRNA 转录以及 N、M1、M2、G 和 L 蛋白质的合成,另一方面复制出互补的正链 RNA,并以此为模板再复制出子代病毒- ssRNA,最后病毒- ssRNA 与 N、M1 和 L 蛋白质装配成核衣壳,以出芽形式释放出病毒颗粒并获得含 M2 蛋白和 G 蛋白的病毒包膜。

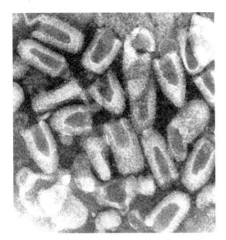

A. 电镜(×100 000)

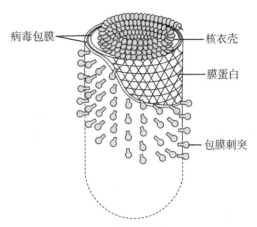

B. 结构模式图

病毒包膜 — 核衣壳 — 膜蛋白 — 包膜刺突

**图 32 - 1　狂犬病病毒**

4. 培养特性　狂犬病病毒引起动物感染的范围广,主要在犬、猫等家畜及狼、狐狸、浣熊、蝙蝠等野生动物中自然感染与传播。在易感动物或人的中枢神经细胞,特别是大脑海马锥体细胞中增殖时,可以在细胞质内形成一个或多个、圆形或椭圆形、直径为 20~30 nm 的嗜酸性包涵体,称为内基小体(Negri body),可以辅助诊断狂犬病(图 32 - 2)。

5. 抗原性　包膜糖蛋白 G 和核蛋白 N 是狂犬病病毒的重要抗原。其中,糖蛋白 G 可以刺激机体产生中和抗体、血凝抑制抗体和引起细胞免疫应答;核蛋白 N 比较稳定,具有病毒属特异性,能够以核糖核蛋白(ribonucleoprotein,RNP)的形式引起保护性的细胞免疫应答,但只能产生补体结合抗体和沉淀素,不能产生保护性抗体。根据病毒表面糖蛋白 G 的抗原性差异,不同来源的狂犬病病毒可分为 4 个血清型。

6. 变异　狂犬病病毒可以发生毒力变异。从自然感染

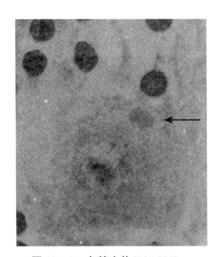

**图 32 - 2　内基小体(×1 000)**

动物体内分离到的病毒称为野毒株(wild strain)或街毒株(street strain)。将野毒株在家兔脑内连续传代后,病毒对家兔致病的潜伏期随着传代次数的增加而逐渐缩短,传至 50 代左右时,其潜伏期由原来的 4 周左右缩短为 4~6 日,若继续进行传代,潜伏期不再缩短。这种变异的狂犬病病毒被称为固定毒株(fixed strain),其重要特点是对家兔的致病性强,但对人或犬的致病性明显减弱,以及不能通过脑外途径接种引起犬的脑神经组织感染而发生狂犬病。可用固定毒株制成灭活疫苗,预防狂犬病。

7. 抵抗力　狂犬病病毒对热、紫外线、日光、干燥的抵抗力弱。易被强酸、强碱、甲醛、乙醇、乙醚、肥皂水、去垢剂等灭活。病毒悬液经 56 ℃ 30~60 分钟或 100 ℃ 2 分钟作用后被灭活。在脑组织内的病毒,于室温或 4 ℃条件下可保持传染性 1~2 周。

## 二、致病性与免疫性

1. 流行环节　狂犬病病毒能引起犬、猫、牛、羊、猪、狼、狐狸、鹿、野鼠、松鼠、臭鼬等家畜和野生动物等的自然感染。吸血蝙蝠等也可能是病毒重要的自然储存宿主。动物间的狂犬病主要是通过患病动物咬伤健康动物而传播。病犬的整个病程一般不超过 5~6 日,临床表现有狂暴型和麻痹型两种,

狂暴型包括前驱期、兴奋期和麻痹期 3 个阶段；麻痹型主要以麻痹症状为主，兴奋期极短或无。病猫的临床表现与病犬相似，以狂暴型为多，病程较短。

2. 传染源与传播途径 在发展中国家，病犬是狂犬病的主要传染源，80%～90%的狂犬病病例是由病犬传播的，其次是由猫和狼传播的。在发达国家，病犬已不是狂犬病的主要传染源。野生动物如狐狸、吸血蝙蝠、臭鼬和浣熊等逐渐成为重要传染源。患病动物的唾液中含大量病毒，于动物发病的前 5日，在其唾液中即可含病毒，发病前动物即有传染性。人对狂犬病病毒普遍易感，主要通过被患病动物咬伤、抓伤或密切接触而引起狂犬病。破损的皮肤和黏膜接触被病毒污染的物质也可引起感染。

3. 发病机制与临床表现 狂犬病病毒对神经组织具有很强的亲和力。进入体内的病毒在咬伤部位周围的横纹肌细胞内缓慢增殖 4～6 日后，可以侵入周围神经，进而沿周围传入神经迅速上行到达背根神经节，大量增殖并侵入脊髓和中枢神经系统，引起脑干及小脑等处的神经细胞肿胀、变性，形成以神经症状为主的临床表现，如幻觉、痉挛、麻痹和昏迷等。最后，病毒又沿传出神经扩散至唾液腺和其他组织，如舌、视网膜、角膜、皮肤、心脏、肾上腺等，引起迷走神经核、舌咽神经核和舌下神经核受损而使患者发生呼吸肌、吞咽肌痉挛，出现恐水、呼吸困难和吞咽困难等症状。其中，特殊的恐水症状表现为神经兴奋性增高，当吞咽、饮水甚至闻水声或其他轻微刺激时均可引起严重的咽喉肌痉挛，故狂犬病又称为恐水症（hydrophobia）。另外，当交感神经受刺激时，可出现唾液和汗腺分泌增多；当迷走神经节、交感神经节和心脏神经节受损时，可引起心血管功能紊乱或猝死。

人被病犬咬伤后的发病率为 30%～60%，潜伏期一般为 1～3 个月，但亦有短至 1 周或长达数年才出现症状者，其长短主要取决于被咬伤部位、受伤者年龄、伤口内感染病毒的数量与毒力以及宿主免疫力等。狂犬病一旦发生，其病死率近乎 100%。

4. 免疫力 机体感染狂犬病病毒后可产生细胞免疫和体液免疫。在细胞免疫中，杀伤性 T 淋巴细胞可以特异性地作用于包膜糖蛋白 G 和核蛋白 N 而引起病毒溶解，单核细胞产生的细胞因子等亦可抑制病毒复制和抵抗病毒的攻击作用。体液免疫中，主要通过中和抗体、补体介导溶解作用和抗体依赖细胞毒作用等发挥抗病毒作用，包括中和游离状态的病毒、阻断病毒进入神经细胞以及调节或加强机体对狂犬病病毒的细胞免疫应答等。

### 三、微生物学检查

一般根据动物咬伤史或典型临床症状即可以诊断狂犬病。对于发病早期或咬伤不明确的可疑患者，需要及时进行微生物学检查以辅助确诊。

1. 可疑动物的观察 首先捕获可疑动物并进行隔离、观察 7～10 日。如动物出现狂犬病的症状，则杀死动物取其脑组织制成切片，进行直接免疫荧光实验，检查病毒抗原或内基小体；或者将动物 10%脑组织悬液接种于小鼠脑内，待发病后直接检查小鼠脑组织中的内基小体或病毒抗原，可提高阳性检出率。

2. 可疑患者的检查 用免疫学检测、病毒分离等方法均可以辅助诊断狂犬病。对于检测阴性的可疑患者，也需要早期接种狂犬病疫苗，以预防狂犬病的发生。

（1）免疫学检测：用免疫荧光、酶联免疫等技术，检测可疑患者的唾液、分泌物、尿沉渣、角膜印片等标本中病毒抗原及血清中的特异性抗体，可以辅助狂犬病病毒感染的快速诊断与流行病学调查。常用直接免疫荧光试验检测标本中的病毒抗原以进行狂犬病的诊断。一般情况下，在病毒感染后 1周左右的患者血清中可以检测到中和抗体，但对于接种过狂犬病疫苗的可疑患者，中和抗体效价必须超过 1∶5 000 以上才能诊断。

（2）病毒分离与内基小体检查：取可疑患者的唾液、脑脊液或死后脑组织混悬液等材料，接种于易感动物进行狂犬病病毒的分离，并用特异性中和试验进行鉴定和确诊，通常病毒分离阳性率低，故临床上一般不作为常规检查。对于死亡患者，利用其脑组织制成印片或病理切片，通过特殊染色或免疫荧光标记后镜检，如观察到内基小体可进行确诊，阳性率为 70%～80%。

### 四、防治原则

捕杀野犬，加强家犬、家猫等动物的管理，减少与可疑动物的密切接触，及时进行伤口处理和预防接种等,可有效控制狂犬病的发生。

1. **伤口处理**　人被可疑动物咬伤后,应立即进行伤口处理。可用 3%～5% 肥皂水、0.1% 苯扎溴铵或清水充分清洗伤口,清水冲洗至少 15 分钟,对于咬伤较深的伤口,用注射器伸入伤口深部进行灌注清洗,再用 75% 乙醇或碘酊涂擦伤口,进行消毒。

2. **预防接种**　狂犬病的潜伏期比较长,一般为数十日、数月或数年。及时接种狂犬病疫苗进行暴露后预防(post - exposure prophylaxis)接种,可有效控制狂犬病的发生。目前常用地鼠肾原代细胞或人二倍体细胞培养制备的灭活疫苗进行全程免疫,分别于第 0、3、7、14 和 28 日进行肌内注射。全程免疫后可在 7～10 日获得中和抗体,并保持免疫力 1 年左右。有接触病毒危险的高危人群,可分别于 0、7、21 或 28 日接种狂犬病疫苗,进行暴露前预防(pre - exposure prophylaxis)接种;并定期检查血清抗体水平,及时加强免疫。疫苗接种时,少数患者可能出现局部炎症及轻度全身反应。

3. **被动免疫**　对于伤口严重或免疫功能低下的可疑患者,在接种疫苗的同时,还需要用抗狂犬病患者免疫球蛋白(20 U/kg)或抗狂犬病马血清(40 U/kg)于伤口周围浸润注射,必要时联合使用干扰素,以增加保护效果。注射抗狂犬病马血清前必须进行过敏试验,必要时进行脱敏注射。

# 本 章 小 结

狂犬病病毒是一种致命的嗜神经性病毒,一旦发病,几乎 100% 致死。

狂犬病病毒具有子弹状形态和包膜结构,基因组为单负链 RNA。该病毒通过与神经细胞表面的受体结合进入细胞,并在细胞质中复制,沿神经纤维传播至中枢神经系统,导致急性脑脊髓炎。

狂犬病主要通过患病动物咬伤传播,病毒对神经组织有强亲和性,引发神经细胞损伤,临床表现为恐水、痉挛等症状。病毒的糖蛋白 G 和核蛋白 N 是主要抗原,能刺激机体产生特异性免疫应答。

狂犬病目前尚无有效治疗措施,预防是控制狂犬病的核心。伤口应立即清洗消毒,接种疫苗是主要预防手段,包括暴露后和暴露前接种。对于严重咬伤或免疫功能低下者,还需被动免疫,使用免疫球蛋白。

(宋利华)

# 第三十三章
## 痘病毒和细小病毒 B19

【学习目标】

 知识目标:能够充分理解痘病毒和人类细小病毒 B19 的生物学特性。

 能力目标:熟悉痘病毒和人类细小病毒 B19 的致病性,培养学生运用不同痘病毒存在抗原交叉的特点解决临床实际问题能力,会应用痘病毒传播途径知识做好疾病的防治宣传。

 素质目标:培养学生树立正确的人生观、价值观,树立正确的职业使命感和人文关怀精神,激发学生的责任意识。

痘病毒(poxvirus)是已知引起人类疾病的病毒中体积最大、结构最复杂的一类 DNA 病毒,光学显微镜下可见,属于痘病毒科(Poxriridae)。引起人类感染的痘病毒主要属于正痘病毒属(*Orthopoxvirus*)、副痘病毒属(*Parapoxvirus*)、雅塔痘病毒属(*Yatapoxvirus*)和软疣都病毒属(*Molluscipovirus*),有天花病毒(variola virus)、痘苗病毒(vaccinia virus)、传染性软疣病毒(molluscum contagiosum virus,MCV)和猴痘病毒(monkeypox virus)。

## 第一节　天花病毒和痘苗病毒

1. 天花病毒　　天花(smallpox,variola)是世界上严重危害人类数千年的烈性传染病,其传染性极强,可通过接触和飞沫传播。天花病毒的靶细胞是上皮细胞和皮下结缔组织细胞,病毒通过与受体结合进入细胞内,在胞质内增殖后释放入血,引起病毒血症。天花临床表现主要为严重病毒血症(寒战、高热、乏力、头痛、四肢及腰背部酸痛,严重时可出现惊厥、昏迷)、皮肤成批出现离心性皮疹,依次发展成斑疹、丘疹、疱疹、脓疱疹,最后脓疱结痂,痂皮脱落后形成瘢痕,因颜面部大量的皮脂腺被破坏,可遗留明显的凹陷性瘢痕。天花在临床上病情发展极为迅速,未免疫人群感染重型天花后 15~20 日内病死率高达 30%。

天花病毒只有 1 个血清型,抗原性稳定;人是唯一的宿主,且感染后可获得终身免疫力。人类在长期与天花作斗争的过程中,逐步掌握了预防和控制天花的方法,其中我国古代发明的人痘接种术以及 18 世纪末英国人 Jenner 发明的牛痘苗为人类彻底根除天花做出了不可磨灭的贡献。经过全世界的共同努力,1980 年 5 月 8 日,WHO 正式宣布人类成功消灭天花并建议停止痘苗病毒接种。然而,值得警惕的是,由于停止种痘,人群对天花病毒的免疫力逐渐消失,但世界上仍有少数实验室为研究需要保存有天花病毒,仍有可能发生天花暴发或大流行的潜在危险,甚至有可能被用作生物战剂,必须引起重视。

2. 痘苗病毒(vaccinia virus)　　痘苗病毒是一种牛痘病毒的毒力变异株,与天花病毒在外形、大小及抗原性都极为相似。痘苗病毒主要用于天花的计划免疫,对于消灭天花发挥了极为重要的作用。与天花病毒不同的是其毒力低,宿主范围广,能引起人、牛、猪、猴、骆驼、象、绵羊、家兔及鼠类的感染。接种痘苗后可出现类似牛痘的皮肤损害,但在儿童及免疫力低下者也可发生并发症,如种痘后湿疹、紫癜、坏疽痘,以及 1/100 万的种痘后脑炎等。目前,痘苗病毒主要作为研究基因调控的模型或用于表达外源蛋白的载体。1982 年,Paoletti 和 Moss 研究组将外源基因插入痘苗病毒的胸苷激酶(TK)

基因中,首次成功地构建了在哺乳动物细胞中表达外源基因的重组痘苗病毒,成为分子生物学、细胞生物学、免疫学领域以及新型疫苗研究与开发的有效工具。

【知识拓展】

### 病毒载体疫苗

VACV(various vaccinia virus)是痘病毒家族的一员,由于该病毒具有与其他正痘病毒属的痘病毒高度保守的结构蛋白,故可以获得交叉保护,防止其他正痘病毒属的毒株感染。VACV 还具有低毒力和高免疫原性的特点,已被广泛用于诱导对天花病毒的交叉保护。在根除天花之后,VACV 仍然广泛用于开发针对感染性或神经系统疾病(如阿尔茨海默症)的新型预防性或治疗性重组疫苗。首个重组 VACV 候选疫苗是在 1982 年针对乙型肝炎病毒开发的,之后相继开发了针对狂犬病病毒、HIV 和许多其他困扰人类的病原体的重组 VACV 疫苗。

3. 猴痘病毒(monkeypox virus)　猴痘病毒属于正痘病毒属,是一种引起人畜共患传染病——猴痘(mpox)的病原体。猴痘病毒呈砖形或椭圆形,有包膜,大小为 200 nm×250 nm,病毒基因组为双链 DNA,长约 197 kb。1958 年猴痘病毒首次在丹麦被发现并分离;1970 年首次报道了人类感染病例,呈地方性流行(主要在中非和西非);随着全球化及人口流动的不断深化,猴痘开始出现国际传播,2022 年,世界卫生组织宣布猴痘疫情为"国际关注的突发公共卫生事件",感染患者人数急剧增加。2022 年 9 月我国报告首例猴痘输入病例,2023 年 6 月开始出现本土猴痘疫情,我国国家卫生健康委决定,自 2023 年 9 月 20 日起将猴痘纳入《中华人民共和国传染病防治法》规定的乙类传染病进行管理,采取乙类传染病的预防、控制措施。

猴痘的主要传染源为感染猴痘病毒的啮齿类动物,灵长类动物(包括猴、黑猩猩、人等)感染后也可成为传染源。人主要通过接触感染动物及其病变渗出物、血液,或被感染动物咬伤、抓伤而感染。人际间主要通过密切接触传播,也可通过飞沫传播,接触被病毒污染的物品也有可能感染,还可通过胎盘垂直传播。尚不能排除性传播。猴痘潜伏期为 5～21 日,多为 6～13 日,人群普遍易感。临床表现早期出现发热(多在 38.5 ℃以上)、寒战,可伴头痛、嗜睡、乏力、背部疼痛和肌痛,多数患者出现淋巴结肿大等症状。发病后 1～3 日出现皮疹。皮疹首先于面部出现,后逐渐蔓延至四肢及其他部位,多呈离心性分布,面部和四肢皮疹较躯干更为多见,也可累及口腔黏膜、消化道、生殖器、眼结膜和角膜等。皮疹由斑疹、丘疹发展为疱疹、脓疱疹到结痂,结痂脱落后可遗留红斑或色素沉着,甚至出现持续时间可长达数年的瘢痕。部分患者可出现皮损部位继发细菌感染、支气管肺炎、脑炎、角膜感染等并发症。猴痘为自限性疾病,大部分预后良好,严重病例常见于年幼儿童、免疫功能低下人群。通过聚合酶链反应检测病毒 DNA 是目前实验室检测猴痘的首选方法。目前国内尚无特异性抗猴痘病毒药物,主要是对症支持和并发症的治疗。

# 第二节　传染性软疣病毒

传染性软疣病毒仅感染人,引起传染性软疣。多发于儿童和青年,一般通过直接接触传染,也可自体接种,成人也能通过性接触传播。传染性软疣可发生于除掌跖外的任何接触部位,在皮肤上产生良性的肿瘤样病变,典型损害为感染局部表皮细胞增生形成软疣结节,直径为 2～8 mm,单发或多发,圆形或半球形,有蜡样光泽,中心呈脐凹状,并含有干酪样栓塞物。病毒一般在上皮的生发层细胞中进行复制,胞质内可形成含有大量病毒颗粒的"软疣体"。在正常个体中,病毒常引起自限性感染,但在免疫缺陷患者中的感染通常较严重。该病毒能在原代人羊膜细胞、人包皮成纤维细胞、猴肾细胞及 HeLa 细胞中增殖并产生 CPE,但病毒不能连续传代,也无试验动物模型。目前尚无有效的预防与治疗方法。

# 第三节　细小病毒 B19

细小病毒(parvovirus)是已知最小的单链 DNA 病毒,宿主范围从节肢动物到人类,分布非常广泛。细小病毒科(Parvovidae)分为两个亚科,即感染脊椎动物的细小病毒亚科(Parvoviridae)和感染节肢动物的浓核病毒亚科(densovirinae)。细小病毒亚科包括 5 个属,即细小病毒属(*Parovirus*)、红病毒属(*Erythrovirus*)、博卡病毒属(*Bocavirus*)、阿留申貂病毒属(*Amdovirus*)和依赖病毒属(*Dependovirus*)。目前,可引起人类疾病的细小病毒主要有红病毒属的人类细小病毒 B19(human parvovirus B19,B19)和博卡病毒属的人类博卡病毒(human bocavirus,HBoV)。

细小病毒共同的形态结构特征是无包膜,直径为 18~26 nm,衣壳二十面体对称,由约 32 个长 3~4 nm 的壳粒构成,包围着一个分子的单股线状 DNA,基因组长约 5.6 kb,编码 VP1 和 VP2 两种衣壳蛋白和一种非结构蛋白。由于基因组小,病毒的复制依赖于宿主或和辅助病毒共感染。细小病毒根据对辅助病毒的需要不同可分成两类:① 自主复制病毒,无须辅助病毒即能自行复制,但在 DNA 复制时,需要正处于有丝分裂过程中的宿主细胞(包括体外培养细胞)某些功能的辅助,包括细小病毒属及红病毒属;② 依赖性病毒,其基因组不完备,是一类缺陷病毒,腺病毒为其辅助病毒,必须在有腺病毒与之同时存在的条件下,才能复制出有感染性的后代,故又称为腺相关病毒(adeno - associated virus,AAV)。该类病毒的致病性目前尚不清楚。细小病毒对外界理化因素具有很强的抵抗力,能耐受 pH 为 3~9 的处理,加热 56 ℃ 60 分钟不受破坏,对乙醚、氯仿、脂溶剂不敏感。

人类细小病毒 B19(human parvovirus B19,B19)可引起儿童传染性红斑(erythema infectiosum,EI)或 5 号病(fifth disease)。由 Cossart 于 1975 年筛查无症状乙肝患者血清时在 B 组的 19 号样品中发现,故名为细小病毒 B19。

B19 病毒感染呈世界范围分布,约 60%以上的成人和 90%以上的老年人可检测到 B19 病毒抗体,但感染多发生于学龄儿童;主要通过呼吸道传播,也可通过血制品或输血传播;妊娠妇女感染后可通过胎盘传给胎儿。30%~40%的感染者可无临床症状。

B19 病毒对人红细胞具有高度亲嗜性。病毒受体为红细胞表面的糖脂抗原(血型 P 抗原),该抗原成分可表达于红细胞系前体细胞、成熟红细胞、巨核细胞、内皮细胞、胎盘、胎儿肝和心脏。病毒的转录、复制及装配均在宿主细胞核内完成,且病毒不能刺激静止期细胞启动 DNA 的合成,故宿主细胞代谢的 S 期是病毒复制所必需的条件。病毒可在新鲜人类骨髓细胞、胎儿肝细胞、外周血细胞或脐血细胞内增殖。

B19 病毒感染所致的传染性红斑最常见于 4~12 岁的儿童。病毒经飞沫侵入上呼吸道,在局部增殖后,大量病毒侵入血流形成病毒血症。此时患者出现流感样症状,病毒随患者的呼吸道分泌物排出体外。约经 1 周后随着特异性抗体生成,病毒血症终止,但病毒与抗体在血循环中形成的免疫复合物可引起面颊部出现水肿性蝶形红斑,四肢皮肤也可出现对称性边界清楚的花边状或网状斑丘疹,为本病的特征。

成人感染 B19 病毒后可致多发性关节炎或关节痛;慢性溶血性贫血患者若发生 B19 病毒感染可因红系前体细胞大量破坏和网状细胞减少而促发严重的再生障碍性贫血危象;血清抗体阴性的孕妇发生 B19 病毒感染后,病毒通过胎盘感染胎儿,导致严重贫血及流产,但尚未有证据表明 B19 病毒可引起先天性畸形。

B19 病毒感染的微生物学检查最敏感的方法是检测病毒 DNA。可用斑点杂交、原位杂交和 PCR 方法检测血清、血细胞、组织标本和呼吸道分泌物中的病毒 DNA;对传染性红斑和再障危象患者可用 ELISA 法检查病毒特异性 IgM,在红疹出现 1~2 日内多数患者血清中可测出 B19 病毒 IgM 抗体。

对持续性 B19 病毒感染者,应用含有 B19 病毒中和抗体的免疫球蛋白制品具有一定的治疗和改善作用。目前尚无有效的抗 B19 病毒药物,亦无预防疫苗。

## 本 章 小 结

　　目前,对人类致病的痘病毒主要有猴痘病毒和传染性软疣病毒,天花病毒引起的天花已在 1980 年在全球范围内根除。猴痘病毒自 2022 年导致全球多国出现疫情,可通过接触患病动物或被其咬伤等传染人,可经呼吸道、直接接触和亲密接触传播,还可垂直传播。猴痘为自限性疾病,预后多良好,严重病例常见于免疫功能低下人群。临床表现主要为发热、皮疹、淋巴结肿大等症状。国内尚无特异性抗猴痘病毒药物。传染性软疣病毒,主要通过直接接触传染,也可自体接种,成人也能通过性接触传播。患者典型损害为感染局部表皮细胞出现增生,形成软疣结节。尚无有效的防治方法。

　　对人致病的细小病毒主要为人类细小病毒 B19。细小病毒 B19 主要破坏红细胞系前体细胞,可以通过呼吸道、血制品或输血及垂直传播。细小病毒 B19 感染主要与人类传染性红斑、多发性关节炎或关节痛、镰状细胞贫血患者的一过性再生障碍危象、先天感染造成的自发性流产等有关。感染多发生于学龄儿童。目前尚无预防疫苗,亦无有效的治疗药物。

（李　恋）

# 第三十四章
## 朊　粒

【学习目标】
　　知识目标：能够充分理解朊粒的生物学特性、致病性。
　　能力目标：熟悉朊粒的防治原则，培养学生运用朊粒的抵抗力特点解决临床实际问题能力，会应用 prion 病的防治知识做好宣传。
　　素质目标：培养学生树立正确的职业使命感和人文关怀精神，增强恪尽职守的职业修养。

　　朊粒（prion）是一种由正常宿主细胞基因编码的、构象异常的朊蛋白（prion protein，PrP），至今尚未发现任何核酸成分，是人和动物传染性海绵状脑病（transmissible spongiform encephalapathy，TSE）的病原体。

　　prion 一词来源于 proteinaceous infectious particle，译为传染性蛋白粒子或蛋白浸染颗粒，简称为朊粒。首先由美国学者 Prusiner（1982）以其作为羊瘙痒病（scrapie of sheep and goat）的病原体而提出，Prusiner 因在 prion 研究中的杰出贡献而荣获 1997 年诺贝尔生理或医学奖。

## 一、生物学性状

　　prion 是一种不含核酸和脂类的疏水性糖蛋白，其相对分子质量为 27～30 kDa。prion 的理化特性与病毒、细菌等明显不同，其本质是一种具传染性和极强抵抗力的异常折叠的朊蛋白。

　　朊蛋白由正常宿主细胞基因编码产生。在正常情况下，PrP 基因编码产生细胞朊蛋白（cellular prion protein，PrP$^c$），PrP$^c$ 的分子构型以 α 螺旋为主，对蛋白酶 K 敏感，在多种组织尤其是神经元细胞中普遍表达，具有一定的生理功能，没有致病性。PrP$^c$ 构型发生异常变化时便会形成具有致病作用的 prion，又称为羊瘙痒病朊蛋白（scrapie prion protein，PrP$^{sc}$），PrP$^{sc}$ 的分子构型转变以 β 折叠为主，对蛋白酶 K 有抗性，仅存在于感染的人和动物组织中，具有致病性与传染性（表 34 - 1）。PrP$^{sc}$ 是 PrP$^c$ 的异构体，PrP$^c$ 与 PrP$^{sc}$ 由同一染色体基因编码，其氨基酸序列完全一致（253～254 个氨基酸），根本的差别在于它们空间构象上的差异（图 34 - 1）。

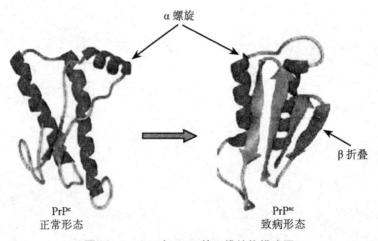

α 螺旋

β 折叠

PrP$^c$　　　　　　　　PrP$^{sc}$
正常形态　　　　　　　致病形态

图 34 - 1　PrP$^c$ 与 PrP$^{sc}$ 的三维结构模式图

表 34-1　PrP^c 与 PrP^sc 的主要区别

| | PrP^c | PrP^sc |
|---|---|---|
| 分子构象 | α 螺旋占 42%,β 折叠仅占 3% | β 折叠占 43%,α 螺旋占 30% |
| 对蛋白酶 K 的抗性 | 敏感 | 抗性 |
| 在非变性去污剂中 | 可溶 | 不可溶 |
| 存在部位 | 正常及感染动物 | 感染动物 |
| 致病性 | 无 | 有致病性与传染性 |

## 【知识拓展】

### 朊粒的增殖

关于朊粒确切的增殖机制目前尚未阐明,有学者提出了"模板学说"和"核聚集学说"两个假说。

"模板学说"认为正常细胞编码的 PrP^c 分子会发生随机摆动,在摆动过程中可发生部分构象变化形成新的中间分子即 PrP^* 分子。PrP^* 分子既能形成 PrP^sc,也能回复到 PrP^c。正常情况下,形成 PrP^sc 的量极少,不会引起疾病。但在特殊情况下,如有外源 PrP^sc 分子存在或 PrP 基因发生突变,会导致过量的 PrP^sc 形成并与 PrP^c 结合,进一步形成 PrP^sc - PrP^c 异源二聚体复合物,进一步异源二聚体中PrP^c 被催化转变为 PrP^sc,最终形成 PrP^sc 同源二聚体。PrP^sc 同源二聚体还可以解离,产生 PrP^sc 单体重新参与循环,促使朊粒以指数方式增殖。

"核聚集学说"又称为"种子学说"。该学说认为,在特殊情况下,机体内少量的 PrP^sc 单体可以互相聚集形成低级聚合物,其犹如物质结晶前期形成的细小结晶,即"核心"或"种子"。这种 PrP^sc 低级聚合物可以充当"种子",通过黏附其他 PrP^sc 单体分子,形成更大的聚合物。这些聚合物碎裂后又成为新的"种子",重复聚合过程,产生更多的 PrP^sc 聚合物,沉积于局部组织中形成淀粉样蛋白沉淀。

prion 对理化因素有很强的抵抗力。能抵抗蛋白酶 K 的消化作用,对热有很强的抗性,标准的高压蒸汽灭菌(121.3 ℃,20 分钟)不能破坏 prion,需高压蒸汽灭菌在 134 ℃下灭菌 2 小时及以上,才能使其失去传染性。prion 对辐射、紫外线及常用消毒剂也有很强的抗性。PrP^c 在土壤中可存活 20 年。目前灭活 prion 的方法是:室温 20 ℃、用 1 mol/L NaOH 或者 2.5% NaClO 溶液处理 1 小时以后,再高压蒸汽灭菌在 134 ℃下灭菌 2 小时及以上。

## 二、致病性

prion 可引起人和动物的慢性退行性、致死性中枢神经系统疾病,即传染性海绵状脑病(transmissible spongiform encephalopathy,TSE)。该疾病的共同特点:① 潜伏期长,可达数年甚至数十年之久。② 一旦发病则呈慢性、进行性发展,最终死亡;患者以痴呆、共济失调、震颤等中枢神经系统症状为主要临床表现。③ 病理学特征是脑皮质神经元空泡变性、死亡,星形胶质细胞增生,脑皮质疏松呈海绵状,并有淀粉样斑块形成,脑组织中无炎症反应。④ 免疫原性低,不能诱导机体产生特异性免疫应答。

PrP^c 向 PrP^sc 的转变是 prion 病发生、发展的关键,但这一过程的确切机制目前仍不清楚。

目前已知人和动物的 TSE 有 10 种(表 34-2)。

表 34-2　人和动物的 TSE

| 人类 TSE | 动物 TSE |
|---|---|
| 库鲁病 | 羊瘙痒病 |
| (Kuru disease) | (scrapie of sheep and goats) |
| 克-雅病 | 水貂传染性脑病 |
| (Creutzfeld - Jakob disease,CJD) | (transmissible mink encephalopathy,TME) |
| 格斯特曼-斯召斯列综合征 | 鹿慢性消瘦症 |

| 人类 TSE | 动物 TSE |
| --- | --- |
| (Gerstmann syndrome,GSS) | (chronic wasting disease of deer,CWD) |
| 致死性家族性失眠症 | 牛海绵状脑病 |
| (fatal familial insomnia,FFI) | (bovine spongiform encephalopathy,BSE) |
| 变异型克-雅病 | 猫海绵状脑病 |
| (variant CJD,v－CJD) | (feline spongiform encephalopathy,FSE) |

　　人类的 TSE 可分为传染性、遗传性和散发性三种类型。目前的研究表明,TSE 可通过消化道、血液、神经及医源性等多种途径传播。如疯牛病病原体进入人的食物链经消化道导致人类感染;污染的动物源性生物制品也可造成 TSE 的医源性传播。人与人之间可能的传播方式有输血、组织器官移植、污染的手术器械等。部分人类的 TSE 与遗传有关,如家族性克雅病。散发性 TSE 的传播途径尚不明确。

　　主要的人和动物的 TSE 如下:

　　1. 羊瘙痒病(scrapie of sheep and goats)　是最早发现的动物传染性海绵状脑病,可发生于绵羊和山羊。潜伏期一般 1～3 年,病羊以消瘦、步态不稳、脱毛、麻痹等为临床特征;因病羊瘙痒常在围栏上摩擦身体而得此病名。此病病死率极高,在亚洲、欧洲和美洲均发现有羊瘙痒病病例。

　　2. 牛海绵状脑病(bovine spongiform encephalopathy,BSE)　俗称为疯牛病(mad cow disease),是一种新现的动物传染性海绵状脑病。1986 年在英国首先报道,目前已蔓延到其他 12 个欧洲国家,美国、日本及加拿大等国也有个别报道。中国尚未发现有此病。该病潜伏期长,一般为 4～5 年,发病后期病牛出现明显的运动失调、震颤、恐惧、狂躁等神经系统症状,故俗称为疯牛病。研究认为,疯牛病病原体来源于羊、牛的内脏肉骨粉制作的饲料,TSE 致病因子借助此途径进入牛的食物链而导致感染发病,并在牛群中流行。1988 年 6 月,英国明文规定疯牛病为疫情报告的病种,并于同年 7 月立法禁止用反刍动物来源的蛋白质物质喂养牛等反刍动物,且屠杀病牛和疑似病牛,使疯牛病的发病率呈逐渐降低趋势。

　　3. 库鲁病(Kuru disease)　是一种人类的传染性海绵状脑病。此病是发生于大洋洲巴布亚新几内亚高原 Fore 部落里土著人的一种中枢神经系统进行性、退化性疾病。由美国学者 Gajdusek 等在 20 世纪 50 年代发现,并于 1957 年首先正式报道。研究证明,此病的发生与原始愚昧宗教祭祀仪式食尸有关,患者多为妇女和儿童。病原体通过皮肤黏膜(鼻咽部、胃肠道及眼结膜)而传播。本病潜伏期长,一般为数年,最长可达 30 年。临床表现早期以共济失调、颤抖等神经系统症状为主,故称为 Kuru(当地土语为颤抖之意)病;随着病情进行性发展,晚期表现为痴呆、四肢瘫痪,最后多继发感染死亡。

　　4. 克-雅病(Creutzfeld－Jakob disease,CJD)　是人类最常见的海绵状脑病。由 Creutzfeld 和 Jakob 两位神经病理学家分别于 1920 年和 1921 年首先报道,故名为克-雅病(Creutzfeld－Jakob disease,CJD)。此病呈世界性分布,好发年龄多在 50～75 岁之间,发病率约为百万分之一。潜伏期为 1.5～10 年,也可长达 40 年以上。典型临床表现为进行性发展的痴呆、肌痉挛、小脑共济失调、运动性失语,并迅速发展为偏瘫、癫痫,甚至昏迷。患者最终死于感染或中枢神经系统功能衰竭。其病理学改变与库鲁病相似。

　　根据病因不同可将 CJD 分为散发性、家族性或医源性三种类型。散发性 CJD 约占 85%,其传播途径不明。家族性 CJD 约占 15%,具有家族性常染色体的显性遗传,已证明在遗传性患者家族中均有编码 PrP 基因的突变。医源性 CJD 主要与外科手术特别是神经外科手术时器械灭菌不彻底、角膜或硬脑膜等移植或注射从人尸体垂体提取制备的生长激素与促性腺激素等因素有关。

　　5. 变异型克-雅病(variant CJD,v－CJD)　本病是 1996 年 3 月由英国 CJD 监视中心首先报道的一种新发现的人类传染性海绵状脑病。v－CJD 与典型 CJD 在易感年龄、临床症状与病程、脑电图与影像学以及病理学改变等方面有区别,故将该病称为 CJD 的变种。

　　研究已证实,人 v－CJD 的发生与疯牛病密切相关,与病牛接触或进食病牛肉是最主要的发病原因。绝大多数患者发生于疯牛病高发区的英国,患者病变组织中 $PrP^{sc}$ 与疯牛病的 $PrP^{sc}$ 相同,患者脑组织的病理学改变亦与疯牛病相似。该病多发生于 18～40 岁的年轻人,潜伏期长,可达 10～30 年。其主要症状为进行性的精神异常和行为改变、运动失调、痴呆等。

研究提示,人 PrP 基因的 129 位密码子的多态性与人类对疯牛病因子的易感性有一定关系。至今发现的 v - CJD 患者大多数的基因型都为纯合子 Met(蛋氨酸)。疯牛病可跨越"种间屏障"传播与 PrP 基因 DNA 序列有关,各物种间序列同源性越高,越容易发生种间传播。牛与羊的 PrP 基因型相似度达 98%,故羊瘙痒病因子易传染给牛。与羊 PrP 基因型相比,人类的 PrP 基因型更接近于牛的 PrP 基因型,因此,提示人类 v - CJD 为何可经食用患疯牛病的牛肉而不是食用患羊瘙痒病的羊肉而患病。

另外,人类的 prion 病还包括一种罕见的 GSS(Gerstmann syndrome)和与遗传性有关的致死性家族失眠症(FFI)。

### 三、微生物学检查

目前 TSE 的诊断除了根据流行病学、临床表现及病理学改变外,病原学确诊需要通过免疫学和分子遗传学方法检查致病因子 PrP$^{sc}$。

1. 免疫组化法　是目前诊断该病的最可靠方法。可采用同时能与 PrP$^c$ 和 PrP$^{sc}$ 反应的 PrP 特异性抗体(因为两者的氨基酸序列完全一致),在免疫组化染色时标本首先用蛋白酶 K 处理,以破坏 PrP$^c$,然后再用 PrP 单克隆抗体或多克隆抗体检测对蛋白酶 K 有抗性的 PrP$^{sc}$。能够区分 PrP$^c$ 和 PrP$^{sc}$ 的单克隆抗体也已研制成功。

2. 免疫印迹法　是目前国际上诊断 TSE 最常用的有效方法。先用蛋白酶 K 处理组织标本,电泳后转印至硝酸纤维膜,再用 PrP 单克隆抗体或多克隆抗体检测 PrP$^{sc}$。

3. 基因分析法　常用于诊断家族性 TSE。从疑似患者组织中提取 PrP 基因,PCR 扩增,限制性酶切分析,再行等位特异性杂交或核苷酸序列分析,以确定其 PrP 基因型及其是否发生突变。

4. ELISA 技术　目前用两种识别 PrP$^{sc}$ 不同位点的夹心 ELISA 法或化学发光 ELISA 法检测脑组织悬液或脑脊液中存在的 PrP$^{sc}$,也已广泛应用于 TSE 的病原学诊断。

5. 蛋白质错误折叠循环扩增(protein misfolding cyclic amplification,PMCA)　该方法将待测的样本与大量的 PrP$^{sc}$ 共同孵育,如果样本中含有 PrP$^{sc}$,就可以促使 PrP$^c$ 错误折叠转变为 PrP$^{sc}$,通过多次循环使样本中的 PrP$^{sc}$ 得以扩增,再用 Western blot 检测蛋白酶抗性的 PrP$^{sc}$。PMCA 极大提高了检测灵敏度,使体液中的 PrP$^{sc}$ 检测成为可能。

另外一些方法亦有助于诊断,最近有报道用人血浆酶原能沉淀出克-雅病患者脑组织中的 PrP$^{sc}$,又如用免疫学方法检测脑脊液中某些蛋白质的变化等。

### 四、防治原则

TSE 特别是疯牛病(BSE)和 v - CJD 的防治已受到国际社会的极大关注,但迄今对 TSE 尚无疫苗可供免疫预防,也缺乏有效药物治疗。目前主要是针对该病的可能传播途径采取措施进行预防。

1. 医源性 TSE 的预防　对患者的血液、体液及手术器械等污染物必须彻底灭菌,彻底销毁含病原因子的动物尸体、组织块或注射器等用品。常用的理化方法有:用 1 mol/L NaOH 处理 1 小时以后,再高压蒸汽灭菌 2 小时以上;对带有 PrP$^{sc}$ 的提取液、血液等要用 100 g/L 漂白粉溶液或 5% 次氯酸钠处理 2 小时以上,使其失去传染性。严禁 TSE 患者及任何退行性中枢神经系统疾病患者捐献组织器官;医护人员及实验室研究人员应严格遵守安全操作规程,加强防范意识。

2. BSE 及 v - CJD 的预防　禁止用牛羊等反刍动物的骨肉粉作为饲料添加剂喂养牛等反刍动物,以防止病原因子进入食物链。对从有 BSE 的国家进口的活牛(包括胚胎)或者牛制品,必须严格地进行特殊检疫,加强监测工作,防止输入性感染。

### 本 章 小 结

朊粒(prion)是一种由宿主细胞基因编码的、构象异常的朊蛋白 PrP$^{sc}$,它与正常细胞朊蛋白 PrP$^c$ 主要存在以下区别。① 两者二级结构不同:PrP$^{sc}$ 结构上以 β 折叠为主;PrP$^c$ 结构上以 α 螺旋为主。② 两者抵抗力不同:PrP$^{sc}$ 抵抗力强,对蛋白酶 K 有抗性,对常规消毒灭菌方法不敏感,需要在 134 ℃下进行高压蒸汽灭菌处理至少 2 小时以上才可彻底灭活;$PrP^c$ 抵抗力弱,对蛋白酶 K 敏感,对于一般使蛋白变性的物理化学处理均敏感,标准的高压蒸汽灭菌(121.3 ℃,20 分钟)可以灭活。③ 致病性:$PrP^{sc}$ 存在于感染的人和动物组织中,具有致病性和传染性;$PrP^c$ 存在于正常人和动物组织中,不具有致病性和传染性。

朊粒可引起人和动物发生致死性中枢神经系统慢性退行性疾病,目前已知的人 prion 病包括库鲁病、克-雅病、变异型克-雅病、格斯特曼综合征、致死性家族性失眠症等。该病的病原学确诊需要通过免疫学和分子遗传学方法检查致病因子 $PrP^{sc}$。目前尚无特异性疫苗,也缺乏有效的疾病治疗方法。预防措施以切断传播途径为主。

(李　恋　陶格斯)

# 中英文名词对照

| | | | |
|---|---|---|---|
| 肠道感染病毒 | intestinalcanal – infected virus | 定植因子 | colonization factor，CF |
| 肠道沙门菌 | *S. enterica* | 痘病毒 | poxvirus |
| 肠道致细胞病变人孤儿病毒 | enteric cytopathogenic human orphan virus，ECHO virus | 痘病毒科 | poxviridae |
| | | 痘苗病毒 | vaccinia virus |
| 肠毒素 | enterotoxin | 毒力质粒 | virulence plasmid，Vi 质粒 |
| 肠杆菌科 | Enterobacteriaceae | 毒力质粒 | virulence plasmid |
| 肠集聚性大肠埃希菌 | enteroaggregative *E.coli*，EAEC | 毒性噬菌体 | virulent phage |
| 肠侵袭性大肠埃希菌 | enteroinvasive *E.coli*，EIEC | 毒性休克综合征毒素-1 | toxic shock syndrome toxin 1， |
| 肠热症 | enteric fever | | TSST – 1 |
| 肠致病性大肠埃希菌 | enteropathogenic *E.coli*，EPEC | 杜通疏螺旋体 | *B. duttonii* |
| 超广谱 β-内酰胺酶 | extended spectrum β – lactamases，ESBLs | 对数期 | logarithmic phase |
| | | 顿挫感染 | abortive infection |
| 超氧化物歧化酶 | superoxide dismutase，SOD | 多黏菌素 | polymyxin |
| 成人 T 细胞白血病 | adult T – cell leukemia | | **E** |
| 成人腹泻轮状病毒 | adult diarrhea rotavirus | 俄国春夏脑炎病毒 | Russian spring – summer encephalitis virus |
| 迟钝真杆菌 | *E. lentum* | | |
| 迟发感染 | delay infection | 鹅口疮 | thrush |
| 迟缓期 | lag phase | 二氨基庚二酸 | diaminopimelic acid，DAP |
| 持续性病毒感染 | persistent viral infection | 二分裂方式 | binary fission |
| 虫媒病毒 | arbovirus | 二重感染 | superinfection |
| 出血热病毒 | Hemorrhagic fever virus | 二十面体立体对称 | icosahedral symmetry |
| 出芽 | budding | | **F** |
| 穿入 | penetration | 繁殖体 | vegetative form |
| 穿透支原体 | *M. penetrans* | 反刍动物衣原体 | *Chlamydia pecorum* |
| 传染性高绵脑病 | transmissible spongiform encephalopathy，TSE | 反转录病毒 | retrovirues |
| | | 反转录病毒 | retroviruses |
| 传染性红斑 | erythema infectiosum，EI | 反转录病毒科 | retroviridae |
| 传染性软疣病毒 | molluscum contagiosum virus，MCV | 反转录酶 | reverse transcriptase，RT |
| | | 防腐 | antisepsis |
| 垂直传播 | vertical transmission | 彷徨试验 | fluctuation test |
| 纯蛋白衍生物 | purifled protein derivative，PPD | 放线菌 | actinomycetes |
| 纯培养 | pure culture | 非接合性质粒 | nonconjugative plasmid |
| 刺突 | spike | 非结构蛋白 | nonstructural protein，NSP |
| 丛林斑疹伤寒 | scrub typhus | 非细胞型微生物 | acellular microbe |
| 丛毛菌 | *lophotrichate* | 肺孢子肺炎 | pneumocystis carini pneumonia，PCP |
| 粗糙型 | rough，R | | |
| 粗糙型菌落 | rough colony | 肺孢子菌属 | *Pneumocystis* |
| 脆弱类杆菌 | *B. fragilis* | 肺炎克雷伯菌 | *K. pneumonia* |
| 痤疮丙酸杆菌 | *P. acnes* | 肺炎链球菌溶素 O | pneumolysin O |
| | **D** | 肺炎衣原体属 | *Chlamydia pneumoniae* |
| 大环内酯类 | macrolides | 肺炎支原体 | *M. pneumoniae* |
| 代谢抑制试验 | Metabolic inhibition test，MIT | 分生孢子 | conidium |
| 单纯疱疹病毒 | herpes simplex virus，HSV | 分枝菌素 | mycobactin |
| 单毛菌 | monotrichate | 分枝菌酸 | mycolic acid |
| 弹状病毒科 | Rhabdoviridae | 分枝菌酸酯层 | mycolate |
| 德国麻疹病毒属 | Rubulavirus | 焚烧 | incineration |
| 登革病毒 | dengue virus | 风疹病毒 | rubella virus |
| 地方性斑疹伤寒 | endemic typhus | 疯牛病 | mad cow disease |
| 丁型肝炎病毒 | hepatitis D virus，HDV | 弗劳地枸橼酸杆菌 | *C. freundii* |
| 定植抗力 | colonizationresistance force | 福氏志贺菌 | *S. flexneri* |

| | | | |
|---|---|---|---|
| 辅助病毒 | helper virus | 核心抗原 | hepatitis B core antigen，HBcAg |
| 辅助受体 | coreceptor | 核衣壳 | nucleocaosid |
| 复合对称 | complex symmetry | 核质 | nuclear material |
| 复制 | replication | 赫姆斯疏螺旋体 | *B. hermsii* |
| 复制中间型 | replicative intermediate，RI | 黑脓素 | pyomelanin |
| 复制周期 | replication cycle | 黑曲霉 | *A. niger* |
| 复制子 | replicon | 恒河猴肾脏细胞 | rhesus monkey kidney cell RhMK |
| 副流感病毒 | parainfluenza virus | 红脓素 | pyorubin |
| 副黏病毒科 | Paramyxoviridae | 红外线 | infared |
| 副球孢子菌 | *Paracoccidioides* | 红细胞凝集试验 | red cell agglutination test |
| 副溶血性弧菌 | *V.parahaemolyticus* | 呼肠病毒科 | Reoviridae |

**G**

| | | | |
|---|---|---|---|
| | | 呼吸道病毒 | viruses associated with respiratory infections |
| 干烤 | hot air sterilization | | |
| 干扰素 | interferon，IFN | 呼吸道合胞病毒 | respiratory syncytial virus，RSV |
| 干扰现象 | interference | 弧菌 | vibrio |
| 干燥 | desiccation | 弧菌属 | *Vibrio* |
| 杆菌 | bacillus | 化脓性链球菌 | pyogenic Streptococcus |
| 杆菌肽 | bacitracin | 化学渗透驱使转运系统 | chemiosmotic‐driven transport system |
| 肝硫素 | heparan sulfate | | |
| 肝炎病毒 | hepatitis virus | 缓症链球菌 | *S. mitis* |
| 感受态 | competence | 黄病毒科 | Flaviviridae |
| 高频重组菌 | high frequency recombinant，Hfr | 黄病毒科黄病毒属 | *Flavivirus* |
| 高压蒸汽灭菌法 | autoclaving sterilization | 黄曲霉 | *A. flavus* |
| 革兰氏染色法 | Gram stain | 回归热疏螺旋体 | *B. recurrentis* |
| 隔殖 | septa | 活性炭酵母浸出液琼脂 | buffer‐carboveast extract agar，BCYE |
| 庚型肝炎病毒 | hepatitis G virus，HGV | | |
| 共感染 | co‐infection | 获得耐药性 | acquired resistance |
| 钩端螺旋体 | *L. interrogans* | 获得性免疫缺陷综合征 | acquired immunodeficiency syndrome，AIDS |
| 钩状体 | Hook | | |
| 枸橼酸杆菌属 | *Citrobacter* | 霍乱肠毒素 | Cholera toxin |
| 古细菌 | archaebacteria | 霍乱弧菌 | *V.cholerae* |
| 固定毒株 | fixed strain | | |

**J**

| | | | |
|---|---|---|---|
| 固有菌群 | indigenous flora | 机会性感染 | opportunistic infection |
| 固有耐药性 | intrinsic resistance | 鸡尾酒疗法 | cocktail therapy |
| 冠状病毒 | coronavirus | 基础培养基 | basic medium |
| 冠状病毒科 | Coronaviridae | 基础小体 | basal body |
| 冠状病毒属 | *Coronavirus* | 基因工程疫苗 | engineering vaccine |
| 光滑型菌落 | smooth colony | 基因盒 | gene cassette |
| 郭霍 | Robert Koch | 基因整合 | gene integration |
| 郭霍法则 | Koch's postulates | 基因转移 | gene transfer |
| 郭霍现象 | Koch's phenomenon | 基质蛋白 | matrix protein，MP |
| 国际病毒分类委员会 | International Comittee on Taxonomy of Viruses，ICTV | 急性病毒感染 | acute viral infection |
| | | 急性出血性结膜炎 | acute heamorrhagic conjunctivitis |

**H**

| | | | |
|---|---|---|---|
| | | 急性胃肠炎病毒 | acute gastroenteritis virus |
| 汉坦病毒 | Hantavirus | 脊髓灰质炎 | poliomyelitis |
| 何德毛结节菌 | *Piedraia hortae* | 脊髓灰质炎病毒 | poliovirus |
| 核壳转移 | transcapsidation | 脊髓灰质炎减毒活疫苗 | oral poliovirus vaccine，OPV |
| 核酸疫苗 | nucleic acid vaccine | 寄生菌 | parasite |
| 核心 | core | 荚膜 | capsule |
| 核心多糖 | core polysaccharide | 荚膜多糖 | Capsular polysaccharides，CPS |

| | | | |
|---|---|---|---|
| 甲型肝炎病毒 | hepatitis A virus, HAV | 抗酸染色法 | acid – fast stain |
| 甲型溶血性链球菌 | α– hemolytic Streptococcus | 抗体依赖性感染增强作用 | antibody – dependent enhancement, ADE |
| 甲型溶血性链球菌 | α – hemolytic streptococci | | |
| 甲型溶血性链球菌群 | α – hemolytic group streptococci | 抗原性漂移 | antigenic drift |
| 假单胞菌属 | *Pseudomonas* | 抗原性转变 | antigenic shift |
| 假膜性结肠炎 | pseudomembranous colitis | 柯萨奇病毒 | coxsackie virus |
| 假丝酵母属 | *Candida* | 壳粒 | capsomere |
| 间歇蒸汽灭菌法 | fractional sterilization | 克里米亚-刚果出血热病毒 | Crimean – Congo hemorrhagic fever virus |
| 艰难梭菌 | C. difficile | | |
| 兼性厌氧菌 | facultative anaerobe | 克林霉素 | clindamycin |
| 减毒活疫苗 | attenuated vaccine | 克-雅病 | Creutzfeld – Jakob disease, CJD |
| 鉴别培养基 | differential medium | 克雅病变种 | Variant CJD, v – CJD |
| 交叉复活 | cross reactivation | 空斑形成单位 | plaque forming unit, PFU |
| 交叉感染 | cross infection | 空斑形成试验 | plaque formation test |
| 酵母型菌落 | yeast type colony | 空肠弯曲菌 | *C.jejuni* |
| 接合 | conjugation | 空泡细胞 | koilocytotic cell |
| 接合性质粒 | conjugative plasmid | 空泡性脊髓病 | vacuolar myelopathy |
| 街毒株 | street strain | 恐水症 | hydrophobia |
| 结构蛋白 | structural protein, SP | 库鲁病 | Kuru disease |
| 结核分枝杆菌 | Mycobacterium tuberculosis | 快速血浆反应 | rapid plasma regain, RPR |
| 结核菌素 | tuberculin | 狂犬病 | rabies |
| 结核型 | tuberculoid type | 狂犬病病毒 | rabies virus |
| 解脲脲原体 | U. urealyticum, Uu | 狂犬病病毒属 | Lyssavirus |
| 界限类 | border form | | |
| | | | **L** |
| 金黄色葡萄球菌 | *S. aureus* | 拉氏疏螺旋体 | *B. latyschewii* |
| 金丝雀痘病毒 | canarypox virus | 莱姆病 | Lyme disease |
| 紧密型质粒 | stringent plasmid | 类病毒 | Viroid |
| 旧结核菌素 | old tuberculin, OT | 类毒素 | toxoid; anatoxin |
| 局限性转导 | restricted transduction | 类酵母型菌落 | yeast – like type colony |
| 巨细胞病毒 | Cytomegalovirus, CMV | 冷冻真空干燥法 | lyophilization |
| 聚合酶链反应 | polymerase chain reaction, PCR | 立克次体 | rickettsia |
| 聚糖骨架 | carbohydrate backbone | 痢疾志贺菌 | *S. dysenteriae* |
| 菌落 | colony | 联合感染 | coinfection |
| 菌毛 | pilin | 链道酶 | streptodornase, SD |
| 菌群失调 | dysbacteriosis | 链激酶 | streptokinase, SK |
| 菌群失调症或菌群交替症 | microbial selection and substitution | 链霉素依赖株 | streptomycin dependent strain |
| 菌丝 | hypha | 链球菌 | streptococcus |
| 菌丝体 | mycelium | 链球菌溶素 | streptolysin |
| 菌影 | ghost | 链球菌属 | *Streptococcus* |
| 菌株 | strain | 裂殖 | binary fission |
| | **K** | 林可霉素 | lincomycin |
| 卡波济肉瘤相关性疱疹病毒 | Kaposi sarcoma – associated herpes virus, KSHV | 淋巴结病相关病毒 | lymphadenopathy associated virus, LAV |
| 卡波西肉瘤 | Kaposi's sarcoma | 淋病奈瑟菌 | *N. gonorrhoeae* |
| 卡介苗 | Bacille Calmette – Guerin, BCG | 淋球菌 | gonococcus |
| 卡氏枝孢霉 | Cladosporium carrionii | 磷壁酸 | teichoic acid |
| 抗毒素 | tetanus antitoxin, TAT | 磷脂 | phosphatide |
| 抗链球菌溶血素 O 试验 | antistreptolysin O test, ASO test | 流产转导 | abortive transduction |
| 抗生素相关性腹泻 | antibiotic – associated diarrhea | 流感嗜血杆菌 | *H. influenza* |
| 抗酸菌 | acid – fast bacteria | 流通蒸汽消毒法 | free – flowing steam |

| | |
|---|---|
| 流行性斑疹伤寒 | epidemic typhus |
| 流行性出血性结膜炎 | epidemic heamorrhagic conjunctivits |
| 流行性感冒病毒 | influenza virus |
| 流行性乙型脑炎病毒 | epidemic type B encephalitis virus |
| 硫黄样颗粒 | sulfur granule |
| 瘤型 | lepromatous type |
| 滤过除菌法 | filtration |
| 吕氏培养基 | Loeffler medium |
| 轮状病毒 | rotavirus |
| 螺杆菌 | helicobacterium |
| 螺杆菌属 | *Helicobacter* |
| 螺菌 | spirillum |
| 螺旋对称 | helical symmetry |
| 螺旋体 | spirochete |
| 裸露病毒 | naked virus |

**M**

| | |
|---|---|
| 麻风分枝杆菌 | *Mycobacteriu Leprae* |
| 麻风结节 | 1eproma |
| 麻疹病毒 | measles virus |
| 马肠链球菌 | *S. equimus* |
| 慢病毒亚科 | Jentiviridae |
| 慢病毒属 | *Lentivirus* |
| 慢发病毒感染 | slow virus infection |
| 慢性感染 | chronic infection |
| 慢性移行性红斑 | erythema chronicum migrans,ECM |
| 毛霉 | *Mucor* |
| 毛霉病 | mucormycosis |
| 毛细血管形态发生蛋白2 | capillary morphogenesis protein - 2,CMP - 2 |
| 毛癣菌属 | *Trichophyton* |
| 米勒链球菌 | *S. milleri* |
| 免疫印迹实验 | westernblot,WB |
| 免疫荧光法 | microimmunofluorescence,MIF |
| 灭活 | inactivation |
| 灭活病毒疫苗 | inactivated vaccine |
| 灭活脊髓灰质炎疫苗 | inactivated polio virus vaccine IPV |
| 灭活酶 | inactivated enzyme |
| 灭活疫苗 | inactivated vaccine |
| 灭菌 | sterilization |
| 模式菌株 | type strain |
| 模式生物 | model organism |
| 膜磷壁酸 | membrane teichoic acid |

**N**

| | |
|---|---|
| 内鞭毛 | endoflagella |
| 内部核糖体结合位点 | internal ribosome entry site,IRES |
| 内毒素 | endotoxin |
| 内毒素样物质 | endotoxin - like substance,ELS |
| 内含子 | intron |
| 内基小体 | Negri body |

| | |
|---|---|
| 内罗病毒属 | Nairovirus |
| 内源性医院内感染 | endogenous nosocomial infection |
| 奈瑟菌属 | *Neisseria* |
| 耐热肠毒素 | heat stable enterotoxin,ST |
| 耐热核酸酶 | heat - stable nuclease |
| 耐热相关溶血素 | thermostable related hemolysin, TRH |
| 耐热直接溶血素 | thermostable direct hemolysin, TDH |
| 耐药传递因子 | resistance transfer factor,RTF |
| 耐药决定子 | resistance deteminant,r 决定子 |
| 耐药突变株 | drug - resistant mutant |
| 耐药性质粒 | resistance plasmid,R 质粒 |
| 脑膜炎奈瑟菌 | *N. meningitidis* |
| 脑膜炎球菌 | meningococcus |
| 尼派病毒 | Nipah virus |
| 拟病毒 | Virusoid |
| 拟核 | nucleoid |
| 拟线粒体 | chondroid |
| 黏附素 | adhesin |
| 黏液型菌落 | mucoid colony |
| 凝固酶 | coagulase |
| 凝固酶阴性葡萄球菌 | coagulase negative staphylococcus,CNS |
| 牛布鲁菌 | *B. abortus* |
| 牛海绵状脑病 | bovine spongiform encephalopathy,BSE |
| 牛链球菌 | *S. bovis* |
| 浓病毒亚科 | densovirina |
| 诺卡菌属 | *Nocardia* |

**P**

| | |
|---|---|
| 泡沫病毒属 | *Spumavirus* |
| 疱疹病毒 | herpesvirus |
| 疱疹病毒科 | Herpesviridae |
| 培养基 | culture medium |
| 裴氏着色霉 | *Fonsecaea pedrosoi* |
| 皮肤癣菌 | dermatophytes |
| 蜱传脑炎病毒 | Tick - borne encephalitis virus |
| 破伤风痉挛毒素 | tetanospasmin |
| 破伤风溶血毒素 | tetanolysin |
| 破伤风梭菌 | *C. tetani* |
| 葡萄球菌 | staphylococcus |
| 葡萄球菌 A 蛋白 | staphylococcal protein A,SPA |
| 葡萄球菌溶素 | staphylolysin |
| 葡萄球菌属 | *Staphylococcus* |
| 普遍性转导 | generalized transduction |
| 普氏立克次体 | *R. prowazekii* |
| 普通菌毛 | ordinary fimbria |

**Q**

| | |
|---|---|
| 齐-尼抗酸染色法 | Ziehl - Neelsen acid fast stain |

气生菌丝体　　　　　　aerial myceliumn
迁徙生长现象　　　　　swarming growth phenomenon
前病毒　　　　　　　　provirus
前噬菌体　　　　　　　prophage
潜伏感染　　　　　　　latent infection
潜伏感染膜蛋白　　　　latent membrane protein,LMP
鞘膜反应　　　　　　　NeillMooser reaction
青霉素结合蛋白　　　　penicillin－binding proteins,PBPs
球孢子菌　　　　　　　*Coccidioides*
球杆菌　　　　　　　　coccobacillus
球菌　　　　　　　　　coccus
曲颈瓶试验　　　　　　swan－necked flasks
曲霉　　　　　　　　　*Aspergillus*
曲霉病　　　　　　　　aspergillosis
缺陷病毒　　　　　　　defective virus
缺陷干扰颗粒　　　　　defective interfering particles,DIP

**R**

热休克蛋白　　　　　　heat－shock proteins
热原质　　　　　　　　pyrogen
人工被动免疫　　　　　artificial passive immunization
人工主动免疫　　　　　artificial active immunization
人巨细胞病毒　　　　　human cytomegalovirus,HCMV
人类 B 淋巴细胞病毒　　human B－lymphotropic virus,
　　　　　　　　　　　HBLV
人类基因组计划　　　　human genome project,HGP
人类免疫缺陷病毒　　　human Immunodeficiency Virus,
　　　　　　　　　　　HIV
人类疱疹病毒　　　　　human herpesvirus,HHV
人类嗜 T 淋巴细胞病毒　Human T－lymphotropic virus,
　　　　　　　　　　　HTLV
人类细小病毒 B19　　　human parvovirus B19,B19
人粒细胞无形体病　　　Human granulocytic
　　　　　　　　　　　anaplasmosis,HGA
人疱疹病毒 6 型　　　　Human herpes virus－6,HHV－6
人疱疹病毒 7 型　　　　Human herpes virus 7,HHV－7
人疱疹病毒 8 型　　　　Human herpes virus 8,HHV－8
人胚二倍体细胞　　　　human fetal diploid cell
人偏肺病毒　　　　　　human metapneumovirus,
　　　　　　　　　　　HMPV
人乳头瘤病毒　　　　　human papillomavirus,HPV
人兽共患病　　　　　　zoonosis
人兽共患病细菌　　　　zoonotic bacteria
人型支原体　　　　　　*M. hominis*
溶原性噬菌体　　　　　lysogenic phage
溶原性细菌　　　　　　lysogenic bacterium
溶原性转换　　　　　　lysogenic conversion
肉毒梭菌　　　　　　　*C.botulinum*
乳杆菌　　　　　　　　*Lactobacillus*
朊粒　　　　　　　　　prion

**S**

腮腺炎病毒　　　　　　mumps virus
森林脑炎病毒　　　　　forest encephalitis virus
杀白细胞素　　　　　　leukocidin
杀细胞效应　　　　　　cytocidal infection
沙粒病毒科　　　　　　Arenaviridae
沙门菌属　　　　　　　*Salmonella*
沙眼　　　　　　　　　trachoma
沙眼生物亚种　　　　　Biovar trachoma
沙眼衣原体　　　　　　*C. trachomatis*
沙眼衣原体属　　　　　*Chlamydia trachomatis*
烧灼　　　　　　　　　flame
申克孢子丝菌　　　　　*Sporotrichum schenckii*
神经氨酸酶　　　　　　neuraminidase,NA
神经毒素　　　　　　　neurotoxin
神奈川现象　　　　　　Kanagawa phenomenon,KP
渗透调节皮层膨胀学说　osmoregulatory expanded
　　　　　　　　　　　　cortex theory
生长曲线　　　　　　　growth curve)。
生态调整　　　　　　　ecological adjustment
生态平衡　　　　　　　eubiosis
生态失调　　　　　　　dysbiosis
生物安全　　　　　　　biosafety
生物安全防护水平　　　biosafety level,BSL
生物拮抗　　　　　　　antagonism
生物膜　　　　　　　　biomembrane
生物战剂　　　　　　　biological warfare agents
生殖菌丝体　　　　　　reproductive mycelium
生殖支原体　　　　　　*M. genitalium*
湿热灭菌法　　　　　　sterilization by moist heat
石棉滤菌器　　　　　　asbestos filter
始体　　　　　　　　　initial body)
嗜 T 细胞性毒株的协同受体　CXCR4
嗜肺军团菌　　　　　　L. pneumophila
嗜人 T 淋巴细胞病毒　　human T－lymphotropic virus,
　　　　　　　　　　　HTLV
嗜吞噬细胞无形体　　　*A. phagocytophilum*
嗜血杆菌属　　　　　　Haemophilus
噬斑　　　　　　　　　plaque
噬菌体　　　　　　　　bacteriophage,phage
手-足-口病　　　　　　hand－foot－mouth disease HFMD
鼠毒素　　　　　　　　murinetoxin,MT
鼠型斑疹伤寒　　　　　murine typhus
鼠亚种　　　　　　　　*Biovar mouse*
鼠疫耶尔森菌　　　　　*Y pestis*
双歧杆菌　　　　　　　*Bifidobacterium*
双球菌　　　　　　　　diplococcus
水痘-带状疱疹病毒　　　varicella－zoster virus,VZV
水平传播　　　　　　　horizontal transmission
水肿因子　　　　　　　edema factor,EF

丝状体 filament
丝状型菌落 filamentous colony
四联球菌 tetrads
四肽侧链 tetrapeptide side chains
松弛型质粒 relaxed plasmid
宋内志贺菌 *S. sonnei*
宿主范围突变株 host-range mutant,hr 突变株
索状因子 cord factor

**T**

肽聚糖 peptidoglycan
炭疽 anthrax
炭疽芽胞杆菌 *B. anthracis*
烫伤样皮肤综合征 staphylococcal scalded skin syndrome, SSSS
陶瓷滤菌器 ceramic filter
天花 smallpox,variola
天花病毒 variola virus
条件致病菌 conditioned pathogen
铜绿假单胞菌 *P. aeruginosa*
突变株 mutant
脱壳 uncoating
唾液链球菌 *S. salivarius*

**W**

外毒素 exotoxin
外源性医院内感染 exogenous nosocomial infection
弯曲菌属 *Campylobacter*
完全转导 complete transduction
网状体 reticulate body, RB
微荚膜 microcapsule
微生态调节剂 microecological modulator
微生态学 microecology
微生物 microorganism,microbe
微生物基因组计划 microbial genome project,MGP
微生物学 microbiology
微需氧菌 microaerophilic bacterium
卫生处理 sanitation
卫星病毒 satellite
卫星现象 satellite phenomenon
温度敏感突变株 temperature sensitive mutant,ts
温和噬菌体 temperate phage
稳定期 stationary phase
稳定状态感染 steady state infection
无丙二酸盐枸橼酸杆菌 *C. amalonaticus*
无隔菌丝 nonseptate hypha
无菌 asepsis
无菌操作 antiseptic technique
无乳链球菌 *S. agalactiae*
五肽交联桥 pentapeptide cross bridge
戊型肝炎病毒 hepatitis E virus,HEV

**X**

细胞壁 cell wall
细胞病变效应 cytopathogenic effect,CPE
细胞凋亡 apoptosis
细胞毒因子 cytotoxicity factor,CTF
细胞间黏附分子-1 intercellular adhesion molecule-1,ICAM-1
细菌 bacterium
细菌分类 taxonomy of bacteria
细菌耐药性 bacterial resistance
细菌染色体 bacterial chromosome
细菌生物被膜 bacterial biofilm
细菌素 bacteriocin
细菌学诊断 bacteriolgical diagnosis
细小病毒亚科 parvoviriane
先天性风疹综合征 congenital rubella syndrome,CRS
先天性感染 congenital infection
显微镜凝集试验 microscopy agglutination test,MAT
显性感染 apparent infection
线状病毒科 Filoviridae
腺病毒 adenovirus
腺相关病毒 adeno-associated virus,AAV
消毒 disinfection
消毒剂 disinfectant
消化道感染病毒 *gastrointestine-infected virus*
小 RNA 病毒科 Picornaviridae
肠道病毒属 *Enterovirus*
小孢子癣菌属 *Microsporum*
新疆出血热病毒 Xinjiang hemorrhagic fever virus
新生线黑粉菌 Filobasidiclla neoformans
新生隐球菌 *Cryptococcus neoformans*
新生隐球菌格特变种 *Cryptococcus neoformans var. gattii*
新生隐球菌新生变种 *Cryptococcus neoformans var. neoformans*
新型肠道病毒 new enterovirus
形态学亚单位 morphologic subunit
性病淋巴肉芽肿亚种 Biovar lymphogranuloma venereum,LGV
性菌毛 sex pilus
汹涌发酵 stormy fermentation
雄性特异性噬菌体 male specific phage
选择培养基 selective medium
癣 tinea
血链球菌 *S. sanguis*
血凝素 hemagglutinin,HA
血凝抑制抗体 haemagglutination inhibition antibodies,HIAb

| | |
|---|---|
| 血凝抑制试验 | Hemagglutination inhibition test |
| 血清型 | serotype |
| 血清学诊断 | serological diagnosis |

**Y**

| | |
|---|---|
| 芽胞 | spore |
| 芽胞壁 | spore wall |
| 芽胞壳 | coat |
| 芽胞外衣 | exosporium |
| 芽生 | budding |
| 芽生菌 | *Blastomyces* |
| 亚病毒 | subvirus |
| 亚单位疫苗 | subunit vaccine |
| 亚急性硬化性全脑炎 | subacute sclerosing panencephalitis，SSPE |
| 亚临床感染 | subclinical viral infection |
| 亚种 | subspecies，susp |
| 咽峡炎链球菌 | *S. anginosus* |
| 烟曲霉 | *A. fumigatus* |
| 严重急性呼吸综合征 | severe acute respiratory syndrome，SARS |
| 厌氧培养基 | anaerobic medium |
| 羊布鲁菌 | *B. melitensis* |
| 羊瘙痒病 | Scrapie of sheep and goat |
| 羊瘙痒病朊蛋白 | scrapie prion protein，PrP^sc |
| 恙虫病 | scrub typhus |
| 恙虫病东方体 | *O. tsutsugamushi* |
| 药物敏感试验 | antimicrobial susceptibility testing |
| 耶尔森菌属外膜蛋白 | Yersinia outer membrane proteins，Yops |
| 野生型 | wild type |
| 叶状孢子 | thallospore |
| 衣壳 | capsid |
| 衣原体 | chlamydia |
| 医院感染 | hospital infection |
| 医院内感染 | nosocomial infection |
| 医院内获得性感染 | hospital acquired infection |
| 乙型肝炎病毒 | hepatitis B virus，HBV |
| 乙型溶血性链球菌 | β- hemolytic Streptococcus |
| 异染颗粒 | metachromatic granule |
| 异型枸橼酸杆菌 | *C. diversus* |
| 异养菌 | heterotroph |
| 疫苗 | vaccine |
| 益生菌 | probiotics |
| 隐蔽期 | eclipse period |
| 隐球菌病 | cryptococcosis |
| 隐球菌属 | Cryptococcus |
| 隐性感染 | inapparent viral infection |
| 鹦鹉热衣原体 | *Chlamydia psittaci* |
| 荧光密螺旋体抗体吸收试验 | fluorescent treponemal antibody absorption test，FTA - ABS |

| | |
|---|---|
| 营养菌丝体 | vegetative mycelium |
| 影印试验 | replica plating test |
| 硬性下疳 | hard chancre |
| 幽门螺杆菌 | *Helicobacter pylori*，H*p* |
| 疣状瓶霉 | *Phialophora verrucosa* |
| 有隔菌丝 | septate hypha |
| 有菌免疫或传染性免疫 | infection immunity |
| 迂回体 | volutin |
| 原发感染 | primary infection |
| 原发性非典型肺炎 | primary atypical pneumonia |
| 原核细胞型微生物 | prokaryotic microbe |
| 原内毒素蛋白 | original endotoxin protein，OEP |
| 原生质球 | spheroplast |
| 原生质体 | protoplast |
| 原生质体融合 | protopast fusion |
| 原体 | elementary body |

**Z**

| | |
|---|---|
| 增菌培养基 | enrichment medium |
| 黏菌素 | polymyxin |
| 黏肽 | mucopeptide |
| 黏液层 | slime layer |
| 真核细胞 | eukaryotes |
| 真核细胞型微生物 | eukaryotic microbe |
| 真菌 | fungi，fungus |
| 真菌球型肺曲霉病 | aspergilloma |
| 真细菌 | eubacteria |
| 整合酶抑制剂 | Integrase Strand Transfer Inhibitor，INSTI |
| 整合子 | integron，In |
| 正常菌群 | normal flora |
| 正常微生物群 | normal microbiota |
| 正痘病毒属 | *Orthopoxvirus genus* |
| 正黏病毒科 | Orthomyxoviridae |
| 支原体 | mycoplasma |
| 脂磷壁酸 | Lipoteichoic acid，LTA |
| 脂质 A | lipid A |
| 脂质双层 | lipid bilayer |
| 志贺毒素 | shiga toxin，Stx |
| 志贺菌属 | *Shigella* |
| 治疗性疫苗 | therapeutic vaccine |
| 质粒 | plasmid |
| 质粒指纹图谱法 | plasmid fingerprinting，PFP |
| 致病岛 | pathogenicity island，Pais |
| 致热外毒素 | pyrogenic exotoxin |
| 致死因子 | lethal factor，LF |
| 致细胞病变作用 | cytopathic effect，CPE |
| 致育性质粒 | fertility plasmid |
| 致育质粒或称 F 质粒 | fertility plasmid，F 质粒 |
| 中和试验 | neutralization test，NT |
| 中介体 | mesosome |

| | | | |
|---|---|---|---|
| 重叠感染 | superinfection | 转座因子 | transposable element |
| 重组载体疫苗 | recombinant carriervaccine | 转座子 | transposon，Tn |
| 周浆鞭毛 | perplasmicflagella | 着色真菌病 | chromomycosis |
| 周浆间隙 | periplasmic space | 紫外线 | ultraviolet ray，UV |
| 周毛菌 | pertrichate | 自然产生的理论 | theory of spontaneous generation |
| 猪布鲁菌 | *B. suis* | 自溶素 | autolysin |
| 煮沸法 | boiling water | 自身感染 | self‐infection |
| 专性需氧菌 | obligate aerobe | 自身医院内感染 | autogenous nosocomial infection |
| 专性厌氧菌 | obligate anaerobe | 自养菌 | autotroph |
| 转导 | transduction | 足菌肿 | mycetoma |
| 转导噬菌体 | transducing phage | 组织胞浆菌 | *Histoplasma* |
| 转化 | transformation | 最低杀菌浓度 | minimal bactericidal concentration，MBC |
| 转化因子 | transforming principle | | |
| 转换 | transition | 最低抑菌浓度 | minimal inhibitory concentration，MIC |
| 转基因植物疫苗 | plant vaccine | | |
| 转铁蛋白结合蛋白 | transferrin‐binding protein | | |

# 参 考 文 献

［1］于爱莲,吕厚东.医学微生物学［M］.南京:江苏凤凰科学技术出版社,2013.

［2］李凡,刘晶星.医学微生物学［M］.第 8 版.北京:人民卫生出版社,2013.

［3］罗恩杰.病原生物学［M］.第 4 版.北京:科学出版社,2011.

［4］黄敏,张佩.医学微生物学［M］.第 2 版.北京:科学出版社,2010.

［5］郭晓奎.病原生物学-医学微生物学［M］.第 2 版.北京:科学出版社,2012.

［6］严杰.医学微生物学［M］.第 2 版.北京:高等教育出版社,2012.

［7］谷鸿喜,陈锦英.医学微生物学［M］.第 2 版.北京:北京大学医学出版社,2009.

［8］汪世平,叶嗣颖.医学微生物学与寄生虫学［M］.北京:科学出版社,2006.

［9］Toy,Debord,贾文祥.Case File TM Microbiology［M］.北京:人民卫生出版社,2007.

［10］Kenneth J.Ryan,汪世平.医学微生物学与寄生虫学［M］.北京:科学出版社,2006.

［11］陈为民,唐利军,高忠明.人兽共患病［M］.武汉:湖北科学技术出版社,2006.

［12］成军.现代肝炎病毒分子生物学［M］.第 2 版,北京:科学出版社,2009.

［13］刘克洲,陈智.人类病毒性疾病［M］.第 2 版.北京:人民卫生出版社,2010.

［14］Glenn S.Bulmer,郑岳臣.汉英对照医学真菌学［M］.上海:上海科学技术出版社,2005.

［15］Wen Yumei.Key Notes on Medical Molecular Virology［M］.上海:复旦大学出版社,2005.

［16］布莱克著,蔡谨主译.微生物学:原理与探索［M］.北京:化学工业出版社,2008.

［17］周德庆.微生物学教程［M］.第 3 版.北京:高等教育出版社,2011.

［18］沈关心.微生物学与免疫学［M］.第 7 版.北京:人民卫生出版社,2011.

［19］Kathleen Park Talaro,Barry Chess.Foundations in Microbiology［M］.8th Revised edition.New York:McGraw Hill Higher Education,2011.

［20］Prescott Harley Klein.Microbiology.Fifth Edition［M］.New York:McGraw Hill College,2007.

［21］Patrick R.Murray,Ken S.Rosenthal,Michael A.Pfaller.Medical Microbiology［M］.6th edition. New York:Mosby/Elsevier,2009.

［22］R Ananthanarayan,C K Jayaram Paniker.Textbook of Microbiology［M］.8th edition.Andhra Pradesh:Universities Press.2009.

［23］中华人民共和国国家卫生健康委员会,国家中医药管理局.猴痘诊疗指南（2022 年版）［J］.中华临床感染病杂志,2022,15(4）:241－242.

［24］Forni D,Cagliani R,Molteni C,et al.Monkeypox virus:The changing facets of a zoonotic pathogen［J］.Infect Genet Evol.2022,105:105 372.

［25］A. Karagoz,H. Tombuloglu,M. Alsaeed et al. Monkeypox（mpox）virus:Classiffcation,origin,transmission,genome organization,antiviral drugs,and molecular diagnosis［J］.Journal of Infection and Public Health.2023,16:531－541.

［26］Onur Kaynarcalidan,Sara Moreno Mascaraque,Ingo Drexler. Vaccinia Virus:From Crude Smallpox Vaccines to Elaborate Viral Vector Vaccine Design［J］.Biomedicines. 2021,9:1 780.